环境污染与健康研究丛书·第二辑

名誉主编○魏复盛　丛书主编○周宜开

POLLUTION

人兽
共患传染病

主编○陈为民　唐利军

长江出版传媒 湖北科学技术出版社

图书在版编目(CIP)数据

人兽共患传染病 / 陈为民，唐利军主编. —武汉：湖北科学技术出版社，2021.10
（环境污染与健康研究丛书 / 周宜开主编.第二辑）
ISBN 978-7-5706-1416-5

Ⅰ.①人… Ⅱ.①陈… ②唐… Ⅲ.①人畜共患病－传染病－防治 Ⅳ.①R535 ②S855.99

中国版本图书馆 CIP 数据核字(2021)第 172710 号

策　　划：冯友仁
责任编辑：李　青　冯友仁　　　　　　　　　　　　　　　　封面设计：胡　博

出版发行：湖北科学技术出版社　　　　　　　　　　　　　电话：027－87679485
地　　址：武汉市雄楚大街 268 号　　　　　　　　　　　　邮编：430070
　　　　　（湖北出版文化城 B 座 13－14 层）
网　　址：http://www.hbstp.com.cn

印　　刷：湖北金港彩印有限公司　　　　　　　　　　　　邮编：430023

889×1194　　　　　　　1/16　　　　　　18 印张　　　　　　440 千字
2021 年 10 月第 1 版　　　　　　　　　　　　　　　2021 年 10 月第 1 次印刷
　　　　　　　　　　　　　　　　　　　　　　　　　　定价：98.00 元

本书如有印装质量问题可找本社市场部更换

《人兽共患传染病》

编　委　会

主　　编　陈为民　　唐利军

副 主 编　刘先洲　周晓阳　李　阳　黄玉成　唐　瑛　喻译锋

编　　委（按姓氏笔画排序）

万定荣	中南民族大学
王　燕	武汉大学中南医院
王卫华	武汉市中心医院
王汉中	中国科学院武汉病毒研究所
邓子牛	武汉大学中南医院
邓贝莎	武汉大学中南医院
卢　昊	湖北省疾病预防控制中心
卢卫民	国家林草局武汉专员办
叶绪军	武汉大学中南医院
冯　晶	湖北科技学院
刘　瑶	湖北省疾病预防控制中心
刘先洲	武汉大学医学部
李　阳	湖北省疾病预防控制中心
李　雄	武汉大学中南医院
李丹平	湖北省食品药品监督局
李英明	华中农业大学
杨文祥	湖北省疾病预防控制中心
吴　佳	中国科学院武汉病毒研究所
吴家红	贵州医科大学
吴雪菁子	武汉大学中南医院
何　洁	宜昌九鼎牧业有限公司
但　丹	武汉市中西医结合医院
余焱明	湖北省疾病预防控制中心
冷燮元	安徽医科大学

张金明　　湖北省疾病预防控制中心

张新华　　武汉大学中南医院

陈　钟　　武汉大学中南医院

陈　晶　　武汉市疾病预防控制中心

陈为民　　武汉大学中南医院

陈志明　　武汉大学中南医院

陈明洁　　华中科技大学生命科学与技术学院

周　巧　　泰康同济（武汉）医院

周晓阳　　武汉大学人民医院

赵　林　　华中农业大学

赵俊龙　　华中农业大学

段　文　　华中科技大学同济医学院附属协和医院

徐　丹　　武汉大学医学部

高　卫　　武汉大学中南医院

高　兴　　武汉大学中南医院

席宁远　　湖北医药学院

唐　振　　华中科技大学同济医学院附属同济医院

唐　瑛　　海军特色医学中心

唐　蒙　　湖北省疾病预防控制中心

唐　霜　　中国科学院武汉病毒研究所

唐豆豆　　武汉大学人民医院

唐利军　　湖北省疾病预防控制中心

黄玉成　　武汉市普爱医院

梁　辰　　武汉大学中南医院

彭　玲　　湖北省疾病预防控制中心

喻译锋　　武汉大学中南医院

谢仰民　　汕头大学医学院

谭亚娣　　华中农业大学

潘　磊　　武汉大学口腔医院

戴永安　　武汉大学中南医院

序

像保护眼睛一样保护生态环境，像对待生命一样对待生态环境。人因自然而生，人不能脱离自然而存在，人与自然的辩证关系，构成了人类发展的永恒主题。

生态文明建设功在当代、利在千秋，是关系中华民族永续发展的根本大计。党的十八大以来，我国污染治理力度之大、制度出台频度之密、监管执法尺度之严、环境质量改善速度之快前所未有，无疑是我国生态文明建设力度最大、举措最实、推进最快、成效最好的时期。

在这样的时代背景下，我国的环境医学科学研究工作也得到了极大的支持与发展，科学家们满怀责任与使命，兢兢业业，投入到我国的环境医学科学研究事业中来，并做出了许多卓有成效的工作，这些工作是历史性的。良好的生态环境是最公平的公共产品，是最普惠的民生福祉，天蓝、地绿、水净的绿色财富将造福所有人。

本套丛书将关注重点落实到具体的、重点的污染物上，选取了与人民生活息息相关的重点环境问题进行论述，如空气颗粒物、蓝藻、饮用水消毒副产物等，理论性强，兼具实践指导作用，既充分展示了我国环境医学科学近些年来的研究成果，也可为现在正在进行的研究、决策工作提供参考与指导，更为将来的工作提供许多好的思路。

加强生态环境保护、打好污染防治攻坚战，建设生态文明、建设美丽中国是我们前进的方向，不断满足人民群众日益增长的对优美生态环境需要，是每一位环境人的宗旨所在、使命所在、责任所在。本套丛书的出版符合国家、人民的需要，乐为推荐！

中国工程院院士　魏复盛

前　　言

人兽共患传染病广泛分布于全世界，并且种类繁多。其中有些疾病长期流行不断，如流行性乙型脑炎；有的疫情由静息转为活跃，如鼠疫间隔数年、数十年后再度肆虐，结核病卷土重来。近年来疯牛病在欧洲的流行、口蹄疫在欧亚大陆的蔓延、埃博拉热"热"在非洲、寨卡病毒在美洲暴发、炭疽引起的生物恐怖、严重急性呼吸综合征的快速传播、猪链球菌病的局部暴发，以及禽流感所带来的世界性恐慌，同时新的病原体不断出现，使得人兽共患传染病几乎占传染性疾病的大半。

人兽共患传染病的流行虽然决定于传染源、传播途径和易感宿主，但也受环境因素的影响。环境因素可促进或阻碍疾病的发生和流行。健康环境是人民群众健康的重要保障。影响健康的环境因素不仅包括物理、化学和生物等自然环境因素，还包括社会环境因素。环境污染已成为不容忽视的健康危险因素，了解环境因素的作用，对人兽共患传染病的防治具有重要的意义。

本书共分九章，第一章介绍人兽共患传染病的基础理论、基本知识与基本特点，对社会的影响、综合防制原则；第二章介绍人兽共患传染病流行的影响因素，包括自然因素、社会因素，以及流行趋势；第三至九章系统地介绍由病原生物或媒介引起的 96 种人兽共患传染病的病原学、流行病学、临床表现、诊断、治疗及综合防制措施等基本特征与技术介绍。

编写本书时，既考虑了基层疾病控制人员的实际操作需要，侧重于预防与控制、健康教育与健康促进，使其能够针对基层的各种情况提供技术支持；也考虑了非专业人员的公共卫生服务需求，在语言描述上力求通俗易懂，简单明了。同时还考虑了专业研究人员的服务需求，收集了重点疾病的最新研究进展。本书具有较强的知识性、系统性、科学性和实用性，既可作为高等医学院校、农业院校、从事这方面工作的科研人员和临床医务工作者的参考书，更适合作为控制人兽共患传染病的基层工作人员的工作手册。相信该书的出版一定会促进我社会公共卫生事业的发展，满足公众对人兽共患传染病基本知识了解的迫切愿望。

陈为民

2021 年 5 月于武汉

目　录

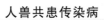

第一章　人兽共患传染病概述

第一节　人兽共患传染病的概念与分类

一、人兽共患传染病的概念

人兽共患传染病（zoonosis）一词源于希腊文 zoon（意为动物）与 nosis（意为疾病）。按定义，指由动物直接传播给人的疾病。19 世纪德国病理学家 Rudolf Virchow 第一次提出人类感染的动物疫病（zoonosis）这一名词。尔后这一概念被修正为"由任何家养的和野生的脊椎动物传染给人或由人传染给动物的所有人类的传染病"。1959 年，世界卫生组织（WHO）与联合国粮食及农业组织（FAO）联合成立的人兽共患传染病专家委员会（The Expert Committee on Zoonoses），对人兽共患传染病所下的定义为"人兽共患传染病是指在人类和脊椎动物之间自然传播的疾病和感染，即人类和脊椎动物由共同病原体引起的、在流行病学上又有关联的疾病"。

根据上述定义，构成人兽共患传染病应具备以下要素。

（一）病原体

如病毒、细菌、衣原体、立克次体、支原体、螺旋体、真菌或各种寄生虫等，非生命性的公共致病因素不包括在内。

（二）人和动物

同一种病原体在自然条件下能侵入人和某种（或多种）脊椎动物体内并在体内生长繁殖而造成机体感染或发病，并可以在人与人、动物与动物以及人与动物之间相互或单向传染。某些人兽共患传染病发生人与人之间的传播，当然这种情况是罕见的，也是非常可怕的。

（三）环境

病原体在人和动物之间的传播方式可以是直接接触性的，也可以是间接接触性的。环境因素可改变病原体的生存条件，引起其遗传性质的变异，使之丧失或获得新的对人体和动物的致病能力。

按照这一严格的定义，如果病原体为非生物的因素，如毒蛇咬伤、农药中毒等则排除在外；病原体需要经人工接种等实验手段才能使某些实验动物感染，而在自然条件下动物不能感染人类专有疾病，如麻疹、甲型肝炎等也不在人兽共患传染病之列。

二、人兽共患传染病的分类

人兽共患传染病的种类繁多，世界上已经证实的人兽共患传染病有 200 多种，对其按一定规律进行分类，是人们认识、控制、预防和消灭疾病的前提，但其分类目前尚无统一标准。根据病原体的生物属性、生活史、宿主的性质和按人兽共患传染病的危害或分布面的大小等方面的不同，可对人兽共患传染病进行分类，现将几种分类方法分别简述如下：

（一）按病原体的生物属性分类

按病原体的生物属性分类既符合生物分类法的要求，又具有简明易懂的特点，还便于对此类疾病进行系统的研究，这是医学和兽医学上通用的分类方法，本书亦采用这种方法。按此法可分为病毒病、细菌病、衣原体病、立克次体病、螺旋体病、真菌病、寄生虫病等。

1. 由细菌引起的人兽共患传染病　可分为革兰阴性细菌性病、革兰阳性细菌病、放线菌目细菌病等，如鼠疫、布氏杆菌病、鼻疽、炭疽、猪丹毒、结核病、人猪链球菌病等。

2. 由病毒引起的人兽共患传染病　可分为接触性病毒病、虫媒性病毒病和朊病毒病等，如流行性乙型脑炎、狂犬病、口蹄疫、肝炎、SARS、人禽流感、新冠肺炎等。

3. 由衣原体引起的人兽共患传染病　如鹦鹉热等。

4. 由立克次体引起的人兽共患传染病　如恙虫病、Q 热、流行性斑疹伤寒等。

5. 由真菌引起的人兽共患传染病　如念珠菌病、隐球菌病、曲霉菌病等。

6. 由螺旋体引起的人兽共患传染病　如钩端螺旋体病、莱姆病、蜱回归热等。

7. 由寄生虫引起的人兽共患传染病　可进一步分为原虫病、蠕虫病（包括吸虫病、绦虫病、线虫病等）、弓形体病、旋毛虫病、绦虫病等。其中属于原虫的有弓形体、肉孢子虫等；属于吸虫的有东毕血虫、肝片吸虫、中华双腔吸虫、卫氏并殖吸虫、华支睾吸虫等；属于绦虫的有猪囊尾蚴、棘球蚴、多头绦虫、牛囊尾蚴、犬繁殖孔绦虫、微小膜壳绦虫等；属于线虫的有旋毛虫、弓首蛔虫、肾膨结线虫等。

（二）按照病原体的储存宿主性质分类

1. 动物源性人兽共患传染病（zooanthroponoses）　病原体的储存宿主主要是动物，通常在动物中传播，偶尔感染人类。人类感染后成为死亡宿主，继续传播的机会很少。如狂犬病、旋毛虫病、鼠疫、布氏杆菌病、棘球蚴病和马脑炎等。

2. 人源性人兽共患传染病（anthropozoonoses）　病原体的储存宿主是人，通常在人间传播，偶尔感染动物。动物感染后往往成为死亡宿主，失去继续传播的机会，如人型结核病、阿米巴痢疾等。如感染溶组织阿米巴原虫的犬不能排出有感染力的包囊，只能排出无感染能力的滋养体。

3. 互源性人兽共患传染病（amphixenoses）　人和动物都是病原体的储存宿主。在自然条件下，病原体可以在人间、动物间及人与动物间相互传染，人和动物互为传染源。如结核病、日本血吸虫病、炭疽、钩端螺旋体病及葡萄球菌病等。

4. 真性人兽共患传染病（eeuzoonoses）　病原体的生活史（多见于寄生虫病）必须以人和某种动物分别作为其终末宿主和中间宿主，缺一不可，又称真性周生性人兽共患传染病。如猪带绦虫病及猪囊尾蚴病、牛带绦虫病及牛囊尾蚴病等。

（三）按病原体的生活史分类

1. 直接传播性人兽共患传染病（directzoonoses）　指通过直接接触或间接接触（通过媒介物或媒介昆虫机械性传递）而传播的人兽共患传染病。其病原体在传播过程中很少或没有增殖，而停留在一个发育阶段。主要感染途径是皮肤、黏膜、结膜、消化道和呼吸道等。这类疾病包括全部的细菌病、大部分病毒病、部分原虫病、少数线虫病和由舌形虫、环节动物、节肢动物引起的疾病等。如狂犬病、炭疽、结核病、出血热、弓形体病、类丹毒、钩端螺旋体病和旋毛虫病等。

2. 后生性（媒介性）人兽共患传染病（metazoonoses）　指病原体的生活史必须有脊椎动物和无脊椎动物的共同参与才能完成的人兽共患传染病。无脊椎动物作为传播媒介，病原体侵入其体内后需要经过一定的潜伏阶段，在体内完成必需的发育阶段或增殖到一定数量，才能传播给另一易感脊椎动物，病原体在其体内继续发育完成其整个发育过程。主要感染途径为皮肤。如鼠疫、巴贝斯虫病、流行性乙型脑炎、森林脑炎、登革热和利什曼病等。

3. 固生性（循环性）人兽共患传染病（cyclozoonoses）　指病原体完成其生活史需要两种或多种脊椎动物宿主，但不需要无脊椎动物参与的人兽共患传染病。其中又分为真性和非真性两种，前者病原体的生活史必须有人类参与才能完成；后者病原体的生活史不一定有人类的参与也能完成，人类的参与有一定的偶然性，常见的有猪绦虫病和牛绦虫病。这两种病，人是其生活史中必不可少的宿主之一，是其终宿主。

4. 腐生性（腐物性）人兽共患传染病（saprozoonoses）　指病原体的生活史需要有一种脊椎动物宿主和一种非动物性的滋生地或基质（如有机物、泥土和植物等）才能完成感染的人兽共患传染病。病原体在非生物基质上繁殖或进行一定阶段的发育后，经皮肤或呼吸道传染给脊椎动物宿主。如肝片吸虫病、气性坏疽、破伤风、钩虫病和组织浆菌病等。

第二节　人兽共患传染病的特征

一、人兽共患传染病的基本特征

人兽共患传染病的基本特征是所有传染病特有的共同特点，可以作为鉴别传染病与非传染病的主要依据。但人兽共患传染病所特有的征象可用作判定是否为人兽共患传染病的先决条件。

（一）病原体

人兽共患传染病大多有特异的病原体，少数人兽共患传染病的病原体至今仍不太明确。同时又有一些新的病原体被发现，原来认为没有致病性的微生物，现已明确可以引起人兽共患传染病，甚至流行暴发。人兽共患传染病的病原体大多数有特定的侵犯部位，在机体内增殖、播散有阶段规律性。根据这些规律进行分离或检测，有助于及早发现病原体并证实其性质。

（二）传染性

人和动物感染后，病原体可以通过多种途径，如粪便、尿液、唾液、乳汁及鼻腔、生殖器或溃疡的分泌物中携带病原体排出体外，再通过一定的媒介进入易感人群和易感动物体内。大多数人兽共患传染病都是感染而获得，并可以传播给其他宿主。就个体而言，除病原体侵袭力及致病性的强弱之外，宿主是否存在、传播媒介是否具备、机体内外条件是否适当等，是决定人兽共患传染病流行的重要条件。

（三）流行性、地方性、季节性、职业性

人兽共患传染病可以在宿主之间散发（sporadic），也可连续传播造成不同程度的流行（epidemic）。短时间内（数周内）集中发生多数病例称暴发（outbreak）。流行范围超越国界，甚至超越洲界的强大流行，成为大流行（pandemic）。由于自然地理条件及社会条件，某些人兽共患传染病只在一定地区流行称地方性（endemic），只在某种气候条件下流行称季节性（seasonal）。

有些人兽共患传染病由于中间宿主的存在、地理条件、气温条件、生活习性等原因，大多有其自然地理分布的特点，常限于一定地区范围内发生。如锥虫病（昏睡病）是由舌蝇类传播，舌蝇只分布于热带非洲一定的地理景观地区，因此该病只见于非洲某些地区。我国布鲁氏杆菌属羊型菌，分布在内蒙古、黑龙江、吉林、陕西、青海等地；牛型菌分布在新疆伊宁等。钩端螺旋体南方稻田型；贝氏立克次体（由革螨携带）分布于自然疫源地，而家畜感染则分布于经济疫源地；嗜军团杆菌又广泛存在于自然

界。一些人兽共患传染病的发病率与季节性相关。如蚊虫繁殖一般大量发生于夏秋季，蚊媒病发病率高峰也常见于夏秋季；而人虱的繁殖季节在冬春，因而虱媒病如流行性斑疹伤寒在冬春最为流行。

（四）免疫性

感染人兽共患传染病痊愈后，大多数病例可获得对该病原体的特异性细胞免疫及体液免疫，再遇该病原体侵入，可获得免疫保护而不再感染。这种免疫力持续的时间有长有短，病原体抗原性强者，感染后免疫力持久，甚至可终身免疫，如天花、麻疹等。有的病原体如流行性感冒、细菌性痢疾等病原体型较多，多数原虫、蠕虫的抗原结构复杂，抗原性所激发的免疫力较弱，再次感染时很难得到保护。有些病原体由于其抗原结构复杂，虽能引起某种特异性免疫应答，机体得到某种程度的保护，而病原体继续生存，表现为伴随免疫（concomitant immunity），如某些原虫及蠕虫感染等。

二、人兽共患传染病的流行病学特征

人兽共患传染病在人和动物群中蔓延，必须具备三个相互连接的要素，即传染源、传播媒介与途径、易感动物和人群，这三个基本要素通常称为人兽共患传染病流行过程的三个环节。只有这三个基本环节相互连接，协同起作用时，才会造成人兽共患传染病的流行和蔓延，并受社会或自然因素的影响或制约。因此，掌握人兽共患传染病流行过程的基本要素及其影响因素，有助于找到有效的预防和治疗措施，以控制和消灭人兽共患传染病。

（一）传染源

传染源又称传染来源，是指病原体在其体内生存、繁殖并能将其排出体外的人和动物。主要见于病原体携带者、隐性染病及显性发病的人和动物。人作为传染源的疾病很少，因为人和脊椎动物对病原体有着不同的敏感性，这是由于长期进化的结果。

1. 动物作为传染源　患有人兽共患传染病或携带病原体的家禽和家禽、伴侣动物、观赏动物、水生动物、实验动物、半野生脊椎动物和野生脊椎动物等，都可以成为动物性传染源。在自然界以动物-动物-动物或动物-昆虫-动物的形式自然传播。而以动物-人-动物的传播形式极少。

不同种动物作为传染源，引起的危害程度不同。如家鼠作为鼠疫的传染源，初发病往往是数人，而以旱獭作为传染源时，初发病常是一个人。鸟类作为传染源，在流行病学上意义更大，尤其是某些候鸟随着气温的变化而迁移栖息地域时，能将病原体及其体外寄生的节肢动物从一个地区带至另一个地区，造成人兽共患传染病的流行区域扩大，如禽流感等。

动物作为传染源还具有一个特性，即当部分动物进入冬眠状态后，病原体的繁殖受到抑制，动物发生隐性感染，此时，该动物则不具备有传染源的作用。当动物从冬眠中出蛰后，病原体才开始繁殖，重新发挥传染源的作用，如黄鼠鼠疫、蜱传回归热等。

动物作为传染源的危险程度，主要取决于人们与受染动物接触的机会和接触的密切程度，以及是否有传播该病的适宜条件。如与人接触较为密切的家禽和家畜、伴侣动物、实验动物和半野生脊椎动物等作为传染源尤为重要。半野生脊椎动物类传染源，包括鼠类、鸟类、蝙蝠等，这些动物可在人居区和外界较大范围内自由活动，且活动隐蔽，人们往往无意识地接触其分泌物、排泄物或被其咬伤。特别是宠物热的兴起，主人和伴侣动物的关系更为密切，同住、同行、怀抱、亲吻、饲喂、梳洗和粪便清理时，很容易被宠物携带的病原体所感染。

1）家畜作为传染源传播的主要传染病有：

（1）牛、绵羊。炭疽、布鲁氏杆菌病、钩端螺旋体病、血吸虫病等。

（2）山羊。血吸虫病、布鲁氏杆菌病、钩端螺旋体病等。

（3）马、驴、骡。炭疽、狂犬病、放线菌病、马鼻疽等。

（4）骆驼。炭疽、狂犬病、鼠疫、流行性乙型脑炎等。

（5）猪。布鲁氏杆菌病、钩端螺旋体病、流行性乙型脑炎、旋毛虫病、空肠弯曲菌肠炎等。

（6）狗。空肠弯曲菌肠炎、钩端螺旋体病、狂犬病、棘球蚴病、传染性伤寒、黑热病等。

（7）猫。空肠弯曲菌肠炎、弓形体病等。

2）野生哺乳类动物作为传染源传播的主要传染病有：

（1）野兽。狼能传播狂犬病、钩端螺旋体病等。

（2）啮齿类。鼠疫、SARS、兔热病、钩端螺旋体病、血吸虫病、利什曼原虫病、森林脑炎、地方性斑疹伤寒、恙虫病、沙门氏菌病、弓形体病、旋毛虫病、Q 热、立克次体病、布鲁氏杆菌病、回归热、流行性出血热等。

（3）鸟类（家禽及野禽）。禽流感、流行性乙型脑炎、森林脑炎、鹦鹉热等。

3）节肢动物作为传染源传播的疾病有：

（1）恙螨。恙虫病、立克次体病、流行性出血热等。

（2）蚊。疟疾、马来丝虫病、班氏丝虫病等。

（3）蚤、虱。鼠疫、战壕热、流行性回归热、犬带绦虫感染、典型的斑疹伤寒等。

（4）蜱。森林脑炎、新疆出血热、北亚蜱媒斑点热、Q 热等。

（5）蝇。炭疽、非洲锥虫病等。

（6）白蛉。内脏利什曼原虫病、皮肤利什曼原虫病、白蛉热等。

以上动物的病原体是野生动物的寄生物，自然界的野生动物不依靠人而传播疾病，只有在一定条件下才传播给人致病，这种病成为自然疫源性疾病，如鼠疫、森林脑炎等。人感染这些动物病后，传染过程、传播方式及流行过程与动物感染后并不完全相同。人感染后能排除病原体或有相应的传播条件时，受感染的人也起传染源的作用。

2. 人作为传染源 在人兽共患传染病中，人作为传染源的病例较为少见，主要有结核病、炭疽病、血吸虫病、肠道病毒感染（如人的脊髓灰质炎病毒）等。结核患者，尤其是开放性结核病患者，以吐痰、打喷嚏、咳嗽等形式排菌于空气和地面，生活在其周围的动物极易被感染。发生结核病的挤奶工人可将结核病传染给牛群。如动物园饲养的猴，常被人型结核杆菌侵害而发病。人的皮肤炭疽病灶污染饲料或饮水可引起动物的炭疽病。

（二）传播途径（亦称感染途径）

将病原体从传染源传播给其他易感宿主的各种外界环境因素称为传播媒介。传播媒介物可能是无生命的物体（媒介物，vehicle），也可能是有生命的生物（媒介者，vector）。媒介物是指被病原体污染的并可将病原体传播给易感宿主的非生命性中介物。病原体从一个传染源经过外界环境传到另一个易感个体，必须借助外界环境中一定的物体，如水、空气、食物、土壤、蝇、手、日常用品及畜禽产品等而实现。媒介者指携带、增殖、传递病原体的节肢动物和半野生脊椎动物等，作为人兽共患传染病传播媒介甚多。主要是昆虫纲（Insecta）的蚊、蝇、虻、蟑螂、蚤、虱、蜘蛛纲（Arachnoidea）中的蜱、螨、恙虫等。半野生脊椎动物主要有鼠类和蝙蝠，可传播鼠疫、狂犬病、流行性出血热等。传染源通过传播媒介及其适应的外界环境，将病原体传播给其他易感宿主的过程叫传播途径。多数病原体可通过多种途径使易感宿主感染，少数病原体的传播途径较单一。

1. 空气传播（airborne transmission） 呼吸道人兽共患传染病的病原体存在于呼吸道黏膜表面的黏液中或黏膜纤毛上皮细胞的碎片里，可随咳嗽、喷嚏、喊叫等喷射到传染源周围一定范围的空气中形成飞沫（droplet），或与空气混合形成气溶胶（aerosol），当周围的人和动物呼吸时就会把含有病原体的飞沫吸入（图1-1）。小的飞沫与周围空气接触时，水分蒸发形成飞沫核（droplet nucleus），直径约1μm的飞沫核在空气中悬浮成气溶胶，对外界环境抵抗力较强的病原体在飞沫内存在，可维持数小时甚至更久。较大的飞沫或带大量分泌液的痰液落在地面，干燥后重新飞扬悬浮于空气中，被人和动物吸入；耐干燥的病原体，如结核杆菌、炭疽杆菌、SARS病毒、禽流感病毒可以经尘埃传播（dust transmission）。

病原体在飞沫或飞沫核内存活，受飞沫中蛋白质有机物含量及外界因素的影响。阳光中的紫外线可以杀灭病原体，温、湿度对病原体的存活时间影响很明显，当温度升高时，会严重影响病原体存活。经过空气飞沫传播，只要易感者与传染源有短时间的接触就可发生，在这类人兽共患传染病的传播中，传播机理的作用极为强大，如SARS冠状病毒感染。由于传播易实现，传染源周围的易感人群和动物群常可发生继发病例。如潜伏期短的禽流感，当易感动物鸡、鸭集中时，短时间内发病率就会明显上升。

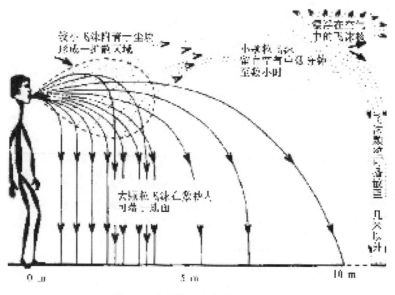

图1-1 病原体经空气传播示意图

2. 节肢动物传播（arthropod-borne） 节肢动物不同的解剖及生理特点，决定着传播人兽共患传染病的种类和方式。其特点包括口器及消化道的构造、摄食方法及频率、繁殖力的大小、孳生场所、繁殖季节、活动能力（距离、速度）、活跃时间，还有气象因素（温、湿度、雨量等）以及对其孳生、发育、活动的影响等。

根据节肢动物的口器构造及摄食特点，可将其分为两大类：一类是有刺或口器、吸动物血的，如蚊、蚤、虱、蜱、螨等；另一类是不吸动物血的，如蝇、蟑螂等。吸血的节肢动物可作为人兽共患传染病的传播媒介，而定位于血液、淋巴系统中的病原体没有自然排除的途径，必须由吸血节肢动物将其吸出动物体，才能传播。

1）吸血节肢动物的传播。病原体的传播方式可分为两大类，机械性传播（机械性携带）及生物学传播。

（1）机械性传播。节肢动物吸血后，血中的病原体污染节肢动物的口器，病原体在其体内并不发育或繁殖，当它叮咬他人或动物时，将病原体带入新的易感者，如蚊及蜱叮咬患炭疽病的动物后再叮咬健康人或动物，可将其口器内的炭疽杆菌刺入人或动物体内使之感染。

（2）生物学传播。病原体进入节肢动物体内后，在其肠腔或体腔内经过发育、繁殖后才能感染易感者，这种方式的传播叫作生物学传播。这种传播有生物学的特异性，一定种类的病原体只能通过一定种属的节肢动物媒介传播，但是，其中只有按蚊属的若干种才是传播痢疾的重要媒介。这类人兽共患传染病在传播过程中由于受气温、湿度、雨量、风速和地形等多种因素的影响，一般具有一定的地域性和季节性。有的还具有明显的职业性，如森林脑炎由蜱类传播，多见于伐木工人。

按病原体在节肢动物体内的发育情况可分为经过繁殖、发育、既发育又繁殖三种情况。

（1）经过繁殖。病原体在节肢动物体内有数量的增加，如鼠疫杆菌在蚤体内、森林脑炎病毒在蜱体内；

（2）经过发育。病原体在节肢动物体内，数量上没有增加，但要经过一定的发育阶段，如微丝蚴在蚊体内；

（3）既发育又繁殖。病原体在节肢动物体内，不仅经过一定的发育阶段，还有数量上的增加，如疟原虫在蚊体内。

生物学传播的节肢动物，经病原体感染易感者的过程需一段时间，叫作外潜伏期（extrinsic incubation period）。同一种疾病，外潜伏期的长短主要取决于气温的高低，温度还影响其感染力，如在 18～22℃时蚊体内乙型脑炎病毒的感染力低于在 26～31℃时。

不同种病原体在媒介内存在的时间不同，但是大多数受感染的昆虫和蜱可以终生保存病原体。有一些病原体在媒介昆虫和蜱、螨体内繁殖，病原体可经卵传给下一代，这种传播叫作经卵传播，所有吸血蜱、螨都能经卵传播立克次体，如 Q 热；恙螨可经卵传播恙虫立克次体。

大部分节肢动物传播疾病是经过吸血将病原体注入体内，也可以通过粪便、体液经皮肤伤口或黏膜侵入人体。如丝虫幼虫发育至有传染性后，在蚊虫叮咬人时经皮肤表面伤口进入人体。

2）非吸血节肢动物的传播。非吸血节肢动物一般只能机械地携带肠道传染性病原体，有时也可携带体表传染性病原体，它们一旦携带了病原体即能传播疾病。

蝇是这种节肢动物中最主要的一种，它传播肠道传染病多在夏秋季发病率高，常是散在发生，病例之间不一定有明显的联系。蟑螂有时也携带肠道传染性病原体（如痢疾杆菌）。

3）经其他软体动物传播。若干软体动物可以携带病原体，也可分为两大类。

机械性携带，如在病原体污染的水中捕捞蛤蜊，蛤蜊可能带有伤寒、霍乱及副霍乱、甲肝等病原体。

病原体与某些种类的软体动物有生物学上的特异性联系，即在软体动物中繁殖或发育为该种病原体生活史中必经的一个阶段。如血吸虫毛蚴必须钻入钉螺体内才能进一步发育成尾蚴，由钉螺体内逸出水中，才能感染人及其他动物。

3. 经水传播 许多肠道传染病、若干人兽共患传染病可以经水传播，如伤寒、霍乱、痢疾、甲型病毒性肝炎、血吸虫病、钩端螺旋体病等。经水源传播的人兽共患传染病与水源类型、污染程度、饮水量的多少以及病原体在水中存活的时间长短等因素有关。如人们在被病原体污染的水中劳动、洗澡和游泳时，病原体可经皮肤或黏膜侵入体内而被感染。

4. 经食物传播 所有的肠道传染病以及个别的呼吸道传染病如结核等，可以通过污染的食物而传播。食入各种感染动物组织、肉类和昆虫污染的食物、水等，病原体进入人的消化道而感染。有以下几种情况。

（1）食物本身携带病原体。如动物的肉、奶、蛋等。由于家畜、家禽本身存在感染，可使它们的产品携带病原体，如感染绦虫、囊虫的牛、猪肉等；感染旋毛虫的猪肉；有华支睾吸虫囊蚴的鱼肉；有肺吸虫的蟹、蝲蛄；患炭疽的牛、羊肉；患结核或布鲁氏杆菌病的乳牛所产的奶；被沙门氏菌感染的家畜肉和家禽蛋等。某些病原体在繁殖的同时可产生有毒的代谢产物，如肉毒杆菌等。

（2）食物在加工过程中被病原体污染。食物被污染的方式很多，如液体食物被污染后，很快会使该容器内全部食物污染；牛奶在挤奶、加工、运送的过程中被病原体污染；被肉毒杆菌污染的肉类制成罐头、腊肠、火腿时，在一定温度及厌氧条件下，肉毒杆菌可以繁殖、产生肉毒毒素，引起肉毒中毒；以及在被污染的水中饲养的牡蛎等，均可以传播这些疾病。

5. 经土壤传播　有蛔虫病、钩虫病、鞭虫病、炭疽、气性坏疽及结核等。土壤污染可分为下述两个方面：

（1）传染源的排泄物或分泌物通过直接或间接的方式使土壤受污染。

（2）因传染病而死亡的人、畜尸体，由于埋葬不当而使土壤受到污染。

土壤被污染的机会很多，但它传染肠道传染病的作用是通过水（土壤表面的污染物被雨水、或融雪水冲流），或者是污染的蔬菜和瓜果而被食入。其作用过程比较慢，比水的传播作用要小得多。有芽孢的病原体如破伤风、气性坏疽等，通常是草食动物体内的腐生菌。它们随粪便排到土壤后（如施肥等），这些病原体的芽孢可以长期生存。炭疽杆菌芽孢污染草地、田地、牧场等，则家畜很容易感染肠型炭疽。土壤被炭疽芽孢污染后可以长久保持传染性，有些甚至长达数十年之久。

蛔虫、钩虫、鞭虫等寄生虫卵，在人体内不能发育，只有随粪便排于土壤内才能发育而具有传染性。传播这些寄生虫病的土壤有着特殊的作用，所以这些蠕虫又叫作土壤性蠕虫。

死于传染病的尸体处理不当可以污染土壤。如死于炭疽的兽尸处理不当，形成的芽孢则可生存较久。

6. 接触传播　被狂犬病犬咬伤，被猫、狗舔、抓伤而感染等，病原体可经黏膜接触而传播狂犬病。人类与动物进行过分亲密的接触，都能使人类感染疾病。宠物的排泄物、脱毛、脱屑及粪便污染的蔬菜、食物及饮水等，人误食后可被感染，这类疾病包括过敏性皮炎、过敏性哮喘、沙门氏菌病、大肠杆菌病、细菌性痢疾、鹦鹉热等。宠物在其中扮演了重要的传染源或储存宿主的角色，尤其是大鼠、小鼠、豚鼠、地鼠、家兔等实验动物作为宠物进入家庭，可对人的健康造成严重危害。

7. 医源性传播（iatrogenic）　在进行医疗预防措施时，易感者接触被传染源污染的血液、试剂、针筒、针头、采血器等而被感染疾病。生物制品单位或药厂生产的生物制品或药品受传染源污染也可引起疾病传播。

8. 垂直传播（vertical transmission）　通过胎盘、产道及哺乳，病原体直接由亲代传给子代的感染方式称为垂直传播。病毒可通过胎盘传给胎儿或经产道、哺乳传给新生儿，这是病毒感染的特点之一，其他微生物是极少见的。孕妇感染某些病毒后，尤其在妊娠 3 个月以内时，病毒易经胎盘传给胎儿。现在已知十余种可经垂直传播的病毒，如 AIDS 等。

（三）宿主的易感性

病原体能否侵入宿主，侵入宿主后是否引发疾病，以及疾病的性质和病情的轻重都与宿主的易感性有关。

易感性指宿主对各种病原体感受性的大小。宿主的易感性与其遗传性和病原体的致病性密切相关，在种属和个体间存在着显著的差异。人和动物由于进化程度不同，受感染后所表现的临床特征也不同。有的病原体能使多种动物和人感染，但由于不同的宿主对病原体易感性不同，疾病的形式和性质也不尽相同。有些人兽共患传染病，动物多呈隐性感染，但人感染后常表现明显的临床症状，甚至引起死亡，如恙虫病、鼠型斑疹伤寒、Q 热等；有些疾病在人类多为隐性感染，但动物感染后常有明显的临床症状，且常常引起死亡，如口蹄疫、新城疫、猪丹毒等。而有些疾病，人和动物感染后均有明显的临床症状，甚至引起死亡，如狂犬病、结核病、流行性乙型脑炎、破伤风等。

易感性的高低还与病原体的种类、毒力强弱和易感机体的免疫状态等因素有关。有些人兽共患传染病流行过后，康复的人和动物可获得免疫，在一定时期内对其病原体保持足够的抵抗力，不会再次感染疾病。易感性也与人和动物的年龄及营养状况有关，如婴幼儿、幼龄家禽、老龄及营养状况较差的人和动物对多数病原体的易感性较高，而青壮年及营养状况良好的人和动物一般易感性较低。职业和性别的不同，使人兽共患传染病的易感人群也有所差别。由于野外活动和作业较多，故自然疫源性疾病一般多见于男性，钩体病及肾综合征出血热则是以农业人口为主的人兽共患传染病。

三、人兽共患传染病疫源地和自然疫源地

（一）人兽共患传染病疫源地

在发生人兽共患传染病的地区，患者、患病动物和病原携带者可播散病原体，病原体可污染物品、饮水、食物及局部环境等，与传染源或污染环境接触过的人或动物有可能被感染上病原体。这种有传染源及其排出的病原体存在的地区称为疫源地。

疫源地范围要根据传染源的分布和污染的范围的具体情况而定。它与病原体的性质、传播媒介、传播途径和易感者的群体范围有关。一般情况下，经水源、空气、媒介昆虫和鸟类等传播的人兽共患传染病，其疫源地的范围就较大；而以直接接触为传播途径的人兽共患传染病，其疫源地的范围就较小。同一种人兽共患传染病，在不同的条件下，疫源地的范围会有所不同。

在人兽共患传染病发生初期，应尽快查明和确定疫源地的范围，防止疫源地范围的扩大。为了限制疫源地的扩大和便于采取扑灭措施，常把传染源明确和集中的独立单位划为疫点，而把包括疫点在内的可能受到病原体污染的区域划为疫区。

对疫源地解除封锁和恢复正常生活，必须确认传染源和病原体在该地区已经消失，疫情得到有效的控制，疫源地内最后一个传染源痊愈、死亡或得到妥善处理，经过一个该病最长的流行周期以上的时间，在本地的人群和动物中未出现新的病例，即可认为该疫源地已不存在。

（二）人兽共患传染病自然疫源地

某些病原体、传播媒介和宿主（野生动物较多）在自己的世代交替中无限期地存在于自然界中，组成独特的生态系统并维持着平衡状态，不依赖于人和家禽、家畜的参与。由此病原体、传播媒介和宿主动物组成的生态系统所处的地域，称为自然疫源地（natural epidemic focus）。该区域主要包括原始森林、大沙漠、草原、深山、沼泽、古墓群和荒岛等。对该病原体易感的人和动物闯入此地域时易感染而发病，这种疫病称为自然疫源性疫病。

自然疫源地不会因人或家禽、家畜的偶然闯入而消失，人和家禽、家畜闯入该区域，就有可能将病原体携带出并形成新的疫源地。许多人兽共患传染病者最初或现在仍有自然疫源地，如森林脑炎、伪狂犬病、狂犬病、乙型脑炎、淋巴细胞脉络丛脑膜炎、流行性出血热、口蹄疫、布鲁氏菌病、钩端螺旋体病、弓形体病等。还有一些未知病原体藏在人迹罕见之处，若感染给人和家畜、家禽将是灾难性的。

自然疫源性疾病的特点是有明显的区域性和季节性，并受人类活动的影响。

第三节　人兽共患传染病的影响

一、对社会的影响

人兽共患传染病的暴发，直接影响到正常的社会生活和社会秩序，也影响人们的思维方式和行为

方式。

2400 多年以前，雅典暴发鼠疫，人们完全猝不及防，也无法防范，成批的居民在痛苦和恐惧中死去，实际上医生死得最多。任何医疗技术毫无办法，求神问卜也无济于事。当生存遇到莫名其妙的危险，几乎任何人都可能在第一时间动摇自己的道德信念。在这种完全无力和莫名恐惧的情况下，人们开始放纵自己。雅典的社会秩序陷入混乱，出现了空前的违法乱纪情况，人们公开地放纵，迅速花掉金钱，追求快乐，神灵的光环和人为的法律都没有拘束的力量了。

历史上，人兽共患传染病的暴发往往会把社会推入混乱无序的状态之中。瘟疫和迷信，经常如影随形地结合在一起。在中国历史上，人们总是喜欢把瘟疫同鬼神联系起来，认为瘟疫是瘟神疫鬼作怪的结果。在中世纪欧洲，人兽共患传染病流行时期，整个欧洲笼罩在一片恐怖的气氛之中，各种迷信邪说也随之出现。由于迷信思想作怪，当真正科学东西出现，人们反而拒绝接受它。如当英国医生爱德华·登纳于 18 世纪 90 年代发明通过接种牛痘预防天花的方法时，这项伟大的科学成就最初受到诬蔑，当时人们的思想偏离了正常的轨道，给预防和治疗疾病工作带来不利的影响。

二、对经济的影响

历史上大规模暴发的人兽共患传染病，不仅夺去了数以万计的人的生命，而且在短期内给社会经济造成了严重的破坏。人兽共患传染病无论原发于哪个国家或地区，它都具有全球性特征，对这些地区甚至整个世界的经济产生严重的影响。

1. 严重危害畜牧业的发展　人兽共患传染病给畜牧业带来的危害和损失难以估量。主要包括因发病造成大批畜禽废弃、畜禽产量减少和质量下降而造成的直接损失，以及采取控制、消灭和贸易限制措施而带来的巨大的间接损失。对畜牧业危害最为严重的人兽共患传染病有海绵状脑病（疯牛病）、口蹄疫、流感（特别是高致病性禽流感）、布鲁氏菌病、结核病等。如英国因近年来发生疯牛病造成的经济损失达 300 亿美元以上，因口蹄疫暴发造成的直接损失近 100 亿美元。全世界养牛业因布鲁氏菌病和结核病等每天损失近 3000 万美元，仅美国因牛的布鲁氏菌病每年肉类产品减少 15%，牛奶产量减少 20%。2004 年发生 H5N1 禽流感，可使鸡群出现死亡率高达 100%，从而导致十几个国家约 8 000 万只鸡死亡或被宰杀，并且还在继续威胁世界各国的畜牧业发展，给各地区经济造成了毁灭性打击。

人兽共患传染病使动物生长、肉类质量、皮毛的质量、乳品生产等生产性能下降 20%～60%，给畜牧业造成严重损失。据统计，我国每年仅动物疾病给畜牧业造成的损失超过 200 亿元。

2. 对国际贸易的影响　如 1994 年印度暴发鼠疫，从印度工业城市苏拉特暴发并迅速席卷全国，在一段时间内，印度的国际贸易损失难以估量。疾病流行导致航班中断、货轮停驶；商业会议不是被推迟，就是被取消。海湾六国中断了与印度的空中和海上运输，变质的货物在孟买堆积如山，每天损失大约为 70 万美元。2002—2003 年的 SARS 在我国流行，我国进出口贸易也损失不少，其中出口损失在 5%～10%。

3. 对其他行业的影响　人兽共患传染病的影响还集中在旅游业和航空业，另外，金融证券、保险、房地产、文化和相关产业等也受到不同程度的影响。如 2003 年的 SARS 导致我国旅游业受到严重冲击；对于证券市场，SARS 不仅打乱中国证券会的工作计划，而且影响到新股发行的步伐。以上这些因素的共同作用，使我国 GDP 的增长比预期低 1%～2%。同时劳动力的减少，从而降低了经济产出，导致消费的收缩和储蓄的增加，而消费在短期内的减少带来经济的下滑。对于各国政府来说，对人兽共患传染病的治疗和预防费用也是巨大的，其经济损失将是一个无法估量的天文数字。

三、对人类健康的影响

人兽共患传染病不仅在古代和近代广泛流行，危害严重，在现代医学科学技术高度发展的今天，人类也无法完全控制人兽共患传染病的发生和流行。人兽共患传染病可造成人大批死亡、残废或丧失劳动能力，使感染者生活质量下降，给很多家庭带来痛苦、灾难和不幸。

全世界约有 1/4 的人感染弓形虫病，7 亿多人患钩虫病，4 亿多人患有丝虫病，3 900 万人患牛带绦虫病，2 700 万人患旋毛虫病，1 000 万人患有姜片吸虫病（仅东南亚），300 万人患有猪带绦虫病。布鲁氏菌病几乎遍布世界各地，危害也十分严重。全世界每年数万人死于狂犬病。全世界约有 2000 万人患有结核病，每年因结核病死亡 100 万～300 万人。

"黑死病"即鼠疫，曾导致欧洲 1/3 多的人口死亡。古代世界大约有 2/3 的人口受到天花的威胁，约 1/4 的感染者死亡，大多数幸存者失明或留下瘢痕。1881 年，被称为"西班牙女士"的流感席卷全球，造成 2 000 多万人死亡。20 世纪 60、70 年代发现的马尔堡病毒、埃博拉病毒和可能来源于灵长类动物的艾滋病病毒，至今仍在非洲的一些地区流行，并且已经在全球范围内至少感染 6 000 万人，其中 2 000 多万人死亡。在 20 世纪 80 年代中期发现，至今又出现的疯牛病，已经使全球 19 万头牛感染，日本、加拿大、美国等接连出现疯牛病病例。1993 年在美国发现的以几种啮齿动物为自然宿主，导致肺病综合征的 Pulmonary 病毒在美国就已有 300 多人受感染，致死率近 40%。1994 年和 1998 年分别在澳大利亚和马来西亚发现的以果蝠为自然宿主的尼帕病毒，分别通过感染的马和猪再感染人，已使百余人丧生，致死率达 40% 以上。近年尼帕病毒在孟加拉国再次发生已使 7 人丧生。自 1997 年以来，从未发现感染过人的禽流感病毒在一些国家频频发生感染、致病、致死人事件，1997 年和 2005 年主要在东南亚发生 H5N1 禽流感病毒，至少造成几十人死亡，WHO 警告全球将有 1.5 亿人的健康受到威胁。据美国疾病控制中心统计，美国每年约有 7 600 万人患食源性人兽共患传染病，其中 32.5 万人住院治疗，5 200 万人死亡。2003 年在东南亚暴发，波及 20 多个国家的 SARS，使 8 000 多人受到感染，并夺走了 700 多人的生命，等等。

在我国，人兽共患传染病的危害也很严重。据记载，鼠疫曾波及 20 个省、自治区和直辖市的 549 个县。据 1900—1949 年的不完全统计，我国鼠疫发病人数达 115.6 万，死亡 102.9 万。我国结核病患病率平均为 4%，死亡率达 0.2% 以上。患血吸虫病人数在 1 100 万以上，许多村庄因此出现"千村薜荔人遗矢，万户萧疏鬼唱歌"的凄凉景象。约有 2 亿多人感染钩虫病。丝虫病患者达 300 万以上，黑热病（利什曼原虫病）患者达 50 万以上。布鲁氏菌病在牧区和半牧区危害严重，据 20 世纪 60 年代有关资料显示，我国某牧区主要从业人员布鲁氏菌病的感染率高达 35.1%～49.5%。

第四节 人兽共患传染病的防控原则和措施

人兽共患传染病的防疫工作是针对人兽共患疾病的传染流行过程，采取的一系列综合防控对策和消灭措施。其目的在于阻断和控制疫病在人与动物群间的传播与流行。

一、防控原则

（一）贯彻落实"预防为主"的方针

"预防为主"是我国卫生工作的基本方针，也是我国多年来与疾病斗争的经验总结。贯彻落实预防为主的方针，必须坚持以人为本，减少危害；居安思危，预防为主；统一领导，分级负责；依法规范，加强管理；快速反应，协同应对；依靠科技，提高素质等六条工作原则。

（二）建立健全组织管理体系和工作机制

提高政府保障公共安全和处置突发公共事件的能力，最大限度地预防和减少突发公共事件及其造成的损害，保障公众的生命财产安全，维护国家安全和社会稳定，促进经济社会全面、协调、可持续发展。紧密依靠政府是做好人兽共患传染病防控工作的重要保证。必须由政府牵头建立强有力的组织指挥体系、疾病预防控制体系、医疗救护体系、社会联动体系和大众传媒体系。加强人兽共患传染病的防控专业队伍建设，建立人兽共患传染病的应急反应机制和工作预案，进一步完善省（市）、区（县）、社区（乡镇）三级预防医疗保健网络，协同做好各项防控工作。

（三）依法实施科学防控策略

严格依照《中华人民共和国传染病防控法》《国家突发公共事件总体应急预案》《突发公共卫生事件应急条例》《中华人民共和国动物防疫法》和《重大动物疫情应急条例》等法律法规的有关规定，充分发挥各级疾病预防控制机构和动物防疫监督机构的协同联动作用，坚持依法、科学、有效防控的原则，正确指导和组织评估人兽共患传染病的防控工作与效果。

二、防制措施

人兽共患传染病的流行是由传染源、传染途径和易感人群和/或动物等三个因素相互联系的复杂过程。因此，采取相应的防疫措施，主要是消除或切断造成流行过程的三个环节之间的相互联系和作用，在具体实施过程中，要根据不同疾病、不同流行环节的特点，区别轻重缓急，突出工作重点，以期在短时间内，以最少的人力、物力达到控制和阻断疾病传播与流行的最佳效果。

（一）控制和管理传染源

对患者主要实行早发现、早诊断、早报告、早隔离、早治疗等"五早"措施。

1. 早发现和早诊断　患者以及病原携带者是许多传染病的主要传染源，早期发现不仅有利于患者的及时诊断和治疗，而且对于及早控制传染源，防止病原体的继续传播具有十分重要的意义。要使患者得到早发现和早诊断，必须建立健全三级医疗保健网，不断提高广大医务人员的业务能力和技术水平，增强疫情报告人的责任意识，大力宣传普及人兽共患传染病的防控知识，提高广大群众对疾病的认知水平和鉴别能力，开展群众性的自报互报工作，有条件的地方要组织开展有针对性的健康普查和巡回医疗活动，为及时发现患者创造有利的机会。

对于患病动物及病原携带者，早期发现有利于早控制。要做到这点，就必须建立健全三级兽医防疫监督网，不断提高广大兽医人员的业务能力和技术水平。对于经济价值不高的动物，或者危害严重的人兽共患传染病，要迅速报告疫情，并按照相应疾病的应急预案，果断采取控制措施，防止疫情蔓延。

2. 早报告　早期报告疫情，是及时制定和采取针对性的防疫措施与对策、有效控制疫区疫病传播与流行的重要措施。发现患者发病后，应严格按照疫情报告的程序与时限，以最快的方式向有关部门报告。

3. 早隔离和早治疗　对患者和患病动物实行早隔离和早治疗（就地治疗），不仅能促使患者、患病动物早日恢复健康，减少后遗症的发生和降低病死率，而且有利于及早清除病原体的携带状态，减少疾病的传染源。患者或患病动物一经发现或确诊，应立即采取有效的隔离和控制措施，将其安置在一定的场所和限制在一定范围内，进行医学观察和治疗。对没有经济价值的患病动物，应采取宰杀、焚烧或深埋的方法，彻底消灭传染源。

（二）切断传播途径

1. 一般卫生管理　加强卫生管理是预防和控制传染病流行的一项基础工作。其工作的重点是针对人、动物的生活环境，建立良好的卫生设施和管理制度，改善饮食、饮水卫生，保持环境整洁和个体卫生，做好污物的排放和处理等。

2. 消毒　消毒是切断人兽共患传染病传播途径的重要手段，消毒的目的是清除或杀灭停留在外界环境中的病原体，减少疾病的传染源。消毒的种类可分为预防性消毒和疫源地消毒。消毒方法，一般采用物理消毒和化学药物消毒的方法。

3. 杀虫　杀虫即杀灭人与动物生活环境中存在的媒介节肢动物，如蚊、蝇、蚤、虱、白蛉、蜱、螨等，这是切断人兽共患传染病传播途径的重要措施。杀虫的方法可根据不同媒介节肢动物的生活习性和特性，选择物理、化学和生物学的杀灭方法。

4. 灭鼠　老鼠与人类的生活相当密切，而且也是某些人兽共患传染病的主要传染源，如鼠疫等。开展灭鼠工作，也是切断疫病传播途径的一项重要措施。灭鼠主要采取化学药物灭杀和物理捕杀等方法。

（三）保护易感人群

1. 预防接种　预防接种是利用人工制备的各种免疫制剂使人和动物机体产生对疫病的特异性免疫力。按照免疫性质不同，可分为主动免疫和被动免疫两大类。

（1）主动免疫。主要用于易感人群和畜禽动物的预防。即将特异性抗原（菌苗、疫苗、类毒素等免疫制剂）接种于人和动物体内，使之在接种后1～2周产生特异性免疫力。这种免疫力可持续数月或数年，是控制以至最终消灭相应疫病的主要措施。

（2）被动免疫。即将通过主动免疫过程产生的特异性抗体，注入易感人群和动物机体内，使之迅速获得的免疫力，一般持续时间为2～4周。主要用于疫病的治疗，也可用于易感人与动物和密切接触者的预防。

2. 药物预防　对某些尚无特异性免疫方法或免疫效果不甚理想的人兽共患传染病，在疫病流行期间可给易感人群和动物某些药物进行预防，这对于降低发病率和控制疫病流行具有一定的作用。

3. 健康教育与促进　通过传播媒介的宣传、健康知识培训和心理咨询与干预等措施，教育和帮助人们改变不良行为、生活方式或动物圈养方式，改善人和动物的饮食营养和生活环境状况，加强个体防护和医疗卫生保健措施，增强人与动物对传染病的免疫能力。心理咨询的内容主要是针对不同疫病发生后，引起不同人群产生不同心理应激反应，帮助和指导咨询对象调整自我心态，树立战胜疾病的信心，建立有希望的生活目标。积极配合医院或医护人员的治疗和指导，努力解除自身的心理压力，改正不良行为方式。

第二章　人兽共患传染病流行的影响因素和流行趋势

人兽共患传染病的流行虽然决定于传染源、传播途径和易感宿主，但也受环境因素的影响。环境因素可促进或阻碍疾病的发生和流行。了解环境因素的作用，对人兽共患传染病的防控具有重要的意义。环境因素，又可分为自然因素和社会因素。

第一节　自　然　因　素

一、地理气候因素

如温度、湿度和土壤条件等的影响。气候变暖和生态平衡失调是主要自然因素，季节和气候的变化可以影响传染媒介的抵抗力和活动情况，从而影响病原体的繁殖、释放和扩散，进而影响疾病的发生频率和流行规模。节肢动物如蚊子和蜱的生长和分布，以及某些动物迁徙，均与周围环境温度有着密切联系。在中南美洲有50%的人受黄热病、登革热和南美锥虫病的威胁，美国有1%～3%的人受到威胁。全球气候变暖会使这些疾病向北传播，原在北美南部蜱传播的螺旋体病，使落基山斑点热和虫媒病毒性脑炎可能向温带地区扩展。此外，肾综合征出血热的传播也可能受到气候变化的影响，如1993年美国西南部的降雨量超过了正常，结果植被大量生长，导致啮齿类动物数量剧增，而啮齿类动物数量的增多又可使之与人类的接触更为频繁，最终导致美国汉坦病毒的首次流行。全球气候变暖，将会使我国在炎热时期的多发病如疟疾、乙型脑炎等发病率增加，发病范围向北扩展，流行时间延长。

二、动物的迁徙和动物群体密度波动的影响

候鸟的迁徙可远距离传播病原体。从森林捕捉野生动物，引进动物园或住宅饲养，有可能把某些自然疫源性疾病带到人口密集的地方。从国外引进的稀有观赏动物或良种畜禽、动物产品等也有可能输入国内尚不存在的人兽共患传染病的危险。动物群体密度的波动也是造成人兽共患传染病流行的重要因素。畜牧业中大规模集约化工厂式的饲养，单位面积内动物饲养量显著增加，兽医防疫工作稍有疏忽就会引起疾病的暴发流行。气候的变化、水源的变化和其他一些因素，有时会导致某些野生动物群体密度减少，而以此为天敌的另一些野生动物就会增加，这种情况也会导致人兽共患传染病的流行。

三、节肢动物储存宿主和传播媒介的影响

媒介能力是病原体在媒介宿主体内长期存在的多种因素的累积。这种媒介能力会因节肢动物和脊椎动物中间宿主的生存和繁殖能力的增强而增强。在夏、秋季，气温高，湿度大，节肢动物繁殖发育快，活动频繁，由其传播的疾病的发生机会增大，疾病发生后流行也迅速。如伯氏包柔螺旋体播散至美国的48个州，是由于白尾鹿和白足鼠的数量激增，使该病原体能安全越冬，并促进其依赖性宿主硬

蜱属的广泛分布。20 世纪 80 年代在美国南部和东部出现了一种亚洲的虎蚊，这种蚊子可实验性储存 22 种虫媒病毒，包括登革热病毒、东部马脑炎病毒和黄热病病毒等。目前，这种蚊子已在美国 25 个州被发现。

第二节　社 会 因 素

影响人兽共患传染病发生和流行的社会因素主要包括社会制度、生产力、经济和科技水平、人们的文化、风俗习惯，以及政府相关法规的建设及执行情况等。这些因素可促进人兽共患传染病的发生和流行，也可成为控制和消灭人兽共患传染病的有利因素。

一、社会制度和国家综合实力因素的影响

落后的社会制度，落后的国家和地区，政府无力对人兽共患传染病实施有效的防控措施，并且相关的法规不健全，患者和患病动物得不到及时的隔离、治疗及处理，导致人兽共患传染病的数量不断增加，传染的活动范围扩大，使疾病的流行区域扩大而难以控制和消失。如非洲地区由于贫穷和落后，至今仍有很多人兽共患传染病在流行，严重阻碍社会经济的发展。而先进的社会制度，经济、文化和科技发达的国家和地区，建立了健全的检疫、防疫组织机构与措施，能对人兽共患传染病进行有效的监测和预防，使疾病得到及时的控制和消灭，如英国对疯牛病和口蹄疫及中国对非典采取的措施等。

二、自然疫源地的开发

在某些特定的地理环境（如原始森林、大沙漠、沼泽地和古墓群等）中，一些人兽共患传染病的病原体和传播媒介，作为自然界生物的成员，是在野生脊椎动物的啮齿类、食虫动物中流行的。当人类需要进入这种环境时，就会受到感染。随着全球人口不断地增加和经济发展的需要，人类需要进入迄今尚未开发或人烟稀少的地区，兴办水电、修筑道路、新建村镇、采伐森林、开垦土地等。许多尚未被人们所认识的致病性微生物生存在人们所接触不到的远在的生态环境中，直到这些地方被开发。自然生态平衡遭到了破坏，这就增加人类感染人兽共患传染病的机会，还可将病原体带出自然疫源地，扩大疾病的传播范围。如我国 1982 年东北某单位进入林区修路，十多天内有 106 人发生流行性出血热，占总人数的 25.5%。

三、风俗与饮食习惯的影响

人兽共患传染病的流行与民族（宗教）或地区风俗习惯有着密切的关系。如肯尼亚西北部的图加那牧民是世界上细粒棘球蚴感染最严重的人群，这是由于按照当地宗教习惯，人死后尸体要让狗吃掉，从而使病原体的发育环得以维持。狗的感染率高，自然就增加了当地人类感染的机会。如我国广东、福建和越南一些地区的农村中，还有习惯用蛙肉敷贴伤口或治疗眼病，以及吞食活蛙以治疗疥癣病，因此，孟氏裂头蚴病在该地区比较流行。

人们的卫生知识、饮食习惯与不良的嗜好也是造成人兽共患传染病流行的重要的因素。在人兽共患传染病由动物感染给人的过程中，食品和饮水起着很重要的作用。其中动物性食品是许多疾病重要的传播媒介，如日本人嗜食生鱼片，人体棘颚口线虫感染率很高，有的地区竟占总人口的 1/3 以上。有的家庭和饭店，切肉的刀具和砧板生熟不分，有的人习惯在烹调肉食的过程中，品尝调味是否得当，

这些不良习惯都可能感染疾病。

可借动物性食品传播的人兽共患传染病有华支睾吸虫病（鱼肉）、并殖吸虫病（石蟹和蝲蛄）、弓形虫和旋毛虫病（猪肉和狗肉）、沙门氏菌食物中毒（禽肉或禽蛋）、结核病或布鲁氏菌（牛、羊乳和肉）等。

四、职业性质

由于人们的职业不同，有些从业者容易与某些人兽共患传染病的传染源或媒介接触，其受感染的机会明显增加。如牧业的棘蚴病、热带森林中橡胶园工人的黏膜皮肤利什曼病、茶农和果农的皮肤游走性幼虫病等。从事羊毛和皮张加工的人员易患炭疽或 Q 热，放牧者、接羔员和挤奶工易患布鲁氏菌病，养猪者和渔民易患类丹毒和弓形体病，马匹饲养员和使役者易患鼻疽等。动物检疫、实验室工作人员由于经常接触和处理病原体也容易感染人兽共患传染病。

五、人类活动对生态系统和生物系统的影响

随着生产力和科学技术的发展，灌溉设施、垃圾堆放、水净化、农业技术、杀虫剂的使用以及原始森林植被的破坏等，对人兽共患传染病的出现和传播产生了深远的影响。环境污染包括多种因素对环境的污染，主要是指生物污染，即病原微生物和寄生虫卵、幼虫对环境的污染，从而污染人们生活的水源。畜牧场、屠宰场和肉食品加工厂排出的大量污水和动物废弃物，如处理不易，也会污染环境，成为传播疾病的重要因素。交通工具的迅速发展，洲际或横贯大陆的飞行能够将隐藏在机舱座内的感染有人兽共患传染病病原体的节肢动物媒介不经意传播开来。不加选择地使用杀虫剂使鸟类的数量减少，而鸟类是有助于控制各种携带病原体的节肢动物媒介的。关于生态或生物系统被改变或破坏，从而出现包括人兽共患传染病在内的"新"传染病是人们正在密切关注的方面。

环境污染是疾病蔓延的土壤。根据世界卫生组织的统计，在过去20多年内至少出现了30多种新的传染病。为什么在现今人类医疗卫生条件已经得到很大改善的背景下，还会出现这种情况呢？人们应该反思了！应该看到人类对自然的破坏，以及大自然对人类的惩罚。

2016年，第二届联合国环境大会发布的主旨报告《健康环境，健康人类》及世界卫生组织发布的《通过健康环境预防疾病——全球归因于环境因素的疾病负担》报告均表明，2012年全球约 1 260 万人由于环境因素死亡，占全部死亡人数的 23%。报告主要考虑的环境危险因素有职业风险、环境空气污染、病媒环境管理、室内空气污染、二手烟、住宅氡、铅、水（含饮用水、卫生设施及手卫生）八大类，主要考虑呼吸系统疾病、心血管疾病、癌症、腹泻、哮喘、疟疾等 68 种与环境因素显著相关的疾病。

1. 土壤遭到破坏 全球 110 个国家（共约 10 亿人）可耕地的肥沃程度在降低。在非洲、亚洲和拉丁美洲，由于森林植被的消失、耕地的过度开发和牧场的过度放牧，土地剥蚀情况十分严重。裸露的土地变得脆弱了，无法长期抵御风雨的剥蚀。在有些地方，土地的年流失量可达每公顷 100 吨。化肥和农药的过度使用，与空气污染有关的有毒尘埃降落，泥浆到处喷洒，危险废料到处抛弃，所有这些都对土地构成一般来说是不可逆转的污染。

密尔布鲁克大学生态系研究所的动物生态学家理查德认为，在开放的林地上，狐狸和山猫抓老鼠可以遏制莱姆病原体的寄生数量。但是随着林地被开发，狐狸和山猫消失了，老鼠和蜱就无限地繁殖，莱姆病随时都可能发生。

2. 气候变化和能源浪费 近几十年来，由于人类活动的影响，特别是所消耗能源急剧增加，以及森林遭到破坏，致使空气中二氧化碳的含量不断增加，使得温室效应不断增强，全世界的气候变暖。这就会使人们的呼吸道疾病、癌症、头疼等发病率增高，并助长疟疾等热带流行性疾病的发生和蔓延。据2500名有代表性的专家预计，海平面将升高，许多人口稠密的地区都将被水淹没。气温的升高也将对农业和生态系统带来严重影响。1990—2010年，亚洲和太平洋地区的能源消费将增加一倍，拉丁美洲的能源消费将增加50%～70%。

3. 生物多样性减少 生物多样性关系到人类的健康和地球的健康。当人们生病的时候，人们依赖自然环境去帮助我们恢复健康。多少年以来，人们从自然世界中寻找伤病的治疗方法。由于城市化、农业发展、森林减少和环境污染等，自然区域变得越来越小了，这就导致了数以千计物种的灭绝。一些物种的绝迹会导致许多可被用于制造新药品的分子消失，还会导致许多有助于农作物战胜恶劣气候的基因消失，甚至会引起新的瘟疫。

人类的活动破坏了自然平衡，会造成生物界中携带病毒的动物种群数量由于它们的部分天敌濒临灭绝而失控，不断扩大的种群数量会让它们活动范围内的食物消耗殆尽，环境变差，同时也造成种群中动物的体质下降。无论是非典还是艾滋病，都是人类在破坏生物多样性的进程中不幸获得的。

维持生物多样性，可降低人类、野生动物和家畜罹患疾病的风险。多样的生物可以帮助人类减缓疾病的传播速度，莱姆病就是一个很好的例子。保护生物多样性，可以减少类似禽流感这样的野生动物的疾病传染给人类，从而节省大量医疗费用。

4. 森林面积减少 最近几十年以来，热带地区国家森林面积减少的情况也十分严重。在1980—1990年，世界上有1.5亿公顷森林消失了。从在亚马孙丛林中修建道路到对非洲边远地区的森林进行乱砍滥伐，都会导致人类面对更多的由野生动植物引起的新发疾病的威胁。

森林的作用是制造氧气、净化空气、过滤尘埃、杀灭细菌、消除噪声等。因森林面积的减少，工业发展排放的烟灰、粉尘、废气严重污染着空气，威胁人类健康。

森林面积减少，自然防疫作用下降。树木能分泌出杀伤力很强的杀菌素，杀死空气中的病菌和微生物，对人类有一定保健作用。就全球来说，森林绿地每年为人类处理近千亿吨二氧化碳，为空气提供60%的洁净氧气，同时吸收大气中的悬浮颗粒物，有极大的提高空气质量的能力；并能减少温室气体，减少热效应。森林有除尘和对污水的过滤作用。

森林面积减少，空气净化能力下降。随着工矿企业的迅猛发展和人类生活用矿物燃料的剧增，受污染的空气中混杂着一定含量的有害气体，威胁着人类，其中二氧化硫就是分布广、危害大的有害气体。凡生物都有吸收二氧化硫的本领，但吸收速度和能力是不同的。植物叶面积巨大，吸收二氧化硫要比其他物种大得多。据测定，森林中空气的二氧化硫要比空旷地少15%～50%。若是在高温高湿的夏季，随着林木旺盛的生理活动功能，森林吸收二氧化硫的速度还会加快。

森林面积减少会使生物多样性减少，局部气候失调，全球气候变暖，荒漠化加剧，水土流失严重，空气质量下降，城市热岛效应明显等一系列的环境生态问题随之出现，森林是地球之肺，我们要好好保护，给子孙后代一个和谐可持续的世界。

5. 淡水资源受到威胁 据专家估计，从下个世纪开始，世界上将有四分之一的地方长期缺水。对于动植物的生存而言，水的作用是不言而喻的，而人们不能造水，人们只能想方设法保护水。水环境污染的后果是严重的，不但使工农业生产备受损失，而且淡水鱼的捕获量也大幅度下降，许多名贵鱼种，如长江鲥鱼和黑龙江的大马哈鱼产量急剧下降，有的甚至绝迹。全国性污染导致的死鱼、人畜中毒事件频频发生，全国肝癌、胃癌、食道癌等消化系统癌症发病率逐年上升。

6. 化学污染　工业带来的数百种化合物存在于空气、土壤、水、植物、动物和人体中，作为地球上最后的大型天然生态系统的冰盖也受到污染。一些有机化合物、重金属、有毒产品，都集中存在于整个食物链中，并最终将威胁到动植物的健康，引起人和动物癌症，导致土壤肥力减弱。在重金属污染物中，镉、汞、铅、砷是最具毒性的物质，它们不仅可以造成严重的生态环境病，即使没有达到临界点，一定量的积存，也会造成人体组织器官的其他病变，成为其他疾病的导火索。在癌症、心脑血管疾病、糖尿病等高危病种的发病因素中，由环境污染（含重金属污染）所致的疾病占80%～90%。

7. 混乱的城市化　由于拉美国家城市化与经济发展不协调，在城市发展进程中，城市内部产生了一系列经济、社会和环境问题，如城市空气质量恶化、水源被污染、交通堵塞、住宅拥挤、贫民区无序扩张、犯罪率上升等。有人将这些问题统称为城市病。城市病是几乎所有国家曾经或正在面临的问题，但城市病的轻重可以因政府重视程度和管理方法的差异而有所不同。拉美国家的城市病比发达国家更严重。

由于长期贫困和缺乏就业，穷人通常被迫在环境非常脆弱的地方寻找、建立住所（如陡峭和不稳定的山坡地带、洪水易泛滥的地区或其他容易遭受自然灾害和风险的地区）。大量居民一旦在这些地区居住下来，必定会加重原本就已经十分严重的环境问题。城市的不适当增长还造成大城市及周边地区严重污染。拉美城市人口已占当地总人口的75%以上，一个300万人的城市每天要产生22.5万吨固体垃圾，而得到处理的还不足总量的5%。许多城市还受到汽车尾气和工业烟尘的严重污染。墨西哥城是世界人口密度最大的城市（每平方千米5494人），该城有300万辆汽车，每天向大气排放20万吨污染物，许多地区缺乏合格的饮用水和垃圾处理设施。世界资源研究所（总部在华盛顿）的研究报告认为，墨西哥城的污染严重危害儿童发育。巴西圣保罗有400万辆小汽车，不仅造成交通堵塞，也造成严重的空气污染，政府不得不强制实行汽车停驶计划；许多地区没有自来水和下水道，流经该城的两条主要河流被严重污染；儿童传染病时常流行；排污系统负荷过大，工业和生活垃圾严重污染了城市周围的水库。即使在城市化水平较低的中美洲各国，环境污染也很严重，汽车尾气、工厂烟雾以及随意焚烧行为随处可见。

8. 海洋的过度开发和沿海地带被污染　由于过度捕捞，海洋的渔业资源正在以可怕的速度减少。因此，许多靠摄入海产品蛋白质为生的人将面临饥饿的威胁。集中存在于鱼肉中的重金属和有机磷化合物等物质有可能给食鱼者的健康带来严重问题。而且，沿海地区还受到巨大的人口压力。全世界有60%的人口挤在离大海不到100千米的地方。这种人口拥挤状态常常使这些地方脆弱的生态系统失去平衡。

9. 空气污染　空气里面主要含有氮气、氧气，其中氧气是人和动植物最需要的，大约占空气的21%；如果空气中的氧气含量降到16%时，正在点燃着的蜡烛就会熄灭；如果降到7%时，人和动物很快就会被憋死。空气中还含有水蒸气、二氧化碳、硫氧化物、氮氧化物、灰尘等气体和物质。如果空气中的硫氧化物、氮氧化物、灰尘等有害气体和灰尘等含量过高，这种空气就是被污染了，空气中掺杂的这些有害气体和脏东西越多，空气被污染的也越厉害，对人和动植物的危害也就越大。空气污染首先是危害人们的身体健康，其次是影响动植物的生长，还会引起全球性的气候变化。多数大城市里的空气含有许多取暖、运输和工厂生产带来的污染物。这些污染物威胁着数千万市民的健康，导致许多人失去了生命。空气污染引起人体呼吸系统疾病，造成人群死亡率增加。

10. 极地臭氧层空洞　尽管人们已经签署了蒙特利尔协定书，但每年春天，在地球的两个极地的上空仍会再次形成臭氧层空洞。北极的臭氧层损失 20%～30%，南极的臭氧层损失达 50% 以上。

11. 辐射　电磁污染已被公认为排在大气污染、水质污染、噪声污染之后的第四大公害。联合国人类环境大会将电磁辐射列入必须控制的主要污染物之一。电磁辐射既包括电视塔、变电站、电磁波发射塔等运行时产生的高强度电磁波，也包括计算机、电视机、微波炉等家用电器使用时产生的电磁辐。这些电磁辐射充斥空间，无色无味无形，可以穿透包括人体在内的多种物质。人体如果长期暴露在超过安全剂量的辐射下，细胞就会被大面积杀伤或杀死。

据国外资料显示，电磁辐射已成为当今危害人类健康的致病源之一。在电磁波磁场中，人群白血病发病为正常环境中的 2.93 倍，肌肉肿瘤发病为正常环境中的 3.26 倍。国内外多数专家认为，电磁辐射是造成儿童白血病的原因之一，并能诱发人体癌细胞增殖，影响人的生殖系统，导致儿童智力残缺，影响人的心血管系统，且对人们的视觉系统有不良影响。

六、生物恐怖主义的潜在威胁

生物恐怖可采用病原微生物及各种多样的扩散形式引起人兽共患传染病，这种现象从古到今就有。如 2001 年美国发生的肺炭疽，尽管受累者仅 29 人，但死亡率极高，且实施这种生物恐怖的人防不胜防，极难预测和侦破。

社会、经济和环境因素对人兽共患传染病的发生有着重要的作用。看看这些祸患，也许离人们很远，但其实就发生在人们身边。人们一直喜欢用"居安思危"来警示自己，这是值得我们注意的。

第三节　人兽共患传染病的流行趋势

按照 1992 年美国医学研究所的定义，新发感染病（emerging infectious diseases，EID）是指过去 20 年中发病率增加的人类感染病，或在不久的将来可能增加的感染病。人兽共患传染病的流行趋势包括旧的人兽共患传染病的"回潮"（如结核病等）和新出现的人兽共患传染病（如埃博拉出血热等）。

人兽共患传染病 EID 的病原体可分为以下几类：明确的新病原体；再发的病原体或感染（表 2-1）；与原有的人兽共患传染病（包括机会或非机会感染）相关的病原体；新进确定的人兽共患传染病；新发的耐药菌株等。

表 2-1　20 年来再发感染病及其相关因素

	病因	再发因素
病毒	狂犬病	公共健康措施被破坏，过分使用土地，旅游
	登革热	运输，旅游，移民，都市化
	黄热病	具有蚊虫媒介易于孳生的环境
	埃博拉出血热	缺乏现代化设施，出现病毒新种系 Ivory Coast
	SARS 冠状病毒	不清，很可能来源于动物（尤其是禽类或啮齿类）

	病因	再发因素
细菌	A 组链球菌	不清
	大肠埃希菌（O_{157}：H_7；O_{103}：H_2）感染	获得编码有志贺样毒素的细菌噬菌体
	战壕热（trench fever）	公共健康措施被破坏
	鼠疫	经济发展，过度使用土地
	白喉	因政权更迭或人群转移所致免疫程序中断
	结核病	人口增加，行为改变，工业化，国际旅游，公共卫生措施被破坏，细菌耐药
	百日咳	因担心细菌苗的安全问题，拒绝接种
	沙门菌属感染	工业化，人口增加，行为改变，微生物耐药，食品改变
	肺炎球菌感染	人口增加，微生物耐药，国际旅游，商业化，误用和过度使用抗生素
	霍乱	旅游，新种系（如 O_{139}）的出现
	过分使用抗生素	设立有关机构，加强控制；发现窄谱抗生素
	性行为泛滥	加强教育，免费或低费用供给阴茎套；研发更好的阴道杀灭微生物剂；强化个人责任感的教育

目前，在世界上已证实的 200 多种人兽共患传染病中，较重要的有 89 种，其中细菌病 20 种、病毒病 27 种、立克次体病 10 种、原虫病和真菌病 5 种、寄生虫病 22 种、其他疾病 5 种。已知在许多国家和地区流行的有：炭疽、布氏杆菌病、猪丹毒、钩端螺旋体病、李氏杆菌病、野兔热、鼠疫、沙门氏菌病、链球菌病、结核病、弯曲菌病、各种细菌性食物中毒、肉毒中毒病、流行性乙型脑炎、东部马脑炎、西部马脑炎、委内瑞拉马脑炎、圣路易脑炎、森林脑炎、苏格兰脑炎、狂犬病、鸡新城疫、猫抓热、淋巴球性脉络丛脑膜炎、鹦鹉热、Q 热、立克次体性痘疮、弓形体病、皮肤真菌病、血吸虫病、绦虫病、钩虫病、棘球蚴病、旋毛虫病和禽流感等。

一、国外流行趋势

人兽共患传染病广泛分布于全世界，并且种类繁多。其中有些疾病长期流行不断，如流行性乙型脑炎；有的疫情由静息转为活跃，如鼠疫间隔数年、数十年后再度肆虐；结核病卷土重来，从 1993—1996 年，感染人数每年以 13% 的速度递增，每年 200 多万人死于结核病。一些区域流行的疾病不断蔓延，如西尼罗病毒病 20 世纪 90 年代在美国的暴发；埃博拉热出现在非洲，1976 年在刚果被发现，此后在加蓬、苏丹、利比亚、科特迪瓦和乌干达等国家流行，据 WHO 不完全统计，迄今为止全世界感染者达 1 500 多例，其中 1 000 多人死亡。近年来疯牛病在欧洲的流行，口蹄疫在欧亚大陆的蔓延，同时新的病原体不断出现，如莱姆病在美国、曼那角病毒（Menangle virus）在新南威尔士及亨得拉病毒（Hendra virus）在昆士兰被发现，使得人兽共患传染病几乎占传染性疾病的大半。1992 年 10 月，印度、孟加拉国、发生了大范围的 O_{139} 型霍乱，先后有 20 多万人发病。1997 年 9 月以来，霍乱又在非洲大规模流行，仅 1998 年头三个月乌干达报告 11 335 例、肯尼亚报告 10 108 例。从 1980 年在美国首次发现艾滋病后，WHO 公告指出，2002 年全球新感染 AIDS 病毒人数为 500 万例，截至 2019 年，HIV 感染者和 AIDS 患者的总人数上升到 7 570 万例。近来暴发的 H5N1 型高致病性禽流感主要以禽类作为传染源，其病原体和传播途径经多年研究已十分明确，禽流感传播快、危害大，随着感染者增多与病毒不断变异，如果病毒在人体内与人流感病毒重组成为新型流感病毒，后果将十分严重。

不少人兽共患传染病的病原微生物是生物战的主要病原体，如鼠疫、炭疽杆菌、土拉伦斯菌、斑疹伤寒立克次体等，最典型的例子是"9·11"事件后的炭疽邮件白色粉末，当时陆续发现多例炭疽杆菌感染的个案，并出现了死亡病例，在美国及世界各地造成极大恐慌。此类人为的传播将使 EID 在病种、毒力、传播及流行方式等方面以超常形式出现和发展，其防控亦更为复杂和艰巨。

二、国内流行趋势

我国的人兽共患传染病约 130 多种。有些人兽共患传染病的疫源地仍在继续扩大，如鼠疫自西向东侵袭，斑点热立克次体病向南方扩展，恙虫病呈现逐渐向北方转移趋势。部分人兽共患传染病发生"回潮"，包括霍乱、结核病、血吸虫等。此外，新出现的人兽共患传染病也在不断增加，且日趋严重，如 AIDS、莱姆病等。如江苏某地 1998 年 7—8 月间暴发的猪急性败血型传染病，导致密切接触患者感染死亡，经诊断为人兽共患性急性败血型链球菌病。现已证实莱姆病在我国 26 个省（自治区、直辖市）的人群中存在感染。而在我国南方犬群中已发现有犬埃立克体病流行。我国已经分离出辛德毕斯病毒，并完成了基因测序工作。

实际上，更多的人兽共患传染病并未列入我国法定传染病的管理范围，如口蹄疫、莱姆病、弓形体病、旋毛虫病、猪肉绦虫病、肺吸虫病、肝吸虫病等。有的人兽共患的传染病随时都有可能侵入我国，如病死率较高的埃博拉出血热、禽流感 H_5N_1、人类疯牛病、汉坦病毒肺综合征、西尼罗河病毒病、尼帕病毒脑炎等。值得注意的是，在 17 种法定人兽共患的传染病中，与宠物狗、猫、鸟有关的传染病至少有 7 种，鼠传播疾病也至少有 7 种。

我国周边很多国家还存在着疯牛病、牛瘟及其他亚型口蹄疫等边界疫病，随时可通过边贸国境放牧、引种及野生动物的流动等传入我国。

三、世界卫生组织（WHO）告诫

WHO 西太平洋地区主任在 2004 年提交给 WHO 理事机构、西太区委员会的报告中说，去年是严重急性呼吸道综合征感染，而今年是禽流感会继续出现，遏止 H5N1 病毒比我们原来预想的要困难得多。因此，我们要警惕新的人兽共患疾病流行。

目前，人类所知道的人兽共患传染病中曾造成大规模流行，死亡率较高的有鼠疫、黄热病、狂犬病、艾滋病、肺炎、肺结核等 10 多种，有些疾病迄今人类还无法攻克。食品工业的发展、发达的交通和国际交往，使多种动物及其产品交易增加，食源性人兽共患传染病的传播机会增加，加速了人兽共患传染病的传播，例如活牛及其肉骨饲料的输出引起疯牛病的流行，它可传染给人类而引发人类克雅氏病（CJD）。包装和冷藏食品由于消毒不严格、包装不完善或过期保存加速了人兽共患传染病的传播；过量滥用抗生素使各种致病微生物产生耐药性和变异，使疾病更容易流行。WHO 总干事在一份报告中告诫："我们正处于一场传染性疾病全球危机的边缘，没有哪一个国家可以对此高枕无忧。人类面临新发与继发传染病的双重威胁，传染病的危害绝不能低估，传染病的防控工作形式不能放松，而是更为复杂、更为艰巨。人类与传染病的较量不仅没有结束，反而进入了一个新的阶段。"

第三章　病毒引起的人兽共患传染病

病毒是一类非细胞形态的微生物，专性细胞内寄生。通常病毒只能在易感细胞内复制，直接或间接引起细胞病变。病毒感染的致病机制包括病毒对宿主细胞的直接病变作用，诱导免疫病理损伤及炎症反应。同时机体对病毒产生免疫应答，分别为获得性特异性和天然性非特异性免疫两部分。

病毒感染多数为隐性感染或亚临床型感染，少数为显性感染。

人兽共患病毒性疾病传统的特异性诊断主要是病毒分离鉴定和补体结合试验、中和试验等常规血清学方法。现在，实验室诊断有了较大的发展，明显提高了病毒性疾病的诊断水平。特别是聚合酶链反应（polymerase chain reaction，PCR）的出现，为病毒性疾病的病原学诊断提供了更灵敏、更可靠的手段。随着分子杂交、基因克隆及基因扩增等一批高新技术出现，为不断发现和认识新病毒提供了新方法和新思路。

当前，人兽共患病毒性疾病还没有特效的治疗方法，主要是抗病毒药物疗法和对症治疗。在预防方面，广泛实施接种预防，是控制人兽共患病毒性疾病的有效措施。

在新的世纪，老的传染病还在起伏，新的病毒性传染病不断出现，因此病毒引起的人兽共患病仍然是威胁人类健康的主要问题，需要积极加强研究，继续寻找新的防控对策，加强未知病原体的检测，保护自然环境，加强国际合作，才能有效地预防、控制和消灭病毒性传染病。

第一节　严重急性呼吸道症候群

严重急性呼吸道症候群（severe acute respiratory syndrome，SARS）是由一种新病原引起的、以非典型肺炎为主要临床表现的急性的呼吸系统感染，在家庭和医院有显著的病例聚集现象，WHO 将其名称公布为严重急性呼吸道症候群。加拿大、美国在内的 11 个国家和地区的 13 个实验室通力合作研究的结果，宣布重症急性呼吸综合征的病因是一种新型的冠状病毒，称为 SARS 冠状病毒，是引起非典型肺炎的病原体。非典型肺炎实际是与由细菌引起的所谓典型肺炎不同的一组肺炎，曾泛指细菌以外的病原体所致的肺炎。现在主要指由支原体、衣原体、军团菌、立克次体、腺病毒以及其他一些不明微生物引起的急性呼吸道感染伴肺炎。这些病原体亦称非典型病原体。非典型肺炎主要通过近距离空气飞沫和密切接触传播，是一种呼吸道急性人兽共患传染病，有比较强的传染力。

根据 WHO 资料，2013 年 SARS 流行于中国广东及中国香港、越南河内、新加坡和加拿大多伦多等二十六个国家和地区，8422 人感染，死亡916 人，死亡率为 10%。中国内地总发病人数 5327 例，其中死亡 349 例，死亡率为 6.6%。

一、病原学

SARS 冠状病毒属于冠状病毒科、冠状病毒属，直径 80~140 nm，是一种有包膜的单链 RNA 病毒。特征为中间圆形，四周有灰色的阴影，最外围是一个个紧挨着的突起部分。在电镜下病毒"有点像自由女神头顶的帽子"。用反转录 PCR 方法进行病毒的 DNA 序列测定显示，分离出的病原体与已知冠状病毒基因同源性达到64%，这在基本确认非典型肺炎的病原体的同时，还说明SARS冠状病毒是基因变异后的全新品种。

SARS冠状病毒对外界的抵抗力和稳定性要强于其他人类冠状病毒。在干燥塑料表面可存活4 d，尿中也至少1 d，腹泻患者粪便中至少1 d以上。在4℃温度下培养存活21 d，−80℃保存稳定性佳。但暴露于常用的消毒剂或固定剂即失去感染性。56℃ 10 min、37℃数小时即可使病毒感染性丧失。

本病毒在空气中可存活4～5 h，手会成为它们的依附体，而手又经常接触眼、口等身体部位，这些黏膜组织的外壳蛋白会成为冠状病毒与人体细胞相结合的受体，进而成为病毒进入人体的通道。根据其特点，建议公众要勤洗手，这可能比戴口罩要更重要。

二、流行病学

1. 传染源 目前已知患者和病原携带者（隐性感染者）是本病的主要传染源。感染非典型肺炎病原后，少数病例传染性特强，存在超传播者（super-speader）。有研究表明，果子狸可能是SARS病毒的天然宿主和传染源。中华菊头蝠是天然宿主和传染病毒的天然媒介。冠状病毒还能通过基因改变能够轻易地改变感染宿主。

2. 传播途径 以近距离飞沫传播为主，也可通过接触呼吸道分泌物传播。可通过被污染的手、玩具等经口鼻而传播。密切接触是指：治疗或护理、探视病例；与病例共同生活；直接接触病例的呼吸道分泌物或体液。卫生专家没有排除病毒由空气传染的可能性。

医院内传播模式主要有：医务人员通过直接医疗、护理患者被感染，其中以口腔检查、气管插管等操作时容易感染；通过探视、护理患者被感染；因与非典型肺炎患者住同一病房被感染；个别医护人员无明确接触史而发病。

3. 易感性 人群普遍易感。从年龄看青壮年占70%。医护人员在治疗、护理非典型肺炎病例时，因近距离接触，成为本病的高危人群；病例的密切接触者也是本病的危险人群。貂、果子狸和中华菊头蝠可能是SARS病毒的天然宿主。

4. 流行特征 SARS的发生没有地区性和人种或性别的差异，但有明显的季节性，主要发生于秋冬至春夏气温较低的季节，影响非典型肺炎流行的因素尚未完全明了。国际航空旅行增多，病原在国家之间、地区之间通过旅行者而传播，导致了流行活动的显著增加。

流行中的早期传染性与致病力强，随着疫情的发展，大多数病原株毒力、传染性均减弱；在流行的过程中，也存在病原发生变异，个别毒株的传染性、毒力增强的可能性。

三、临床表现

(一) 人

1. 临床病例 SARS的潜伏期一般是2～12 d，通常在4～5 d，死亡率在3%～5%。患者可能引起并发症，最短在5 d之内病情急剧恶化。主要临床表现为急性起病，以发热为首发症状，偶有畏寒，同时伴有头痛、关节酸痛和全身酸痛、乏力、食欲不振、身体不适、皮疹和腹泻。有明显的呼吸道症状：干咳、少痰，个别患者偶有血丝痰，部分患者出现呼吸加速、气促等现象，个别患者出现呼吸窘迫综合征。临床症状还不严重时，X线片中已显示患者肺部有絮状阴影，并呈快速发展趋势。多数患者症状较轻，可自愈。

2. 可疑病例 表现有发热（＞38℃）和一项或更多的呼吸系统症状，包括咳嗽、气短或呼吸困难，有以下一项或多项行为：在发病前10 d曾赴流行地区；发病前10 d内与已诊断为SARS病例有密切接触史（指护理过 SARS 病例、与 SARS 病例共同生活、直接接触过 SARS 病例的呼吸道分泌液和体液）。

3. 可能病例 ①合乎可疑病例定义者，且经胸部 X 线片证实为肺炎表现或有呼吸窘迫综合征现象者；②任何原因无法解释的呼吸系统疾病导致的死亡病例，尸检结果显示呼吸窘迫综合征的病理改变并且没有明确病因；③除了发烧与呼吸道症状外，SARS 尚可能伴随头痛、肌肉僵硬、食欲不振、身体不适、意识紊乱、皮疹及腹泻等症状体征。

本病预后较好，绝大多数患者治愈，病死率约 2.5%，但多数患者的生活质量下降。

（二）动物

近年来的研究证明，SARS 病毒的进化变异与蝙蝠、果子狸、貂等动物有一定的关系，这些动物的冠状病毒基因与 SARS 病毒的同源性达到 64%，但这些被冠状病毒感染的动物基本不出现临床症状。

四、诊断

1. 流行病学 发病前 2 周曾密切接触过同类患者或者有明确的传染给他人的证据；是否生活在流行区或发病前 2 周到过非典型肺炎正在流行的地区。

2. 临床症状与体征 起病急，以发热为首发症状，体温一般>38℃，偶有畏寒；可伴有头痛、关节酸痛、肌肉酸痛、乏力、腹泻；常无上呼吸道其他症状；可有咳嗽，多为干咳、少痰，偶有血丝痰；可有胸闷，严重者出现呼吸加速、气促，或明显呼吸窘迫。肺部体征不明显，部分患者可闻少许湿啰音，或有肺实变体征。

3. 实验室检查 早期血 WBC 计数不升高，或降低。PCR 是一种体外基因复制技术，可在几十分钟内把基因扩增到数百万倍以上，使病毒基因便于检测。

4. 肺部影像学检查 肺部不同程度的片状、斑片壮浸润性阴影或呈网状样改变；肺部阴影与症状体征可不一致等情况应考虑为"非典"。若检查结果阴性，1～2 d 后应予复查。同时要注意抗菌药物治疗无明显效果。

注意与上感、流感、细菌性或真菌性肺炎、艾滋病合并肺部感染、军团病、肺结核、流行性出血热、肺部肿瘤、非感染性间质性疾病、肺水肿、肺不扩张、肺栓塞、肺嗜酸性粒细胞浸润症、肺血管炎等临床表现类似的呼吸系统疾患的鉴别。

五、治疗

1. 一般性治疗 卧床休息，适当补充液体及维生素，避免用力和剧烈咳嗽。密切观察病情变化（多数患者在发病后 14 d 内都可能属于进展期）。定期复查胸片（早期复查间隔时间不超过 3 d）、心、肝、肾功能等。每天检测体表血氧饱和度。

2. 对症治疗 高热者给予冰敷、酒精擦浴等物理降温措施，咳嗽、咳痰者给予镇咳、祛痰药，有心、肝、肾等器官功能损害，作相应的处理。气促明显、轻度低氧血症者应早给予持续鼻导管吸氧等。儿童忌用阿司匹林，因该药有可能引起 Reye 综合征。

3. 选用大环内酯类、氟喹诺酮类、β-内酰胺类、四环素类等药物，如果痰培养或临床上提示有耐药球菌感染，可选用（去甲）万古霉素等。可选用抗病毒药物和增强免疫功能的药物。

4. 糖皮质激素的应用 注意儿童慎用。

5. 可选用中药辅助治疗 治疗原则为：温病，卫、气、营血和三焦辨证论治。

六、防制措施

1. 控制传染源 隔离治疗患者，应在指定的医院进行隔离观察和治疗。对医学观察病例和密切接触者，如条件许可应在指定地点接受隔离观察，为期 14 d。发现或怀疑本病时，应尽快向卫生防疫机构报告。做到早发现、早隔离、早治疗。在疫源地进行消毒与处理，加强对动物传染源（宿主）的管理，对动物宿主的监测研究，一旦发现可疑动物宿主，应立即向当地政府主管部门报告，以采取相应的管理措施，避免或减少与其接触机会。

2. 切断传播途 加强社区综合性预防，减少大型群众性集会或活动，保持公共场所通风换气、空气流通，加强检疫和公共场所管理。保持良好的个人卫生习惯，不随地吐痰，避免在人前打喷嚏、咳嗽、清洁鼻腔，勤洗手。避免去人多或相对密闭的地方，应注意戴口罩。

加强院内感染控制，医护人员在日常工作中必须树立良好个人防护意识，规范操作。个人防护用品包括口罩、手套、防护服、护目镜或面罩、鞋套等。

3. 保护易感人群 保持乐观稳定的心态，均衡饮食，多喝汤及饮水，注意保暖，避免疲劳，足够的睡眠以及在空旷场所作适量运动等，有助于提高人体对疾病的抵抗能力。

4. 多部门协作 建立强有力的组织指挥、疾病预防控制、医疗救护、社会联动、大众传媒体系是尽早发现和控制 SARS 疫情的重要保障。加强健康教育、社会关爱和心理干预。

目前尚无有效的疫苗或药物预防方法。

第二节 中东呼吸综合征

2015 年 5 月 29 日，国家卫计委通报，一名中东呼吸综合征（Middle East respiratory syndrome，MERS）的密切接触者已经在我国广东省惠州市被确诊。至此，MERS 已从境外入侵到我国，并引发了全国民众的关注。那么，MERS 究竟是什么病？它的传染性怎样？又是如何传播到我国的呢？下面内容就介绍此病。

中东呼吸综合征是由一种新型冠状病毒引起的急性呼吸道传染病。冠状病毒是一组能够导致人类和动物发病的病毒，常能够引起人类发生从普通感冒到严重急性呼吸综合征的多种疾病。中东呼吸综合征最常见的临床表现是发热伴寒战、咳嗽、气短、肌肉酸痛。腹泻、恶心呕吐、腹痛等胃肠道表现也较为常见。甚至可以引起呼吸衰竭，严重的可以危及生命，也可以引起多脏器的损害。本病最早于 2012 年出现在中东国家，2013 年 5 月 23 日世界卫生组织将这种疾病命名为"中东呼吸综合征"。2013 年传入法国，2014 年传入菲律宾和马来西亚，2015 年 5 月传入韩国，并由一名韩国籍患者传入我国。

据韩联社报道，截至 2015 年 6 月 2 日，韩国 MERS 确诊患者已增至 25 例，其中 2 例死亡，并出现 2 例三次感染病例。韩国 MERS 疫情不仅未得到控制，反而呈迅速蔓延之势。首尔民众为防止感染 MERS，戴口罩出行。

据世卫组织 7 月 24 日报道，截至 2019 年 6 月 30 日，全球共报告 2 449 例中东呼吸综合征实验室确诊病例，其中 845 例相关死亡病例（病死率为 34.5%），其中大部分病例来自沙特阿拉伯（2 058 例，其中 768 例相关死亡，病死率为 37.3%）。2019 年 5 月，全球共报告了 14 例中东呼吸综合征实验室确诊病例，所有 14 例病例均来自沙特阿拉伯，包括 4 例相关死亡病例。6 月沙特报告新增 7 例中东呼吸综合征病例。

一、病原学

中东呼吸综合征冠状病毒属于冠状病毒科，β 类冠状病毒的 2c 亚群。一种具有包膜、基因组为线性非节段单股正链的 RNA 病毒。病毒粒子呈球形，直径为 120～160nm，基因组全长约 30 kb，目前已经完成多株 MERS-CoV 全基因组序列测定，从基因组序列分析，MERS-CoV 与 SARS 基因组相似性为

55%左右。

根据 2013 年中国科学院微生物研究所囊膜病毒与结构免疫学研究组关于新冠状病毒侵入宿主细胞机制的研究，MERS 和 SARS 都属于冠状病毒科 β 冠状病毒属，全基因组测序表明 2 种病毒分属不同的亚群。

SARS 冠状病毒受体为血管紧张素转换酶 2，中东呼吸综合征冠状病毒受体同 SARS 完全不同。表达受体的细胞主要位于人的肺部组织，而人的上呼吸道组织很少分布。中东呼吸综合征冠状病毒受体为二肽基肽酶 4，此受体与 ACE2 类似，主要分布于人深部呼吸道组织。

本病毒对理化因子的耐受性较差，56℃ 10 min，37℃ 数小时可使灭活。对脂溶剂敏感，如乙醚、乙醇（70%）、甲醛及紫外线等均可灭活病毒。由于本病毒被发现时间较短，其病原学特征尚不完全清楚，还有待于进一步的研究。

二、流行病学

1. 传染源 全部的感染来源尚不完全清楚。但人类在埃及、卡塔尔和沙特的骆驼中分离到和人类病毒毒株相匹配的病毒毒株，并且已经在非洲和中东的骆驼中发现病毒抗体。人和骆驼的病毒基因序列数据表明两者之间存在密切联系。可以基本确定：单峰骆驼和经常接触骆驼的人是 MERS 病毒的传染源。单峰骆驼和蝙蝠（主要是埃及墓蝠）是 MERS-CoV 的主要自然宿主。但是，可能还存在其他宿主尚未被人类知晓。人与人之间可通过密切接触传播。在某些情况下，病毒似乎通过密切接触传播。这常出现在家庭成员、患者和医护工作者之中。最近，医护工作者感染报告增加。在一些社区病例中未找到可能的感染源。他们有可能是因为暴露于动物、人或者其他感染源而感染。

2. 传播途径 还未确切了解人类是如何感染本病毒的。与带毒动物（单峰骆驼，蝙蝠）直接接触是人感染 MERS-CoV 最主要的途径。

人与人之间只会发生有限的非持续性的传播，也就是说，人可以感染人，但感染概率并不高。目前来看，人感染人的主要途径是经空气飞沫传播。患者或隐性感染者在呼气、咳嗽、打喷嚏的时候喷出的飞沫具有感染性，在此范围内的密切接触者可能会被感染。

3. 易感性 绝大多数 MERS 患者为患有慢性疾病的人群。参照埃及卫生和人口部发布的警告，除了医务工作者，年龄在 15 岁以下的小孩和 65 岁以上的老人、孕妇、患有心血管、肺炎等慢性病和抵抗力较差的患者，都是易感人群。

4. 流行特征 中东呼吸综合征冠状病毒的传染源和传播途径尚不完全明确。根据近几年的病例报告情况，MERS 呈现一定的季节性发病特点。病例主要发生在每年的 2—5 月，这种春季的流行峰可能与沙特骆驼繁殖的周期性有关，但目前尚无足够的证据来证明或者排除这种假设。

三、临床表现

1. 潜伏期 据 WHO 报道，潜伏期为 2～14 d。均潜伏时间为 5.2 d，95% 患者出现症状时间约为 12 d。

2. 临床表现 主要表现为发热、畏寒/寒战、干咳、气短、头痛和肌痛。其他症状包括咽痛、鼻塞、恶心、呕吐、头晕、咯痰、腹泻和腹痛。重症患者往往开始表现为发热伴上呼吸道症状，但是在一周内快速进展为重症肺炎，伴有呼吸衰竭、休克、急性肾功能衰竭、凝血功能障碍和血小板减少。根据病情的不同阶段可表现为单侧至双侧的肺部影像学改变，主要特点为胸膜下和基底部分布，磨玻璃影为主，可出现实变影。严重病例甚至出现肺功能衰竭和死亡。病死率为 40% 左右。

96% 的患者既往基础疾病，糖尿病、慢性肾脏病、慢性心脏病、高血压是最常见的基础疾病。

根据 WHO 公布的病例信息，28.6% 的病例无临床症状或仅表现为轻微的呼吸道症状，无发热、腹泻和肺炎。

四、诊断

1. 流行病学史　发病前 14 d 内有中东地区旅游或居住史；或与疑似或确诊病例有密切接触史。

2. 临床表现　难以用其他病原感染解释的发热（体温≥38℃）伴呼吸道症状。

3. 实验室检查　具备下述 4 项之一，可为实验室确诊病例：

（1）至少双靶标 PCR 检测阳性。

（2）单个靶标 PCR 阳性产物，经基因测序确认。

（3）以 RT-PCR 方法进行病毒核酸检测，从呼吸道标本中分离出本病毒。

（4）恢复期血清本病毒抗体较急性期血清抗体水平阳转或呈 4 倍以上升高。

无症状感染者诊断：无临床症状，但具备上述实验室确诊依据 4 项之一者。

注意与流感病毒、SARS 冠状病毒等呼吸道病毒以及细菌等所致的肺炎相鉴别。

五、治疗

目前尚无特异性治疗方法。治疗方法是支持性的和基于患者的临床症状进行对症治疗。

1. 根据病情严重程度评估确定治疗场所　疑似和确诊病例应住院治疗；如果病情进展迅速，则应尽早入 ICU 治疗。同时，实施有效的隔离和防护措施，有条件者应收入负压隔离病房救治。

2. 一般治疗与密切监测

（1）卧床休息，维持水、电解质平衡，密切监测病情变化。

（2）定期复查血常规、尿常规、血生化及胸部影像。

（3）根据血氧饱和度的变化，及时给予有效氧疗措施，包括鼻导管、面罩给氧，必要时应进行无创或有创通气等措施。

3. 抗病毒治疗　目前尚无明确有效的抗中东呼吸综合征冠状病毒药物。体外试验表明，干扰素-α 具有一定抗病毒作用。

4. 抗菌药物治疗　避免盲目或不恰当使用抗菌药物。仅在继发细菌感染时应用。

5. 中医中药治疗　依据中医学"外感热病、风温肺热病"等病证辨证论治规律进行。

2013 年 12 月香港大学新发传染病国家重点实验室经过实验后，建议干扰素-β1b 和霉酚酸可考虑作为试验性治疗。

六、防控措施

MERS 通过什么方式感染人类，目前仍未有任何的确定消息，但可以肯定的是，人群交流的概率越大，病毒传播的概率也越大。在外出行和就医时一定要注意好预防措施。

（1）保持车内等交通工具内的空气流通，外出时尽量佩戴口罩，尽量避免在人群密集的场所长时间停留。勤洗手，避免食用未经烹饪的肉类或者未清洗的水果蔬菜等。

（2）医务人员应当按照标准预防的原则，根据其传播途径采取飞沫隔离、空气隔离和接触隔离。应当根据导致感染的危险性程度采取相应的防护措施。每个患者用后的医疗器械、器具和废弃物等应当按照《医疗机构消毒技术规范》的要求进行清洁与消毒。

（3）尽量避免前往动物饲养、屠宰、生肉制品交易场所以及野生动物栖息地。

（4）旅行期间应注意保持均衡饮食，充足休息，保持良好的身体状况，避免过度劳累。

（5）预赴中东地区的民众，应注意个人卫生和手卫生，尽量避免密切接触有呼吸道感染症状的人员，用一次性纸巾和洗手，减少与当地人接触，咳嗽讲究礼节，咳嗽和打喷嚏时捂鼻捂嘴。避免接触动物及其排泄物，并避免接触骆驼或食用骆驼肉、生饮骆驼奶或其他动物奶水，以降低感染风险。

（6）从中东地区归来的旅行者，如果回来后 14 d 内出现伴有发热和咳嗽的严重急性呼吸道疾病（严重到足以干扰一般的日常活动），应佩戴口罩立刻就医，并避免乘坐公共交通工具前往医院，应主动向医护人员告知近期旅游史及当地暴露史，以便得到及时的诊断和治疗。并报告当地的卫生部门。

（7）截至 2015 年 5 月，我国已研发出 MERS 病毒治疗性抗体，并且正在进行临床试验。专家表示，治疗性抗体已在小鼠模型上初见成效。疫苗研发在动物实验中取得非常不错的效果。希望人类能早日战胜 MERS 病毒。

第三节　新型冠状病毒肺炎

新型冠状病毒肺炎（corona virus disease 2019，COVID-19），简称"新冠肺炎"，世界卫生组织命名为"2019 冠状病毒病"。

2020 年 2 月 11 日，世界卫生组织总干事谭德塞在瑞士日内瓦宣布，将新型冠状病毒感染的肺炎命名为"COVID-19"。3 月 11 日，世卫组织认为当前新冠肺炎疫情可被称为全球大流行。新型冠病毒造成了近一个世纪以来最具破坏性的大流行病。2021 年 4 月 14 日，国家卫生健康委和中医药局联合发布了《新型冠状病毒肺炎诊疗方案（试行第八版 修订版）》。

一、病原学

新型冠状病毒（2019-nCoV）属于 β 属的冠状病毒，有包膜，颗粒呈圆形或椭圆形，直径 60～140 nm。具有 5 个必需基因，分别针对核蛋白（N）、病毒包膜（E）、基质蛋白（M）和刺突蛋白（S）4 种结构蛋白及 RNA 依赖性的 RNA 聚合酶（RdRp）。核蛋白（N）包裹 RNA 基因组构成核衣壳，外面围绕着病毒包膜（E），病毒包膜包埋有基质蛋白（M）和刺突蛋白（S）等蛋白。刺突蛋白通过结合血管紧张素转化酶 2（ACE-2）进入细胞。体外分离培养时，新型冠状病毒 96 h 左右即可在人呼吸道上皮细胞内发现，而在 Vero E6 和 Huh-7 细胞系中分离培养需 4～6 d。

新型冠状病毒对紫外线和热敏感，56℃ 30 min、乙醚、75％乙醇、含氯消毒剂、过氧乙酸和氯仿等脂溶剂均可有效灭活病毒，氯己定不能有效灭活病毒。

二、流行病学

1. 传染源　传染源主要是新型冠状病毒感染的患者和无症状感染者，在潜伏期即有传染性，发病后 5 d 内传染性较强。

2. 传播途径　经呼吸道飞沫和密切接触传播是主要的传播途径。接触病毒污染的物品也可造成感染。在相对封闭的环境中长时间暴露于高浓度气溶胶情况下存在经气溶胶传播的可能。

由于在粪便、尿液中可分离到新型冠状病毒，应注意其对环境污染造成接触传播或气溶胶传播。

3. 易感人群　人群普遍易感。感染后或接种新型冠状病毒疫苗后可获得一定的免疫力，但持续时间尚不明确。

4. 流行特征　新冠病毒在流行过程中基因组不断发生变异，目前研究提示部分变异病毒传播力增高，但其潜在致病力和对疫苗效果的影响有待进一步研究。老年人、慢性基础疾病者，感染后可能病情进展更快、严重程度更高，预后较差。

三、临床表现

潜伏期 1～14 d，多为 3～7 d。新型冠状病毒性肺炎发展比较快，临床分型为轻型、普通型、重型和危重型。

以发热、干咳、乏力为主要表现。部分患者以嗅觉、味觉减退或丧失等为首发症状，少数患者伴有鼻塞、流涕、咽痛、结膜炎、肌痛和腹泻等症状。重症患者多在发病一周后出现呼吸困难和（或）低氧血症，严重者可快速进展为急性呼吸窘迫综合征、脓毒症休克、难以纠正的代谢性酸中毒和出凝血功能障碍及多器官功能衰竭等。极少数患者还可有中枢神经系统受累及肢端缺血性坏死等表现。值得注意的是重型、危重型患者病程中可为中低热，甚至无明显发热。

轻型患者可表现为低热、轻微乏力、嗅觉及味觉障碍等，无肺炎表现。少数患者在感染新型冠状病毒后可无明显临床症状。

多数患者预后良好，少数患者病情危重，多见于老年人、有慢性基础疾病者、晚期妊娠和围产期女性、肥胖人群。

儿童病例症状相对较轻，部分儿童及新生儿病例症状可不典型，表现为呕吐、腹泻等消化道症状或仅表现为反应差、呼吸急促。极少数儿童可有多系统炎症综合征（MIS-C），出现类似川崎病或不典型川崎病表现、中毒性休克综合征或巨噬细胞活化综合征等，多发生于恢复期。主要表现为发热伴皮疹、非化脓性结膜炎、黏膜炎症、低血压或休克、凝血障碍、急性消化道症状等。一旦发生，病情可在短期内急剧恶化。

胸部影像学特点：早期呈现多发小斑片影及间质改变，以肺外带明显。进而发展为双肺多发磨玻璃影、浸润影，严重者可出现肺实变，胸腔积液少见。MIS-C 时，心功能不全患者可见心影增大和肺水肿。

四、诊断

结合流行病学史和临床表现综合分析，确诊依据实验室的病原学或血清学检查。

1. 流行病学史

（1）发病前 14 d 内有病例报告社区的旅行史或居住史。

（2）发病前 14 d 内与新型冠状病毒感染的患者或无症状感染者有接触史。

（3）发病前 14 d 内曾接触过来自有病例报告社区的发热或有呼吸道症状的患者。

（4）聚集性发病（2 周内在小范围如家庭、办公室、学校班级等场所，出现 2 例及以上发热和/或呼吸道症状的病例）。

2. 临床表现

（1）发热和（或）呼吸道症状等新冠肺炎相关临床表现。

（2）具有上述新冠肺炎影像学特征。

（3）发病早期白细胞总数正常或降低，淋巴细胞计数正常或减少。

3. 实验室检查

采集鼻咽拭子、痰和其他下呼吸道分泌物、血液、粪便、尿液等标本检测。疑似病例同时具备以下病原学或血清学证据之一者：

（1）实时荧光 RT-PCR 检测新型冠状病毒核酸阳性。

（2）病毒基因测序，与已知的新型冠状病毒高度同源。

（3）新型冠状病毒特异性 IgM 抗体和 IgG 抗体阳性。

（4）新型冠状病毒特异性 IgG 抗体由阴性转为阳性或恢复期 IgG 抗体滴度较急性期呈 4 倍及以上升高。

注意与流感病毒、腺病毒、呼吸道合胞病毒等其他已知病毒性肺炎及肺炎支原体感染相鉴别。还要与非感染性疾病，如血管炎、皮肌炎和机化性肺炎等鉴别。儿童患者出现皮疹、黏膜损害时，需与川崎病鉴别。

五、治疗

疑似及确诊病例应在具备有效隔离条件和防护条件的定点医院隔离治疗，疑似病例应单人单间隔离治疗，确诊病例可多人收治在同一病室。危重型病例应当尽早收入 ICU 治疗。

1. 一般治疗　卧床休息，加强支持治疗，保证充分能量摄入；注意水、电解质平衡，维持内环境稳定；密切监测生命体征、指氧饱和度等。

及时给予有效氧疗措施，包括鼻导管、面罩给氧和经鼻高流量氧疗。有条件可采用氢氧混合吸入气（H_2/O_2：66.6 /33.3）治疗、体外膜肺氧合（ECMO）治疗。

抗菌药物治疗时，避免盲目或不恰当使用抗菌药物，尤其是联合使用广谱抗菌药物。

2. 抗病毒治疗　具有潜在抗病毒作用的药物应在病程早期使用，建议重点应用于有重症高危因素及有重症倾向的患者。不推荐单独使用洛匹那韦/利托那韦和利巴韦林，不推荐使用羟氯喹或联合使用阿奇霉素。

可试用 α-干扰素、利巴韦林（建议与干扰素或洛匹那韦/利托那韦联合应用）、磷酸氯喹和阿比多尔等药物，在临床应用中进一步评价疗效。要注意上述药物的不良反应、禁忌证以及与其他药物的相互作用等问题。不建议同时应用 3 种以上抗病毒药物，出现不可耐受的毒副作用时应停止使用相关药物。对孕产妇患者的治疗应考虑妊娠周数，尽可能选择对胎儿影响较小的药物，以及考虑是否终止妊娠后再进行治疗，并知情告知。

3. 免疫治疗　康复者恢复期血浆，适用于病情进展较快、重型和危重型患者。静注 COVID-19 人免疫球蛋白，可应急用于病情进展较快的普通型和重型患者。托珠单抗，对于双肺广泛病变者及重型患者，且实验室检测 IL-6 水平升高者可试用，注意过敏反应，有结核等活动性感染者禁用。

4. 糖皮质激素治疗　对于氧合指标进行性恶化、影像学进展迅速、机体炎症反应过度激活状态的患者，酌情短期内使用糖皮质激素。

5. 对于重型、危重型病例的治疗　在上述治疗的基础上，积极防控并发症，治疗基础疾病，预防继发感染，及时进行器官功能支持。儿童多系统炎症综合征治疗需多学科合作，尽早抗炎、纠正休克和出凝血功能障碍、脏器功能支持，必要时抗感染治疗。妊娠合并重型或危重型患者应积极终止妊娠，剖宫产为首选。

6. 中医治疗　可根据病情、当地气候特点以及不同体质等情况，进行辨证论治。心理疏导，必要时辅以药物治疗。

六、防控措施

1. 宣传教育　全方位开展新冠肺炎防控知识宣传教育，倡导群众坚持勤洗手、戴口罩、常通风、公筷制、"一米线"、咳嗽礼仪等良好卫生习惯和健康生活方式，提高居民自我防护意识和健康素养。倡导居民减少人员流动和聚集，提倡节庆文明新风，不大办婚丧嫁娶等。加强疫情防控工作人员新冠肺炎防控知识和策略措施培训，消除恐慌心理，科学精准落实各项防控措施，引导公众养成自觉的防疫行为。近期去过高风险地区或与确诊、疑似病例有接触史的，应主动进行新型冠状病毒核酸检测。

2. 疫苗接种　做好有接种意愿的 18 周岁及以上人群接种，降低人群感染和发病风险。根据疫苗研发进展和临床试验结果，进一步完善疫苗接种策略。

3. 爱国卫生运动　坚持预防为主，深入开展爱国卫生运动，突出农村、城乡结合部、公共聚集场所等重点地区和薄弱环节，不断完善公共卫生设施。发动群众广泛参与爱国卫生运动。

4. 多部门合作　强化组织领导，加强部门间信息共享。强化疫情监测制定和完善公民防疫基本行为准则、监测、流行病学调查、密切接触者判定与管理、疫情相关人员转运、隔离医学观察、社区防控、消毒、心理健康服务、样本采集和检测、境外输入疫情防控、重点环节疫情防控等工作，加强对不同防控领域和环节的具体工作指导。

第四节　禽　流　感

禽流感（avian influenza，AI）是禽流行性感冒的简称，是指由甲型流感病毒的一种亚型引起的人、禽共患的急性传染性疾病综合征，临床表现为从呼吸系统到严重全身败血症等多种特征性症状。主要发生在鸡、鸭、鹅、鸽子等禽类，故又称真性鸡瘟或欧洲鸡瘟。除鸡外，其他家禽、野鸟、包括人等哺乳动物都能感染禽流感。

按病原体的类型，禽流感可分为高致病性、低致病性和非致病性三大类。高致病性禽流感因其传播快、危害大，被国际兽疫局定为 A 类传染病，我国将其列为一类动物疫病。

最早的禽流感记录在 1878 年，意大利发生鸡群大量死亡，当时被称为鸡瘟。到 1955 年，科学家证实其致病病毒为甲型流感病毒。此后，这种疾病更名为禽流感。1959 年，科研人员在苏格兰最早分离到 H_5N_1 禽流感病毒。禽流感被发现 100 多年来，人类并没有掌握特异性的预防和治疗方法，仅能以消毒、隔离、大量宰杀禽畜的方法防止其蔓延。1997 年 5 月 9 日，中国香港一名 3 岁男童体内分离出一株甲型流感病毒，同年 8 月确诊为全球首例由 A 型（H_5N_1）禽流感病毒引起的人间病例，至当年底，中国香港共发生 18 例确诊病例，其中死亡 6 例。这也首次证实了 H_5N_1 病毒能感染人类，并有很高的致死率。2013 年 3 月在人体上首次发现的新禽流感 H_7N_9 亚型尤为引人关注。

2000 年至今，世界各地尤其是亚洲地区的禽流感此起彼伏，动物和人严重感染禽流感的事件震惊了世界，不仅造成了巨大的经济损失，还导致人高达 80% 的病死率，远远高于"非典"患者的病死率。世界卫生组织已经发出警告，禽流感已经开始席卷全球，新一轮人类大流感及其后果可能比 1918 年的大流感更加严重。世界各国政府已经采取了各种应对措施。

一、病原学

禽流感病毒（AIV）属正黏病毒科中的 A 型流感属。正黏病毒科分 A 型、B 型、C 型流感属，A 型感染人、猪、马、海豹、貂、鲸鱼及几乎所有禽类；B 型仅感染人；C 型感染人和猪。禽流行性感冒一般分为三种，即甲型、乙型和丙型。乙型和丙型流行性感冒一般只在人群中传播，很少传染到其他动物。甲型流行性感冒大部分都是禽流感，AIV 一般很少使人发病。禽流感主要在鸟类中间传播，偶可感染至人。

AIV 一般为球形，直径为 80～120 nm，但也常有同样直径的丝状形态，长短不一。病毒表面有 10～12 nm 的密集钉状物或纤突覆盖，病毒囊膜内有螺旋形核衣壳。

AIV 具有易变性，一般先感染家畜，以后该家畜又感染人类流感病毒时，AIV 与人类流感病毒在家畜体内杂交，形成了对人、对禽均有传染性、致病力的新流感病毒。

AIV抗原具有多型性，根据AIV的HA抗原型差异，可编成$H_1 \sim H_{16}$ 16个血清型；根据AIV的NA抗原型差异，编成$N_1 \sim N_{10}$ 10个血清型，从理论上计算AIV约有160多个血清亚型。已分离到的属于高致病性的只有H_5和H_7亚型。AIV可使感染的动物和禽类产生免疫性，但上述16种HA抗原中，彼此间无明显的交叉保护作用。而NA抗原性较差。由于AIV抗原的多型性及无明显的交叉保护作用，给研制AIV疫苗带来一定困难。

粪便中病毒的传染性在4℃条件下可以保持长达30~105 d，20℃时为7 d；在羽毛中能存活18 d。禽流感病毒可以在低温、干燥的条件下存活数月或一年以上，在干燥的尘土中也可存活14 d，在冷冻的禽肉中可以存活10个月。

AIV是囊膜病毒，对去污剂等脂溶剂比较敏感。病毒不耐热，可在加热（100℃ 1 min、65~70℃数分钟）、极端的pH值、非等渗和干燥的条件下失活。对紫外线照射和光都很敏感。在阳光直射下流感病毒40~48 h即可失去活性。另外，流感病毒对乙醚、氯仿、丙酮等有机溶剂也很敏感。常用消毒药如福尔马林、氧化剂、稀酸、脱氧胆酸钠、羟胺、十二烷基硫酸钠和铵离子、卤素化合物（如漂白粉和碘剂）、重金属离子，汞、氯等常用消毒液等，都能迅速破坏其传染性。

二、流行病学

1. 传染源 禽流感的自然感染过程复杂，传染来源较多，主要为患禽流感或携带禽流感病毒的家禽，另外野禽或猪也可成为传染源。宿主范围广泛。AIV可自然感染人类、灵长类、猪、马、各种禽类、水貂、鲸鱼、小白鼠、雪貂等，自然界的鸟类带毒现象最为普遍，已知带AIV的鸟类多达88种。我国已发现17种野鸟带毒。水禽，尤其是鸭（野鸭、家鸭）带毒更为普遍，候鸟（天鹅、野鸭等）是洲际间传播的媒体之一。

2. 传播途径 传染途径多样性，动物主要通过直接接触和间接接触发生感染，呼吸道和消化道是主要的感染途径。通过密切接触感染的禽类及其分泌物、排泄物，受病毒污染的水等，以及直接接触病毒毒株被感染。人主要是接触感染，概率很小。

3. 易感性 水禽是禽流感病毒天然储存器，其所携带的禽流感病毒可以直接感染各种家禽、家畜以及其他野生动物；陆禽特别是鸡和火鸡是禽流感病毒最易感动物，猪在禽流感跨物种传播中起着混合器的作用，使各亚型禽流感病毒在猪体内发生遗传重组，进而可以感染其他哺乳动物以致人类。

近年来不断有AIV直接感染人类的报道，病死率在80%以上。世界卫生组织高级官员和泰国卫生部认为，人类对AIV普遍易感，老年人和儿童的感染性更高，而12岁以下的儿童最易感。

4. 流行特征 突然暴发，发病率高，病死率高，季节性不强，来源不明。除鸡群中的禽流感主要发生在冬、春季节外，没有其他明显的规律性。由于病毒多变异，导致甲型流感反复发生，难以彻底根除。候鸟迁徙传播，禽流感病毒很可能沿飞鸟的迁移路线流传。

我国气象专家对疫情地气候特征的分析表明，禽流感"不喜"晴热天气。H_5N_1型AIV是人与动物共患的流感病原体，容易引起世界性大流行。1994年、1997年、1999年和2003年分别在澳大利亚、意大利、中国香港、荷兰等地爆发，2005年则主要在东南亚和欧洲暴发。高致病性禽流感疫情的蔓延引起世界关注。

三、临床表现

（一）人

甲型流行性感冒大部分都是禽流感，AIV一般很少使人发病。禽流感主要在鸟类中间传播，偶可感染至人，其临床表现与人类流行性感冒相似，但人禽流感症状重、并发症多、病死率高，疫苗接种无效，与普通流感有一定区别。

根据现有人感染 H_7N_9 和 H_5N_1 禽流感病例的调查结果认为，潜伏期一般在 7 d 以内。

患者发病初期表现为流感样症状，包括发热、咳嗽，可伴有头痛、肌肉酸痛和全身不适，也可以出现流涕、鼻塞、咽痛等。部分患者肺部病变较重或病情发展迅速时，出现胸闷和呼吸困难等症状。呼吸系统症状出现较早，一般在发病后 1 周内即可出现，持续时间较长，部分患者在经过治疗 1 个月后仍有较为严重的咳嗽、咳痰。在疾病初期即有胸闷、气短以及呼吸困难，常提示肺内病变进展迅速，将会迅速发展为严重缺氧状态和呼吸衰竭。重症患者病情发展迅速，多在 5～7 d 出现重症肺炎，体温大多持续在 39℃ 以上，呼吸困难，可伴有咯血痰；可快速进展为急性呼吸窘迫综合征、脓毒血症、感染性休克，部分患者可出现纵隔气肿、胸腔积液等。有相当比例的重症患者同时合并其他多个系统或器官的损伤或衰竭，如心肌损伤导致心力衰竭，个别患者也表现有消化道出血和应激性溃疡等消化系统症状，也有的重症患者发生昏迷和意识障碍。常见的并发症有中耳炎、肺炎、心肌炎、脑炎、脑症等。

流感病毒合并肺炎一般分为原发性病毒肺炎、复合型肺炎和继发性细菌性肺炎三种。原发型病毒肺炎患者常导致呼吸功能衰竭，1～4 d 死亡。复合型肺炎发病率为原发型的 3 倍，肺炎的症状发病较为缓慢，死亡率一般为 10%，合并金黄色葡萄球菌感染时死亡率可达 40% 以上。继发性细菌性肺炎一般是认为在流感症状缓解后出现胸痛，咳血痰等，死亡率亦在 7% 左右。

（二）动物

禽流感的症状依感染禽类的品种、年龄、性别、并发感染程度、病毒毒力和环境因素等而有所不同，禽流感潜伏期从几小时到几天不等，主要表现为呼吸道、消化道、生殖系统或神经系统的异常。

病鸡的常见症状有精神沉郁，饲料消耗量减少，消瘦；母鸡的就巢性增强，产蛋量下降；轻度直至严重的呼吸道症状，包括咳嗽、打喷嚏和大量流泪；头部和脸部水肿，神经紊乱和腹泻。这些症状中的任何一种都可能单独或以不同的组合出现。有时疾病暴发很迅速，在没有明显症状时就已发现鸡死亡，通常情况为高发病率和低死亡率。在高致病力病毒感染时，发病率和死亡率可达 100%。

1. 低致病性禽流感 主要由 H_9N_2 亚型禽流感病毒引起，在没有细菌及其他病原混合感染时，鸡群仅显轻微呼吸症状，病鸡张口喘气，逐步出现呼噜、啰音、打喷嚏、甩头、呼吸困难，但常会与其他病原混合感染，症状加重并出现死亡。可使产蛋下降 30%～70% 甚至停产，蛋壳颜色变浅，畸形蛋，软壳蛋，沙皮蛋增多。

2. 高致病性禽流感 主要由 H_5N_1 亚型禽流感引起，病鸡急性死亡，短时间内可造成鸡只大批死亡。临床特征主要为鸡群突然发病，病鸡高度抑郁、呼吸困难、下痢；鸡冠、肉垂发紫或坏死，有的有肿头现象；脚鳞出血，呈暗紫红色，脚趾肿胀；非免疫鸡群死亡率可高达 100%。以上肿头、脚鳞出血等症状并不会同时存在，最急性死亡时可没有任何典型症状。

四、诊断

按照 2008 年 5 月发布的《人感染禽流感诊疗方案（2008 版）》和 2013 年 4 月发布的《人感染 H7N9 禽流感诊疗方案（2013 年第 2 版）》中的标准，根据流行病学接触史、临床表现及实验室检查结果，可做出人感染 H_5N_1 或 H_7N_9 禽流感的诊断。

流行病学史包括是否到过疫区，或与家禽有密切接触，或与禽流感患者有密切接触史。一周内出现流感样临床表现并出现持续高热（＞39℃）者应警惕禽流感。在流行病学史不详的情况下，根据临床表现、辅助检查和实验室检测结果，特别是从患者呼吸道分泌物标本中分离出禽流感病毒，或禽流感病毒核酸检测阳性，或动态检测双份血清禽流感病毒特异性抗体阳转或呈 4 倍或以上升高，可做出人感染禽流感的诊断。

注意与禽流感鉴别的呼吸道疾病有流行性感冒、支原体肺炎、其他病毒性肺炎、细菌性肺炎、军团菌肺炎和非典型性肺炎（SARS）。

五、治疗

在适当隔离的条件下，给予对症维持、抗感染、保证组织供氧、维持脏器功能等方面的治疗。神经氨酸酶抑制剂，可以降低禽流感发病的严重程度和缩短病期。M2 抑制剂可用于控制大规模暴发的禽流感。

对症维持主要包括卧床休息、动态监测生命体征、物理或药物降温。抗感染治疗包括抗病毒（如奥司他韦、扎那米韦、帕拉米韦等）治疗，但强调临床的治疗时机要"早、快、准"。尤其是，抗病毒药物在使用之前应留取呼吸道标本，并应尽量在发病 48 h 内使用，对于临床认为需要使用抗病毒药物的病例，发病超过 48 h 也可使用。

保证组织氧合是维持重症和危重症患者重要器官正常功能的核心，可通过选择鼻管、口/鼻面罩、无创通气和有创通气等序贯方式进行。

部分患者病程短、恢复快，且不留后遗症，预后良好。部分患者病情迅速加重，出现多种并发症而死亡。据 1997 年香港禽流感统计资料看出禽流感患者的死亡率是比较高的。

六、防控措施

1. 消除传染源　必须做到四早，即早发现禽流感病禽和患者；早向卫生和动物防疫部门报告；早隔离患者，病禽区要封闭或封锁；要早治疗患者，早杀灭病禽。对患者要进行综合性有效治疗，在病鸡场周围 3 千米内的病禽要就地杀灭、深埋。

2. 切断传播途径　禽流感患者、接触者（如医护人员和饲养人员）必须戴口罩；病房、养鸡场和居室加强通风换气；远离易感场所，少去或不去人群密集的场所与养鸡场，去时戴口罩；病房和养鸡场的空气要消毒，患者和病禽的分泌物与排泄物要消毒，被病毒污染的物体表面要消毒。禽类的屠宰、运输者应该使用个人防护设备。

3. 减少易感人群或高危人群　60 岁以上老人、儿童、小学生、免疫力低下者、慢性病患者是流感的好发人群，对这些人要注意御寒，加强户外锻炼，增强抵抗力，接种流感疫苗。

在医院或疫点、疫区进行禽流感防控工作的各级医务人员、疾病预防控制机构及其他有关人员称为禽流感职业暴露人员。应该针对不同的情况采取相应的防护措施，疫苗接种是目前预防流感的唯一有效措施。

第五节　艾　滋　病

艾滋病（acquired immune deficiency syndrome，AIDS）是一种由艾滋病病毒（*Human immunodeficiency virus*，HIV，即人类免疫缺陷病毒）侵入人体后破坏人体免疫功能，使人体发生多种不可治愈的感染和肿瘤，最后导致被感染者死亡的一种严重传染病。

艾滋病病毒是一种新的逆转录病毒，起源于非洲，后由移民带入美国。1981 年 6 月，美国洛杉矶发现 5 名年轻男性，因罹患少见的肺囊肺炎而死亡，美国亚特兰大疾病控制中心在《发病率与死亡率周刊》上简要介绍了 5 例艾滋病患者的病史，这是世界上首次有关艾滋病的正式记载；几乎同时，纽约也发现 20 名因少见的卡波西式肉瘤去世的年轻男性。后来经美国国立疾病管制局（CDC）研究并证实：他们均死于一种免疫系统功能丧失的同一类症候群，并于 1982 年将这种疾病正式命名为艾滋病。不久以后，艾滋病迅速蔓延到各大洲。1986 年，国际病毒分类委员会正式批准，将引起艾滋病的逆转录病毒定名为 HIV，因为这种病毒主要侵犯那些起免疫作用的淋巴细胞，所以也将此病毒命名为人类嗜 T 淋巴细胞病毒。自流行以来，截至 2019 年，全球已有 7 570 万人感染了艾滋病病毒，已有 3 270 万人死于艾滋病有关的疾病。主要在发展中国家，其中非洲约 3 700 万人感染。

1985 年 6 月，一位到中国旅游的美籍阿根廷青年患病入住北京协和医院 5 d 后即死亡，后被我国首次证实死于艾滋病。截至 2018 年 9 月底，全国报告艾滋病存活感染者 85 万例，死亡 26.2 万例。估计新发感染者每年 8 万例左右。从传播途径看，性传播是主要传播途径，艾滋病已经遍及全国 31 个省、自治区和直辖市。

艾滋病严重地威胁着人类的生存，已引起 WHO 及各国政府的高度重视，人员及经费投入惊人。虽然全世界众多医学研究人员付出了巨大的努力，但至今尚未研制出根治艾滋病的特效药物，也没有可用于预防的有效疫苗，防控形势非常严峻。为此，2017 年，国办印发《中国遏制与防控艾滋病"十三五"行动计划》。值得欣慰的是，2018 年，我国自主研发的抗艾滋病新药"艾博韦泰"获准上市。为了保障日益增多的艾滋感染者的人权，1988 年 1 月的 WHO 全球高峰会议中提出了"艾滋病防控方案"，并且确定每年的 12 月 1 日为"世界艾滋病日"。

一、病原学

HIV 呈袋状球形，直径约 150 nm，包膜由一薄层类脂质构成，它具有抗原性。HIV 以核糖核酸（RNA）为其遗传方式，而人类细胞是以脱氧核糖核酸（DNA）为遗传方式。病毒侵入人体之后，可以感染 T 和 B 淋巴细胞、单核细胞、巨噬细胞、朗格罕细胞以及脑、脊髓和周围神经细胞。专家认为神经组织可作为病毒储存的地方，由此产生病毒，并不断侵犯其他 T 细胞。HIV 在一种逆转录酶的作用下，它可以融合于人体细胞的染色体 DNA 中，并进行复制、分裂、繁殖，也可以按它自己特有的遗传方式来复制，最终导致细胞的死亡。还可以在受其感染的细胞染色体内长期潜伏，暂时不发病。它能引起终身感染，随时可以在受感染的人身上引起疾病。

HIV 存在于患者的体液当中，包括精液、血浆、血清、脊髓液、唾液、眼泪、尿、乳汁和阴道分泌物等，但血液、精液、阴道分泌物三项是主要的感染途径，一旦它离开人体，HIV 会很快死亡。

HIV 对理化消毒很敏感，高压蒸气消毒 121℃ 20 min；干热消毒 140℃ 3 h；煮沸、10～30 min；环氧乙烷气体、4～16 h；2％戊二醛溶液、10～30 min；0.5％次氯酸钠接触、10～30 min；5％甲醛、10～30 min；70％酒精、10～30 min 等各种方法均能使病毒灭活。

二、流行病学

1. 传染源 艾滋患者和 HIV 感染者是主要的传染源。人、非洲青猴、猩猩、猫、兔等都是该病毒的保存宿主。

2. 传播途径 主要包括性接触、血液和母婴三种传播途径。此外皮肤破损处接触也可传播。

（1）危险性行为传播 意指与 HIV 感染者进行没有预防保护（使用保险套）而直接有体液交换的性行为，这是目前全世界艾滋病感染的主要途径，占全体感染原因比率的 70％～80％。生殖器患有性病（如梅毒、淋病、尖锐湿疣等）或溃疡时，会增加感染 HIV 的危险。男性同性性行为人群感染率持续增高。我国男性同性性行为传播所占比例从 2008 年的 58.5％增加到 2015 年的 82.6％。

（2）血液传播 主要通过输血或血液制品传播。HIV 在血液和精液中的浓度是唾液中的 10 倍、泪水的 1 000 倍，如果血液或者血液制品中有 HIV，输入者将会被感染上 HIV。使用被血液污染而又未经严格消毒的注射器、针灸针、拔牙工具等都是十分危险的。

（3）母婴垂直传播 如果母亲是 HIV 的感染者，她极有可能（约 30％的机会）经由母体宫内、产道及母乳直接将 HIV 传给新生的婴儿。目前全世界有 5％～10％的艾滋病病毒感染者是经由母婴垂直感染途径的。

3. 易感性 从性别与年龄分布情况来看，HIV 感染者男女比例为 4.1：1，其中 20～29 岁占 51.9％、30～39 岁占 30.6％、40～49 岁占 5.9％；艾滋病病例也以男性为主，男女比例约为 2：1，并且以青壮年为主。已经发现猫、山羊、牛、马等动物的免疫缺损病毒，它们和人的艾滋病病毒同属于反转录病毒科慢病毒属。

4. 流行特征 在世界范围内导致了 3 200 万人的死亡，超过 7 000 多万人受到感染。艾滋病患者还在不断增长中，其中，东亚、东欧、中亚等地区涨幅最快。感染最严重的地区仍然是撒哈拉以南非洲，其次是南亚与东南亚。

HIV 感染是指病毒进入人体后的带毒状态，个体即称为 HIV 感染者。HIV 感染是终生有传染性的，大多数感染者在感染病毒后很多年内没有任何症状。艾滋病是 HIV 感染最后的并且也是最危急的状态。此时 HIV 感染者出现较为严重的临床症状，称之为艾滋患者。艾滋患者必须是感染者，而感染者却不一定是艾滋患者。艾滋病虽然很可怕，但 HIV 病毒的传播力并不是很强，它不会通过我们日常的活动如接吻、握手、拥抱、共餐、共用办公用品、共用厕所、游泳池、共用电话、打喷嚏、蚊虫的叮咬等而感染，甚至照料 HIV 感染者或艾滋病患者都没有关系。

三、临床表现

（一）人

艾滋病患者的症状主要表现为乏力、持续发热、盗汗、进行性消瘦、慢性腹泻或出现卡波济氏肉瘤、勃克氏淋巴肉瘤、非何杰金氏淋巴肉瘤等，有的还继发卡氏肺孢子虫病、隐孢子虫感染。

从感染到发病有一个完整的自然过程，临床上将这个过程分为四期。不是每个感染者都会出现完整的四期表现，四个时期不同的临床表现是一个渐进的和连贯的病程发展过程。

1. 急性感染期 患者发热、皮疹、淋巴结肿大，还会发生乏力、出汗、恶心、呕吐、腹泻、咽炎等症状。有的还出现急性无菌性脑膜炎，表现为头痛、神经性症状和脑膜刺激征。症状常较轻微，容易被忽略。当不适症状出现后 5 周左右，血清 HIV 抗体可呈现阳性反应。

2. 潜伏期 感染者可以没有任何临床症状，但病毒在持续繁殖，具有强烈的破坏作用。潜伏期指的是从感染 HIV 开始，到出现临床症状和体征的时间。平均为 2～10 年。

3. 艾滋病前期 开始出现与艾滋病有关的症状和体征，直至发展成典型的艾滋病的一段时间。主要的临床表现有：浅表淋巴结肿大；全身不适，肌肉疼痛等症状；各种特殊性或复发性的非致命性感染。

4. 典型的艾滋病期 常具有三个基本特点，即严重的细胞免疫缺陷；发生各种致命性机会性感染；发生各种恶性肿瘤。艾滋病发展到最后，免疫功能全面崩溃，患者出现各种严重的综合征，直至死亡。

（二）动物

20 世纪 80 年代发现了猫、山羊、牛、马等动物的免疫缺损病毒，它们和人的艾滋病病毒同属于反转录病毒科慢病毒属，其感染机制基本类似，都是攻击机体的免疫系统，但和人的艾滋病病毒不是一回事。从症状上来看，其他动物发病症状和人类艾滋病有所不同，但猫和人类较为类似，急性症状表现为发烧、淋巴结肿大、腹泻等，慢性则表现为一些慢性呼吸道疾病和严重的神经性疾病等。潜伏期一般长达数年甚至十年之久，有的甚至终身潜伏不发病，是研究人类艾滋病的良好模型动物。

猫的艾滋病病毒主要有三种传染途径：一是动物间的撕咬攻击；二是动物们共享食物；三是由母体直接传染给幼子。因为慢病毒属病毒的种属特异性都很强，因此，猫的免疫性缺损病毒不会感染人。据科学家统计，近 20 年来，艾滋病已经成为非洲狮数目锐减的主要原因之一。

据英国《新科学家》杂志报道，加拿大科学家用"猫艾滋病病毒"感染恒河猴的血液，然后再把血液重新注入猴子体内，结果，两只猴子都表现出明显的艾滋病症状。

四、诊断

确诊艾滋病不能光靠临床表现，当怀疑自身感染 HIV 后应当及时到当地的卫生检疫部门做检查，千万不要自己乱下诊断。只有 HIV 抗体阳性和蛋白印迹实验阳性才能确诊。

1. 酶联免疫吸附试验　就是用制备完整的 HIV 颗粒（抗原）与感染者血清中的 HIV 抗体结合，然后再使之与特殊的化学试剂产生颜色反应。能检出少量的 HIV 抗体，通常用作初步筛检试验。

2. 蛋白印迹试验　这种方法对 HIV 抗体有较高的特异性，不需活病毒作抗原，可用于排除假阳性。

3. 免疫荧光法　是用固定的 HIV 感染的细胞抗原与患者血清中的抗体相结合，加荧光标记的抗人 IgG 或 IgM，在荧光显微镜下检测，典型弥漫性胞质荧光为阳性。此方法敏感性、特异性较高，在高危人群中检测较常用，其缺点是必须有 HIV 的淋巴细胞培养物。

4. PCR 技术检测 HIV 病毒

五、治疗

治疗应从抗病毒、免疫功能调整、控制机会性感染和恶性肿瘤发生的性质与好发部位及一般治疗几方面入手，酌情制订治疗方案。

1. 一般的支持疗法　如补液、吸氧、补充耗损掉和需要的各种营养成分，精心护理等。

2. 抗艾滋病病毒治疗　多采用的是齐多夫定（AZT）和双脱氧胞苷（DDC）。

3. 控制机会性感染和治疗恶性肿瘤　对大部分的机会性感染可通过采用针对性药物，如抗菌、抗霉菌和抗原虫药物等对抗。对于恶性肿瘤，往往使用放疗、化疗或手术等方法。

4. 免疫疗法　临床上多采用生物因素，如干扰素类、白细胞介素来影响淋巴细胞分化或生成的因子。临床上对艾滋病患者采取的上述综合性治疗，只能达到缓解症状，延长生存期。

六、防控措施

至今为止，由于世界上还没有研制出能彻底治愈艾滋病的药物和有效预防 HIV 的疫苗。

1. 洁身自爱，遵守性道德是预防艾滋病的根本方法　性病患者卖淫或嫖娼，静脉吸毒者共用注射器，与多个性伴发生肛交，以及卖血为生等行为更容易感染 HIV。

2. 及时、规范的治疗性病可大大降低感染 HIV 的可能　正确使用避孕套不仅能避孕，还能减少感染艾滋病、性病的危险。

3. 避免不必要的输血和注射，进行穿破皮肤的行为时保证用具经过严格的消毒　戒断毒品，不共用注射器注射毒品。

4. 避免母婴传播 艾滋孕妇在怀孕期间与分娩时使用抗病毒药物 AZT，采用剖宫产，婴儿一出生就不喝母乳，并接受药物治疗，则婴儿感染 HIV 的概率会大幅降低。

5. 及时接受 HIV 抗体检测 当怀疑自己可能感染时，应尽早去疾病控制中心、医院等单位做检测。

6. 预防性治疗 如果遇到职业暴露，为防止被感染 HIV，可接受唯一的抗 HIV 的疗程（称为PEP）的补救措施。暴露在 HIV 病毒之前与之后 24 h 之内接受 PEP，能让受试者免受 HIV 感染。

7. 红丝带方案（The Red Ribbon Project） 这是一项积极提倡尊重艾滋病患者人权、推广艾滋病预防观念之社会公益性活动，关心、帮助和不歧视艾滋患者和 HIV 感染者。

第六节　狂　犬　病

狂犬病（rabies）是由狂犬病病毒引起的急性中枢神经系统传染病，是在世界范围广泛分布的一种重要的人兽共患传染病，其死亡率几乎为 100%。全世界每年有 4 万～7 万人死于狂犬病，其中 90% 在亚洲。狂犬病的流行至今没有得到控制，这与自然界中狂犬病毒保存宿主的复杂性密切相关。我国历来狂犬病发病数较多，经常名列世界第二、国内各传染病死亡数第一。据报道，2018 年 9 月湖州一男孩被狗咬伤多处（右眼、右腿），及时送去医院救治后，仍于 13 d 后狂犬病发作去世。

一、病原学

狂犬病病毒属弹状病毒科狂犬病病毒属。狂犬病病毒属有多个血清型与狂犬病相关，至今已定性的狂犬病毒分为 7 个基因型。RABV 是一种最常见的狂犬病毒，在世界范围内广泛分布，宿主范围广泛，现在常用疫苗的毒株即属于此类。其他几种狂犬病毒主要发现于蝙蝠。至今发现，除 Lagos 蝙蝠狂犬病毒外，其他病毒都能导致人类狂犬病。现在的疫苗还不能有效地预防 Mokola 病毒和 Lagos 蝙蝠狂犬病毒的感染。2002 年在我国又发现了两种新的蝙蝠狂犬病毒。

狂犬病病毒呈子弹状，大小为 180 nm×75 nm、基因组为 11.9 kb 的不分节段的负链 RNA，由核蛋白、磷酸化蛋白和依赖于 RNA 的 RNA 聚合酶形成螺旋盘绕的圆柱结构的核衣壳核心。一层基质蛋白覆盖着核衣壳。脂蛋白囊膜是由宿主衍生的镶嵌着狂犬糖蛋白三聚体钉状物的双层脂膜组成。本病毒在 pH 值 3～11 稳定，可在 −70℃ 或冻干于 0～4℃ 保存时存活多年。

用干燥法、紫外线和 X 射线照射、日光、胰蛋白酶、丙内酯、乙醚和去污剂可迅速灭活狂犬病毒。

二、流行病学

1. 传染源 带有狂犬病毒的动物可作为狂犬病的传染源、贮存宿主或传播媒介。

2. 传播途径 主要通过破损的皮肤和黏膜感染。狂犬病通常通过被受染的动物咬伤而感染，但也可能通过被受染的动物抓伤、带病毒的分泌物污染空气，与蝙蝠接触甚至通过器官移植而感染。

3. 易感性 人类对狂犬病普遍易感。狩猎者、兽医、饲养动物者更易感。一切温血动物都可感染狂犬病，但敏感程度不一，哺乳类动物最为敏感，禽类则不敏感。在自然界中狂犬病曾见于蝙蝠、犬、猫、狼、狐狸、豺、獾、猪、牛、羊、马、骆驼、熊、鹿、象、野兔、松鼠、鼬鼠等动物。

4. 流行特征 在过去的 50 年里，发达国家的狂犬病 90% 是通过野生动物传播的，特别是臭鼬、狐狸、浣熊、蝙蝠，而通过狗、猫等家畜传播仅占 10%。在非发达国家，犬仍然是主要的传染源，也有报道通过老鼠（泰国）、袋鼠（斯里兰卡）传播的人狂犬病。

人受感染后并非全部发病，被病犬咬伤而未做预防注射者15％～20％发病，被病狼咬伤者约50％～60％发病，其发病因素与咬伤部位、创伤程度、伤口处理情况、衣着薄厚及注射疫苗与否等有关。

三、临床表现

（一）人

人类临床表现的轻重取决于咬伤范围大小、接触受染的分泌物量以及咬伤部位距离中枢的远近。咬伤部位越多越重，越接近神经中枢（如头、颈），则发病的可能性越大。狂犬病一旦发作，几乎100％死亡。临床表现有两种形式：一种为狂躁型，反应剧烈；另一种为麻痹型，反应症状不明显。

1. 狂躁型　狂躁型占狂犬病的80％～85％（脑炎型），具有典型的恐水、咽肌痉挛、狂躁继而麻痹、昏迷、死亡等症状。潜伏期0 d至1年，一般为20～60 d。临床有以下时期：

前驱期　感染后的2～10 d，持续1 d～2周。为非特异性的流感样症状：乏力、食欲减退、恐惧不安、低热、头痛、恶心、呕吐；咬伤处感觉异常、疼痛、麻痹。

急性神经综合征期　发病后的2～7 d。主要表现为：发音与吞咽困难，流涎、复视、眩晕、眼球震颤、烦躁、兴奋、幻听或幻视，狂躁和嗜睡交替出现，恐水伴随咽肌痉挛，深部腱反射亢进，巴氏征阳性，颈项强直。

昏迷期　上期发生后7～10 d。特征：恐水、呼吸暂停延长，全身肌肉迟缓性瘫痪，癫痫发作、昏迷，最终呼吸循环衰竭。

死亡期　瘫痪发生后2～3 d。如有呼吸机的支持，可能会延长一些，但几乎不可能恢复。

2. 麻痹型　较少见，有或没有前驱期，以咬伤部位疼痛、麻痹，高热、头痛起病，患者会很快进入瘫痪期而死亡。

（二）动物

犬狂犬病的潜伏期为10～60 d，潜伏期后的临床表现主要分为狂躁型和抑郁型。

狂躁型　病犬患病前期表现为精神沉郁，不愿与人接近，喜欢躲在暗处；食欲异常，吃碎石、木片、泥土等；唾液分泌增多，流涎，吞咽困难。中期表现为高度兴奋并有攻击性，扑咬人兽或者望空捕咬，吠声沙哑。约经1周后发展到晚期，表现明显的麻痹症状，张口垂舌，大量流涎，四肢麻痹而卧地不起，最终因呼吸中枢麻痹或衰竭而死亡。

抑郁型　病犬以麻痹症状为主，食欲不振，体温降低，喜欢在暗处昏睡，不理睬主人，2～4 d后即死亡。

其他如猫、马、牛、羊、猪、鸡、野生动物等动物，症状同犬相似，但牛的症状较轻，常被误诊。

四、诊断

狂犬病早期很难进行诊断，容易误诊，尤其是对于活人和动物。

对于已在发作阶段的患者，可根据其有无被可疑动物传染源咬伤、抓伤及接触史；以及突出的临床表现如咬伤部位感觉异常、疼痛，兴奋异常，恐水、流涎、咽肌痉挛，全身肌肉瘫痪等做出诊断。

病原学检查包括用免疫荧光法检测死者脑组织 Negri 小体，取患者皮肤组织、唾液、脑组织，用免疫荧光抗体检测病毒抗原，阳性率约50％～90％。有条件的可使用单克隆抗体、特异核酸探针，或者PCR来对病毒进行鉴定。这些技术还可区分病毒株和疫苗株，甚至可能鉴别病毒的地理来源。也可采用乳鼠脑内接种检测或者细胞培养分离病毒。

注意与破伤风、病毒性脑膜脑炎、脊髓灰质炎等相鉴别。

五、治疗

主要是对症、支持疗法，严格隔离患者，避免水、风、光、声刺激，防控各种并发症。当受到异常兴奋或瘫痪的动物攻击时，或通过其他任何途径暴露于已知的狂犬病动物宿主的人，都应尽早实施暴露后的预防控疗。

1. 伤口处理 咬伤后立即分别用 20％肥皂水、消毒剂（0.1％新洁尔灭）彻底清洗伤口，再用 75％酒精和 2％的碘酊反复涂搭。有条件的可使用狂犬病免疫球蛋白在伤口周围浸润注射，不主张缝合伤口，酌情使用抗生素和破伤风抗毒素。

2. 疫苗接种 狂犬病疫苗可在 7～10 d 内引起主动免疫反应，并持续 2 年。我国主要使用原代地鼠肾细胞疫苗（PHKCV），多次注射，每次 2 mL，三角肌注射。疫苗接种后的主要不良反应有局部红、肿、痛、痒、少数头痛、眩晕、腹痛、发热、关节痛等表现。

3. 狂犬病免疫球蛋白 暴露后预防还可使用人狂犬病免疫球蛋白，但只能持续 21 d。预防剂量 20 IU/kg，治疗剂量 40 IU/kg，肌肉和局部注射各半。主要不良反应有局部痛肿等。

六、防控措施

由于狂犬病一旦发作，几乎无人能够幸免于难，因此对该病的预防就显得尤为重要。

1. 人间狂犬病的防控 扩大暴露前预防免疫，WHO 建议不仅要对操作或密切接触狂犬病病毒的易感人群进行暴露前预防免疫外，而且要对以犬为主要媒介的狂犬病严重流行区的人，特别是儿童也应作暴露前的预防免疫。

2. 家犬狂犬病的控制 犬是狂犬病最危险的传播媒介。控制犬狂犬病的措施可归纳为"管、免、灭、检"4 个字，就是管理家犬、免疫家犬、消灭无主犬和流浪犬、检疫进出口犬。这是很多国家如英国、日本、美国等控制、消灭狂犬病的经验。

3. 野生动物狂犬病的控制 野生动物是狂犬病最底层的储存宿主，人兽狂犬病的源头是野生动物狂犬病。要加强宣传教育工作，使人们避免与野生动物接触。近年来，欧洲的一些国家和美国、加拿大等进行了大面积空投疫苗食饵对野生动物免疫，已取得了显著效果，一些投苗地区消灭了狐狂犬病。口服疫苗的大规模应用为控制和消灭狂犬病提供了可能。

第七节 口 蹄 疫

口蹄疫（foot and mouth disease，FMD）俗称"口疮"，或"蹄癀"，是一种由口蹄疫病毒（*Foot and mouth disease virus*，FMDV）感染引起的，主要感染偶蹄家畜及偶蹄野生动物，以口腔黏膜、蹄部和乳房皮肤发生水泡和糜烂为特征的急性、热性、高度接触性人兽共患传染病。虽然多呈良性经过，但具有易感动物多、传播速度快、流行范围广、频繁发生、难于防控的特点，因此是一种危害严重的家畜传染病，在我国被列为一类传染病之首。人偶尔受感染，患者的临床表现主要有发热、头痛、口腔颊面、齿根、舌边缘、手掌、足底出现丘疹水泡，预后良好。

自 1514 年在意大利最早发现口蹄疫以来，口蹄疫在世界上大多数国家均有广泛发生或猖獗流行，并造成巨大的经济损失。由于口蹄疫传播迅速、难于防控、补救措施少，被称为畜牧业的"头号杀手"。据口蹄疫世界参考实验室统计，目前在世界 130 个国际兽疫局（OIE）成员国中，有 44 个国家和地区在流行此病，其中亚洲国家 23 个，根据口蹄疫在世界的分布和流行记录，迄今只有新西兰是唯一未发生过口蹄疫的国家。

我国清光绪年间曾有口蹄疫流行，新中国成立以来到 2000 年共有五次大流行记录。1999—2003 年期间，我国发病动物总数达 890 616 头（只），遍及 31 个省、自治区、直辖市，疫情县数 1 129 个，疫点数 2 375 个。

口蹄疫病毒是国际恐怖组织最有可能利用进行生物恐怖攻击手段，它对经济或社会稳定所将引起的损害非常严重。联合国粮农组织发出警告说，FMD 已成为全球性威胁，它敦促世界各国采取更严格的预防措施，同时敦促各国要更加严格地控制移民和旅客，因为他们增加了传播 FMD 的风险。

一、病原学

FMDV 呈球形，直径 30 nm，分子量 6.95×10^6，是最小的动物病毒，属细小核糖核酸病毒。分 O 型、A 型、C 型、SAT1 型（南非 1 型）、SAT2 型（南非 2 型）、SAT3 型（南非 3 型）和 Asia I（亚洲 I 型）七种血清型，目前世界上常发生的 FMD 主要有 A 型和 O 型。各型内又可分多个亚型，例如亚洲 I 型有 65 种。各型抗原性不同，并可能出现新的变异株，因此毒性也不同，互相之间不能交叉免疫。这就使得各地区和不同时候发生的 FMDV 类型会有不同。病毒粒子为正二十面体，即有 32 个相同的侧面，并由病毒核酸中的 4 种蛋白（$VP_{1 \sim 4}$）复制出 60 个模板构成。与其他细小核糖核酸病毒相比较，FMDV 粒子的结构特点是整个病毒蛋白核衣壳较薄。

口蹄疫病毒对外界的抵抗力很强，在畜毛上可生存 2～4 周，在被污染的土壤、饲料、毛皮和饲料中可保持传染性达数月之久，在冻肉中可长期保存，食盐无杀灭作用。对高温的抵抗力较弱，阳光曝晒、一般加热都可杀灭口蹄疫病毒。在 65℃ 30 min、80℃ 5 min 的条件下即可被灭活，在 100℃ 时可立即灭活。对酸和碱十分敏感，易被碱性或酸性消毒药杀灭。

二、流行病学

1. 传染源　传染源主要为患病和带毒动物。康复的动物能较长时间带毒。

2. 传播途径　主要通过直接和间接接触传播。病毒可通过空气、灰尘、病畜的水疱、唾液、乳汁、粪便、尿液、精液等分泌物和排泄物，以及被污染的饲料、褥草以及接触过病畜的人员的衣物传播。口蹄疫通过空气传播时，病毒能随风散播到 50～100 千米以外的地方。

3. 易感性　人群均可罹患口蹄疫，但人对本病的易感性较低，偶有报道患上口蹄疫。各种偶蹄动物都可自然感染口蹄疫，其中以牛、猪最敏感，其次为羊和骆驼等，老鼠和家兔也是高发种群。绵羊是"存储器"，它们携带病毒常常没有症状；猪是"放大器"，它将致病力弱的毒株变成强的毒株；牛是"指示器"，它对口蹄疫最敏感。

4. 流行特征　本病传播迅速，流行猛烈，常呈流行性发生。发病率很高，病死率一般不超过 5%，在新疫区本病的发病率可达 100%，而老疫区较低。本病一年四季均可发生，常在冬春季节暴发，而夏季很少流行，但往往是秋末开始，冬季加剧、多发。一些病畜经过夏季高温，也能自愈，在临床上称其为康复动物或隐性感染带毒动物。据大量资料统计，口蹄疫的暴发流行具有周期性特点，在一个地区每隔数年就流行一次。近年来，引起我国疫情发生的毒株均来源于东南亚国家，而且频度极高，从 2009—2013 年，几乎一年传入一个新毒株，因此对境外毒株传入要加大观测力度。

三、临床表现

（一）人

人发病过程和易感动物十分相似：手部可发生水泡，多数集中在手指，偶见于足部和口腔内，主要是舌面和上腭。

人一旦受到口蹄疫病毒传染，经过 2～18 d 的潜伏期后突然发病，表现为发烧，口腔干热，唇、齿龈、舌边、颊部、咽部潮红，出现水疱（手指尖、手掌、脚趾），多数患者如能及时对症治疗，常于两周内完全康复无后患症。婴幼儿和体弱儿童和老年患者，可有严重呕吐、腹泻或继发感染，如不及时治疗可招致严重后果。有时可并发心肌炎。患者对人基本无传染性，但可把病毒传染给牲畜动物，再度引起畜间口蹄疫流行。

另外，个别口蹄疫病毒的变种亦可人传染给人。发病多突然，出现头疼、发热、全身不适，1～2 d 后口腔黏膜极度充血、水肿和出疹。手指间的皱襞与趾端皮肤上的水泡可变成脓疱，继之溃烂、干燥、结痂、脱落等。

（二）动物

潜伏期，牛平均 2～4 d，猪 1～2 d，羊 1～7 d。口蹄疫发病后一般不致死，但会导致病畜高烧不退，使实际产量锐减，跛行，体重下降，口腔、舌面、蹄叉、蹄冠、乳房上发生大量水泡和烂斑，口流泡沫，皮肤黏膜疱疹并有极强的传染性，严重时病畜口部与蹄部糜烂，甚至引起心脏停搏，使动物死亡，发生大范围流行病。成年家畜一般呈良性经过，病死率不超过 3%。患畜有时在病势趋向好转时，病情突然恶化死亡。这种病型叫恶性口蹄疫，死亡率很高，犊牛可达 25%～50%，仔猪达 100%，羔羊可达 20%以上。

四、诊断

根据流行特点和特征性的临床症状，不难做出诊断。为了确定口蹄疫的病毒型，以便正确使用疫苗，必须进行实验室检查。

可采 2～3 个病牛舌面（猪蹄部）未破溃水泡皮（或耐过的病畜血清）洗干净，用干净剪子剪取水泡皮，装入青霉素（或链霉素）空瓶，冷藏保管。检测方法有补体结合试验和乳鼠血清保护试验，反向间接血凝试验和琼脂扩散试验。还有酶联免疫吸附试验。

分子生物学诊断技术包括核酸杂交、寡核苷酸指纹图、等电聚焦电泳、聚丙烯酰胺凝胶电泳、逆转录聚合酶链反应（RT-PCR）、Southern blot、Northern blot 以及核酸序列分析等。

动物试验在检测 FMDV 感染方面具有特殊作用。3～4 d 龄小白鼠对 FMDV 最易感。颈背皮下接种水泡皮或水泡液，1～3 d 小白鼠产生进行性麻痹症状、呼吸困难、最后窒息死亡；500 g 体重以上的豚鼠对 FMDV 也较易感。

猪口蹄疫的症状与猪水泡病、猪传染性水泡性口炎、猪水泡疹的症状几乎完全一致，注意鉴别。另外，还应注意口蹄疫与羊痘的区别。

人类要从病史、接触史以及实验室诊断综合考虑。对于已知在 FMD 流行区饮用过牛乳、未消毒的羊乳，而特别在手足部发生的水泡病，通常就可诊断为 FMD。口蹄疫尚需和水痘、带状疱疹、单纯疱疹、疱疹性咽峡炎、疱疹性传染病相鉴别。

五、治疗

临床上治疗一般以加强护理、对症治疗为原则。根据国家的有关规定，口蹄疫动物应一律急宰，不准治疗，以防散播传染。

患者应住院予以隔离，目前尚无特效疗法。发热期宜服流质或半流质饮食及维生素 B、C 等。必要时可输注葡萄糖盐水，对胃肠功能紊乱者可服用多酶片，并发细菌感染可选用合适抗菌药物。

口腔局部病变用3％过氧化氢（双氧水）或1％高锰酸钾漱口，涂以食醋，即可自愈，病后可获得持久的免疫力。眼结膜炎可局部滴氯霉素眼药水。手足患部涂以各种抗生素软膏如青霉素、氯霉素、链霉素等治疗水泡烂斑效果较好，可以防止继发性细菌感染。

如能及时治疗，绝大多数患者可在1～2周内痊愈，预后良好。但若不予及时治疗，特别是在机体抵抗力下降或外界不良因素存在时，会继发感染产生新的病理变化。

六、防控措施

由于口蹄疫传播迅速、难于防控、补救措施少，被称为畜牧业的"头号杀手"。口蹄疫预防环节关键在于早期诊断和及时处理动物传染源。

1. 常规的防控原则 杜绝传染来源，采取综合防控措施；扑杀病畜，消灭传染源；相关部门要加强猪口蹄疫疫苗接种宣传，并指导养殖户选择正确的接种疫苗。每次暴发后只能将动物屠宰和集体焚毁以绝后患。

2. 加强监测和宣传 要高度重视防控工作，加强进境动物和动物产品的查验和检疫，防止口蹄疫传到我国。并向大众宣传和普及有关口蹄疫的科技知识，这将有利于口蹄疫的预防和控制。我国仍未能摆脱每间隔约10年发生一次大流行的规律。随着口蹄疫的世界范围内流行、国际贸易日益频繁、动物及其产品的流通量增大和畜牧产业化的发展，防控口蹄疫生物灾害已成为重大的生物安全问题。

3. 隔离所有确诊和疑似患者 对患者的鼻咽分泌物、粪便及污染物，其居室及用具用彻底消毒。饮用的牛乳需煮沸消毒。防止病毒扩散到动物身上，导致口蹄疫疫情的反复发生。

第八节 新 城 疫

新城疫（Newcastle disease，ND）是由鸡新城疫病毒（*Newcastle disease virus*，NDV）引起的一种急性传染病。主要危害鸡和火鸡，患鸡常呈败血经过，以呼吸困难、下痢、神经功能紊乱、黏膜和浆膜出血为主要特征。具有很高的发病率和病死率，是危害养禽业的一种主要传染病。OIE将其列为A类疫病。人偶尔也可以感染发病。

本病于1926年首次发现于印度尼西亚。同年，在英国的新城也发生流行。为了与当时欧洲流行的鸡瘟（禽流感的一种）相区别，而命名为鸡新城疫。鸡新城疫又名亚洲鸡瘟、伪鸡瘟，在我国俗称鸡瘟。

本病广泛分布于世界各地，我国各地均有本病发生。

一、病原学

鸡新城疫病毒属于黏病毒科副黏病毒属。病毒呈球形，具套膜，大小为180 nm左右；含单股RNA。用各种途径接种于8～11 d龄鸡胚，病毒能迅速繁殖。病毒能在多种细胞上培养，并有致病作用，使感染细胞形成蚀斑。本病毒的抗血清能特异性地抑制蚀斑形成，故可用蚀斑减数技术鉴定病毒。本病毒能使禽类及某些哺乳动物（人、豚鼠等）的红细胞凝集。由于在慢性病鸡、病愈鸡或人工免疫鸡的血清中含有血凝抑制抗体，因此，可用血凝抑制试验鉴定病毒和进行流行病学调查。从自然病鸡分离出的不同毒株，在毒力上有很大差异，对组织的亲和性也有所不同，因此形成许多不同的品系，如速发性、中发性、缓发性等品系。

本病毒对乙醚敏感，但对热、光等物理因素的耐受性较其他病毒稍强。病毒在60℃ 30 min或55℃ 45 min失去活力，在37℃条件下可存活7～9 d；在直射阳光下，病毒经30 min杀灭。病毒在30℃真空冻干条件下可存活 30 d，15℃存活 230 d。用 2‰氢氧化钠、1‰来苏水、1‰碘酊及 70‰酒精等常用消毒剂数分钟至 20 min 可将其杀灭。病毒对 pH 值耐受范围颇大，pH 值 2～12 时不被破坏，病毒对低 pH 值的不敏感性可与欧洲鸡瘟病毒相区别。

二、流行病学

1. 传染源　病鸡和带毒鸡是主要传染源。鸡发病期间能排出大量病毒，在症状消失后的 2 周内仍可继续排毒。病毒存在于病鸡的所有组织器官、体液、分泌物和排泄物中。流行停止后的带毒鸡，常呈慢性经过，保留这种鸡是造成本病继续流行的主要原因。

2. 传播途径　主要经呼吸道和消化道感染，也可经眼结膜、创伤和交配感染。鸡蛋、非易感的野禽、外寄生虫、人兽等均可成为其传播因素。

3. 易感性　哺乳动物对本病毒有强大的抵抗力，但人有易感性，偶尔可以感染发病。鸡、火鸡、珍珠鸡及野鸡对本病毒均易感，2～60 d 龄鸡最易感，死亡率也高。鸭、鹅、天鹅、塘鹅、鸬鹚、燕、八哥、麻雀、鹌鹑、老鹰、乌鸦、穴鸟、猫头鹰、孔雀、鸽子、鹦鹉、燕雀等也可自然感染发病。

4. 流行特征　本病的发生无严格的季节性，但以春秋两季发病较多，流行迅速，常于几天内使鸡群中的全部鸡发病，发病率和病死率可达 90‰以上。新城疫曾在世界范围内引起三次大的流行传播，前两次分别起源于东南亚及远东，而第三次的感染对象由家禽转移到鸽子。自 20 世纪 90 年代之后，新城疫再没有出现大规模流行传播，但是局部发病还是存在的。某些土种鸡和观赏鸟（如虎皮鹦鹉）对本病有相当抵抗力，常呈隐性或慢性感染，成为重要的病毒携带者和散播者。

三、临床表现

(一) 人

潜伏期 1～2 d。感染本病毒后多为眼部感染，初期表现为流泪、结膜肿胀、发红；1～2 d 后，炎症加重，眼睑水肿，耳前淋巴结肿大。全身感染极少见，类似流感症状，病程 3～8 d。

(二) 动物

鸡的潜伏期 3～14 d，多为 5 d 左右。按临床表现和病程长短，可将其分为最急性、急性、亚急性或慢性三型。

最急性型见于流行初期，常常见不到明显症状而迅速死亡。

急性型临床症状明显，病鸡表现为发热，精神萎顿，羽毛松乱，废食，呆立，头、翅和尾下垂，闭眼如昏睡状，冠及肉垂呈暗红色或紫黑色，流涎，不断抬头吞咽，呼吸困难，张口伸颈，常发出咕咕之声。拉稀，粪便呈黄绿色或黄白色，常于 2～4 d 内死亡，病死率高。

亚急性或慢性型初期症状与急性型大致相同，不久渐见减轻，同时出现神经症状，头向后仰或偏向一侧，翅下垂。腿麻痹，运动失调，反复发病，终于瘫痪，多经 10～20 d 死亡。此型多见于流行后期的成年鸡，病死率较低。

四、诊断

鸡的本病根据流行病学资料、临床症状和病理变化（主要为消化道黏膜的出血和溃疡，尤以腺胃、肌胃、十二指肠及泄殖腔最为明显）进行综合分析，可以做出初步诊断。确诊需进行实验室检查，如用鸡胚或鸡胚单层细胞培养分离病毒，也可应用血球凝集试验、血凝抑制试验、中和试验、荧光抗体技术等。用于血清学试验的样品，一般采集血清。

五、治疗

目前本病尚无特效治疗药物。有条件的地方对散养鸡可用高免血清进行早期治疗，效果甚佳。剂量为每千克体重肌肉注射或静脉注射 2～4 mL，第二天重复一次。高免血清的制备是用鸡新城疫疫苗免疫鹅，然后用强毒攻击一次，待血清中血凝抑制效价达 1∶2 000 时（约在攻毒后 7～9 d），采集的血清即为高免血清。

六、防控措施

1. 杜绝病原侵入鸡群是防控本病流行的根本方法　引进的新鸡须隔离观察半个月以上，确认无病后方可与原有鸡合群。孵用的种鸡蛋应从非疫区购买，疫区的鸡蛋、羽毛和绒毛须经消毒后适用于雏鸡首免。方可使用。

2. 定期预防接种　Ⅰ系鸡新城疫弱毒专供 2 月龄以上的鸡使用，Ⅱ系鸡新城疫弱毒疫苗适用于雏鸡首免。此外，尚有Ⅲ系、Ⅳ系弱毒疫苗，大小鸡均可使用。

3. 紧急措施　鸡群一旦发生本病应采取紧急措施，封锁疫区，严格隔离可疑病鸡，深埋或烧毁死鸡。病鸡的羽毛、脏器、血水、洗涤水须深埋或烧毁。被病鸡污染的鸡舍、运动场、饲料及一切用具等彻底消毒后再清扫，将清扫物和剩余的饲料深埋或焚烧。然后对上述鸡舍、用具再消毒一次。对疫区未发病的鸡可紧急接种疫苗。

人在接触病鸡时，应注意个人防护，以防感染。

第九节　疯　牛　病

疯牛病（mad cow disease）学名牛海绵状脑病（bovine spongiform encephalopathy，BSE），是由朊病毒引起的一种危害牛中枢神经的慢性、传染性、致死性、进行性或退化性神经系统疾病。本病临床症状和神经病变与羊瘙痒病非常相似，并有一些共同特征：生物体认知和运动功能完全丧失直至死亡，造成宿主丧失协调性，引起痴呆。是一种令人恐怖的疾病，从而引起了全世界对英国牛肉的恐慌和拒绝。更可怕的是，人一旦食用被疯牛病污染了的牛肉、牛脊髓，就有可能染上致命的人类"疯牛病"，即变异型"克-雅氏病"。疯牛病不但会重创农业，而且可能使人类遭受毁灭性的打击。

历史上有记载的第一例疯牛病发现于英国。1985 年，一个农场发现一向温顺的奶牛变得神经错乱、痴呆，赋予攻击性，于是这种病也有了一个通俗的名字——"疯牛病"。研究发现在发病的牛大脑内出现了许多空泡，整个脑部组织就如同海绵一样，于是科学家就把这种病命名为牛海绵体脑病。从此，疯牛病席卷日不落帝国。

据资料介绍，迄今为止，仅英国就确诊近 20 万头牛患此病，3 万头牛死于此病，为此而宰杀、焚烧病牛及疑似病牛 1 100 多万头，使英国遭受至少 40 亿英镑的经济损失。疯牛病随后波及世界 20 多个国家和地区，如法国、爱尔兰、加拿大、丹麦等十多个国家。这种扩展急增长速度令人十分担心。据调查发现，这些国家暴发疯牛病是因为进口英国患病牛或牛肉引起的。据英国科学家的统计资料，英国估计已经有 50 万人被感染，保守的说法是 14 万人。迄今在英国已经发现了 128 例患疯牛病的患者，其中 117 人已经死亡。欧盟每年报道有 10～15 例患者发生。

疯牛病属于"可传播性海绵状脑病（TSEs）"中的一种，这种可传播性海绵状脑病为进行性神经海绵状病变，患有该病者无一生还。羊瘙痒病、貂脑病、猫海绵状脑病、鹿和麝鹿的退行性病都属于该病范围。疯牛病和羊瘙痒病都是由于感染了一种奇特的致病因子，我们称之为"疯牛病因子"。

一、病原学

疯牛病因子既不是细菌、病毒，也不是寄生虫。为了搞清楚"疯牛病"的病原，医学家们进行了旷日持久的探索。直到 20 世纪 90 年代，美国科学家斯坦利·普鲁辛发现了一种全新的病原体—朊病毒。与病毒不一样，朊病毒是一种没有核酸而传染性极强蛋白质颗粒。朊病毒通过变性其他蛋白的方式进行破坏。朊病毒的发现不仅在医学上具有重要的价值，在生命科学上也具有非常重要的意义，它揭示了一种全新的仅有蛋白质而没有核酸的生命体。为表彰斯坦利·普鲁辛纳在生命科学领域中做出开拓性的贡献，1997 年瑞典皇家卡罗林医学院授予了他"诺贝尔生理学或医学奖"。

朊蛋白是一种传染性的、抗蛋白酶水解的糖蛋白，由单拷贝染色体基因的单一外显子所编码。人类的 PrP 基因位于第 20 号染色体上，小鼠的 PrP 基因位于第 2 号染色体上，牛的 PrP 基因位于第 13 号染色体上。在研究过的所有物种中，PrP 的开放阅读框架编码大约 250 个氨基酸，所有 PrP 分子都是经过翻译后修饰的。正常 PrP 蛋白的分子质量为 33～35 kD，对蛋白酶敏感，称为 PrPc（cellular PrP），用蛋白酶 K 消化后，正常型 PrPc 完全降解。而疯牛病朊蛋白的分子质量为 27～30 kD，具有抗蛋白酶的性能，被称为 PrPSc（scrapie PrP）。耐蛋白酶 K 的 PrP 的出现，被认为是海绵状脑病的一个征兆。

由于现有手段尚不能获取很多的 PrPc 和 PrPSc 的晶体，目前的研究还处于探索阶段。实验室证明牛和人类朊蛋白的组成有很高的同源性，而与羊的朊蛋白相差较远，所以羊瘙痒病不易传染给人，而牛的疯牛病则易传染给人。

朊病毒对各种理化作用具有很强抵抗力，目前能够预防和杀灭感染性细菌、病毒的所有一般性措施都不能有效地灭活它，如煮沸、紫外线照射或电离辐射等，只有在 136℃高温、2 小时的高压下才能灭活。

二、流行病学

1. 传染源　尚不完全清楚。主要传染源是病牛的脑及脊髓，其他组织器官如肝、淋巴等也含有致病因子。

2. 传播途径　一是医源性感染，比如输血、医疗器械、脑的手术、器官移植、生物制品感染等。二是牛源性药物，患病牛的脑、脊髓、血、骨胶制成的药物都会传染疯牛病，目前欧共体已有 300 种药物不让出口。

目前，疯牛病被认为主要是通过给牛喂养动物肉骨粉传播的，由于肉骨粉的大范围出口而造成本病在世界各国更大范围的传播。另外，研究发现在牛群中也存在水平与垂直传播，只是微乎其微。美国和冰岛的科学家发现 BSE 还与螨虫有关。

3. 易感性　疯牛病侵犯的主要是年轻人，平均年龄 28 岁，最小的 14 岁。朊病毒可打破种群界限，现在发现 18 种动物都会受到传染，其中 16 种通过消化道传染。易感动物有牛、羊、猪等。

4. 流行特征　疯牛病的流行没有明显的季节性。目前认为流行原因是，英国和欧美许多国家的一些饲料加工厂把羊等动物的内脏和骨头加工成动物饲料，牛在食用含有羊瘙痒病因子的饲料后患上了疯牛病。其他一些动物食用这些饲料也会患类似的病。在 1996 年欧盟禁止英国出口任何加工饲料前，英国的饲料加工企业已向全世界 70 多个国家和地区出了 20 多万吨动物饲料，因此全球正面临着疯牛病传播的危险。

自 1986 年英国报告发生疯牛病后，疯牛病持续性地大规模暴发流行。除英国外，目前世界上已先后有 20 多个国家和地区报告有疯牛病的发生。英国的疯牛病占全世界的 99％ 以上。2001 年 9 月日本千叶县发现 1 头疯牛病奶牛，这是亚洲地区首例报告。我国目前没有发现疯牛病的报告。

三、临床表现

（一）人

据专家们统计，每年在 100 万人中只有 1 人会得克-雅氏症（CJD），这是一种罕见的致命性海绵状脑病，潜伏期为 10～15 年，最长也可能 30 年。食用被疯牛病污染了的牛肉、牛脊髓的人有可能染上 CJD。患者先是表现为焦躁不安，最终精神错乱而死亡。典型的临床症状为痴呆或神经错乱、视觉模糊、平衡障碍和肌肉收缩等，神经病理检查发现患者的脑神经发生海绵状变性。患者在发病后 1 至 2 年内死去。

（二）动物

一般性的症状是体质下降（78％）、体重减轻（73％）和产奶量减少，但大部分病牛保持良好的食欲。BSE 最普通的症状是神经行为方面，如姿势、不愿意挤奶，对挤奶表现出狂踢跳等，最早的运动症状是后肢的变化和从卧姿站立起来时较困难。

医学家们发现潜伏期长达 4～6 年。牛海绵状脑病的病程一般为 14 d 至 6 个月，其临床症状包括神经性的和一般性的变化。大部分患牛（87％）出现的临床神经症状可分为三个类型，分别如下：

（1）最常见的是精神状态的改变，如恐惧、暴怒和神经质。

（2）3％ 的病例出现姿势和运动异常，通常为后肢共济失调、颤抖和倒下。

（3）90％ 的病例有感觉异常，表现多样，但最明显的是触觉和听觉减退。

以上 3 种症状与中枢神经系统的弥漫性病变相一致。在临床症状出现的某些阶段，大约 79％ 的病牛表现出某一种一般性临床症状或某一种神经行为症状。而经病理学确诊为疯牛病的动物，通常既有一般临床症状又表现出神经行为症状。瘙痒病和牛海绵状脑病在临床症状上有许多相似的地方，但也存在一定的差异，最大的区别是牛海绵状脑病很少出现瘙痒症状。

将病牛置于安静和其所熟悉的环境中，有些症状可得到减轻，尤其是感觉衰退这种症状。出现临床症状几星期后，病牛因症状加剧而不活动并出现死亡。由于病牛的反复摔倒而出现损伤和不可想象的行为。

四、诊断

朊病毒病的早期检测十分困难，至今没有理想的生前诊断方法。最迫切的任务是发展有效的检测试剂和诊断技术。目前检测诊断方法主要有以下几方面。

1. 病理学检测 牛海绵状脑病表现为三个典型的非炎症性病理变化：

（1）出现双边对称的神经空泡具有重要的诊断价值，这包括灰质神经纤维网出现微泡即海绵状变化，这是牛海绵状脑病的主要空泡病变。牛海绵状脑病很少见有其他类型的大空泡，而这类空泡是痒病的特征性病变；

（2）星型细胞肥大常伴随于空泡的形成；

（3）大脑淀粉样病变是痒病家族病的一个不常见的病理学特征。

2. 组织化学检测 脑组织切片在电子显微镜下可检测朊病毒，其特异性诊断标志是含有羊瘙痒病相关纤维（SAF），确诊率可达 90％。本法是最可靠的诊断方法，但需在牛死后才能确诊，且检查需要较高的专业水平和丰富的神经病理学观察经验。

3. 朊病毒蛋白的免疫学检测 单克隆抗体 15B3 能区别 PrPSc 和 PrPc，并使 PrPSc 沉淀而不沉淀 PrPc，可以用于检测朊病毒蛋白。

4. 脑脊液中标志蛋白的检测 当感染朊病毒后，大量脑组织被破坏，可使脑蛋白泄漏于脑脊液中，并且脑脊液中脑蛋白 14-3-3 含量与脑组织破坏成正比。该法检测朊病毒具有较高的灵敏度和特异性。

中国预防医科院病毒所 70 年代末就开始研究朊病毒，已成功克隆出中国朊蛋白基因，筛选出的抗体可以作为实验室诊断使用。

注意与狂犬病、伪狂犬病、脑灰质软化或脑皮质坏死、脑内寄生虫病等疾病的鉴别。

五、治疗

迄今为止，对朊病毒病尚缺乏特效治疗，患者均无一例外死亡，只能进行对症及支持治疗。抗病毒剂阿糖胞苷、阿糖腺苷、金刚烷胺和干扰素已被试用，但显效甚微。动物实验发现，个别药物早期使用可推迟发病，如硫酸葡聚糖、FHPA-23、皮质激素、两性霉素 B 等。随着人们对该病发病机理的逐渐阐明，不远的将来有可能找到治愈这类疾病的方法，找到控制 PrP 的途径。目前已经发现缺乏 PrP 基因的鼠并不发生 CJD，因此，应用反义寡核苷酸或基因治疗，可能达到预期的目的。

六、防控措施

目前人们所熟悉的检测病毒等微生物的手段都检查不出引起"疯牛病"的朊病毒，尚无有效的治疗方法，朊病毒病的预防一直是一项非常艰巨的任务。

（1）屠杀患病动物和可疑患病的动物，并对动物尸体进行妥善处理。

（2）动物性饲料应进行严格处理，以防 PrP 经口传播。严禁从有本病的国家进口牛、羊及其畜产品，进口动物性饲料，包括牛血清、血清蛋白、内脏、脂肪、骨及激素类等。

（3）朊病毒病患者和死亡患者的血液和血液制品应实行严格的统一管理；可疑感染患者不得捐献器官、组织或体液；限制或禁止在疫区居住过一定时间的人员献血。

（4）预防医源性传播。医务工作者，尤其是护理、治疗朊病毒病或怀疑感染朊病毒者的医务人员以及外科和病理科医生应该保持皮肤不破损，并严格遵守安全程序。手术和病理器械应该进行严格消毒。

疯牛病不但会重创农业，而且可能使人类遭受毁灭性的打击。目前我国还没有发现疯牛病病例，为了防止疯牛病和羊瘙痒病在我国发生传播，必须建立行之有效的规章制度。

第十节　羊传染性脓疱

羊传染性脓疱（contagious ecthyma）又称"羊口疮"，是由传染性脓疱病毒（*contagious ecthyma virus*）引起的一种急性传染病。主要见于绵羊和山羊，人偶尔可以感染发病。临床上以口唇等处的皮肤和黏膜形成丘疹、脓疱、溃疡和结成疣状厚痂为主要特征。

本病曾被误认为坏死杆菌病，自从 1921 年 Aynaud 研究以后，才逐渐认清本病是由一种嗜上皮性病毒所致，而坏死杆菌只是继发入侵者。过去称为传染性脓疱性口炎，后改为传染性脓疱性皮炎或传染性脓疱坏死性皮炎。目前，多数国家称其为羊传染性脓疱。

本病广泛分布于世界各地。我国西部和北部养羊地区如甘肃、青海、新疆维吾尔自治区、宁夏回族自治区、西藏、内蒙古自治区等省、自治区常有本病发生。

一、病原学

传染性脓疱病毒属于痘病毒属。病毒呈砖形，含有一双股 DNA 的核心和由脂类复合物组成的套膜；大小为（200～350）nm×（125～175）nm。病毒在上皮细胞的胞质内增殖，可在牛和山羊的胚肾细胞以及犊牛和羔羊的睾丸细胞培养物中生长，也可在绵羊胚胎皮肤的培养物中增殖。

病毒对外界环境具有相当强的抵抗力。暴露于夏季日光下 30～60 d，才能使干痂中的病毒消失；在地面上连续经过秋、冬、春三季，病毒仍具有传染性；污染的牧场能保持几个月的传染性；干燥的病料在冰箱内保存三年以上仍有传染性。它能抵抗甘油的作用，但加热至 64℃ 2 min 可将其杀死。常用的消毒药为 2%氢氧化钠溶液、10%石灰乳、20%热草木灰溶液等。

二、流行病学

1. 传染源　病羊和带毒羊是本病的传染源。由于病羊的唾液及脱落的痂皮中含有大量的病毒，因此，病羊用过的厩舍和污染的牧场均可成为本病的疫源。

2. 传播途径　主要经损伤的皮肤及黏膜感染。健康羊通过与病羊直接接触或通过病羊污染的厩舍和牧场均可感染。人多因与病羊接触而感染。

3. 易感性　绵羊和山羊对本病毒普遍易感，人和猫也有易感性，人工感染也可使牛犊、家兔、幼犬、马、猴、豚鼠等动物发病。

4. 流行特征　羊传染性脓疱呈世界性流行、地方性流行，在羊的养殖基地广泛存在。我国东北、西北、西南等多个省份地区均有本病发生的报道，广泛影响我国养羊业的发展。

本病多发于秋季、无性别和品种差异，以 3～6 月龄羔羊发病最多，人多为牧羊人。在幼羊常为群发性流行，而在成年羊主要呈散发性传染。

三、临床症状

（一）人

人感染本病后，呈现持续发热（24 d），或发生口疮性口膜炎后形成溃疡，或在手、前臂或眼睑上发生伴有疼痛的皮疹、水泡或脓疱，并常见局部淋巴结肿胀。皮疹，水泡或脓疱于 3～4 d 内破溃形成溃疡，于 10 d 后愈合。如有继发感染，溃疡须经 3～4 周后才能愈合。

（二）动物

潜伏期 4～7 d。临床上分为唇型、蹄型和外阴型三型，也偶见有混合型。

1. 唇型　最为常见。病羊口唇嘴角部、鼻子部位形成丘疹、脓疱，溃后成黄色或棕色疣状硬痂，无继发感染 1～2 周痊愈，痂块脱落，皮肤新生肉芽不留瘢痕。严重的，颊面、眼睑、耳郭、唇内面、齿龈、郑部、舌及软腭黏膜也有灰白或浅黄色的脓疱和烂斑，这时体温升高，还可能在肺脏、肝脏和乳房发生转移性病灶。少数严重病例可因继发肺炎或败血病而死亡。

2. 蹄型　几乎仅见于绵羊，多单独发生，偶与其他型混合发生。一般为一肢患病，主要表现为蹄叉、蹄冠或系部皮肤上形成水泡或脓疱，破溃后形成由脓液覆盖的溃疡。如有继发感染则化脓坏死变化可能波及皮基部或蹄骨。病羊跛行，长期卧地。严重者衰弱而死或因败血症而死。

3. 外阴型　此型少见。病羊排出浆液性和脓性阴道分泌物，在肿胀的阴唇及附近的皮肤上有溃疡；乳房和乳头的皮肤上发生脓疱、烂斑和痂垢；公羊阴鞘肿胀，阴鞘和阴茎上发生小脓疱和溃疡。单纯的外阴型很少死亡。

四、诊断

人本病的临床诊断主要根据临床症状及与病羊的接触史。

绵羊本病根据临床症状特征（口角周围有增生性桑葚状痂垢）和流行病学资料，不难做出诊断。确诊时应进行病原鉴定、血清学试验等。两种或多种诊断方法相互验证以增加诊断结果的可靠性是其发展趋势。但应注意与羊痘、溃疡性皮炎、坏死杆菌病等进行鉴别。

五、治疗

对唇型和外阴型病羊，可先用 0.1%～0.2% 高锰酸钾液冲洗创面，再涂以 2% 龙胆紫、碘甘油、5% 土霉素软膏或青霉素呋喃西林软膏等，每天 1～2 次。对蹄型病羊，可将病蹄浸泡在 5% 福尔马林中 1 min，必要时每周重复 1 次，连续 3 次；或每隔 2～3 d 用 3% 龙胆紫、1% 苦味酸或 10% 硫酸锌酒精溶液重复涂擦。土霉素软膏也有良效。对严重病例可给予支持疗法。为防止继发感染可注射抗生素或内服磺胺类药物。

人本病主要采取对症疗法，还可以采取中药疗法。

六、防控措施

（1）保护黏膜、皮肤，以防发生创伤引起继发感染。幼羔口腔黏膜娇嫩，在出牙时易发生创伤，饲料和垫草中的芒刺应尽量拣出，并加喂食盐。

（2）不要从疫区购买畜产品和引进羊只，如必须购买时，应隔离检疫 2～3 周，进行详细检查，并彻底清洗蹄部和全面消毒。

（3）发生本病时，应对全部羊只进行检疫，病羊立即隔离治疗，并彻底消毒用具和羊舍。

（4）进行疫苗接种。在本病流行区，疫苗接种已使用多年，尤其对唇型效果良好。

防控人本病的措施是，在与病羊接触时加强个人防护以免感染。

第十一节 伪 牛 痘

伪牛痘（pseudocowpox）（假牛痘）又叫副牛痘，是奶牛的常见病，是由副牛痘病毒引起的一种人兽共患传染病。病牛的乳房和乳头皮肤上出现丘疹、水疱和在厚痂皮下愈合的破损区。在人称挤奶者结节。本病很常见，分布于世界各地。

一、病原学

伪牛痘病毒是痘病毒科、副痘病毒属的副牛痘病毒，由 Moscovici 等于 1963 年分离到。病毒大小为 190 nm×296 nm，形态是两端呈圆形的纺锤形。对乙醚敏感，氯仿在 10 min 内可使病毒灭活。

病毒能在牛肾细胞培养物中产生细胞病变，在肾细胞中培养后，病毒能在人胚成纤维细胞中生长，不感染家兔、小鼠和鸡胚。

本病毒与牛痘毒和痘苗毒之间无交叉免疫性，因其具有与牛丘疹性口炎病毒的螺旋形结构，故两者很难区别。

二、流行病学

伪牛痘在世界各地流行，为奶牛常见病。据报道，北美、加拿大、俄罗斯、澳大利亚、南非、欧洲等地都有发生。

本病毒主要侵害泌乳母牛，而干奶牛、育成牛、犊牛则很少发生本病。本病传染性强，传播速度快，潜伏期约 5 d。主要通过挤奶者的手、挤奶机、洗乳房的水、擦乳房的毛巾等传染给其他牛只。气温偏高季节多发，气温偏低时发病率较低。本病免疫性短暂，病变消失后仍可复发，致使流行过程延绵几个月不停。

三、临床表现

（一）人

患者手、胳膊和面部出现半球状樱红色丘疹，随后增大而成坚实有弹性的紫红色丘疹，没有痛觉，但十分刺痒，易被抓破。体温可升高至 38℃左右，多数在 7～14 d 消退。

（二）动物

病变主要发生在奶牛的乳房和乳头上，开始为丘疹，其数量不等，有的 10 个左右，有的数十个不等，大小为黄豆粒大，随后变成樱红色水泡，一般在 2～3 d 内结痂，结痂后一周左右愈合。病牛无全身症状，食欲变化不大，体温略有升高，因乳头丘疹破溃疼痛拒绝挤奶，约半数病牛在病后 2～4 d 内泌乳量下降 8%～12%。

四、诊断

根据流行病学和临床症状可做出初步诊断，确诊则需要进行病毒分离及电镜观察。应注意与口蹄疫、牛痘、乳房脓疱和牛疱疹性乳头炎等区别诊断。

五、治疗

本病尚无特殊的治疗方法。可用 0.2% 过氧乙酸消毒液洗浴被感染区，每天 2 次；也可用抗菌消炎药膏涂抹患处，每天 3 次。中药疗法以清热解毒、凉血活血组合方剂为主。

六、防控措施

保持圈舍和运动场清洁干燥卫生，对环境、挤奶用具和器械定期消毒。挤奶前用干净的毛巾擦洗乳房，发病时每头牛固定用一个毛巾。挤奶后立即药浴乳头，防止感染和皮肤干裂，减少乳头疾病的发生。用 0.2% 的过氧乙酸溶液或 10% 的新洁尔灭溶液进行乳房药浴，对本病有明显的控制效果，且能够大大减少乳腺炎的发生。

对挤奶者的手指要进行消毒，必要时可带外科手套以防传播和感染本病。

第十二节　猴疱疹病毒病

猴疱疹病毒病（gerpes virus simiae infection）又叫 B 疱疹病毒病，是由猴疱疹病毒（*simian herpes virus*）引起的急性传染病，其感染猴类而得名。猴多为隐性感染，人被感染病毒的猴咬或抓伤后可发生皮肤损害，感染后出现严重的中枢神经症状，病死率很高。目前发现的猴疱疹病毒（非人灵长类动物疱疹病毒）共有 35 型，只有这种 B 病毒有感染人类的报道。本病分布于全世界。

一、病原学

猴疱疹病毒是一种 DNA 病毒。本病毒最早在 1932 年威廉·布雷布纳被猴子咬伤后死亡被发现的。在电镜下病毒呈带有致密中心的圆球形颗粒，早期的颗粒有一层膜，直径为 60～100 nm，成熟的颗粒有二层膜，直径为 120～180 nm。病毒可在鸡胚、兔肾、Hela 和猴肾细胞上培养。家兔、小白鼠、雏鸡等对本病毒敏感。病毒在 −70℃、50％甘油中或真空干燥下能保存较长时间。本病毒基因组于 2003年从恒河猴中分离出的一个分离株中进行了完整的测序。

本病毒的抗原性与人疱疹病毒关系密切，其抗血清能抑制人疱疹病毒，但人疱疹病毒的抗血清不能抑制本病毒，或仅有很低的效价。

二、流行病学

1. 传染源 主要为病猴和带毒猴。据报告，正常猴群的抗体阳性率为 20％，但当这些动物群集在一起，经过 6 周后抗体阳性率可升至 75％～100％。猴的发病率为 2.3％。

2. 传播途径 人多因被猴咬伤、抓伤而感染。接触病猴或带毒猴的唾液、组织、猴肾组织培养物及被其污染的食物、饮水、器具等也能引起感染。

3. 易感性 人和猴对本病毒易感，且可以自然发病。

4. 流行特征 本病多为散发，人的感染带有职业性，感染者多为动物饲养管理人员和实验研究人员。自从 1932 年发现本病毒以来，已有 31 例记录的人类感染病例，其中 21 例死亡，至少有 20 名患者出现了某种程度的脑炎。最近一次确定的人类感染病例发生在 2021 年，我国报告了首例感染，患者为一名男性兽医。

三、临床表现

（一）人

潜伏期 10～20 d。患者可呈现脑炎或脑脊髓炎的多种严重的中枢神经症状：发热、头痛、呕吐、兴奋、高血压、眼球震颤、头、颈和上肢感觉异常，躯干肌肉痉挛，全身衰弱，昏迷等。有的患者出现神经症状之前先有急性腹痛、腹泻症状。患者多于发病后 1～21 d 死亡，幸存者常留有终身残疾。

（二）动物

猴多为隐性感染而不呈现临床症状，有时也可引起口腔炎流行，于口唇、口腔、舌黏膜上出现小疱疹、溃疡、结痂等。

四、诊断

本病可根据流行病学资料（被猴咬伤、抓伤，与猴接触史）和临床症状做出初步诊断。确诊可用死者的中枢神经组织分离病毒或检测感染者血清中的抗体。

五、治疗

目前尚无特效疗法，主要采取支持疗法和对症处理。有人报告类固醇治疗有一定疗效。抗病毒ACV、GCV 推荐使用。

六、防控措施

尽管人类感染本病毒的确诊病例很少，但随着人类与动物接触的机会增加，我们应提高警惕。

与猴接触时应注意个人防护，防止被猴抓伤、咬伤，避免裸露的皮肤与猴的任何分泌物或组织接触。对原因不明的有口腔溃疡的猴应及时处理。对相关人员进行预防性接触 BV 疫苗和多价免疫球蛋白。

第十三节　戊型肝炎

戊型肝炎（hepatitis E，HE）是由戊型肝炎病毒（*hepatitis E virus*，HEV）引起的一种严重危害人类健康的急性传染病，主要经粪-口途径传播，通常是由于饮用被 HEV 污染的水源而引起，在青壮年表现为急性重型肝炎的比例较高，死亡率在 0.5%～3%，但在孕妇中死亡率可高达 15%～20%。近几年来，越来越多的研究资料表明，HEV 不仅可以侵犯人类，而且可以在动物中广泛分布和传播，是一种人兽共患性传染病。1989 年 9 月东京国际 HNANB 及血液传染病会议正式命名为戊型肝炎，其病原体戊型肝炎病毒在分类学上属于杯状病毒科。

本病首先发现于 20 世纪 50 年代的印度，但是可以追溯到有记载的 1850 年。自 1955 年印度由水源污染发生了第一次戊型肝炎大暴发以来，先后在印度、尼泊尔、苏丹、吉尔吉斯坦及我国新疆等地都有流行。全球每年大约有 2 000 万人感染戊肝病毒，其中约有 330 万人出现戊肝症状。世卫组织估计，戊型肝炎在 2015 年造成的死亡约有 4.4 万例（占病毒性肝炎死亡数的 3.3%）。

一、病原学

HEV 是一种无包膜的单股正链 RNA 病毒，在分类学上属于戊型肝炎病毒科戊型肝炎病毒属。呈球形，表面粗糙，不规则，在胞质中装配，呈晶格状排列，可形成包涵体，直径 27～34 nm，无囊膜，核衣壳呈 20 面体立体对称。目前尚不能在体外组织培养，但黑猩猩、食蟹猴、恒河猴、非洲绿猴、须狨猴对 HEV 敏感，可用于分离病毒。HEV 从毒粒的表面结构来看与杯状病毒科相似。

HEV 基因组长 7.6 kb，3′端有 polyA 尾，有三个开放阅读读框（ORF），ORF1 位于 5′端（约 2 kb）是非结构蛋白基因，含依赖 RNA 的 RNA 多聚酶序列，长约 5 kb，主要编码与 HEV 复制相关的非结构蛋白，产物有甲基转移酶、蛋白酶、RNA 解链酶、RNA 聚合酶；ORF2 长约 2 kb，位于 3′端，是结构蛋白的主要部分，可编码核衣壳蛋白，产物是糖基化蛋白，分子量约为 76 kD，含潜在的裂解位点，与 HEV 颗粒的形态形成有关；ORF3 与 ORF1 轻度重叠，与 ORF2 广泛重叠，全长 369bp，也是病毒结构蛋白基因，可编码病毒特异性免疫反应抗原，产物为磷蛋白，分子量为 12.5 kD，与细胞的支架及 HEV 型异性免疫活性有关。

HEV 对外界抵抗力不强，加热灭活病毒比较容易，急性戊型肝炎患者自消化道大量排出病毒，病毒在肠道碱性环境中稳定，有镁、锰离子存在情况下可保持其完整性，对高热敏感，煮沸可将其灭活。

二、流行病学

1. 传染源　主要传染源为受污染的水源。在卫生条件比较差的条件下，人们饮用受到污染的生水，可能就会感染 HEV。在用污染的水体处理食物时，如果没有充分的加热处理，受到污染的食物也可能成为传染源。

2. 传播途径　　主要由粪-口途径传播。母婴垂直传播 HEV 也有报道。人与人之间可互相传播 HEV，这种机会较小。研究表明通过静脉输入含戊肝病毒血液或血浆，也会使受血者发生 HEV 感染。

3. 易感性　　人普遍易感。主要侵犯青壮年，65％以上发生于 16～19 岁年龄组。儿童感染的概率比成年人要低，发病率也低。在怀孕的妇女，发病率和死亡率都大幅增加。

HEV 还可以通过动物进行传播。在鸡、牛、羊中也普遍存在着 HEV 的感染和传播。HEV 抗体还广泛存在于啮齿类动物体内。

4. 流行特征　　本病流行地区广泛，近年来发病率呈迅速上升趋势。主要分布于印度次大陆、非洲和南美洲的些发展中国家和地区。以水型流行最常见，少数为食物型暴发或日常生活接触传播。具有明显季节性，多见于雨季或洪水之后。戊肝往往发生在缺乏基本的水、环卫、个人卫生环境和卫生服务的资源有限国家中，出现戊肝疫情和零星病例。

三、临床表现

（一）人

戊型肝炎的传播方式、临床表现、转归、预防等各方面酷似甲型肝炎。为急性起病，潜伏期为 2～11 周，平均 6 周，临床患者多为轻中型肝炎，常为自限性，不发展为慢性 HE。儿童感染表现亚临床型较多，成人病死率高于甲型肝炎，尤其孕妇患戊型肝炎病情严重，在妊娠的后三个月发生感染病死率达 20％。HEV 感染后可产生免疫保护作用，防止同株甚至不同株 HEV 再感染。

患者感染初期主要表现为食欲减退，乏力，发热，黄疸及畏寒、咳嗽等上呼吸道症状。有时伴有呕吐腹泻，体征主要有肝脾肿大，右上腹不适或胀痛，肝区压痛，叩击痛，其表现与甲型肝炎相似，生化检验可见总胆红素异常升高，尿色呈啤酒或红茶色，谷丙转氨酶异常升高可达 1 000 单位以上，血清学检验 IgM 抗体阳性，恢复期 IgG 抗体升高，经适当休息治疗渐消退，肝功能改善进入恢复期，病程约 2 个月左右。

（二）动物

HEV 能够感染许多其他种动物，包括非人灵长类动物、啮齿类动物和猪等家畜，但是在多数动物感染中，只表现为亚临床感染，不表现明显的肝炎症状。

非人灵长类动物如非洲绿猴、猩猩、短尾猕猴、恒河猴及绢毛猴等感染人 HEV 以后，常表现出与人感染 HEV 所出现的极为相似的、典型的急性病毒性肝炎临床表现，因此经常被用于研究 HEV 实验感染动物模型。动物感染 HEV 后 1 周左右便开始出现粪便排毒现象，持续到感染后 55 d 左右；病毒血症出现于感染后 14～32 d；ALT 升高的峰值出现于第 25～38 d；抗 HEV IgM 出现 17～24 d；第 50 d 左右回到基线水平；IgG 出现在感染后 3 个月内均保持较高的水平；病理切片呈典型的急性肝炎表现。

四、诊断

应根据流行病学资料、临床症状、体征和实验室检查综合诊断。

1. 特异性抗体检测　　酶联免疫法检测特异性抗体，特异性抗体包括抗 HEV-IgM 和 IgG。

2. 免疫荧光法　　检测肝组织中戊型肝炎病毒抗原。此方法须进行肝穿活检。

3. 免疫电子显微镜　　用患者恢复期血清作抗体，检测急性期患者的粪便及胆汁中病毒抗原，或用已知病毒检测患者血清中相应的抗体。

4. 逆转录聚合酶链反应法（RT-PCR）　　该法不但可以检测有无 HEV 感染，而且可对 HEV RNA 进行基因分型。

也有用荧光抗体检测病毒抗原的报道。注意戊肝与甲肝相鉴别。

五、治疗

急性戊型肝炎为自限性疾病，无须特殊治疗，主要用支持疗法和对症治疗；重型戊型肝炎要加强对患者的监护，密切观察病情。采取延缓肝细胞继续坏死、促进肝细胞再生和改善微循环等措施；预防各种并发症，如肝性脑病、脑水肿、大出血、肾功能不全、继发感染、电解质紊乱、腹水、低血糖等，并加强支持疗法。适当休息、合理营养为主，应忌酒、防止过劳及避免应用损肝药物。

六、防控措施

戊型肝炎一般预防与乙型肝炎相同，普通免疫球蛋白作紧急被动免疫无效。

1. 预防措施 大力开展宣传教育，搞好环境与饮食卫生，切断传播途径。预防的最好方法还是注意个人饮食卫生，切断传播途径。有效地改善水质将是控制 HEV 扩散的关键。怀孕时期加强营养，不要与 HEV 感染患者接触。

2. 对患者要实施隔离 从发病之日起隔离三周，对其排出的粪便、分泌物要做好消毒；对接触者要严密观察 45 d，进行 ALT 和尿胆红素检查。流行期间要做好消毒工作，管好饮用水源，不饮生水。注意饮食卫生，消灭苍蝇。

3. 加强监测 加强对 HEV 感染进行常规监测，各级医务人员应依法进行病例报告。

到目前为止，还没有商品化的疫苗可供使用。重组疫苗将是 HEV 疫苗的方向。

第十四节 水泡性口炎

水泡性口炎（stomatitis vesicularis，VS）又叫口疮、伪口疮、牛及马的口腔溃疡病和伪口蹄疫，是由水泡性口炎病毒（*stomatitis vesicularis virus*）引起的一种人兽共患的急性、热性传染病。主要感染家畜如牛、马、猪及其他野生动物，感染后引起严重的口腔黏膜、乳头皮肤及蹄冠皮肤出现水泡、流泡沫样涎及糜烂，造成巨大的经济损失。

人对此病毒易感，可产生类似流感样症状和口腔、手足的水泡。本病于 1884 年首先发现于南非，以后广泛流行于非洲、欧洲和南北美洲；印度也发生过本病。据 OIE 报道，南美、中美几乎所有的国家和地区以及北美的美国等国家在 1996—2002 年暴发了大面积的疾病流行，造成严重的经济损失。

一、病原学

水泡性口炎病毒属于弹状病毒科弹状病毒属，外形似子弹状，是单链负股 RNA 病毒，大小约为 176 nm×69 nm。表面有包膜，在受染细胞的胞质内复制，常积聚于细胞膜的小孔内，在 8～12 日龄鸡胚的绒毛尿囊膜上或卵黄囊内生长良好，可在 24～48 h 使鸡胚死亡，在组织培养中较口蹄疫病毒繁殖快，对多种动物的肾细胞和鸡胚上皮细胞有迅速破坏作用，在单层细胞上能形成蚀斑。病毒抗原性有不同的 2 个型：新泽西型（*New Jersy-Type*）和印第安纳型（*Indiana-Type*），两者不能交互免疫。2 个型下面又分若干亚型。

本病毒可感染多种动物及昆虫，人工接种牛、马、猪、绵羊、兔、豚鼠等动物的舌面，可发生水泡。接种于牛肌肉内不发病。接种于豚鼠、小白鼠脑内可引起脑炎而死亡；接种于豚鼠后肢跖部皮内可引起红肿和水泡，皮下接种于 4～8 日龄乳鼠可使之死亡。鸡、鸭、鹅在趾蹼上接种也可引起感染。

但只有 7 株病毒可感染人类，主要包括 1925 年及 1926 年在家畜中流行水泡性口炎时分离得到的新泽西型株和印第安纳型株。

本病毒的抵抗力不强，58℃ 30 min 即可灭活，在直射阳光和紫外线照射下可迅速死亡。病毒在 pH 值 4～10 的条件下和在 4～6℃ 的土壤中能长期存活，在 pH 值 7.5、50％甘油磷酸盐缓冲液内可存活 4 个月。对乙醚敏感，2％氢氧化钠或 1％福尔马林能于数分钟内将其杀灭，0.1％升汞或 1％石炭酸则需 6 h 以上才能将其杀灭。

二、流行病学

1. 传染源 主要传染源为病畜和患病的野生动物。病畜的唾液和水泡液中含有大量病毒，可因污染饲料、饮水及其周围环境而散布传染。

2. 传播途径 病毒随水泡液和唾液排出，通过损伤的皮肤和黏膜而感染，或通过污染的饲料、饮水经消化道感染。也可以经吸血昆虫叮咬感染，双翅目的昆虫（包括蚊、鳌蝇等）是重要传播媒介。昆虫主要通过叮咬动物或通过排卵而将病毒传播到其他动物身上。人感染主要见于实验工作人员和流行地区与家畜接触的人。

3. 易感性 人普遍易感。实验室人员如将病毒直接接种到手指内，也会受到感染。马、牛、猪等比骡易感，幼猪比成年猪易感。野生动物中野羊、鹿、野猪、刺猬等亦可感染；实验动物中雪貂、豚鼠、家兔、地鼠、小鼠、大鼠和鸡、鸭、鹅等均有易感性。

4. 流行特征 该病毒的新泽西株及印第安株主要在北美流行，但也可波及至中美及南美，其贮存宿主是该地区的野生动物。本病传染有明显的季节性，多发于夏、秋季，主要是 7—10 月，8—9 月为流行高峰，寒冷季节流行终止。疾病传播多呈点状散发，大多沿着河流、森林流行。疾病常在 2 h 内突然暴发，侵犯一个牧场的大批畜群，在动物间流行时，接触动物的人可被感染。湖北省宜昌和秭归县于九十年代初曾发生猪的 VS，但未定型。

三、临床表现

（一）人

主要呈现流感样症状，潜伏期 24～48 h，病程一般为 4～7 d。表现为突然发热、畏寒、全身不适、肌肉酸痛、恶心、呕吐、咽痛，部分患者可出现口腔黏膜疱疹性损害，此疱疹也可出现在眼结膜及鼻腔黏膜。少数患者发生口炎和扁桃体炎。一般 1 周内可完全康复，隐性感染多见，在血清学试验阳性的人群中，只有 57％的人呈显性感染。

（二）动物

牛潜伏期 3～7 d。病牛表现为发热（40～41℃），精神沉郁，食欲减退。反刍减少，喜饮水，口黏膜和鼻镜干燥。在舌、唇黏膜上出现米粒大的水泡，水泡破裂后，留下浅而边缘不整的鲜红色烂斑。与此同时，病牛大量流涎，呈牵缕状，并发出咂唇声，采食困难。有的病畜的乳头和蹄部也发生水泡。病程 1～2 周，转归多良好，极少死亡。

马病程与牛相似，但较缓慢。舌和口腔黏膜发生水泡，水泡于 1～2 d 内破裂，留下鲜红的糜烂面，久不愈合。蹄部病变见于蹄冠及蹄枕部。

猪表现为发热，1～2 d 后，于舌、鼻端及蹄部等处出现水泡，水泡破裂后形成痂块。口腔病变严重时，可影响采食；蹄部病变严重时，可使蹄壳脱落，而露出鲜红色的出血面。病程约 2 周，转归良好。

四、诊断

根据发病的季节性，以及典型的水泡症状，可以做出诊断。确诊可采取：病毒的分离培养、电镜观察、琼脂免疫扩散、免疫电泳、酶联免疫吸附试验（ELISA）、补体结合（CF）试验、中和试验（VN）、聚合酶链式反应（PCR）等。

在感染后 10～14 d，血液中补体结合抗体及中和抗体效价开始升高，补体结合抗体仅能持续几个月，而中和抗体能持续 1 年以上。不同的病毒毒株之间有交叉反应。可用 CF 来检测抗体的增长情况。必要时，采取水泡液、水泡皮或康复后血清进行病毒分离和血清学试验。

新泽西株及印第安株已从受染动物破损黏膜处分离出，但在人类身上，尚未获得分离。

在牛应注意与口蹄疫鉴别，在猪应与猪口蹄疫、猪水泡性疹和猪水泡病鉴别。

五、治疗

本病病程短，损害轻，多呈良性经过，只要加强护理，不采取治疗措施也可很快痊愈。如要治疗可作对症处理，无特异性治疗。

对口腔病变，在用清水、食醋或 0.1％明矾溶液清洗后，涂抹碘甘油或冰硼散；对蹄部病变用 3％来苏水溶液洗净蹄部后，涂擦龙胆紫溶液或木焦油凡士林，用绷带包扎；对乳房病变，可用肥皂水或 2％～3％硼酸水清洗后，涂抹氧化锌鱼肝油软膏。

六、防制措施

发生本病后应严格封锁疫区，隔离病畜，消毒污染的用具和场所，以防疫情扩大。

人与病畜接触时应注意个人防护。对污染用具和场所进行严格消毒。必要时，可在疫区内用疫苗进行预防接种。常发地区，可试制灭活疫苗进行预防接种。

第十五节　马尔堡出血热

马尔堡出血热（marburg hemorrhagic fever）是由与引起埃博拉出血热病毒同一科的一种病毒引起的严重高致命性疾病。在电子显微镜下观察，这些病毒显示形状像拉长丝、有时候盘绕成奇怪形状的粒子，从而将其起名为丝状病毒科。这些病毒属于已知感染人的最烈性病原体。

1967 年 8—9 月，在西德城市马尔堡、法兰克福和南斯拉夫首都贝尔格莱德，几乎同时发生了一种原因不明的新的疾病。患者以发热和出血倾向为主要临床特征。25 例原发患者都是研制疫苗的病毒工作者，他们病前都接触过从乌干达进口的非洲绿猴的血液、器官或细胞培养物，其中 7 例死亡。后来又由原发患者的接触者中发生 5 例继发患者。此后，在南非、肯尼亚、津巴布韦和刚果民主共和国等地相继出现过马尔堡出血热病例。由于当时从患者中分离出的病毒与已知病毒都不同，故确认为一种新的疾病，后命名为马尔堡病毒病（Marburg virus disease，MVD）。目前认为马尔堡病毒病是一种病毒性出血热。

一、病原学

马尔堡病毒是一种 RNA 病毒，LeDuc（1989）对 12 种出血热病作了分类，将本病毒和埃博拉（*Ebola*）的病毒分入丝状病毒科（*Filoviridae*）。病毒体呈圆柱状，卷曲成"6"字形、蚯蚓状、蹄铁形或一端弯曲成手杖型。病毒体直径为 75～80 nm，长度为 130～2600 nm。在 20 nm 厚的由脂蛋白构成的包膜内有一个直径为 60.6 nm 的内部结构，为核衣壳，在其内部有一个直径 20.7 nm 的中心轴和一个周距为 5.3 nm 的螺旋。马尔堡病毒和埃博拉病毒在形态上几乎没有区别，但在血清学上两种有明显不同。马尔堡病毒实验感染的宿主范围较广泛，除灵长类动物外，豚鼠、地鼠、幼龄小鼠都易感。本病毒可在多种组织细胞中生长，包括 Hela 细胞、绿猴肾细胞、田鼠肾细胞、叙利亚鼠或金地鼠肾异倍体细胞（BHK-21）、L 细胞、人羊膜细胞、恒河猴肾细胞、豚鼠肝细胞、鸡或豚鼠成纤维细胞等。

本病毒对脂溶剂敏感，耐热 56℃ 30 min，紫外线及 γ 射线照射、甲醛、乙型丙内酯等均可将其灭活。

二、流行病学

马尔堡病毒的真正来源和自然循环方式至今仍不清楚。人类感染是偶然的。

1. 传染源 患者是重要传染源。本病毒广泛分布于患者各脏器、血液、尿液和一些分泌物中，可以污染环境，导致疾病的传播，高滴度的病毒血症可持续整个发热期。

本病毒在自然界的贮存宿主至今尚不明确，一般认为可能是非洲的野生灵长类动物，主要是猴。1967 年本病在南斯拉夫暴发时，曾观察到来自乌干达的非洲绿猴死亡率很高。亦有人对此表示怀疑。近来发现非洲的一些蝙蝠和马尔堡病毒密切相关。

2. 传播途径 主要是与患者密切接触而感染。接触具有高病毒浓度的血液或其他体液（粪便、呕吐物、尿、唾液和呼吸道分泌物），尤其当这些液体含有血液时，可产生感染。

在伴有出血表现的疾病严重发作阶段，患者最具传染性。与严重患者在家庭或医院照护期间密切接触，以及某些丧葬习俗是常见的感染途径。通过受污染的注射设备或通过针头扎伤传播与疾病较严重、迅速恶化以及可能较高病死率有关。

3. 易感性 所有年龄组人均易受感染，但大多数病例发生在成人中。在安哥拉的本病暴发之前，儿科病例被认为极为罕见。灵长类动物，豚鼠、地鼠、幼龄小鼠都易感。

4. 流行特征 马尔堡出血热自然感染的流行特征尚不清楚。至今，马尔堡出血热的自然流行局限于一些非洲国家，如刚果、安哥拉等，无明显的季节性。在 1998 年刚果发生马尔堡出血热流行前，本病多为散发，但在家庭、医院及社区内也可暴发。血清学调查表明，近 50% 来自乌干达、肯尼亚和埃塞俄比亚的猴、大猩猩和黑猩猩有抗马尔堡病毒抗体。说明在非洲有马尔堡出血热的自然疫源地。

截至目前，世界范围内共发生过三次马尔堡出血热的流行。第一次为 1967 年的欧洲。第二次流行为 1998 年至 2000 年的刚果民主共和国，共造成 149 人感染，123 人死亡。第三次流行 2004 年 10 月至 2005 年 4 月，安哥拉的威热省共报告了 231 例病例，其中 210 例死亡，这是至今为止最大的一次暴发，病死率高达 91%，且是第一次发生在城市环境。

三、临床表现

（一）人

潜伏期一般为 3～9 d，较长的可超过 2 周。突然发病，伴有严重头痛、肌肉酸痛和严重不舒服。通常在发病第 1 天出现高烧，随后迅速虚弱。约在第 3 天开始出现严重水样腹泻、腹痛和抽筋、恶心和呕吐。腹泻可持续一周。这一阶段患者的外貌已被描述为"像鬼一样的"憔悴、眼睛深陷、面部无表情以及极度无精打采。在 1967 年欧洲暴发的病例中，不发痒的皮疹是在症状出现后 2～7 d 是大多数患者中注意到的一个特征。许多患者在 5～7 d 内出现严重出血表现，并且致命病例通常出现某种形式的出血，经常是多个部位出血。在呕吐物和粪便中发现新鲜血液，通常伴有鼻、牙龈和阴道出血。在疾病的严重阶段，患者持续出现高烧。涉及中枢神经系统时可导致错乱、容易发怒和攻击行为。偶尔报告在疾病的晚期（第 15 天）发生睾丸炎。

在致命病例中，死亡通常发生在症状出现之后 8～9 d，一般在此之前出现严重失血和休克。本病自然病程 15～18 d，但完全恢复要数月，原发患者病死率高达 29.6％。主要死于循环衰竭、肾功能衰竭、出血和昏迷。

（二）动物

急性期病猴不吃不喝，对刺激没有反应，某些恒河猴可见到淤点性皮疹。在疾病的终期，一般在发病后 1～2 d，感染猴有呼吸困难，不少有腹泻。有的从直肠或阴道流血，静脉穿刺抽出的血液常不凝固。整个病程中发热常超过 40℃。

四、诊断

依据临床表现、流行病学资料和实验室检查进行诊断，确诊依靠病毒分离和血清学试验。

将患者发病后 2～5 d 的血液、咽分泌物及尿液接种于绿猴肾细胞，37℃培养，可见细胞病变，或用间接免疫荧光法证明病毒的存在。间接免疫荧光技术也可用于从患者血清中检出免疫球蛋白 IgM 和 IgG 抗体，亦有诊断意义。

在急性期，可取患者或猴的血液和尿或死亡人或猴的肝脏等标本，电镜观察病毒粒子，即可做出诊断。

马尔堡病毒属于生物安全 4 级病原体，病毒分离培养和研究工作都必须在 P4 级实验室内进行。世界卫生组织指定的可检查马尔堡病毒等特殊病原体的实验室有美国疾病控制与预防中心（CDC）、英国微生物研究所（MRE）和比利时的热带医学研究所。

注意与埃博拉出血热、肾综合征出血热、新疆出血热、拉沙热、登革出血热等其他病毒性出血热进行鉴别。

五、治疗

患者应卧床休息，就地隔离治疗。给高热量、适量维生素流食或半流食。本病的治疗一般采用对症处理和支持疗法，包括对脱水者补液，纠正电解质紊乱。针对出血现象可采用输鲜血、血小板，对合并有弥漫性血管内凝血者可用肝素。抗生素可用作预防感染。有人建议用大剂量本病的恢复期患者血清，或用肝素作早期预防性治疗，但其效果尚未做出结论。可选择抗病毒药物治疗。

六、防控措施

1. 检疫　我国尚未发现感染病例，但对来自疫区的旅客和动物（尤其是猴）应严格检疫。实验猴群一旦发生疑似病例，应全部捕杀和焚毁，有关房舍及用具必须彻底消毒。

2. 隔离　对所有接触者必须进行检疫，一旦发现病例应立即报告和严格隔离。检疫期限稍长于一个本病最长潜伏期。男性患者要禁止性交 3 个月，或直到精液检查无病毒。

3. 消毒　严格消毒，防止因接触污染的血液和分泌物或经医疗器械而发生感染。

4. 防护　医务人员在接触患者时要采取呼吸防护。相关实验的实验室应达到 P4 级标准。检验应该在特殊的超净工作台内进行。饲养和解剖可疑猴时，也要同样采取严密的预防措施。

5. 流行病学调查　对接触者和传染源的调查，找出在患者起病后 3 周内与其有密切接触的所有人，并对其进行密切监测。

第十六节　埃博拉出血热

　　埃博拉出血热（Ebola haemorrhagic fever）是由埃博拉病毒导致的血管破裂而出现全身性急性出血性人兽共患病。临床主要表现为急性发病、发热、肌肉疼痛、腹泻、呕吐、出血、皮疹及肝肾功能损害等，有可能在24 h内死亡，病死率很高，可达50%～90%。本病毒其形态学、致病性等与马尔堡病毒相似，但免疫原性有所区别。

　　2017年5月15日，世卫组织宣布刚果（金）暴发疫情。2018年8月1日至2019年8月11日，该国累计报告2831例埃博拉病毒病病例（2737例确诊病例，94例临床诊断病例），其中1891例死亡病例。另有334例疑似病例正在调查中。此次疫情不仅造成了西非国家巨大的人员伤亡和经济损失，甚至还引发了政治动荡。它最早出现在1976年，在非洲的扎伊尔北部埃博拉河沿岸55个村庄遭到不知名的陌生病毒袭击，致死率极高，同年将分离出的病毒命名为埃博拉病毒。埃博拉是一大批神秘而格外危险的非洲出血热病毒之一。在发现埃博拉病毒20多年的时间里，全球大约有1万人死于这种可怕的病毒。事实上，由于这种病毒多发生在非洲偏僻地区，所以实际死亡人数可能远远高于这一数字。我国尚未发现该病例。

一、病原学

　　丝状病毒能引起人类或其他灵长类动物严重的出血热疾病。目前也只有马尔堡病毒和埃博拉病毒被鉴定属于丝状病毒科的病毒，两种病毒显示出各自不同的高比例死亡率，扎伊尔埃博拉病毒引起的死亡率为90%，Sudan埃博拉病毒引起的死亡率为50%。

　　目前已鉴定的4种不同的埃博拉病毒分别是 *Ebola-Zairie*、*Ebola-Sudan*、*Ebola-Lvory coast* 和 *Ebola-Reston*。只有 *Ebola-Reston* 是唯一的一种仅在非人类灵长类动物中引起致死疾病但不引起人类严重疾病的丝状病毒。埃博拉病毒呈长丝状体，可呈杆状、丝状、"L"形等多种形态。病毒粒长度平均为1 000 nm，直径约100 nm，电镜下所观察的病毒粒子的差异非常大。其基因组为不分节段的单链RNA，全长为19.1 kb。病毒基因组，尤其是核衣壳基因和RNA聚合酶基因与副黏病毒具有一定程度的相似性。新生的病毒粒子以从宿主细胞膜出芽的方式释放到细胞外的环境中，随后感染新的细胞。但目前对丝状病毒的复制方式还不是很清楚。

　　埃博拉病毒对热有中度抵抗力，在室温及4℃存放1个月后，感染性无明显变化。60℃灭活病毒需要1 h。对紫外线、γ射线、甲醛、次氯酸、酚类等消毒剂和脂溶剂敏感。紫外线照射2 min可使之完全灭活。在血液样本或病尸中可存活数周；4℃条件下存放5周其感染性保持不变，8周滴度降至一半。−70℃条件可长期保存。

二、流行病学

　　1. 传染源　感染埃博拉病毒的人和非人灵长类动物是主要传染源，尚未发现潜伏期患者有传染性。感染本病毒的大猩猩、黑猩猩、猴、羚羊、豪猪等野生动物可为首发病例的传染源。目前认为该病毒的自然宿主为狐蝠科的果蝠，但其在自然界的循环方式尚不清楚。

　　2. 传播途径　接触传播是最主要的传播途径。患者或被感染动物的血液、体液、分泌物、排泄物及其他污染物均具有感染性。医护人员、患者家属或其他密切接触者在治疗、护理患者或处理患者尸体过程中，如果没有严格的防护措施，容易受到感染。医院内传播是导致埃博拉出血热暴发流行的重要因素。

虽然尚未证实空气传播的病例发生，但应予以警惕，做好防护。有动物实验表明，埃博拉病毒可通过气溶胶传播。据文献报道，埃博拉出血热患者的精液、乳汁中可分离到病毒，故存在相关途径传播的可能性。

3. 易感性　人群普遍易感，尤其是儿童。高危人群包括与患者密切接触的人员，如医务人员、检验人员、在埃博拉流行现场的工作人员和家庭成员等。还有那些吃果蝠、羚羊或其他可能感染病毒动物的人。果蝠是病毒可能的原宿主。

4. 流行特征　主要呈现地方性流行，局限在中非热带雨林和东南非洲热带大草原，但已从开始的苏丹、刚果民主共和国扩展到刚果共和国、中非共和国、利比亚、加蓬、尼日利亚、肯尼亚、科特迪瓦、喀麦隆、津巴布韦、乌干达、埃塞俄比亚以及南非。非洲以外地区偶有病例报道，均属于输入性或实验室意外感染，未发现有埃博拉出血热流行。埃博拉病毒仅在个别国家、地区间歇性流行，在时空上有一定的局限性。流行区感染，异地发病。美国、英国、瑞士报道过输入病例，均为流行区旅行。2013 年 12 月几内亚出现埃博拉出血热疫情，逐渐蔓延至其他国家。2020 年 11 月 18 日，WHO 宣布刚果主共和国疫情导致 130 人感染，55 人死亡，75 人治愈。

三、临床表现

潜伏期 2～21 d，一般为 5～12 d。感染埃博拉病毒后可不发病或呈轻型，非重病患者发病后 2 周逐渐恢复。

1. 初期　典型病例急性起病，临床表现为高热、畏寒、头痛、肌痛、恶心、结膜充血及相对缓脉。2～3 d 后可有呕吐、腹痛、腹泻、血便等表现，半数患者有咽痛及咳嗽。患者最显著的表现为低血压、休克和面部水肿。

2. 极期　病程 4～5 d 进入极期，可出现神志改变，如谵妄、嗜睡等，重症患者在发病数日可出现咯血，鼻、口腔、结膜下、胃肠道、阴道及皮肤出血或血尿，少数患者出血严重，多为病程后期继发弥漫性血管内凝血。并可因出血、肝肾功能衰竭及致死性并发症而死亡。

病程 5～7 d 可出现麻疹样皮疹，以肩部、手心和脚掌多见，数天后消退并脱屑，部分患者可较长期地留有皮肤的改变。由于病毒持续存在于精液中，也可引起睾丸炎、睾丸萎缩等迟发症。90% 的死亡患者在发病后 12 d 内死亡（平均 7～14 d）。

四、诊断

中国已经具备了对埃博拉病毒进行及时检测的诊断试剂研发能力。目前约有 9 个课题、10 个国家级研究单位在从事埃博拉病毒研究，包括检测方法、诊断试剂开发、疫苗和药物等。现在有很多试剂已经研发，很多方法和诊断试剂的技术储备可随时提供疾控部门应用。

1. 酶联免疫方法（ELISA）　在疾病的发展过程中和患者恢复后同样能用血清学检测方法进行回顾性诊断。

2. PCR 检测　通常选择丝状病毒科中具有高度保守序列的聚合酶基因内的特异序列作为 RT-PCR 的引物。

3. 分离病毒　细胞培养分离埃博拉病毒是丝状病毒分离的金标准。最适合埃博拉病毒分离的细胞为 Vero 细胞，也可用 MA 104 细胞，特别是用于 *Ebola-Reston* 株分离时，MA104 更敏感。病毒在细胞内形成病变后，可用免疫荧光方法和其他免疫学方法检测培养细胞中病毒的抗原是否存在。病毒分离培养和研究工作都必须在 P4 级实验室内进行。

五、治疗

由于目前没有有效的治疗方法和合适的疫苗。治疗时一般采用支持性治疗。由于患者往往严重脱水，因而需要通过静脉注射补充足够含有电介质的水分。预防和控制出血，控制继发感染，治疗肾功能衰竭和出血、DIC 等并发症。

有效的治疗药物还在实验室阶段，现今唯一对抗方法为注射 NPC1 阻碍剂，其治疗效果还有待评估。抗病毒治疗在病程的前 6 d 使用效果较好。其他免疫学方法治疗如利用恢复期患者血清和动物来源的超免血清治疗早期患者，有一定的治疗效果，但也存在着争议。

美国食品药品管理局于当地时间 2020 年 10 月 14 日宣布批准了全球首个埃博拉病毒治疗药物：银马泽伯（inmazeb）。"银马泽伯"是三种单克隆抗体混合物药物，由美国再生元制药公司生产，在遏制埃博拉死亡率、提高生存率方面实现了突破。

六、防控措施

因为埃博拉的致命力，加上目前尚未有任何疫苗被证实有效，埃博拉被列为生物安全第四级（biosafety level 4）病毒，也同时被视为是生物恐怖主义的工具之一。

1. 控制传染源 从国外进口动物，特别是从埃博拉出血热流行地区引进动物，要严格进行动物检疫。一旦发现首发病例，应采取严格的隔离措施，同时应及时报告疫情。

对患者的分泌物、排泄物和治疗过的医疗器具要严格消毒。如患者不幸死亡，应尽量减少尸体的搬运和转运，尸体应用密闭防漏物品包裹，及时焚烧或就近掩埋。必须转移处理时，也应在密闭容器中进行。

2．切断传播途径 在诊疗过程中实验室检查应减少至需要的最低限度。标本采集时应注意隔离，然后将标本置于密闭的塑料袋中，再置于有清晰标志、耐用防漏容器中直接送往实验室。注意不要污染容器的外表。病毒分离与培养只能在生物安全第四级实验室进行。搞好医院内消毒隔离，防止医院内感染是预防埃博拉出血热流行的重要环节，应坚持一人一针一管一消毒或使用一次性注射器。

3．保护易感人群 与患者接触时要戴口罩、手套、眼镜、帽子与防护服，防止直接接触患者的污染物。在处理针头等其他锐器时防止皮肤损伤。人的皮肤、黏膜暴露于可疑病毒性出血热的血液、体液、分泌物或排泄物时，应立即用肥皂水清洗，也可用恰当的消毒剂冲洗。对接触者应进行医学评价和追踪观察。

4．健康教育 对埃博拉出血热高发区居民进行埃博拉病毒的科普教育和采取有关预防措施也是预防埃博拉出血热大规模流行的一个重要内容。

第十七节　肾综合征出血热/流行性出血热

肾综合征出血热（hemorrhagic fever with renal syndrome，HFRS）又称流行性出血热（epidemic hemorrhagic fever，EHF），是由汉坦病毒（*Hantavirus*，HV）感染引起的以鼠类为主要传染源的自然疫源性疾病。流行广，病情危急，病死率高，危害极大。临床以发热、出血和肾脏损害为主要特征。

本病于 20 世纪 30 年代就在亚洲流行，直至 1976 年由韩国学者李镐旺等用恢复期患者的血清和间接免疫荧光法在韩国汉坦河流域捕获的黑线姬鼠肺组织中检出了特异性荧光颗粒，并首次分离出本病病毒（76/118 株），故称为汉坦病毒。1981 年我国宋干和严玉辰等也分别从黑线姬鼠中分离出汉坦病毒（A9 及 A16 株）。1982 年 WHO 统一定名为肾综合征出血热。现我国仍沿用流行性出血热的病名。

本病广泛流行于亚、欧等国，包括亚洲的流行性出血热（epidemic hemorrhagic fever，EHF）和欧洲的流行性肾病（nephropathia epidemica，NE）。我国为重疫区。20 世纪 80 年代中期以来，我国本病年发病数逾 10 万，已成为除病毒性肝炎外，危害最大的一种病毒性疾病。此外，近年来在我国还发现了以棕背䶄为主要宿主动物的普马拉型汉坦病毒。

一、病原学

流行性出血热/肾综合征出血热病毒属于布尼亚病毒科（Bunyaviridae）的汉坦病毒属。成熟的病毒颗粒呈圆形、卵圆形或长形，平均直径约 120 nm（78～240 nm），病毒外膜为突起的双层脂质包膜，附着一层短丛状纤维突。

汉坦病毒外膜有血凝素抗原，能产生低 pH 值依赖性细胞融合，有利于病毒颗粒黏附于受感染宿主细胞表面，这对随后病毒脱衣壳进入胞质起重要作用。病毒基因组由三个负链 RNA 环状分子所组成，根据基因片段的核苷酸序列比较，至少可将汉坦病毒分为 16 个型，且不断出现新的病毒毒株。我国流行的主要是Ⅰ型汉坦病毒（野鼠型）和Ⅱ型首尔病毒（家鼠型）。每个型的汉坦病毒还可进一步分为不同的亚型，其分型依据是病毒的核苷酸差别。在我国，目前仅发现汉坦型和首尔型，分别由黑线姬鼠和褐家鼠作为其宿主。

汉坦病毒为有囊膜病毒，使用一般脂溶剂（乙醚、氯仿、丙酮、去氧胆酸钠等）和消毒剂（来苏、75％酒精、2.5％碘酒等）等均容易将其灭活。对紫外线（10～15 min）或 γ 射线均敏感，不耐酸，pH值 5.0 以下易灭活。上述灭活方法除强酸外均可保留病毒抗原性。本病毒对高温稳定。在血液中于 4℃可保存 1 年；在室温下可保存 3 个月；于 37℃或日照下可保存 24 h，56℃ 40 min、60℃ 10 min 和100℃ 1 min 可以灭活。

二、流行病学

1. 传染源　主要宿主动物和传染源均系啮齿类动物，如黑线姬鼠、褐家鼠、森林姬鼠、大白鼠、家兔、猫、犬与家禽等。我国以姬鼠型、家鼠型和家鼠姬鼠混合型为主。据统计，约有 173 种（包括一些亚种、变种）脊椎动物是病毒的储存宿主，又是传染源。

2. 传播途径　人主要是通过接触带病宿主动物的排泄物而感染。汉坦病毒有多种传播途径，带毒动物的排泄物如尿、粪、唾液等污染尘埃形成的气溶胶，能通过呼吸道感染人体。其他如消化道及虫媒传播也已证明，罕见人传人的报道，但孕妇感染本病后，病毒可经胎盘感染胎儿。

3. 易感性　一般认为人群普遍易感，隐性感染率较低，一般青壮年发病率高，病后有持久免疫力。易感动物有据统计约有 173 种之多。

4. 流行特征　疾病感染主要分布于亚洲、欧洲和非洲，美洲病例较少。目前在世界上 32 个发病国家中，我国疫情最重，俄罗斯、韩国和芬兰次之。我国除青海、新疆维吾尔自治区和西藏未证实为疫区外，其余 29 个省市和自治区均有病例报道。易变性成为本病流行的特点之一。

本病一年四季均可发病。经黑线姬鼠传播者以 11 月至次年 1 月为高峰，5—7 月为小高峰；经家鼠传播者 3—5 月为高峰；林区姬鼠为传染源者流行高峰在夏季。本病具有周期性流行特征，一般相隔数年有一次较大流行。根据宿主动物种类的不同主要可分为：

姬鼠型疫区：主要在农村和林区由黑线姬鼠和林区姬鼠为传染源，临床病情较重。

家鼠型疫区：主要在城市以及山西、河南等农村，由褐家鼠引起，临床病情较轻。

混合型疫区：主要在黑线姬鼠和褐家鼠共存地区，我国大部分疫区为混合型疫区。

三、临床表现

在流行性出血热中以汉坦病毒和多布拉伐-贝尔格莱德病毒引起者症状较重，而汉城病毒引起者次之，普马拉病毒引起者症状较轻。

（一）人

人感染后的潜伏期为 4～46 d，一般为 7～14 d。典型病例表现即发热、出血、肾损害和发热期、低血压休克期、少尿期、多尿期、恢复期等五期经过。非典型和轻型病例可以出现越期现象，而重型和危重型多有前 2 期或前 3 期重叠，病情危重，并发症多，病死率高。整个病程约 1～2 个月。

1. 发热期　主要表现为发热、全身中毒症状、毛细血管损伤和肾损害。

起病急，有发热（38～40℃）、三痛（头痛、腰痛、眼眶痛），以及恶心、呕吐、胸闷、腹痛、腹泻、全身关节痛等症状，皮肤黏膜三红（脸、颈和上胸部发红），眼结膜充血，重者似酒醉貌。口腔黏膜、胸背、腋下出现大小不等的出血点或瘀斑，或呈条索状、抓痕样的出血点。肾损害主要表现为蛋白尿和尿镜检发现管型等。

2. 低血压休克期　一般发生于 4～6 病日，迟者 8～9 病日出现。热退病重是该期特点。多数患者于发热末期或退热时出现低血压或休克。当休克超过 24 h 且并发心、肝、脑、肺、肾等两个以上重要脏器的功能障碍或衰竭时，称之为"难治性休克"，预后极差。

3. 少尿期　一般发生于 5～8 病日。少尿期是继低血压休克期而出现，亦可与低血压休克期重叠或由发热期直接进入此期。休克期重叠的少尿应和肾前性少尿相区别。临床上主要表现为尿毒症、酸中毒、水电解质紊乱、出血及高血容量综合征。

4. 多尿期　一般出现在病程 9～14 d。持续时间短者 1 d，长者可达数月以上。尿量明显增加。多数患者少尿期后进入此期。亦有从发热期或低血压期进入此期者。

5. 恢复期　经多尿期后，尿量逐步恢复为每日 2 000 mL 以下，精神、食欲基本恢复，各项检查基本正常，少数患者可遗留高血压、肾功能障碍、心肌劳损和垂体功能减退等症状。

6. 并发症　可发生腔道出血、急性心力衰竭、肺水肿、脑水肿、成人呼吸窘迫综合征、肾脏破裂、继发感染等并发症。

根据发热高低、中毒症状轻重和出血、休克、肾功能损害的严重强度，本病可分为四型，此外，家鼠型与姬鼠型 HFRS 的临床表现也有所不同。

（二）动物

曾怀疑黑线姬鼠自然感染，但没有临床表现。用汉坦病毒感染黑线姬鼠，结果第 10 天在黑线姬鼠肺中出现荧光抗原，后在第 20 天黑线姬鼠的肾、肝和颌下腺中出现。随后抗原逐渐地从组织中清除，但在接种后 60 d 仍能检测出病毒。动物一般为隐性感染，犬、猫可发生显性感染，10%～20% 的病例有上呼吸道卡他和胃肠卡他的前驱症状。

四、诊断

诊断依据主要依靠临床特征性症状和体征，结合实验室检查，参考流行病学史进行诊断。

1. 流行病学资料　在本病流行季节、流行地区，或在病前两个月内有疫区逗留史。与鼠类等宿主动物或其排泄物的直接或间接接触史，或食用过鼠类污染的食物史。

2. 临床表现　主要临床特征见上述人的临床表现。包括"三痛"等中毒症状，"三红"体征或酒醉样外貌等症状。

3. 实验室检查

（1）血常规检查。血象早期呈现"3高1低"，即白细胞计数、异型淋巴细胞、血红蛋白增高及血小板计数降低。

（2）尿常规检查。尿蛋白于短时间内急剧增加，部分患者尿中出现有特征性的膜状物。尿沉渣中可发现融合细胞、移行上皮细胞及包涵体。尿镜检尚可发现红、白细胞及管型。

（3）肾功能检查。多数患者血 BUN 和 Cr 在低血压休克期开始上升，少数发热期开始升高。

（4）血清学检查。血清、血细胞和尿中检出 HFRS 病毒抗原和血清中检出特异性 IgM 抗体或 4 倍上升的 IgG 抗体可确诊为现症或近期感染。特异性 IgM 抗体可用间接免疫荧光法、ELISA 法、血凝抑制实验。其中 ELISA 法最常用，可检测特异性 IgM 和 IgG 抗体。

（5）病原学检查。特异性病毒抗原检查，PCR 法检测病毒核。

（6）其他检查。如凝血功能、电解质、血浆渗透压、血气分析、心电图、肾脏 B 超等检查均对判断病情有重要意义。

注意与上呼吸道感染、流行性感冒、败血症、流行性脑脊髓膜炎、钩体病、伤寒等疾病相鉴别。

五、治疗

抓好"三早一就"，即早期发现、早期休息、早期治疗和就近治疗；把好"四关"，即休克关、肾功能衰竭关、大出血关和继发感染关。近年来通过早期诊断和治疗措施改进，病死率已由 10% 降为 3%～5%。

1. 发热期　治疗应为支持疗法、抗病毒治疗和免疫治疗等综合措施，并防控 DIC。

早期卧床休息，保证足够热量及液体量。采取抗病毒治疗，病期越早，疗效越好，可选用利巴韦林。此外，利巴韦林治疗汉坦病毒肺综合征疗效不确切。或皮下注射 α-干扰素。可用免疫球蛋白及单克隆抗体、HFRSV 特异性转移因子及胸腺素、肾上腺皮质激素等药物。

2. 低血压休克期　治疗原则为积极补充血容量，注意纠正酸中毒和改善微循环功能。

3. 少尿期　治疗原则为稳定机体内环境，促进利尿，导泻和透析治疗。

4. 多尿期　治疗原则同少尿期。多尿后期主要是维持水和电解质平衡，防控并发症。

5. 恢复期　治疗原则为补充营养，适当休息，注意锻炼，促进体力的恢复。定期复查肾功能、血压和垂体功能。

6. 并发症治疗　积极防控出血、中枢神经系统并发症、心力衰竭肺水肿、ARDS、自发性肾破裂等并发症。

六、防控措施

1. 疫情监测　应做好鼠密度、鼠带病毒率、易感人群监测工作。同时还要建立并推广适合基层单位应用的快速、简便、敏感、特异的早期诊断和监测方法。

2. 防鼠灭鼠　应用药物、机械等方法灭鼠。灭鼠后发病率能较好地控制和下降。

3. 注重食品卫生和个人卫生　防止鼠类排泄物污染食品，不用手接触鼠类及其排泄物。动物实验时要防止被大、小鼠咬伤。

4. 疫苗注射　目前我国研制的沙鼠肾细胞灭活疫苗（Ⅰ型）、地鼠肾细胞灭活疫苗（Ⅱ型）和乳鼠脑纯化汉坦病毒灭活疫苗（Ⅰ型）均已在临床应用。

近年来本病研究虽已取得巨大进展，但尚有许多问题还未完全解决，诸如：HFRS 的发病机制、传播途径、流行规律的研究；特异、快殖、敏感、简便的诊断方法的探索，各种类型疫苗的研制、使用和评价等，均有待进一步研究。

第十八节　拉　沙　热

　　拉沙热（Lassa fever）是由拉沙病毒引起的一种急性、传染强烈的世界性传染病，本病起病急、临床表现严重、病死率极高（36％～67％），危害很大。本病可直接人传给人，传染性极强，在医院内，这样的直接传播很显著，还可经洲际旅行或转送患者及有毒标本的方式向世界各国输出。近年来本病已成为新的严重的国际性传染病。其病原是来自动物的一种病毒，宿主主要为啮齿类动物，可传给人类。

　　虽然早在 1950 年就有本病的描述，但是直到 1969 年 1 月在尼日利亚的拉沙镇才首次确定引起本病的病毒并因此而得名。已知拉沙热在几内亚（科纳克里）、利比里亚、塞拉利昂和尼日利亚部分地区流行，在其他西非国家也可能存在。美国、日本、加拿大以及欧洲一些国家已先后开始对其进行国境检疫，并采取相应的严格隔离措施。2020 年 3 月，尼日利亚已确诊拉沙热病例 906 例，疑似病例 3 735 例，已造成 161 人死亡，其中包括至少 4 名医护人员。

一、病原学

　　拉沙热的病原体为一种属于沙粒病毒科的单链核糖核酸（小 RNA）病毒，平均直径为 70～150 nm。它在形态、抗原性、生化性质以及生态特征等方面，与淋巴细胞脉络丛脑膜炎（LCM）病毒及塔卡里布复合群（*tacaribe complex*）包括玻利维亚出血热的马秋博（*machupo*）病毒及阿根廷出血热的久宁（*Junin*）病毒有关联。拉沙病毒粒子内部通常含有电子致密颗粒，在电镜下呈沙粒状红色，沙粒病毒因此而得名的，其电子致密颗粒是宿主的核糖体组分。国际病毒委员会把上述病毒均归入嵌沙病毒属（Arenaviruses）。

　　目前分离病毒最常用的组织是非洲绿猴肾细胞。接种感染标本后 1 d，就可用免疫荧光方法在培养细胞中检测到病毒抗原。在培养 4～5 d 后，可以出现明显的细胞病变，此时病毒含量最高。鼠和猴为拉沙病毒易感的动物。成年小鼠脑内接种本病毒后，可使部分死亡，新生幼鼠感染病毒后，一般不致病可存活，能长期持续地从尿中排出病毒，能产生抗体。猴感染病毒后，发生明显的临床症状并出现死亡，目前常作为人类拉沙热发病机理和病理变化研究的动物实验模型。

　　病毒对热及氯仿等有机溶剂敏感，紫外线、γ 射线等可以灭活病毒而不改变其形态和抗原特性。

二、流行病学

　　1. 传染源　患者为重要传染源。拉沙病毒的储存宿主是啮齿类动物中的多乳鼠（mastomys natalensis）。多乳鼠拉沙病毒自然感染率相当高。病毒可在其体内存在相当长久的时间，并长期排出病毒。感染的患者和隐性感染者亦为传染源，可导致医院内感染。

　　2. 传播途径　人类主要通过接触受染动物及其排泄物而感染。也可通过直接接触拉沙热患者的血液、尿、粪便或其他身体分泌物，以及通过污染的针头等感染。拉沙病毒可发生人际传播或医院内感染。尚无证据表明人与人之间可通过空气传播。

　　特别应该引起警惕的是，潜伏期或发病早期的患者，经洲际旅行或转送确诊的患者以及阳性标本等方式，可将拉沙病毒带至远离非洲的其他地区，造成国际的传播。

　　3. 易感性　人群普遍易感，感染后轻型患者及无症状者占有极大比例。高危人员是生活在农村地区的人，尤其是卫生设施不良或生活条件拥挤的地区。医护人员和卫生保健工作人员也是高危人群。啮齿类动物中的多乳鼠易感。

4. 流行特征　拉沙热分布于西非，到目前为止，仅在尼日利亚、利比里亚、塞拉利昂、几内亚四个国家发现患者。最近资料表明，拉沙病毒已横跨西非进入中非。拉沙热流行类型有两种，即地方性流行及医院内暴发。在有记载的拉沙热流行中，仅塞拉利昂出现地方性流行，其他各次均为医院内暴发。据估计，每年新发病例数达 100 000 人以上，其中约 1 000～3 000 人死亡（病死率为 1％～3％），住院患者的病死率为 15％～25％。

流行主要发生在几内亚大草原及雨林带。全年均可发病流行，1—5 月干旱季节相对高发。医院内感染与工作性质有关。调查发现助产士阳性率最高，推测这是由于患拉沙热的孕妇易发生流产，从而助产士接触后感染的机会较多。其他如实验室工作人员、外科与病理科工作人员感染的机会也较多。20～29 岁女性发病率似乎较其他年龄组为高，且有显著差异。

三、临床表现

（一）人

潜伏期为 6～21 d。本病通常为渐进性发病，开始时出现发烧、全身虚弱和不适。几天后可能出现头痛、喉咙痛、肌肉疼痛、胸痛、恶心、呕吐、腹泻、咳嗽以及腹痛。严重者可发展到出现脸部肿胀、胸腔积水，口、鼻、阴道或胃肠道出血，以及低血压。也可能出现蛋白尿。晚期可见休克、癫痫发作、震颤、定向障碍和昏迷。25％的患者出现耳聋、其中半数在 1～3 个月后恢复某些功能。在恢复期间可出现短暂脱发和步履不稳。

研究表明在整个西非每年发生 30 万～50 万拉沙热病例和 5 000 人死亡。总病死率为 1％，但在住院患者中最高达 15％。致死病例发病 14 d 内通常发生死亡。本病在妊娠后期尤其严重，在妊娠末 3 个月期间超过 80％的病例发生孕产妇死亡和（或）胎儿死亡。

80％左右的人类感染为无症状；其余病例为严重的多系统疾病，病毒侵袭身体的若干器官，如肝、脾和肾等。

（二）动物

动物多呈隐性感染，无明显的疾病症状或病理变化。

四、诊断

由于拉沙热的症状如此各不相同和非特异性，往往难以进行临床诊断，尤其在病程初期。根据流行病学、临床表现考虑本病，并进一步作病原及血清学检查。

病毒分离应尽可能在病程早期取血液、咽嗽液、尿、胸膜积液或尸检内脏，接种于非洲绿猴肾细胞。血清学试验可采取急性发病期及恢复期双份血清作补体结合、中和试验或间接免疫荧光抗体试验。分离到拉沙病毒，抗拉沙病毒抗体 4 倍增高，IgM 抗体阳性，IgG 抗体滴度在 1∶512 以上等，其中的任何一条阳性可确诊。

注意与流感、疟疾、伤寒、黄热及斑疹伤寒相鉴别。也需排除登革热、猩红热、虱传回归热、钩端螺旋体病及流行性出血热等疾病。

五、治疗

本病无特效药物治疗，但是在 2019 年 1 月，我国科研人员成功筛选能够阻断拉沙病毒入侵的抑制剂，对于沙粒病毒具有广谱的抗病毒活性。主要为对症处理。应采取严密隔离至少 3～4 周。

1. 对症支持治疗 卧床休息，水电解质平衡，补充血容量、防控休克，密切观察心肺功能，监测血压、肾功能，继发细菌感染时使用抗生素。

2. 抗病毒治疗 利巴韦林在发热期均可使用，应尽早应用，病程 1 周内接受治疗可降低病死率。首选静脉给药。儿童按体重给药，和成人相同。也可口服。用含有高滴度抗体的恢复期血浆治疗有一定的作用。两者共同使用，治疗效果将会更好。

六、防控措施

1. 控制传染源 拉沙热存在着人传人的严重性，应将其作为烈性传染病予以严密隔离。进行灭鼠（多乳鼠）和环境整治，降低鼠密度。

2. 切断传播途径 主要为防鼠，避免直接接触鼠类及其排泄物。

3. 保护易感人群 目前尚无可供使用的疫苗，主要采取个体防护措施，家庭成员和医务人员避免接触患者血液、体液和排泄物。患者用过的食具、衣被及医用器械、患者的排泄物及分泌物须全面消毒。医院检验科处理患者的血尿标本须十分小心。

4. 加强检疫 对来自非洲拉沙热疫区的旅客，注意国境检疫，防止疾病输入。检疫措施还包括禁止从非洲进口做实验用的多乳鼠，以免引起实验室感染和鼠-人传播的可能。

第十九节　流行性感冒

流行性感冒（influenza）简称流感，是由流感病毒（*influenza virus*）引起的具有高度传染性的急性传染病。流感病毒可引起人、禽、猪、马、蝙蝠等多种动物感染和发病，是人流感、禽流感、猪流感、马流感等人与动物疫病的病原。本病传播迅速，传染性大，易发生流行及世界大流行，临床上以起病急、病程短、全身症状明显、呼吸道症状一般较轻为特征。

本病最早发现于 1173 年，迄今在世界上流行已有百余次。有详细记载的世界大流行就有 5 次。第二次大流行（1918—1919 年）"西班牙流感"遍及世界各地，估计发病约 5 亿人，肺部并发症较多，全世界至少有 2 000 万～4 000 万人死于流感。本病广泛分布于世界各地。从 1953—1976 年，中国已有 12 次中等或中等以上的流感流行，尽管目前还缺乏详细的流行病学资料，但可以肯定，中国每年因流行性感冒而导致的经济损失也是十分惊人的。

一、病原学

本病毒属于正黏病毒属，是一种 RNA 病毒。电镜下为球形，培养条件下为丝状，大小为 60～200 nm。目前分离的流感病毒分甲（A）、乙（B）、丙（C）三型。但仅甲型流感病毒中的某些亚型能引起人与动物间的感染。经病原学和血清学的研究证实，人甲 3 型（H_3N_2）流感病毒能自然感染猪、牛、犬、鸡、鸭、长臂猿、熊、貂、海豹等多种动物。目前在人类循环的新甲 1 型（H_1N_1）病毒也能传给猪。1976 年和 1977 年在美国已证实，猪流感病毒（$H_1N_1-H_{sw1}N_1$）可由猪传人。因此，作为人兽共患传染病的流感的病原主要是指人甲 3 型、新甲 1 型流感病毒和猪流感病毒。

病毒在鸡胚、人胚肾、猴肾等组织细胞中培养能引起细胞病变，也可在鸡胚羊膜和地鼠、小鼠、雪貂身上传代。可用红细胞吸附试验判定有无病毒增殖。

病毒可在空气中存活 30 min，在干尘埃中存活 2 周，在含蛋白的培养基中于 4℃下保存 1 个月，在

0℃甘油生理盐水内保存数月，在－70℃下保存数年。但在100℃下1 min可灭活，56℃ 30 min可使多数病毒灭活。病毒还可被酚、乙醚和福尔马林灭活。一般消毒剂对病毒均有作用，对碘蒸气和碘溶液特别敏感。

二、流行病学

1. 传染源 主要传染源为患者、病猪和带毒人、带毒猪。急性患者于病初2～3 d传染性最强，病后1～7 d均有传染性；病猪痊愈后6周到3个月仍可带毒。

2. 传播途径 主要通过飞沫经呼吸道感染健康人兽。病原存在于患者、病猪的鼻液、口涎、痰液等分泌物中，随分泌物或咳嗽、喷嚏排出体外，散布于空气中。少数也可经共用手帕、毛巾等间接接触而感染。密切接触也是传播流感的途径之一。

3. 易感性 已知人和猪、牛、犬、鸡、鸭、长臂猿、熊、海豹、貂等动物对甲$_3$型流感病毒有易感性。而人和猪对猪流感病毒最易感。部分人群感染流感病毒后易发展为重症病例。

4. 流行特征 本病一年四季均可发生，但多见于冬、春季节。病程短，病死率低，传播迅速，一般在3～5 d内可达高峰，2～3周内迅速消失。平时多呈散发，每2～3年有一次小流行，每10～15年可能发生世界性大流行。流感传播迅速，每年可引起季节性流行，在学校、托幼机构和养老院等人群聚集的场所可发生暴发疫情。气候骤变、寒冷、阴雨、潮湿、运输、拥挤等因素能促使猪流感发生。

三、临床表现

（一）人

潜伏期数小时至1～2 d。临床表现轻重差异颇大，主要有下列各型。

1. 单纯性流感 最为常见。患者先有畏寒或寒战、发热，继而全身酸疼，头痛，眼球后痛，结膜充血，食欲减退，有时恶心、呕吐。多数患者有轻重不一的喷嚏、鼻塞、流涕等症状。咽部刺激、发痛，声嘶哑，干咳或有少量黏液的痰。有时胸骨后有烧灼、紧压感或疼痛。体温迅速升至39～40℃，呼吸、脉搏相应加快，有时可出现缓脉。偶见皮肤上有类似麻疹、猩红热的皮疹或红斑、荨麻疹等。一般于3～4 d内各种症状随体温下降而逐渐消失。年老体弱者常感全身无力和出汗，咳嗽可持续1～2周。

2. 原发性流感病毒性肺炎 主要见于2岁以下小儿和循环、呼吸系统有慢性疾病的人。常于发病24 h内出现高热、烦躁、呼吸困难、血痰，全肺呼吸音减低，并有湿啰音与呼气性喘鸣音，但无临床肺病变体征。X线胸片，可见双肺广泛性小结节浸润，近肺门处较多。上述症状进行性加重。磺胺、抗生素治疗无效。病程1周至1个月，多数患者可逐渐恢复，少数患者亦可在5～10 d因循环衰竭而死亡。

3. 中毒型流感 少见。肺部症状不明显，多有高热，有时有脑炎或脑膜炎表现，或循环功能紊乱、肾上腺出血、血压下降、休克等，病死率较高。

4. 胃肠型流感 除发热外，以恶心、呕吐、腹痛、腹泻为显著特点，儿童多于成人。2～3 d即可恢复。

（二）动物

猪潜伏期数小时至数天，自然感染潜伏期平均为4 d。病猪突然起病，发热至40℃以上，呼吸急速，精神极度委顿，阵发性咳嗽，鼻、眼有黏液性分泌物。肌肉强直疼痛，常卧地不起。若无并发症，多经5～10 d康复。如继发感染，可死于肺炎或肠炎。

四、诊断

人流感可根据流行病学、临床特征和实验室检查可做出初步诊断，确诊需靠病毒分离、病毒定型或血清学试验。

1. 血清学试验 主要包括鸡红细胞凝集抑制及补体结合试验、病初鼻下印片、呼吸道脱落上皮荧光抗体检查等。

2. 病毒分离培养 可用病肺的细支气管渗出物作病料，接种于小鼠鼻腔，培养后分离病毒。也可接种于鸡胚，然后分离病毒，并用血球凝集和血球凝集抑制试验进一步鉴定病毒。

3. 病毒核酸检测 RT-PCR、核酸杂交或序列分析等方法也被用于检测流感病毒核酸或进行分型。

4. 快速诊断 主要是采用间接或直接免疫荧光法、ELISA 法检测病毒抗原。

注意与急性病毒性呼吸道感染、某些细菌性感染及其他发热性疾病的早期相鉴别。还应与急性猪气喘、猪肺疫相鉴别。

五、治疗

对人流感一般多采用支持疗法和对症疗法，还可采用中医中药治疗。

1. 支持治疗和对症治疗 卧床休息，多饮水，给予流质或半流质饮食，适宜营养，补充维生素，进食后以温开水或温盐水漱口，保持口鼻清洁，全身症状明显时予抗感染治疗。监测并预防控疗并发症。

2. 早期应用抗病毒治疗 及早应用抗流感病毒药物，避免盲目或不恰当使用抗菌药物，加强支持治疗，预防和治疗并发症，以及合理应用对症治疗药物等。抗流感病毒药物有奥司他韦和扎那米韦，金刚烷胺和金刚乙胺等。

3. 合理应用有关药物 在处理流感患者发热时易选用物理降温，合理使用抗生素和解热剂阿司匹林，中医中药治疗流感可根据临床病症辨证施治。

对猪流感主要采取对症治疗，如肌肉注射解热镇痛剂等。同时，可应用磺胺类和抗生素类药物预防继发感染。此外，对病猪要精心护理，隔离于温暖、干净通风处，喂给易消化的饲料以防便秘等。

六、防控措施

（1）保持室内空气流通，流行高峰期避免去人群聚集场所。如需去人流密集的地方，最好戴上口罩。流行期间如出现流感样症状及时就医，并减少接触他人，尽量居家休息。本病流行时按每立方米住房空间用醋 2～10 mL 熏蒸 1 h，可有效地预防本病。

（2）加强个人卫生知识宣传教育。咳嗽、打喷嚏时应使用纸巾等，避免飞沫传播。经常彻底洗手，避免脏手接触口、眼、鼻。

（3）流感患者应呼吸道隔离 1 周或至主要症状消失。患者用具及分泌物要彻底消毒。

（4）加强户外体育锻炼，提高身体抗病能力。秋冬气候多变，注意加减衣服。

（5）接种流感疫苗是最有效预防流感及其并发症的手段。可选择对流行毒株敏感的抗病毒药物作为预防药物，还可以采取中医中药预防。加强机构内暴发流行的防控措施。

防控猪流感应于秋冬天气温骤变时注意保温，防止过于拥挤。一旦发生本病应立即隔离病猪。被病猪污染的场地、用具可用 2％～5％漂白粉溶液或 10％～20％石灰乳等消毒。

第二十节 仙台病毒感染

仙台病毒（*Sendai virus*）又名日本凝血病毒（*hemagglutinating virus of Japan*，HVJ），是人兽共患传染病，也是啮齿类实验动物最难控制的疾病之一。由于本病毒从日本仙台一儿童死者分离，故称仙台病毒。

1953 年首次发现本病于日本。美国也有本病发生。人和猪、小鼠、豚鼠、地鼠、家兔等对本病毒均有易感性。仙台病毒感染（*Sendai virus infection*）的孕鼠繁殖力降低，新生仔死亡率增加。对人类主要引起婴幼儿下呼吸道严重疾病及较大儿童的上呼吸道感染，甚至造成致死性感染，在儿童呼吸道感染病例中占有一定比重。仙台病毒广泛分布于世界各地。

一、病原学

仙台病毒属副黏病毒科副黏病毒亚科呼吸道病毒属，呈多形性，主要为球形，直径约 $150 \sim 600$ nm，病毒颗粒内含 15KB 的单股负链 RNA 有包膜，有 4 个型，4 型又分为 A、B 两个亚型。是一个具有细胞融合活性的有包膜病毒。成熟的病毒粒子存在有 6 种结构蛋白。2 个跨膜蛋白-HN 蛋白和 F 蛋白在包膜外表面形成刺突，刺穿和宿主细胞膜相互作用启动病毒感染。HN 蛋白具有血凝素和神经氨酸酶活性，血凝活性可使病毒和细胞表面含唾液酸的受体结合，使病毒吸附到细胞表面。F 蛋白可以介导病毒-细胞融合或细胞-细胞融合，具有溶血活性。HN 蛋白和 F 蛋白的相互作用是膜融合机理的一个重要因素。在转录和复制复合体中，NP、P 及 L 蛋白与 RNA 基因组相互联系。M 蛋白具有调节病毒成分与质脂相连的功能，在病毒装配和出芽方面起作用。

仙台病毒对乙醚敏感，pH 值 2.0 条件下极易灭活。灭活的仙台病毒无感染力，但有抗原性。在 5℃或室温条件下，可凝集多种动物细胞，包括鸡、豚鼠、仓鼠、大小鼠、绵羊等 12 种动物红细胞，其中以鸡的红细胞凝集价最高。本病毒易在鸡胚羊膜腔和尿囊腔中生长，也可在猴肾细胞、乳猪肾细胞、乳仓鼠肾细胞、恒河猴肾细胞上增殖。

仙台病毒主要应用于细胞工程中的细胞融合技术，可广泛用于基因治疗用载体，还可用于构建活载体疫苗。

二、流行病学

1. 传染源 仙台病毒的自然宿主是人和啮齿类动物，也是人类呼吸道疾病的病原之一。仙台病毒由患者及隐性感染者经呼吸道分泌物排出，可持续 $3 \sim 16$ d。

2. 传播途径 空气传播和直接接触是病毒传播和扩散的方式，相对湿度高和空气流通慢可促进空气传染。

3. 易感性 人和啮齿类动物易感，在自然条件下仙台病毒感染发生在小鼠、大鼠、仓鼠及豚鼠。实验条件下，雪貂可鼻内感染，引起发热、肺炎和死亡。鼻内接种灵长类动物，可引起无症状感染并有抗体升高。仙台病毒对人类具有一定的致病性。

4. 流行特征 本病一年四季均可发生，但以冬春季多发，气温骤变、忽冷忽热等环境因素可加重发病和流行，重复感染较普遍。1953 年日本仙台发生一次新生儿肺炎流行，17 名患儿中有 11 名死亡。我国早在 1954—1956 年在急性呼吸道感染患者的 8 份血清中就发现有仙台病毒的抗体，其后苏联、美、英、荷兰、德、加拿大等国先后均有本病毒感染的报道。

三、临床表现

（一）人

对人类主要引起婴幼儿下呼吸道严重疾病及较大儿童的上呼吸道感染，起病较急，以发热、咳嗽、气喘或胸闷胸痛为主，甚至造成致死性感染，但对较大儿童和成人一般只引起普通感冒症状的上呼吸道感染，很少导致感染死亡。

1、2 型以哮吼为特征，有犬吠样痉挛性咳嗽，声嘶及程度不等的呼吸困难，有的并发吸气性喘鸣，体征可见胸壁凹陷，X 射线见声门下狭窄的特征性"尖塔影"，可危及生命。3 型在 1 岁婴儿表现为毛细支气管炎和肺炎，1～3 岁为哮吼，年长儿为支气管炎，病初常有约 4 d 发热。小儿有下呼吸道病变的约 30%。在严重联合免疫缺陷病小儿，该型发生率很高，可形成巨细胞肺炎。4 型属轻型感冒或无症状，不发热，通常不求医。仙台病毒感染可诱发哮喘和使哮喘加重，也有并发腮腺炎、中耳炎的可能。再感染多见于学龄儿童及成人，可在初次感染数月或数年内反复受感染发病。

（二）动物

动物感染仙台病毒表现有两种不同的类型。

1. 慢性型　呈地方性流行，病毒在鼠群中长期存在。多见于断乳后不久至 42 日龄的小鼠，通常为亚临床感染，病毒存在 14 d 左右。

2. 急性型　常可表现临床症状，在较短的时间内自愈或转变为地方性流行。病鼠常表现被毛粗乱、弓背、呼吸困难、眼角有分泌物、发育不良、消瘦等症状，怀孕母鼠妊娠期延长，新生乳鼠死亡率增加。病鼠肺常呈杨梅色，切开时有泡沫状血性液体流出。

四、诊断

1. 血清学检测　仙台病毒的所有毒株抗原相同，目前只有一种血清型，这给用 ELISA 法进行检测带来极大的方便。仙台病毒感染的啮齿类动物可产生强而持久的血清抗体，可用血凝抑制试验、血吸附抑制试验、免疫荧光抗体检测试验、微量中和试验、琼脂扩散试验、玻片免疫酶法和酶联免疫吸附试验等进行检测。

2. 病毒分离　可以进行细胞培养，易感细胞有原代猴肾细胞、仓鼠细胞、小鼠细胞等。也可用鸡胚分离鉴定，对 8～13 日龄的鸡胚采用绒毛尿囊腔或羊膜腔接种。也可进行动物实验，分离仙台病毒。

3. 病毒抗原检测　在病毒感染后的 1～2 周，可有效地检查到病毒抗原。检查组织细胞和分泌物中病毒抗原方法包括病毒分离、CF、HA、ELISA、免疫细胞化学和 MAP 试验等。

注意与普通感冒和轻型流感相鉴别。

五、治疗

轻症多饮水，注意休息。重症应加强对症支持治疗，呼吸困难者给吸氧，有哮喘者给克仑特罗（氨哮素）气雾剂吸入或给皮质激素治疗，有喉梗死者考虑气管切开。并可试用利巴韦林注射液滴鼻或超声雾化吸入，也可用干扰素抗病毒。

动物则采取安乐处死淘汰，全场彻底消毒的方式消除传染源。

六、防控措施

人在预防时，注意避免污染物及与患者接触，注意房间消毒及空气流通。多价及单价灭活疫苗能产生血清抗体，减毒活疫苗喷雾免疫效果正在观察中。

动物对新的繁殖动物群，要用无菌容器运送，并在隔离的动物舍中饲养于无菌隔离器内。检查血清抗体，并与血清阴性鼠饲养在一起；用于生产、繁殖的笼具都应具有过滤帽，限制参观，保持工作人员的稳定性。

（1）消灭感染鼠群，用无菌技术重新繁殖鼠群或从一个无病群中重新引入小鼠。

（2）定期进行免疫检测，发现病鼠马上淘汰。

国外曾报道用甲醛灭活苗免疫小鼠，保护率较高，能抵抗强毒的攻击。还有报道曾使用弱毒疫苗经气溶胶免疫，经济易行。

第二十一节　东部马脑炎

东部马脑炎（eastern equine encephalitis，EEE）是由东部马脑炎病毒引起的人和马的急性病毒性传染病。主要侵犯中枢神经系统，主要临床特点是高热及中枢神经系统症状，病死率高。人的病死率高达 50%～75%，马的病死率为 90%。临床上以高热及中枢神经系统症状为主，病愈后大多留有不同程度的神经系统后遗症。

本病 1933 年首先发现于美国东部的新泽西州和弗吉尼亚州沿海地区，在发生马脑炎流行时，取死马脑组织接种豚鼠脑腔分离发现病毒，故命名为东部马脑炎病毒。

一、病原学

东部马脑炎病毒属于披膜病毒科 A 组虫媒病毒，根据抗原变异分北美株和南美株，标准代表株是 *Tenbroeck* 株。本病毒为圆形的 RNA 病毒，有囊膜，直径为 40～60 nm，病毒能凝集 1 日龄雏鸡和成年鹅血红细胞，血球凝集的 pH 值范围为 5.9～6.5，最适 pH 值为 6.2。本病毒能在鸡胚、地鼠肾、豚鼠肾、猴肾、鸭肾等细胞中培养繁殖。对小鼠、鸡、豚鼠有较强的侵袭力和毒力，脑内和皮下接种可引起死亡。

本病毒对乙醚、脱氧胆酸钠、紫外线、甲醛敏感，对胰酶、胰凝乳蛋白酶、番木瓜酶不敏感，60℃加热 10～30 min 可灭活病毒。能耐受低温保存，冷冻干燥后真空保存活力维持 5～10 年以上。在 pH 值 7.6（7.0～8.0）条件下稳定。含有蛋白质的溶液对病毒有保护作用，在加有 0.1% 胱氨酸盐酸盐的豚鼠血清中，4℃下病毒可存活至少 11 年。

二、流行病学

1. 传染源　鸟类是本病的主要贮存宿主和传染源，在自然情况下病毒在鸟中传播。一些啮齿类动物如野鼠，也是重要的宿主，在传播中有一定的作用。人和马是偶然受害者。

2. 传播途径　蚊虫叮咬是本病主要传播途径。黑尾脉毛蚊（*culiseta melanura*）是鸟类间主要传播媒介，该蚊专吸鸟血，很少吸人血，在维持本病的自然疫源地上起重要作用。骚扰伊蚊（*aedes. sollicitans*）及带喙伊蚊（*aedes. taeniorhynchus*）可将病毒传给人和马，是人和马本病的主要传播媒介。偶有可经呼吸道传播，已有在实验室经气溶胶而感染的事例。

3. 易感性　人群对本病普遍易感。多发生于 10 岁以下儿童，也可见于 50 岁以上的老年人。男女的发病率无显著性差异。一些温血脊椎动物对本病毒易感。人感染后可产生持久免疫力。

4. 流行特征　本病主要流行于美洲，分布在美国的东部、东北部与南部的几个洲和加拿大的安大略省、墨西哥、巴拿马、古巴、阿根廷和圭亚那等地。在东南亚的菲律宾、泰国、东欧的捷克、波兰和独联体等地也有从动物中分离到病毒的报道。本病有严格的季节性，多发生于7—10月，8月为流行高峰。通常在人类发病之前几周，先有马、骡的流行。我国也从自然界分离到东部马脑炎病毒，在人群血清学调查也发现本病毒抗体阳性。

三、临床表现

（一）人

感染后大多呈不显性感染，少数呈显性感染，显隐性感染之比为1：（10～50）。潜伏期一般为7～10 d。临床上分为初热期或全身症状期、极期或脑炎期、恢复期。

1. 初热期或全身症状期　一般发病急，突然寒战、发热，伴有全身不适、头痛、恶心、呕吐等症状，体温很快上升到39℃左右，一般持续2～3 d后稍下降，然后再上升而进入极期。部分患者体温持续升高，直接进入下一期。神经系统症状和体征均不明显，仅表现为嗜睡、颈部稍有抵抗、腱反射消失。

2. 极期或脑炎期　此期在发病第4～10天。持续高热，体温常达40℃以上，全身症状加重，胃肠功能紊乱，并出现明显中枢神经系统症状和体征。患者出现严重头痛、呕吐、意识障碍、四肢麻痹、病理反射、脑膜刺激征等，重者很快进入昏迷，并出现惊厥，有时可见角弓反张及强直性肢体瘫痪，但软瘫少见。脑实质炎症和水肿较重者，除惊厥和昏迷外，患者可出现各种不规则呼吸，随着病情的发展，呼吸可逐渐表浅以至停止。发生脑疝者可突然停止呼吸。一般在发病后一周内死亡。

3. 恢复期　如能渡过极期，则体温渐降，症状好转。但在恢复过程中仍可残留惊厥、神志迟钝、失语和各种肌瘫等后遗症。重症病例多为婴幼儿。本病病死率在50%以上，存活者30%残留有后遗症。

（二）动物

马的临床特点是高热及中枢神经系统症状，表现为共济失调、精神抑郁、眼球震颤、脱水等。病情发展时昏睡，随之惊厥发作以致死亡，病死率高。

1日龄以上的鸡、幼鸟、马以外的哺乳动物感染后常无明显症状。但它们可以被蚊虫感染，发生病毒血症，并达到能感染蚊虫的水平。因此在自然循环中起储存宿主的作用。

四、诊断

本病的诊断主要靠流行病学资料、临床表现并结合血清学检查，经血液或脑脊液抗体检测阳性者可诊断。

1. 血常规检查　白细胞数轻或中度升高，中性粒细胞占90%以上。

2. 脑脊液　脑脊液混浊，甚至可呈脓性，压力稍高，细胞数增加，细胞计数在（0.1～1.0）×10^9/L，大多在0.3×10^9/L以下，病初多为中性白细胞，以后以淋巴细胞为主。蛋白稍增高，糖、氯化物正常。

3. 血清学检查　可采用中和试验、血凝抑制试验、酶联免疫试验等方法，采集急性期与恢复期双份血清，血清抗体增加4倍以上有诊断意义。检测出特异性IgM抗体也可确诊。

4. 病毒分离　将死亡者脑组织接种于小白鼠或鸡胚均可分离出病毒。

5. 影像学检查　CT检查不敏感，提示脑内有小及中等大小低密度影。MRI可见基底节、丘脑和脑干的局灶病变。

注意与西方马脑炎、圣路易脑炎、单纯疱疹性脑性脑炎等鉴别诊断。

五、治疗

本病尚无特效疗法，主要是对症处理与支持治疗，对高热、惊厥、脑水肿、呼吸衰竭等采取相应的治疗措施。如能及时处理，多数患者可顺利度过极期而恢复。

六、防控措施

1. 防蚊和灭蚊 是预防本病重要环节。如使用驱蚊剂、穿戴保护衣服、在门和窗上安置纱网以防止蚊子进入房间、不要让蚊子在你附近产卵等措施。

2. 预防接种 目前使用单价（东部马脑炎）疫苗、双价（东马加西马）疫苗和三价（东马、西马和委内瑞拉马脑炎）疫苗，对马等家畜有较好的保护作用。目前人群疫苗接种，尚处在实验阶段。使用恢复期血清，对人群有一定的保护作用和治疗作用。

第二十二节　基孔肯雅出血热

基孔肯雅出血热（chikungunya hemorrhagic fever）又称基孔肯雅病（chikungunya disease），是由基孔肯雅病毒引起的、蚊媒传播的一种急性、出血性传染病，本病是一种自然疫源性疾病。患者常因剧烈的关节疼痛而被迫采取身体弯曲如折叠的姿势，故被当地人用形容这种姿势的土语"基孔肯雅"（chikungunya）命名。

本病于1952年首先发现于坦桑尼亚，主要流行于非洲和亚洲的热带及亚热带地区。20世纪60年代，在对南亚和东南亚的蚊媒出血热病原学研究中发现，一部分轻型出血热患者是由基孔肯雅病毒引起的。因而近年来本病已被列入病毒性出血热。在国外，基孔肯雅病毒已被用作失能性生物战剂。曾经一度局限于东半球的基孔肯雅病毒自从2013年在加勒比地区发现携带这种病毒的蚊子以来，已感染了美洲100多万人。截至2019年6月30日，刚果（布）累计报告10462例基孔肯雅热病例。2019年6月，昆明海关首次报告输入性病例。截至2019年8月4日共有8省报告24例输入性病例。

一、病原学

本病毒是一种RNA病毒，属披膜病毒科（Togavirus）阿尔法病毒组（*Alphavirus*），即A组虫媒病毒。病毒体呈球形或稍具多角形，平均直径为42 nm，内有1个25～30 nm的核心。病毒含有两种主要蛋白质即血凝素蛋白和核心蛋白。病毒在宿主细胞质内复制，成熟的病毒颗粒被宿主细胞膜所包裹，此膜中含有与中和抗体起反应的病毒抗原。乳小鼠常用于病毒的分离培养。

本病毒可在多种组织细胞中生长，例如绿猴肾细胞、地鼠肾细胞、Hela细胞等。近年来国外发现，白蚊伊蚊（*aedes albopictus*）细胞C6/36克隆对本病毒很敏感，且在传代培养中观察到病毒发生变异。

本病毒对乙醚敏感。对理化因素的抵抗力较弱，对酸、热、脂溶剂、去污剂、漂白粉、酚、70%酒精和甲醛敏感。10ppm的鞣酸也可完全抑制病毒对细胞的感染力。

二、流行病学

1. 传染源 主要传染源是受感染的动物宿主、患者和隐性感染者。在自然疫源地区内，野生灵长类动物是病毒的主要贮存宿主，非洲绿猴、黑猩猩、狒狒、恒河猴、细毛长猴等在本病的丛林疫源地的维持上可能起着重要作用，其他的动物宿主还有蝙蝠、牛、马、猪、兔等。在城市型疫源地内，感染的人是主要传染源。

2. 传播途径 主要是蚊虫吸血传播，此外还可经呼吸道传播。主要蚊虫有：白纹伊蚊、埃及伊蚊、东乡伊蚊、三列伊蚊、伪盾纹伊蚊等。非洲伊蚊氏野栖蚊，为丛林疫源地内地主要媒介。埃及伊蚊氏家栖蚊，在城市疫源地内起主要作用。埃及伊蚊、白纹伊蚊和东乡伊蚊等，在我国南部沿海地区也有广泛分布。目前尚无直接人传人的报道。

3. 易感性 人普遍易感，感染后可表现为显性感染或隐性感染。在亚洲，本病主要发生于儿童，以 9 岁以下年龄组发病率最高。病毒可存在于绿猴、狒狒、黑猩猩、牛、马、猪、兔等多种动物体内。

4. 流行特征 本病的疫源地主要分布于非洲和亚洲的热带和亚热带地区。在亚洲、非洲、欧洲以及美洲的近 60 个国家，已经确认有基孔肯雅热。在东南亚，本病常和登革出血热同时或先后流行。1965 年，印度发生大流行，30 万人感染。2006 年，印度有约 4 万人感染，其中 300 多人死亡。在非洲热带地区，季节性不明显；在亚洲，雨季为流行高峰。一般为 7—11 月。

三、临床表现

（一）人

本病的潜伏期为 2～12 d，通常为 3～7 d。临床表现变化范围很大，从无名热、类登革热到轻型出血热，后者主要发生于南亚、东南亚和西太平洋地区。

基孔肯雅热的特征是突然发热，经常伴有关节痛。其他常见征兆和症状还包括肌肉疼痛、头痛、恶心、疲劳和皮疹。患者躯干、四肢的伸展侧、手掌和足底出现皮疹，为斑疹、丘疹或紫癜，疹间皮肤多为正常，部分患者伴有瘙痒感。数天后消退，可伴有轻微脱屑。关节疼痛通常使患者极为虚弱，但往往持续数天或延长至数周。因此，本病毒可引起急性、亚急性或慢性疾病。

大多患者可以痊愈，但有些患者的关节痛会持续数月甚至数年。偶有报告发生眼睛、神经和心脏方面的并发症，以及胃肠不适。严重并发症不多见，但本病可导致老年人死亡。婴儿患者症状多比较严重，体温可高达 41.6℃，伴有抽搐，偶可因循环衰竭而死亡。由于感染后通常只有轻微症状，可能难以识别感染，在登革热流行地区也会被误诊。

（二）动物

牛、绵羊、山羊、马、小鸡、7 种野鸟、兔、豚鼠、猫和大家鼠实验接种病毒，或者不易感或者只有低水平病毒血症。两种属于犬吻蝠属和伏翼属的非洲蝙蝠接种后血中有相当高浓度的病毒。多乳鼠和黑鼠属的非洲啮齿动物感染后只有低水平病毒血症，而匙鼠属有高水平病毒血症。易感性研究还表明狒狒、非洲绿猴和帽猴产生高水平病毒血症，而其他动物大多无症状。有时病毒可由蚊虫在猴间进行实验性传播。

四、诊断

本病的确诊有赖于病毒分离和血清学检查。

1. 流行病学资料 生活在基孔肯雅热流行地区或 12 d 内有疫区旅行史，发病前 12 d 内有蚊虫叮咬史。

2. 临床表现 起病急，以发热为首发症状，病程 2～5 d 出现皮疹，多个关节剧烈疼痛。

3. 实验室检查 血清特异性 IgM 抗体阳性；恢复期血清特异性 IgG 抗体滴度比急性期有 4 倍以上增高；从患者血清标本中检出本病毒 RNA；从患者标本中分离到本病毒。

诊断标准。疑似诊断：具有上述流行病学史和临床表现；无流行病学史者，但具有上述典型的临床表现。确定诊断：疑似诊断基础上具备诊断依据中实验室检查任一项者。

注意应与发热、出疹和关节痛性疾病相鉴别，如登革热疾病。

五、治疗

目前尚无特效疗法。一般给以支持治疗和对症处理即可使患者恢复健康。

患者应卧床休息，减少搬动。食物宜用营养丰富、易于消化的流质或半流质。高热者可作物理降温，也可给以清热解毒中草药。高热持续不退、中毒症状明显者可静脉补液，也可给以肾上腺皮质激素制剂。对个别出血现象比较严重的病例，可用止血药物。包括使用解热药、最适宜的止疼药和液体减轻关节疼痛。利巴韦林在临床使用效果有限。

六、防控措施

灭蚊、防蚊是预防本病的主要措施。

1. 防蚊灭蚊　在我国，灭蚊的主要对象应为埃及伊蚊和白纹伊蚊。灭蚊措施包括清除蚊虫孳生地和杀灭成蚊。对易感人群应采取挂蚊帐、安置纱窗和纱门、涂防蚊油等防蚊措施。

患者在病毒血症期间，应予以防蚊隔离，隔离期为发病后 5 d，并及时上报。

2. 关于预防接种　基孔肯雅病毒不同地区株在抗原性上是不同的。虽然研究发现可使受试者产生明显的中和抗体，目前尚无可供使用的疫苗。

第二十三节　黄　热　病

黄热病（yellow fever）是由黄热病病毒（*yellow fever virus*）引起的一种急性传染病。临床特征主要为急性过程的高热、黄疸（可能无黄疸）、蛋白尿及出血等表现。1648 年墨西哥的尤卡坦（Yucatan）城首次记载了本病，是最早被发现的一种人类病毒性出血热。泰勒尔凭借黄热病疫苗研制方法，摘得 1951 年的诺贝尔医学奖。

世界卫生组织估计，2013 年非洲因黄热病造成的严重病例为 8.4 万～17 万例，其中死亡 2.9 万～6 万例。2018 年 5 月 4 日，巴西卫生部通报说，从 2017 年 7 月 1 日至 2018 年 5 月 2 日，巴西全国共确诊黄热病病例 1257 例，其中 394 人死亡。截至 2019 年 7 月 31 日，尼日利亚累计报告 1655 例黄热病疑似病例，其中 78 例确诊，20 例死亡。截至 2016 年 3 月 24 日我国共发现 6 例输入性病例，均来自安哥拉。由于黄热病的死亡率高及传染性强，已纳入世界卫生组织规定之检疫传染病之一。

一、病原学

黄热病病毒属于黄病毒科（Flaviviridae）黄病毒属（Flavivirus）即虫媒病毒 B 组，为单股正链 RNA 病毒，是 20 面体的球形颗粒，直径 40～60 nm，为单一血清型。黄热病病毒具有嗜内脏性及嗜神经性。目前常用的有 Asibi 株及其衍生株，法国嗜神经株（French neurotropic strain，FNV）等。

1927 年 6 月从一个名叫 Asibi 的 28 岁轻黄热病的非洲男性患者体内分离到病毒而得名 Asibi 株。1927 年在塞内加尔黄热病流行时分离的病毒，称为法国株。黄热病病毒在基因组序列水平分为 5 个基因型（3 个为非洲型、2 个为南美型）。基因组全长 10 862 个核苷酸，包含一个短的 5′（118 个核苷酸）和 3′端（511 个核苷酸）非编码区（UTR）及一个 5′端帽子结构。

各种灵长类动物对本病毒均易感。将病毒接种仔鸡胚、小鼠脑内、乳鼠腹腔、豚鼠脑内等均能致病。病毒可在多种脊椎动物和节肢动物的细胞内生长。鸡胚、鼠胚、人羊膜细胞、KB细胞、Hela细胞等常用于病毒的培养。

黄热病毒抵抗力弱，不耐酸、不耐热。60℃ 30 min可灭活，70％乙醇、0.5％次氯酸钠、脂溶剂、过氧乙酸等消毒剂及紫外线照射均可灭活。干燥的黄热病病毒活疫苗株在37℃孵育2周，其活力丧失90％。但在50％甘油中可保存数月。在低温（-70℃）、pH值7.0的7.5％牛白蛋白以及全血清或含血清50％甚至更低浓度的培养基中可保存十多年。

二、流行病学

根据其流行病学特点可以分为城市型及丛林型。城市型的主要传染源是患者，丛林型的主要传染源是被感染的动物。

1. 传染源 按照传播方式，黄热病主要分为城市型和丛林型。城市型的主要传染源为患者和隐性感染者，特别是发病5 d以内的患者，以"人-埃及伊蚊-人"的方式循环。丛林型的主要传染源为猴及其他非人灵长类动物，以"猴-非洲伊蚊或趋血蚊属等-猴"的方式循环，人因进入丛林被蚊叮咬而感染。例如红吼猴、婴猴属、松鼠猴、叶猴、蛛猴、绒毛猴、卷尾猴、绒猴及绿猴。非灵长目动物易感者有袋鼠、食蚁兽、树懒、刺鼠、犰狳、豪猪、天竺鼠及一些小鼠、猬、獛、蝙蝠类的黄毛果蝠、有尾果蝠、犬吻等。

2. 传播途径 主要经蚊叮咬传播，也可经呼吸道吸入气溶胶而感染。城市型黄热病传播媒介主要是埃及伊蚊。丛林型的媒介蚊种比较复杂，包括非洲伊蚊、辛普森伊蚊，趋血蚊属、煞蚊属等十多种蚊。近年来发现埃及伊蚊可经卵将黄热病病毒传至下代。

3. 易感性 人对本病普遍易感，感染或接种疫苗可获得持久免疫力。猴及其他非人灵长类动物有易感性。

4. 流行特征 历史上黄热病虽曾传播到欧洲南部及北美洲，但自20世纪以来，它仅局限于中、南美洲及非洲。1950年以来，在非洲约从南纬10°至北纬15°的范围内，在美洲约由南纬30°至北纬15°的范围内。一般认为南北纬15°之间是黄热病的地方性流行区。

在非洲发生过本病的国家有：塞内加尔、几内亚（比绍）、塞拉利昂、利比亚、布基纳法索马里、加纳、多哥、尼日利亚、中非、刚果、扎伊尔、乌干达、苏丹、埃塞俄比亚、喀麦隆等；在美洲的危地马拉、洪都拉斯、尼加拉瓜、哥斯达黎加、巴拿马、哥伦比亚、委内瑞拉、特立尼达和多巴哥、圭亚那、苏里南、厄瓜多尔、秘鲁、玻利维亚、巴西及阿根廷等国家也有发生。在南美及非洲，一般流行季节在1—4月。本病在赤道地区无季节性，赤道南北夏季为流行高峰，离赤道越远，季节性越明显。

三、临床表现

（一）人

潜伏期通常为3～6 d，偶有10～13 d者。人受感染后多为隐性感染或仅表现1～2 d的低热、头痛、全身不适等轻微症状，血中可分离出病毒。部分患者可表现典型的黄热病型出血热。按临床症状的严重程度可将黄热病分为极轻型、轻型、重型及恶性型。

1. 极轻型 仅有数小时至1～2 d的发热。不用实验室方法不能确诊。

2. 轻型 病程持续2～3 d。急性发作，有明显的畏寒、发热39℃以上、头痛、头昏、失眠、全身无力、肌肉及关节酸痛，食欲减退，眼结膜充血，面部、颈部和上胸部充血潮红，皮肤黏膜可见出血点和瘀斑，还有恶心、呕吐、鼻衄、约半数患者相对缓脉、轻度蛋白尿及轻度黄疸，白细胞总数及中性粒细胞减少，血中可分离出病毒。

3. 重型　有典型症状，临床可以诊断。发热高，有明显的相对缓脉，严重的头痛、背痛、恶心、呕吐及明显的黄疸和蛋白尿，甚至有血尿及黑色呕吐物。发热持续 5～7 d。有一部分患者在病程 3～4 d 后很快恢复，叫作顿挫型。

4. 恶型　具备所有典型临床症状。其中暴发型的患者通常在第 3～4 病日病死。恶型患者高热可达 41℃以上。病程第 3 天即可发生黄疸、尿闭、大量出血，如黑粪、黑色呕吐物、鼻出血、血尿及紫癜等。神经系统症状显著，如呃逆、震颤、腱跳动及谵妄等。

重型和恶型有三个明显的临床期：感染期、缓解期、中毒期。

不同地区、不同时间的病死率可相差很大。如尼日利亚 1984～1988 年的黄热病逐年病死率为 0～82.8%，死亡多发生在 5～9 病日，10 病日以后无并发症的黄热病患者很少死亡。轻型及极轻型病例几乎没有死亡。从非流行区进入流行区的人的病死率可达 30%～40%，流行区本地人病死率则常在 5% 以下。

（二）动物

所有灵长类动物可能都对黄热病毒易感。非洲种类最有抵抗力，只有隐性或很轻的非致死的症状。有些有袋动物可发生病毒血症，但无临床症状。野生啮齿类和马类对实验感染有抗性。

四、诊断

根据流行病学史、临床表现和相关实验室检查综合判断。

1. 流行病学史　发病前 14 d 内有在黄热病流行地区居住或旅行史。

2. 临床表现　难以用其他原因解释的发热、黄疸、肝肾功能损害或出血等。无黄疸的患者数量比有黄疸的患者要多得多，根据症状一般只能诊断为可疑黄热病。

3. 实验室诊断

（1）分离病毒　取患者发病 4 d 之内的血液或尸体组织，接种于猴、小鼠、乳鼠等动物或人的胚肾、Hela 细胞、鼠胚、鸡胚等组织细胞，可分离出病毒。

（2）血清学试验　取两份患者血清做中和试验、补体结合和血凝抑制试验，比较效价增长情况，恢复期血清抗体增长 4 倍以上有意义。

（3）快速诊断　Dakar 巴斯德研究所等用新生小鼠脑内注射法、Ae. pseudoscutellaris 细胞系 (MOS 61) 培养接种法、Toxorhynchites brevipalpis 蚊胸内注射法以分离病毒。用 ELISA 方法检查这些标本中的黄热病抗原。

（4）病理学检查　病理切片肝细胞见有明显的玻璃状透明坏死，坏死细胞凝固为嗜伊红碎片，称为康斯曼小体（councilman body）。

注意与登革热和登革出血热、流感、流行性出血热、钩端螺旋体病、恶性疟疾、回归热、病毒性肝炎、药物性（四碳）或中毒性黄疸，以及立克次体病、伤寒、其他各种出血热等疾病相鉴别。疟疾可能与本病合并存在。

五、治疗

本病目前尚无特效疗法，主要是对症和支持治疗。中医治疗、用免疫血清或恢复期血清治疗早期患者，可获一定疗效。

1. 一般治疗　卧床休息至完全恢复为止，防止心血管系统突然发生变化，活动量应逐渐增加。饮食以流质或半流质为宜，发生频繁呕吐时禁食，给予5％～10％葡萄糖盐水或血浆补液，但需注意水、电解质和酸碱平衡。

2. 对症治疗　高热给予酒精擦浴或其他物理降温措施。剧烈头痛可采用小量解热镇痛剂，但忌用可导致出血的阿司匹林、吲哚美辛等。止吐可用甲氧氯普胺（胃复安）5～10 mg 口服或肌内注射，呃逆严重可肌内注射或静脉注射盐酸哌醋甲酯（利他林）10～20 mg 等。肾上腺皮质激素可试用于有心肌损害者，同时给氧吸入。有继发细菌感染或并发疟疾者给予合适抗菌药物或抗疟药。注意休克、DIC、尿毒症、心力衰竭等的处理。

重症患者如能进入重点监护室，则某些病例可能因而获救。

六、防控措施

预防的重点因不同地区、不同情况而异。在南美洲各城市应以防蚊、灭蚊为主；在非洲宜重点推行预防接种；有暴发流行时，预防接种和防蚊、灭蚊需同时进行；将去疫区的人，出发前10 d 要进行疫苗接种，在疫区睡觉要使用蚊帐。

1. 管理传染源　患者宜就地收治，予以防蚊隔离，这在病程最初4 d 内尤为重要。加强国境检疫，来自疫区的人员必须出示有效的预防接种证明书，必要时留检观察。

2. 切断传播途径　防蚊、灭蚊是防止黄热病的重要措施。

3. 保护易感者　防止蚊虫叮咬患者和预防接种。以易感儿童为重点对象，6 个月以内的婴儿不能接种疫苗，以免发生脑炎。免疫功能低下者也不宜接种疫苗。防疫人员、进入疫区的部队、林业人员、旅客、猎民及与本病病毒有接触的实验室人员等均需接种。

4. 加强国境卫生检疫　国境卫生检疫部门应对来自疫区的人进行检疫，还要对来自疫区载有疑似黄热病病例的船舶、飞机及车辆均应检疫，防止本病由国外传入。

5. 监测　在地方性流行地区或流行区的监测可分为：对人群的监测、对脊椎动物的监测、对媒介的监测。

第二十四节　登　革　热

登革热（dengue fever，DF）是由登革热病毒（*dengue fever virus*，DV）引起、伊蚊传播的一种急性热性传染病。这种疾病有时发展成高发病率与高病死率的登革出血热（dengue hemorrhagic fever，DHF）、登革休克综合征（dengue shock syndrome，DSS）是引起儿童住院和死亡的十大原因之一。临床特征为起病急骤，高热，全身肌肉、骨髓及关节痛，极度疲乏，部分患者可有皮疹、出血倾向和淋巴结肿大，严重者可致死。

本病于1779 年在埃及开罗、印度尼西亚雅加达及美国费城发现，并据症状命名为关节热和骨折热。1869 年由英国伦敦皇家内科学会命名为登革热。本病分布甚广，主要流行区分布在热带和亚热带100 多个国家和地区，特别是东南亚、西太平洋及中南美洲。20 世纪，登革热在世界各地发生过多次大流行，病例数百万计。在东南亚一直呈地方性流行。目前，世界上约有25 亿人受到登革病毒感染的威胁，每年发生登革病毒感染患者超过1 亿人，并且有50 万人发展成为 DHF 或 DSS，造成大约25 000人死亡。据 WHO 和相关国家卫生部门通报，截至2019 年6 月15 日，多国出现登革热疫情，其中菲律宾共报告病例77 040 例，越南共报告病例59 959 例，马来西亚共报告病例52941 例，巴西共报告病例586 569 例，哥伦比亚共报告病例45 622 例，尼加拉瓜共报告病例27 779 例，墨西哥共报告病例20 414 例。

我国于 1978 年在广东佛山首次发现本病，并分离出第Ⅳ型登革热病毒，以后在海南岛及广西等地均有发现，并于 1979、1980、1985 年小流行中分离出Ⅰ、Ⅱ、Ⅲ型病毒。20 世纪 90 年代以来，本病主要在广东、福建流行，多为小规模流行或散发。1999 年和 2004 年因输入性病例导致福建和浙江等地发生暴发流行，其他省区近年来也常有输入性病例的发生。我国主要在海南、广东和广西流行。

一、病原学

登革热病毒属披盖病毒科（*Togaviridae*）黄热病毒（*Flavivirus*）B 组虫媒病毒，依抗原性不同分Ⅰ、Ⅱ、Ⅲ、Ⅳ四个血清型。各型病毒间抗原性有交叉，与其他 B 组虫媒病毒如乙脑病毒和西尼罗病毒也有部分抗原相同。同一型中不同毒株也有抗原差异，其中Ⅱ型传播最广泛。各型都能引起本病，并能激发型特异抗体。各型间免疫保护不明显，在一个地区往往存在不同血清型病毒的交替流行。

登革病毒颗粒呈哑铃状、棒状或球形（直径为 20～50 nm）颗粒。核心含单股正链 RNA，核心壳外有类脂质包膜，长 5～10 nm，其末端有直径 2 nm 的小球状物。最外层为两种糖蛋白组成的包膜，包膜含有型和群特异性抗原，用中和试验可鉴定其型别。登革病毒基因组编码的蛋白质包括 3 种结构蛋白与 7 种非结构蛋白。登革病毒在许多种原代和传代细胞上增殖并可产生空斑。病毒增殖方式随病毒和宿主的不同而异，也受培养条件的影响。由病毒变异后所形成的新的毒株常可引起地区性登革热的暴发流行。

本病毒对热敏感，56℃ 30 min 可以灭活。氯仿、丙酮等脂溶剂、脂酶或去氧胆酸钠可以通过破坏病毒包膜而灭活登革病毒。病毒经去垢剂处理后释放出的病毒核酸可以被核酸酶迅速降解。病毒对胃酸、胆汁和蛋白酶均敏感。对紫外线、γ 射线敏感。酒精、1％碘酒、2％戊二醛、2％～3％过氧化氢、3％～8％甲醛等消毒剂可以灭活登革病毒。

二、流行病学

1. 传染源　患者和隐性感染者为主要传染源，未发现健康带病毒者。患者在发病前 6～8 h 至病程第 6 天，具有明显的病毒血症，传染性最强，可使叮咬伊蚊受染。

2. 传播途径　登革热通过受染雌性伊蚊的叮咬传播给人类。已知 12 种伊蚊可传播本病，有埃及伊蚊、白纹伊蚊、波利尼西亚伊蚊和几种盾蚊伊蚊。最主要的是前两种。广东、广西多为白纹伊蚊传播，而台湾地区、广东西部沿海、广西沿海、海南省和东南亚地区以埃及伊蚊为主。

3. 易感性　人群普遍易感，但青壮年的临床表现较明显，年龄分布以 4 个月～80 岁，患者以 20～49 岁居多。性别、职业上无明显差异。猴、猪、鸡、蝙蝠及某些鸟类等动物易感。

4. 流行特征　一般呈地方性流行，地方性流行区有隔年发病率升高的趋势。发病多在高温多雨的夏秋季、在气温高而潮湿的热带地区，全年均可发病，高峰在 7—9 月。流行多突然发生，传播迅速、发病率高、病死率低、疫情常由一地向四周蔓延。在旅游与贸易时候，可通过现代化交通工具远距离传播，故多发生在交通沿线及对外开放的城镇。

三、临床表现

（一）人

潜伏期为 2～15 d，平均 5～6 d。根据人登革热的临床表现，可分为轻型登革热、典型登革热和重型登革热三个临床类型。其中重型登革热包括 DHF 和 DSS。

1. 轻型登革热　类似流行性感冒，短期发热，全身疼痛较轻，皮疹稀少或无疹，一般无出血，常伴浅淋巴结肿大，因症状不典型，容易误诊或漏疹。

2. 典型登革热 经历发热期、发疹期和恢复期三个临床阶段，部分病例前后阶段重叠。头痛、肌肉和骨关节疼痛比较突出，有皮疹。

（1）发热期。几乎所有患者有发热。起病急，70％患者有寒战，随之体温迅速升高，24 h内可达38～40℃，一般持续5～7 d，热型多不规则，可呈稽留热或弛张热，部分病例于第3～5天体温降至正常，1 d后又再升高，称为双峰热或鞍形热，儿童病例起病较缓、热度低。

几乎所有患者最突出的伴随症状为剧烈的头痛、腰痛、眼眶痛，50％以上患者有全身肌肉和骨关节疼痛。25％～50％病例有不同程度出血。约40％以上患者有颜面部、颈胸部潮红和眼结膜充血等"三红征"特征，似酒醉貌，谓之"登革面容"。约1/4病例有肝脏肿大，个别病例可出现黄疸。约半数患者有表浅淋巴结肿大。消化道症状可有食欲下降、疲乏、恶心、呕吐、腹痛、腹泻。脉搏早期加快，后期变缓。严重者疲乏无力呈衰竭状态。

部分患者上述病症不典型或表现轻微且病程短、痊愈快（其中有些可自愈），为轻型登革热，病死率极低。

（2）发疹期。约70％患者于病程3～5 d出现皮疹，儿童病例更多见。呈多样性充血性皮疹，多为麻疹样皮疹，其次为猩红热样皮疹，也可为红斑样皮疹，重者变为出血性皮疹，常伴有针尖样出血点混杂其间。常先出现于四肢，再播散全身，下肢和背部较多，弥漫性对称分布。弥漫性皮疹中可夹杂正常皮肤，有人称之为"发疹皮肤海中之正常皮肤岛"。发疹皮肤多有痒感，皮疹持续5～7 d，疹退后无脱屑及色素沉着。

（3）恢复期。皮疹消退后仍有持续多日的虚弱和无力；完全恢复通常需要数周。

3. 重型登革热

（1）DHF。主要发生于儿童，绝大多数在15岁以下，以女性较多，具有典型登革热的表现，但头痛、肌肉和骨关节疼痛相对较轻。常于病程3～5 d有两个以上器官出血，出血量多大于100 mL。有的病例出血量虽小，但出血位于脑、心脏、肾上腺等重要脏器而危及生命。

（2）DSS。具有典型登革热的表现，但头痛、肌肉和骨关节疼痛相对较轻。急性期持续12～24 h，此时，体温可下降至正常，病情突然加重，口唇发绀，烦躁、昏睡、昏迷，呼吸急促或不规则，皮肤湿冷，脉搏快而细弱，血压低或测不到等，病情凶险，如不及时抢险，可于4～6 h内死亡，病死率高。休克状态与失血不完全平行。发热与病期共为5～7 d，病死率在5％～15％。及时纠正了休克，幸存的患者可在2～3 d康复。食欲的恢复是预后良好的征兆。心搏徐缓或窦性心律不齐是恢复期常见的体征。

（二）动物

猴对登革病毒易感，很多种猕猴、长尾猿、狒狒都可因感染蚊虫的叮咬或注射病毒而受到感染。猴接种1～7 d内有病毒血症，基本没有症状。有人报告有轻度白细胞减少。

小鸡、蜥蜴、新生或成年豚鼠、兔、仓鼠或棉鼠实验接种后不发生疾病。但1～2日龄乳鼠和仓鼠脑内注射病毒后死亡，经过小鼠多次传代的病毒脑内接种亦可使刚断奶的小鼠死亡。个别报告称脑内或鼻腔内接种可使日本黄鼠死亡，未能被证实。

四、诊断

依据流行病学、临床表现及实验室检查综合诊断，确诊须有血清学或病原学检查结果。

1. 流行病学资料 凡在流行地区、流行季节或15 d内去过或来自流行区和/或发病前5～9 d曾有被蚊虫叮咬史，可作为疑似病例诊断的依据。

2. 临床表现　居住于流行地区，或 2 周内曾到过疫区或来自疫区的患者，有以上的临床表现。

3. 实验室诊断　确诊病例需进行病毒分离和血清学检测。

（1）病毒分离。采集患者发病 3 d 内血液标本，进行乳小鼠脑内、腹腔联合接种、组织细胞培养。也可以用巨蚊幼虫或巨蚊成蚊接种的方法分离病毒。常用中和试验、免疫荧光法、补体结合试验等加以鉴定 4 个不同型登革病毒，病毒分离阳性，可确诊。

（2）血清学试验。于发病 5 d 内（第一相）和 3～4 周时（第二相），分别采集血清检测。双份血清恢复期抗体效价比急性期升高 4 倍以上者，或血清特异性 IgM 抗体阳性，可鉴定为登革热病毒的患者。此外，用免疫荧光、免疫电泳等方法也可从急性期标本检测登革热抗原。

（3）临床常规试验。检查起临床辅助诊断和判断病情的作用，如血小板减少、白细胞减少而淋巴细胞和单核细胞相对增多、血液浓缩、凝血酶原时间延长，凝血因子水平低下等。

（4）核酸分子杂交。多采用斑点杂交和原位杂交法。采用型特异性的探针可对登革病毒进行型别鉴定。原位杂交技术可对组织标本进行回顾性诊断。

（5）PCR 技术。在进行 RT-PCR 检测时，引物按登革病毒基因组的序列和特异诊断的需要进行设计。

注意与流感、钩体病、肾综合征出血热、麻疹、荨麻疹、猩红热、流脑、斑疹伤寒、恙虫病、疟疾等疾病相鉴别。脑部损害表现的患者应与其他病毒性脑炎和流行性脑脊髓膜炎相鉴别。

五、治疗

登革热属自限性疾病，尚无特效治疗方法。支持治疗和对症治疗为主要治疗措施。

典型登革热病预后良好，病死率一般在 0.1% 左右。登革出血热/登革休克综合征病预后严重，未经治疗的患者，病死率一般为 40% 左右；经适当治疗后，病死率可降至 2% 左右。

1. 一般治疗　急性期卧床休息，给予流质或半流质饮食，在有防蚊设备的病室中隔离至完全退热为止。

2. 对症治疗　高热时用物理降温，慎用止痛退热药以防止在 G-6PD 缺乏者中引起溶血。对于毒血症状严重的患者可短期使用小剂量糖皮质激素，如泼尼松 5 mg，每日 3 次；有大量出汗、呕吐、腹泻而致脱水者，应及时补液。尽可能使用口服补液，不宜大量补液以防止转变为脑炎型；有出血倾向者，可采用一般止血药物如卡巴克洛（安络血）、酚碘乙胺（止血敏）、维生素 C 和 K。严重上消化道出血者可口服凝血酶、雷尼替丁等；脑炎型病例应及时快速注射甘露醇等脱水剂，每 6 h 一次；同时静注地塞米松。也可静脉滴注低分子右旋糖酐及呋塞米，与甘露醇交替使用。呼吸中枢受抑制者应使用人工呼吸机。

六、防控措施

1. 疫情监测　目的是了解我国登革热的疫情动态、流行规律，及早发现疫情，早诊断，及时隔离治疗；了解登革热媒介伊蚊种群的动态变化及登革病毒携带状况；为登革热流行趋势的预测、预警和制定防控对策、措施提供科学依据。监测包括人间疫情监测、媒介监测。

2. 防蚊和灭蚊　患者发病最初 5 d 应防止其受蚊类叮咬，以免传播。WHO 建议可用马拉硫磷、杀螟硫磷等进行超低容量或热喷雾，杀灭孳生地周围的成蚊。室内可采用合适的杀虫剂剂型。需到登革热和登革出血热流行的国家和地区的人员，可用有效的含有 20%～30% 的 DEET 蚊虫驱避剂涂抹在暴露的皮肤上，喷洒衣领、袜子等处防止蚊虫的叮咬。

3. 预防接种　目前还没有疫苗可用于保护免受登革热病毒感染。关于 DNA 疫苗在登革病毒方面的应用前景如何尚需进一步研究。

第二十五节　西尼罗热

西尼罗热（West Nile fever，WNF）是由西尼罗病毒（*West Nile virus*，WNV）通过蚊虫传播感染引起的一种人兽共患传染病。WNV于1937年在乌干达西尼罗地区的一位发热妇女的血液首次分离到，因此得名。以后于20世纪50年代在埃及和其他地区，从患者、鸟和蚊子中也分离到本病毒。

西尼罗病毒在半个多世纪以来在全世界的蔓延和扩散引起了各国人民的关注和警惕，90年代中期以后，WNF的暴发范围和强度明显增加，病情严重，病死率高。据WHO数据显示，截至2019年8月6日，美国累计报告128例西尼罗热，其中4例死亡病例；2019年1月1日至8月1日，希腊累计报告25例西尼罗热，包括2例死亡病例。中国到目前为止还没有发现西尼罗热病例，也还没有在动物身上发现西尼罗病毒。

一、病原学

西尼罗病毒属于黄病毒科（Flaviviridae）黄病毒属（*Flavivirus*）中在蚊子体内能够增殖的亚群病毒，除了西尼罗病毒外，这个亚群的病毒还包括黄热病毒（*Yellow fever virus*）、登革热病毒（*Dengue virus*）、日本脑炎病毒（*Japanese encephalitis virus*）、斯庞德温尼病毒（*Spondweni Virus*）、圣路易斯病毒（*St. Louis virus*）、乌干达病毒（*Ugamdas Virus*）和韦赛尔斯布朗病毒（*Wesselsbron virus*）等病毒。

西尼罗病毒的病毒粒子为球形，完整的病毒粒子直径为45 nm，具有包膜和包膜突起，其内为核衣壳，核衣壳由1条单链正链核糖核酸（＋SS RNA）基因组与衣壳蛋白组成，基因组RNA长约11 000个碱基。西尼罗病毒有3种结构蛋白，核衣壳蛋白（C）、包膜蛋白（E）和膜蛋白（prM/M）。本病毒属于黄病毒科（Flaviviriade）黄病毒属（Flavivirus），有包膜RNA病毒。病毒对热、紫外线、化学试剂如乙醚等敏感，加热至56℃ 30 min即可灭活。

目前对西尼罗病毒的复制还有一些问题不十分清楚。

二、流行病学

1. 传染源　主要的传染源和储存宿主是带病毒的鸟类，包括乌鸦、家雀、知更鸟、杜鹃、海鸥等。鸡、马、狗、猫、松鼠、蝙蝠等多种动物和人易感，感染后不产生高滴度的病毒血症，不能通过蚊子在人与人、人与动物间传播。

2. 传播途径　人类主要通过带病毒的蚊虫叮咬而感染西尼罗病毒。吸血节肢动物如蚊虫、沙蝇、蠓、壁虱等是西尼罗病毒的传播媒介，库蚊、伊蚊、按蚊等蚊虫是本病的主要传播媒介，其中美洲大陆的尖音库蚊是美洲主要的传播媒介。已经在359种以上的南美蚊子检测到了WNV。有输血、器官移植传播西尼罗病毒的报道。哺乳及胎盘传播方式也有可能。

3. 易感性　人群普遍易感，但以隐性感染居多。50岁以上的人患脑炎和死亡的概率上升20倍。WNV已经感染了230种动物，其中包括138种鸟类。

4. 流行特征　非洲、北美洲、欧洲是西尼罗病毒感染的主要流行地区；亚洲报告本病的国家有印度、马来西亚、泰国、菲律宾、土耳其、以色列、印度尼西亚、巴基斯坦等；此外，澳大利亚也发现过。我国尚无此种病例。蚊虫滋生的季节是本病的高发季节，感染发生于6—11月，8月下旬为发病高峰。

三、临床表现

（一）人

人类感染西尼罗病毒后并不互相传播，通常为隐性感染。潜伏期为 3～15 d。大部分感染者症状轻微，伴有发热、头痛、全身不适、肌痛、厌食、恶心、呕吐和眼睛疼痛，有时出现喉咙痛、咳嗽等上呼吸道症状。早期的 WNF 发作也有淋巴结肿大、结膜充血、皮疹等，但这些症状在最近的流行中很少报道。尽管 WNV 感染发生西尼罗病毒性脑炎（WNE）的比例很小，但 WNE 有着严重的后果。主要的神经系统的症状包括脑膜炎、脑炎和急性无力性瘫痪。在最近 WNV 流行中，脑炎多于脑膜炎。大多数死亡病例发生于 50 岁以上的中老年人。

WNE 的预后与神经系统感染的严重程度、年龄有关。轻症患者不留后遗症，其他患者可残留不同的症状：疲乏、记忆丧失、行走困难、肌无力、抑郁等，最严重的后果就是死亡。

（二）动物

牛感染后常有抗体，但在实验感染时不发生病毒血症。马也有抗体，在法国和埃及曾发现有西尼罗热自然病例。马和驴的主要病变是在后脊髓的前角，有以脑膜脑炎为特征的临床症状，病理特点表现为充血和斑点状出血。

四、诊断

由于感染西尼罗病毒后绝大多数人不出现症状或仅出现发热等非特异性表现，所以诊断上非常困难，一定要注意结合流行病学史来综合判断，诊断要点包括：

1. 流行病学史 是否来自西尼罗病毒感染的主要流行地区，如非洲、北美洲和欧洲，发病前 2 周内有无蚊虫叮咬史。

2. 临床表现 有无发热尤其是同时有中枢神经系统受累的表现，如头痛、喷射样呕吐以及昏迷、抽搐、惊厥、脑膜刺激征阳性等。

3. 实验室检查 血清西尼罗病毒抗体 IgM 阳性，恢复期血清较急性期 IgG 抗体滴度升高 4 倍以上或 PCR 检测到血清中西尼罗病毒核酸，有确诊意义。

一般的实验室检查包括外周血白细胞增多、淋巴细胞减少、贫血等，神经系统疾病的感染者还有脑脊液淋巴细胞增多。

注意与流行性乙型脑炎和其他病毒性脑膜脑炎进行鉴别诊断。

五、治疗

目前还没特效的治疗方法，主要是支持疗法和对症治疗，加强护理，增强机体的抵抗力。

1. 一般治疗 卧床休息，保持呼吸道通畅，昏迷患者注意定时翻身、拍背、吸痰，吸氧，防止发生褥疮。给足够的营养及维生素，保持水及电解质平衡。

2. 对症治疗 恶心、呕吐的患者应该给予口服或者静脉补液；脑膜炎或脑炎头痛的患者可能需要止痛；急性无力性麻痹的患者可能需要呼吸支持。此外，还应该考虑抗病毒疗法和激素疗法，利巴韦林和 α-2b 干扰素对 WNV 感染的治疗可能有用，α-2b 干扰素有效性的临床试验已经启动。目前皮质类固醇、抗痉挛、渗透剂等在治疗 WNV 引起的神经系统疾病的作用还缺乏充分的试验研究资料。

六、防控措施

1. 开展旅游卫生知识宣教 对前往国外流行地区的旅游者普及西尼罗脑炎的基本防控知识，使其提高防范意识，防止在境外感染并输入西尼罗病毒。

2. 加强国境检疫　对来自西尼罗病毒病流行国家的人员、动物和货物做好检疫工作，严防疾病传入我国。

3. 防蚊灭蚊　预防的关键在于环境卫生改善和个人卫生保健，避免被蚊子叮咬。开展环境清理、清除蚊虫孳生地工作，采用马拉硫磷、杀螟硫磷等化学方法杀灭幼蚊和成蚊。加强个人防护，在黄昏和拂晓前后蚊虫活跃的时候尽量减少户外活动。如果不得不外出，应穿长袖衣裤，并涂擦驱虫剂。室内应采用纱门、纱窗、蚊帐、蚊香等防蚊措施。

第二十六节　寨　卡　热

寨卡热（zika fever）是由寨卡病毒（*zika virus*）引起的一种蚊媒传染病，症状与登革热相似，包括发热、红疹、头痛、关节痛、肌肉痛以及非化脓性结膜炎等。"寨卡"是乌干达语"Zika"，意思是"杂草"。1947年，科学家们在乌干达抓来一些猴子放在笼子里，准备用于黄热病的研究，科学家们从一只发热猴子体内分离到一种病毒。由于这些猴子生长在乌干达的杂草丛中，科学家们把这种病毒命名为"寨卡病毒"。1954年Macnamara在尼日利亚从一名发热患者血液中分离出寨卡病毒，从而确认本病为一种人兽共患传染病。

20世纪60年代和70年代在非洲西部和亚洲小规模暴发后，寨卡病毒开始在非洲和亚洲以外的多国流行。截至2019年，至少在非洲、亚洲、欧洲、美洲的87个国家有寨卡病毒传播的证据。6月25日，巴西米纳斯吉拉斯州通报2019年共报告1231例寨卡病毒病病例（包括确诊和疑似病例）；2019年截至6月22日，萨尔瓦多已报告289例寨卡病毒病病例，其中33.6%（97例）为1岁以下儿童。埃博拉病毒有蔓延全球之势，当下这种病毒却正成爆炸式传播，预计本病毒可能在美洲感染300万至400万人。我国2016—2018年共报告了26例输入病例，2019年4月26日，广东输入1例。

一、病原学

寨卡病毒属于黄病毒科（Flaviviradae）黄病毒属（Flavivirus），病毒颗粒呈球状，直径约40～70 nm，为单股正链RNA病毒，有包膜，基因组为长约11 kb的单股正链RNA，两端为非编码区，内部的单一开放读码框，依次编码3种结构蛋白，包括衣壳蛋白（C）、膜蛋白前体/膜蛋白（prM/M）、包膜蛋白（E）和7个非结构蛋白（NS1、NS2A、NS2B、NS3、NS4A、NS4B和NS5）。成熟的病毒颗粒外层为镶嵌有结构蛋白M和E的脂质双层膜。其中E蛋白是最重要的结构蛋白，主要参与病毒颗粒的组装、吸附和侵入，并且包含了主要的抗原表位。非结构蛋白主要参与调控病毒基因组复制、转录及宿主的免疫应答。NS1蛋白可作为寨卡病毒感染和早期诊断的标志物。

寨卡病毒根据基因组序列不同分为2个亚型（非洲型和亚洲型），与同为黄病毒属的登革热病毒、黄热病病毒、日本脑炎病毒（乙脑病毒）或西尼罗病毒非常相近。2种亚型均可引起寨卡病毒病。亚洲型寨卡病毒可导致成人吉兰-巴雷综合征和婴幼儿小头畸形等严重疾病，尚未见非洲型寨卡病毒导致上述疾病的报道。

寨卡病毒对酸和热敏感，60 ℃ 30 min即可灭活，70%乙醇、1%次氯酸钠、脂溶剂、过氧乙酸等消毒剂及紫外线照射均可灭活。寨卡病毒在pH值6.8～7.4的条件下最稳定，在−70 ℃或冷冻干燥状态下可长期存活。

二、流行病学

1. 传染源　尚不完全明确，患者、隐性感染者和受寨卡病毒感染的非人灵长类动物是可能的传染源。调查发现，寨卡病毒在非洲和亚洲南部的一些国家和地区的动物（特别是猴子）中广泛流行。

2. 传播途径　被感染的伊蚊叮咬是寨卡病毒的主要传播途径。白纹伊蚊、非洲伊蚊和黄头伊蚊也可传播该病毒。此外，还可通过几种其他方式可进行传播，包括：母婴传播（宫内感染或围生期感染）、输血、实验室暴露、器官或组织移植、性传播。人与人之间传播罕见。

3. 易感性　人群普遍易感。曾感染过的人可能对再次感染具有免疫力。野生灵长类动物易感。

4. 流行特征　迄今为止，共有 86 个国家和地区报告出现了经由蚊子传播的寨卡病毒感染证据，包括美洲、非洲、亚洲和西太平洋区域的国家和地区。寨卡病毒主要通过热带和亚热带地区受感染的伊蚊属蚊虫（主要是埃及伊蚊）叮咬传播。伊蚊一般在白天叮咬人，叮咬高峰为清晨和傍晚/晚间。首先，"疫情暴发"出现在普遍贫困的农业地区，这种蚊子还传播登革热、基孔肯雅热和黄热病。埃及斑蚊传播病毒特别"有效"，因为埃及斑蚊几乎只吸人血。

我国白纹伊蚊分布最广，从北至沈阳、大连，经天水、陇南，至西藏墨脱一线及其东南侧大部分地区均有分布；埃及伊蚊仅见于云南、海南、广东和台湾等的局部地区。

三、临床表现

潜伏期一般为 3～14 d，平均 7 d。人感染寨卡病毒后，仅 20%～25% 出现症状，且症状较轻，主要表现为发热（多为中低度发热）、皮疹（多为斑丘疹）、非化脓性结膜炎，可伴有全身乏力、头痛、肌肉和关节痛；少数病例可有眼眶后疼痛、腹痛、腹泻、黏膜溃疡，恶心和呕吐，皮下出血；罕见表现有血性精液、睾丸炎和附睾炎、听力障碍等。重症病例少见，可表现为脑炎/脑膜炎、吉兰-巴雷综合征、急性播散性脑脊髓炎和呼吸窘迫综合征、心力衰竭、严重血小板减少症等。孕妇在妊娠期间感染寨卡病毒，可能导致胎盘功能不全、胎儿宫内发育迟缓、死胎和新生儿小头畸形、角膜炎、肌张力亢进、反射亢进和易激惹等。婴儿先天性寨卡病毒感染，出生后头部生长发育缓慢，可形成后天小头症。寨卡病毒病是一种自限性疾病，病程通常持续一周，但关节痛可持续一个月。重症与死亡病例较少，一般预后良好。

四、诊断

根据症状和最近的旅行史（如居住在或去过寨卡病毒传播活跃地区）可推测寨卡病毒感染。要诊断必须对血液或者尿液、唾液或精液等其他体液进行实验室检测。如采取化验血清或血浆检测病毒、病毒核酸或病毒特异性 IgM 及中和性抗体等方法。

注意与登革热、西尼罗河病毒和黄热病等传染病相鉴别。

五、治疗

至今尚无寨卡病毒病的特效治疗方法，成人患者一般症状较轻，主要采用综合对症治疗措施。根据患者病情，酌情给予中医药辨证施治。

1. 一般治疗　急性期强调尽早卧床休息。主要为对症支持治疗，包括休息、补液、解热、镇痛等。保持皮肤和口腔清洁，以免继发感染。一般不用抗菌药物。对感染寨卡病毒的孕妇，建议每 3～4 周监测胎儿生长发育情况。

2. 对症治疗　高热应以物理降温为主，在急性发热期，对高热患者可以应用退热药，如对乙酰氨基酚口服，成人用法为 250～500 mg/次、每日 3～4 次，儿童用法为 10～15 mg/（kg·次），可间隔 4～6 h/次，24 h 内不超过 4 次。

六、防控措施

还没有预防寨卡感染的疫苗，预防的最佳措施就是避免蚊虫叮咬。及时发现和控制输入病例、防止由输入病例引起本地传播是防控的目标。

1. 防蚊灭蚊　尽量避免进入寨卡病毒感染流行地区，如果前往，要做好防蚊等个人防护工作，最好穿浅色长衫长裤，身体裸露部位要涂上驱蚊液，避免在公园和景区树荫下长时间逗留。在我国伊蚊活跃季节，进行蚊媒密度监测，大力开展灭蚊工作，清除室内外各种媒介伊蚊的孳生地。

2. 加强检疫　对来自疫区有病例报告国家的人员入境或回国后，如有发热、头痛、肌肉和关节痛及皮疹等症状者，出入境时应当主动向出入境检验检疫机构口头申报。入境后若出现上述症状者，应当立即就医，并向医生说明近期的旅行史，以便及时得到诊断和治疗。同时避免蚊子叮咬，以免疾病扩散。

第二十七节　流行性乙型脑炎

流行性乙型脑炎（epidemic encephalitis B）（简称乙脑）由虫媒病毒-乙型脑炎病毒引起的急性中枢神经系统人兽共患传染病。它通过蚊虫传播，多发生于儿童，临床上以高热、意识障碍、抽筋、脑膜刺激征为特征。常造成患者死亡或留下神经系统后遗症。

本病毒是 1935 年由日本科学家首先从脑炎患者的脑组织中分离出来，因此国际上称之为"日本脑炎"。早在 1871 年日本就有"乙脑"流行的记录，1929 年日本曾出现"乙脑"暴发流行。截至 2019 年 7 月 5 日，印度阿萨姆邦乙脑疫情已造成至少 48 人死亡

乙脑是我国夏秋季流行的主要传染病之一，除新疆、西藏、青海外，全国各地均有病例发生，年发病人数 2.5 万，病死率为 10％，大约 15％的患者留有不同程度的后遗症。2005 年广东报告乙脑病例 310 例，累计死亡 27 例，死亡率为 8.7％。

一、病原学

乙脑病毒属黄病毒科，呈球形，直径 20～30 nm，核心含单股 RNA，有衣壳。在脂蛋白囊膜表面有血凝素刺突，能凝集鸡、鹅、羊等动物红细胞。抗原性稳定，但近年有报告以具有中和作用的单克隆抗体检测 15 株国内的乙脑病毒时，可将其分为 4 个抗原组。人和动物感染本病毒后，均产生补体结合抗体、中和抗体和血凝抑制抗体。乳鼠是常用的敏感动物，BHK 细胞系、C6/36 细胞系及鸡胚成纤维细胞是常用的敏感细胞。目前实验室常用以上两种方法分离乙脑病毒。

本病毒在外界环境中抵抗力不强，56℃ 30 min 或 100℃ 2 min 即可灭活。但对低温和干燥的抵抗力很强，用冰冻干燥法在 4℃冰箱中可保存数年。乙醚、1∶1 000 去氧胆酸钠以及常用消毒剂均可灭活病毒。在酸性条件下不稳定，适宜 pH 值 8.5～9.0。

二、流行病学

1. 传染源　主要传染源是家畜、家禽。人被感染后仅发生短期病毒血症且血中病毒数量较少。在流行期间，猪的感染率 100％、马 90％以上，为本病重要的动物传染源。蚊虫感染后，病毒在蚊体内增

殖，可终身带毒，甚至随蚊越冬或经卵传代，因此除作为传播媒介外，也是病毒的储存宿主。此外蝙蝠也可作为储存宿主。

2. 传播途径　主要经过蚊虫叮咬而传播。能传播本病的蚊虫很多，主要是库蚊、伊蚊、按蚊的某些种。国内的主要为三带喙库蚊。蠛蠓、台湾蠛线也可能成为传播媒介。

3. 易感性　人群对本病毒普遍易感，老少均可发病，10 岁以下儿童占发病总数的 80% 以上。能够感染乙脑病毒的动物就有 60 余种，宠物中主要有犬、猫、鸟类等。

4. 流行特征　本病流行于东南亚及太平洋地区，有严格的季节性，80%～90% 的病例都集中在 7、8、9 三个月内。气温和雨量与本病的流行也有密切关系。乙脑呈高度散发性，同一家庭同时有两个患者罕见。10 岁以下儿童发病率最高。

三、临床表现

（一）人

潜伏期 10～15 d。大多数患者症状较轻或呈无症状的隐性感染，仅少数出现中枢神经系统症状，表现为高热、意识障碍、惊厥等。典型病例的病程可分四个阶段。

1. 初热期　病程第 1～3 天，体温在 1～2 d 内升高到 38～39℃，伴头痛、神情倦怠和嗜睡、恶心、呕吐。小儿可有呼吸道症状或腹泻。

2. 极期　体温持续上升，可达 40℃ 以上。初期症状逐渐加重，意识明显障碍，由嗜睡、昏睡直至昏迷。昏迷越深，持续时间越长，病情越严重。重症患者可出现全身抽搐、强直性痉挛或强直性瘫痪，少数也可软瘫。严重患者可因脑实质病变、缺氧、脑水肿、脑疝、颅内高压、低血钠性脑病等病变而出现中枢性呼吸衰竭，表现为呼吸节律不规则、双吸气、叹息样呼吸、呼吸暂停、潮式呼吸和下颌呼吸等，最后呼吸停止。神经系统检查巴宾斯基征阳性，跟腱反射阳性。

3. 恢复期　极期过后体温在 2～5 d 降至正常，昏迷转为清醒，有的患者有一短期精神"呆滞阶段"，以后言语、表情、运动及神经反射逐渐恢复正常。部分患者恢复较慢，个别重症患者表现为低热、多汗、失语、瘫痪等。经积极治疗可在 6 个月内恢复。

4. 后遗症期　虽经积极治疗，部分患者在发病 6 个月后仍留有神经、精神症状，称为后遗症。发生率 5%～20%。以失语、瘫痪及精神失常最为多见。如予积极治疗可有不同程度的恢复。癫痫后遗症可持续终生。

根据病情轻重，乙脑可分为轻型、中型、重型、暴发型。乙脑临床症状以轻型和普通型居多，约占总病例数的 2/3。流行初期重型多见，流行后期轻型多见。

（二）动物

病初马体温升高，精神萎靡，少动，食欲下降。严重者站立不稳，后躯麻痹，四肢呈游泳状。有的病马兴奋躁狂，乱冲乱撞。一般表现为抑郁、兴奋和麻痹症状先后或交替出现，后期因麻痹、衰竭死亡。

猪几乎无特征性脑炎症状。表现为体温升高，抑郁，嗜睡，食欲下降。妊娠母猪主要症状是突发流产，产出死胎、弱胎或木乃伊。感染母猪在孕期或流产后，均无明显的异常表现，对以后的配种也无影响。公猪症状一般不明显，有的可发生睾丸炎。

四、诊断

可根据流行病学资料、临床特点和实验室检查进行诊断。

1. 流行病学资料　本病多见于7—9月。起病前1～3周内，在流行地区有蚊虫叮咬史。患者多为儿童及青少年。大多近期内无乙脑疫苗接种史。

2. 临床特点　起病急，有高热、头痛、呕吐、嗜睡等表现。重症患者有昏迷、抽搐、吞咽困难、呛咳和呼吸衰竭等症状。体征有脑膜刺激征、浅反射消失、深反射亢进、强直性瘫痪和阳性病反射等。小儿常见凝视与惊厥。

3. 实验室检查

（1）血象。白细胞总数增高，中性粒细胞在80％以上。在流行后期的少数轻型患者中，血象可在正常范围内。

（2）脑脊液。呈无色透明，压力仅轻度增高，白细胞计数增加。早期多核细胞为主，后期单核细胞为主。糖正常或偏高，蛋白质常轻度增高，氯化物正常。病初1～3 d天内，脑脊液检查在少数病例可呈阴性。

（3）血清学检查。恢复期血清中抗乙脑IgG抗体或中和抗体滴度比急性期有4倍以上升高者，或急性期抗乙脑IgG抗体阴性，恢复期阳性者。

（4）病毒分离。从脑脊液，或脑组织，或血清分离乙脑病毒阳性。

五、治疗

尚无特效病原治疗，以抓紧极期患者的抢救治疗为主，重点做好高热、惊厥、呼吸衰竭等危重症状的治疗和护理。早期住院、中西医结合治疗，可以大大提高治愈率，减少后遗症。

1. 一般治疗　病室应安静，对患者要尽量避免不必要的刺激。注意口腔及皮肤的清洁。注意精神、意识、体温、呼吸、脉搏、血压以及瞳孔的变化。给足够的营养及维生素。

2. 对症治疗

（1）降温。室温争取降至30℃以下。高温患者可采用物理降温或药物降温，使体温保持在38℃～39℃（肛温）之间。避免用过量的退热药，以免因大量出汗而引起虚脱。

（2）惊厥或抽搐。呼吸道分泌物阻塞所致缺氧者，应及时吸痰、保持呼吸道通畅；脑水肿或脑疝者，应立即采用脱水剂治疗，必要时作气管切开；脑实质炎症引起的抽风可用中药、新针治疗，给予镇静剂或亚冬眠疗法，频繁的抽风可同时加用氢化可的松治疗；低血钙引起的抽搐应及时补充钙剂；由脑性低血钠引起的抽风可用3‰盐水滴注。

（3）呼吸衰竭的治疗。保持呼吸道畅通，定时翻身、拍背、吸痰、给予雾化吸入剂以稀释分泌物。一般用鼻导管低流量给氧。凡有昏迷、反复抽搐、呼吸道分泌物堵塞而致发绀，肺部呼吸音减弱或消失，反复吸痰无效者，应及早气管切开。在自主呼吸未完全停止时应用呼吸兴奋剂。应用血管扩张剂、脱水剂。必要时应用人工呼吸机。对于中、重型患者可用皮质激素有抗炎、减轻脑水肿、解毒、退热等作用。

（4）恢复期及后遗症的处理。可应用药物治疗、新针疗法、超声波疗法和功能锻炼进行功能恢复。在疾病早期可应用利巴韦林或双嘧达莫治疗，退热明显，有较好疗效。

六、防控措施

乙脑的预防主要是预防接种和灭蚊、防蚊。

1. 人群免疫　目前国际上主要使用的乙脑疫苗有2种，即日本的鼠脑提纯灭活疫苗和中国的地鼠肾细胞灭活疫苗。疫苗注射的对象主要为流行区 6 个月以上 10 岁以下的儿童。

2. 防蚊灭蚊 通过清除蚊虫孳生场所，开展宣传教育，改善环境卫生条件等方式控制蚊虫的数量。三带喙库蚊是一种野生蚊种，主要孳生于稻田和其他浅地面积水中，偏嗜畜血，根据其生态学特点采取相应的灭蚊措施。夜间睡觉防止蚊虫叮咬可用蚊帐，驱蚊剂等，提倡不露宿。黄昏户外活动应避免蚊虫叮咬。

3. 隔离 隔离患者至体温正常，隔离期应着重防蚊。

4. 疫苗接种 搞好畜舍卫生，在流行季节前，通过提前对猪等家畜进行疫苗接种，中止病毒的自然传播循环，可有效降低人群的发病率。

第二十八节 森 林 脑 炎

森林脑炎（forest encephalitis）俗称俄国春夏脑炎（Russian spring-summer encephalitis），又称蜱传脑炎（tick borne encephalitis，TBE）、东方蜱媒脑炎（encephalitis acarina orientalis）等，是由黄病毒科（旧称 B 组虫媒病毒）森林脑炎病毒（*forest encephalitis virus*）经硬蜱媒介所致森林地区自然疫源性急性中枢神经系统传染病。临床特征是突然高热、头痛、意识障碍、脑膜刺激征，上肢与颈部及肩胛肌瘫痪，脑脊液有异常变化，常有后遗症，病死率较高，感染后可获持久的免疫力。

1910 年，在苏联亚洲部分发现以中枢神经病变为主要特征的急性传染病。1936 年 Tkachev 氏首次用小鼠从患者分离到病毒；1937 年从当地主要蜱种全沟硬蜱体内分离到同一种病毒，提出并证实蜱为本病传播媒介；1938 年证实了森林中的啮齿类动物为本病贮存宿主。第二次世界大战后，欧洲有关本病的报告越来越多，几乎大部分国家均有报告。

我国于 1942 年发现本病，1952 年从患者及蜱中分离到森林脑炎病毒。本病流行于我国东北、俄罗斯的远东地区及朝鲜北部林区，多发生于春夏季。已知其有两种临床亚型，一种称俄国春夏季脑炎，我国流行的主要是此型；另一种叫中欧脑炎（central European encephalitis），病情相对较轻。1990 年由 Pletnev AG 等人首次完成病毒全基因组序列测定。

一、病原学

森林脑炎病原体属黄病毒科中的森林脑炎病毒，这是一种嗜神经性病毒，负性染色（negative stain）的纯病毒在电镜下直径约 30～40 nm，病毒核酸为单股正链 RNA 病毒，分子量为 $4×10^6$D，其沉降系数为 218 s，内有蛋白壳体，外周为类网状脂蛋白包膜外壳，呈对称的 20 面"绒毛"状球体，膜上有两种糖蛋白：M 和 E 蛋白。包膜的主要作用是感染宿主时有利于病毒附着在宿主的细胞表面，因此可在多种细胞中增殖。

本病毒可以从患者脑组织中分离，用酚与乙醚处理后提取的 RNA 有传染性，可使小鼠感染。病毒接种恒河猴、绵羊、山羊、野鼠脑内可引起脑炎，但家兔、大鼠、豚鼠对本病毒不敏感，本病毒能够在鸡胚中繁殖，卵黄囊接种或绒毛尿囊膜接种病毒能繁殖，也能在人胚肾细胞、鼠及羊胚细胞、Hela 细胞及 BHK-21 细胞中繁殖，故常作分离病毒之用。

本病毒耐低温，在 −20℃ 时能存活数月，在 0℃、50％ 的甘油中能存活 1 年。但对热及化学药品敏感，如在牛乳中加热至 50～60℃ 20 min，100℃ 2 min 即可灭活；5％煤酚皂液中 1 min 即可灭活。病毒对甲醛也敏感，用甲醛灭活的病毒仍保留其抗原性。此外对乙醚、氯仿及胆盐均敏感；对紫外线照射也很敏感；在真空干燥下能保存数年。

二、流行病学

1. 传染源 主要传染源是带病毒的多种蜱类、野生啮齿动物、鸟类等。林区的幼畜及幼兽也可成为传染源。自然界中野生啮齿动物中以缟纹鼠及花鼠子为主要传染源，田鼠、松鼠、地鼠、小鼠、刺猬、兔、蝙蝠及鸟类等均可感染，也可是传染源。此外林区的黑熊、野猪、马、鹿、羊、犬及幼兽如狍、灰旱獭、獾、狐等均为储存宿主，故成为本病传染源。

2. 传播途径 主要是通过吸血昆虫（蜱）的叮咬而感染传播。还可通过经口吸入或黏膜被污染而感染，主要发生在实验室的工作者，俄罗斯及美国均有实验室感染而死亡的报道。

牛、马、狗、羊等家畜在自然疫源地受蜱叮咬而感染，并可把蜱带到居民点，成为人的传染源。

3. 易感性 人群普遍易感，但感染后少数人出现症状，大多数人为隐性感染。来自非疫区的林业工人、森林调查队员、筑路工人及兽医等易感。城市居民到疫区野营、野餐以及游览亦常有感染。野生啮齿动物、鸟类、哺乳动物易感。

4. 流行特征 本病是森林地区自然疫源性疾病，流行于我国东北和西北的原始森林地区、俄罗斯的远东地区及朝鲜北部林区。有严格的季节性，自5月上旬开始，6月高峰期，7～8月下降，呈散发状态。其分布有向高纬度、高海拔地区移动的趋势。在立陶宛、拉脱维亚森林脑炎疫情仍很严重，拉脱维亚存在三种基因亚型的森林脑炎混合流行。中欧、波罗的海诸国森林脑炎病例最近也在增加。

三、临床表现

（一）人

临床表现为高热、头痛、面部充血、结膜充血、脑膜刺激征，伴有不同程度的意识障碍及肌麻痹。重症患者可因呼吸衰竭而死亡或留有后遗症。病程为2～4周。根据疾病发展过程，本病分为潜伏期、前驱期、急性期和恢复期。

1. 潜伏期 一般为9～14 d，某些严重暴发病例可短至4 d，长者不超过1个月。

2. 前驱期 一般数小时至3 d，前驱期主要表现为低热、头昏、头痛、乏力、全身不适，四肢酸痛。大多数病例为急性发病，呈急性型经过。

3. 急性期 一般为2～3周。临床表现为：高热 一般起病第2～3天发热达高峰，可持续5～10 d，继而下降。多为弛张热型。

（1）全身中毒症状。高热时伴头痛、全身肌肉痛、无力、食欲不振、恶心、呕吐等，患者还可因血管运动中枢的损害而出现面部、颈部潮红，结膜充血，脉搏缓慢。部分患者可有心肌炎的表现，重者可出现心功能不全、急性肺水肿等。

（2）脑膜受累的表现。最常见的症状是剧烈头痛，以颞部及后枕部持续型钝痛多见，可伴恶心、呕吐、颈项强直、脑膜刺激征。

（3）肌肉瘫痪。颈肌及肩胛肌与上肢联合瘫痪最多见，出现本病特有的头部下垂表现，肩胛肌瘫痪时，手臂呈摇摆状态。下肢肌和颈面肌瘫痪较少，瘫痪多呈弛缓型。

（4）意识、精神障碍及神经系统损害的其他表现。约半数以上患者有不同程度神志、意识变化，如昏睡、表情淡漠、意识模糊、昏迷，亦可出现谵妄和精神错乱。部分患者可出现锥体外系受损征，如震颤、不自主运动等，偶尔可见有语言障碍、吞咽困难等延髓麻痹症状，中枢性的面神经和舌下神经的轻瘫。

4. 恢复期 此期体温开始下降，肢体瘫痪逐步恢复，各种症状消失。

近年来，急性期患者的临床症状较过去有所减轻，病死率也明显降低，可能与采取了免疫注射，加强对症治疗有关。

（二）动物

牛感染后仅有体温升高和食欲减退，一般无神经症状；羊有时出现肢体麻痹；其他家畜多为隐性感染。

四、诊断

诊断的依据系流行季节在疫区曾有蜱叮咬史、饮生羊奶史，或在实验室误吸入病毒史。

急性发热期患者其临床表现有发热、昏睡或昏迷，出现脑膜刺激征、头下垂及肢体弛缓性瘫痪；血白细胞总数升高至 $10\sim20\times10^9$/L，分类以中性粒细胞增高显著，脑脊液压力稍高，蛋白轻度增加，一般细胞数在 1.0×10^9/L 以下，且以淋巴细胞为主；糖及氯化物正常，也有观察到部分患者肝功能异常，转氨酶轻度升高。

确诊依靠在发热早期处于病毒血症时从血液与脑脊液中分离到病毒，但成功者较少；自发病 1 周内死亡患者的脑、肝、肾等组织中分离病毒，其阳性率较高。

血清学试验有补体结合及血凝抑制试验，前者的双份血清效价在恢复期较发病初期效价增加 4 倍以上或单份血清效价 1:16 以上可确诊；后者的双份血清效价增长 4 倍以上者或单份血清效价 1:320 以上可确诊。

目前尚有用 ELISA 检测森林脑炎病毒 IgG 抗体的方法，较补体结合试验及血凝抑制试验分别敏感 $50\sim200$ 倍及 $10\sim80$ 倍，且特异性与重复性均好，未发现与乙脑免疫血清存在交叉反应，还有用间接免疫荧光法检测血清和脑脊液中特异 IgM 抗体，可作早期诊断。

注意与结核性脑膜炎、化脓性脑膜炎、流行性乙型脑炎、流行性腮腺炎、脊髓灰质炎、柯萨奇及埃可病毒等所致中枢神经系统感染等相鉴别。

五、治疗

目前尚无特效的药物治疗，治疗主要为一般性的对症治疗和支持治疗，对于病情严重者，需积极采用呼吸支持、维持水盐平衡和控制颅压增高等措施。

1. 对症治疗 其中高热的处理可采用室内降温的方法，或输入低温液体方法降温，国外有采用自动调节凉毯进行人工降温。对于呼吸衰竭者，可施行气管切开或使用呼吸机。有报道，早期短程使用肾上腺皮质激素，配合脱水剂、及时降低颅内压，对脑膜脑炎型所致反复惊厥、脑水肿、呼吸衰竭有着明显疗效，可使病死率降低。

2. 病原治疗 国外曾应用核酸酶制剂进行治疗，临床上效果待进一步观察。用法：先做皮肤过敏试验，阴性者用 0.5% 普鲁卡因溶液溶解核酸酶制剂，成人每次 30 mg，肌内注射，每 $4\sim5$ h 一次，$4\sim6$ d 为一疗程。

国内报道，用中药大青叶等组成方剂用于临床，在退热、缩短病程、恢复病情上均有一定作用。

3. 免疫疗法 选用免疫促进剂，如免疫核糖核酸、胸腺素、转移因子等治疗。发病早期，可应用免疫球蛋白，还可用恢复期患者或林区居住多年工作人员血清治疗。

4. 并发症和后遗症处理 并发支气管肺炎者应用抗生素治疗。有瘫痪后遗症者可用针灸、理疗等治疗。

六、防控措施

（1）在有本病流行的森林区野外活动时，应穿防护服及高筒靴，头戴防虫罩，衣帽可浸邻苯二甲酸二甲酯，每套用药 200 g，有效期 10 d。同时注意个人防护，做好环境卫生，清除杂草，打扫枯草朽叶，防蜱叮咬；加强灭鼠灭蜱工作，监控自然疫源。

（2）由于森林脑炎可通过饮羊、鹿奶而感染，因而对奶及奶制品必须煮沸后饮用。

（3）对高危疫区人群进行预防接种。目前我国所使用为地鼠肾细胞培养灭活疫苗。有人对家畜接种，使家畜不受病毒的感染，减少人类传播的机会。

在感染早期注射大量丙种球蛋白或免疫血清可能防止发病或减轻症状。预防注射对象为准备进入疫源地所有人员。

第四章 细菌引起的人兽共患传染病

细菌为单细胞原核生物，无独立生活能力，必须寄生于其他生物体内。形态微小、结构简单、多具有致病力。在人类社会发展过程中，细菌不断地发生着变化，结构、毒力、侵袭力等均可发生变异。于是旧的疾病未被消灭，新的疾病又不断出现，原已得到控制的疾病也可因社会因素以及细菌本身的变异而重新流行。细菌性疾病的诊断、治疗和预防，仍是医学界必须大力进行研究的问题。

病原体侵入机体是否引发疾病，发病的临床表现，发展过程及转归等，很重要的因素为受染者的免疫状态。1940 年青霉素的问世标志着人类与疾病的斗争进入了抗生素时代。多种抗菌药物被广泛使用，极大地改善了人兽共患细菌性疾病的疗效与预后。但与此同时，致病菌相继出现了不同程度的耐药性，成为抗菌治疗的一大问题。

人工主动免疫已成为控制人兽共患细菌性疾病的有力武器，人工免疫获得的保护力不及自然感染有效，提示应研制免疫性更强的菌苗，或定期给予加强注射。随着生物科学的发展，疫（菌）苗已由全菌、成分抗原，发展到基因工程菌，提高了预防效果，减少了不良反应。经济的全球化使世界各国、各地人口相互交往增多，旅游业的发展使各地区人员流动性加大，这无疑会使不同的地区的疾病也发生交叉感染。生物恐怖的威胁，随时有可能出现并危害人类。所以与人兽共患细菌性疾病的斗争，是一项必须长期坚持不懈的任务。

第一节　EHEC O$_{157}$ 出血性肠炎

EHEC O$_{157}$ 出血性肠炎（enterohemorrhagic E. Coli O$_{157}$）是由肠出血性大肠埃希菌（*enterohemorrhagic E. Coli*，EHEC）感染引起的一种感染性腹泻，为人兽共患性疾病。临床上可见无症状感染、轻度水样腹泻、出血性结肠炎（hemorrhagic Colitis，HC）、溶血性尿毒综合征（hemolytic uremia syndrome，HUS）、血栓性血小板减少性紫癜（thrombotic thrombocytopenic purpura，TTP）以及并发症。微生物学证实 EHEC O$_{157}$：H$_7$ 是导致该本流行的病原菌。

EHEC O$_{157}$ 出血性肠炎于 1975 年被首次分离，1977 年 Konowalchuk-J 等首次提出，某些大肠杆菌能引起人类出血性腹泻。1982 年，在美国俄勒冈和密执安州分别发生了一起出血性肠炎流行，并从一名患者粪便中分离出大肠杆菌 O$_{157}$：H$_7$。由于本菌污染了汉堡包中的牛肉馅而引发出血性肠炎的流行。此后，加拿大、英国、日本、澳大利亚和美国的其他州也报道有这种过去认为不致病的大肠杆菌 O$_{157}$：H$_7$ 所致的暴发和散发病例，被确认为是严重的致病菌。1985 年 Kamali 认为溶血性尿毒综合征（HUS）的发生与本菌株有关。

EHEC 是人类近二十年来才开始认识到的一种致病的大肠杆菌，近年来，全球流行范围不断扩大，发病数逐年上升，已经成为全球性的公共卫生问题。1999 年我国南方某地暴发了约 2 万人感染的疫情。

一、病原学

EHEC O$_{157}$ 为革兰阴性杆菌，有动力，大小为 2 μm×1 μm，属肠杆菌科（Enterobacteriaceae）埃

希氏菌族（Escherichieae）的埃希氏菌属（Escherichia）。Konowalchuk-J 等发现 EHEC 可产生一种能引起 Vero 细胞毒效应的物质，故又称之谓 Vero 毒素型大肠杆菌（Verotoxin-producing E.coli，VTEC）。从目前资料分析，具有产生 Vero 毒素的大肠杆菌菌株与其 O 血清型别有着特殊关系。最早报告产生 Vero 毒素的大肠杆菌为 O_{26} 血清型，而后发现常见血清型为 O_{157}：H_7。

EHEC O_{157} 对人的致病力较强，感染剂量较低，感染载体含菌 10 个/g 以上即可能引起感染。EHEC O_{157} 可以产生两种 Vero 毒素，分别称为志贺样毒素 1（SLT1）和志贺样毒素 2（SLT2），具有不同的免疫性和理化特性，两者无交叉反应。都不耐热，70℃以上可灭活。

提纯的 SLT1 和 SLT2 可在动物中引起人出血性结肠炎的病变和肠道、肾脏组织的病理学改变，并可在动物中观察到 O_{157} 所致的 HUS 的症状。目前普遍认为 SLTs 是 O_{157} 的主要致病因素。病原菌的毒素是主要致病因子。

EHEC O_{157} 在外环境中生存能力较强，在 pH 值 3～5 的条件下，可长期生存，能产生致死性志贺毒素（shiga-like toxin，SLT），最适培养温度为 37℃，但不耐热，超过 45℃以上不能生长或生长不良；耐低温，在 -20℃可存活 9 个月；对含氯消毒剂十分敏感，在有效氯含量 0.4×10^{-6} mg/L 以上的水体中难以存活。

二、流行病学

1. 传染源　家禽家畜为出血性大肠杆菌肠炎储存宿主和主要传染源，如牛、羊、猪等，以牛带菌率最高。患者和无症状携带者也是传染源之一。动物传染源往往长期排菌甚至终生排菌，通过排泄粪便污染当地的食物、草场、水源或其他水体及其场所。

2. 传播途径

（1）食源性传播。这是首要传播途径，人类的许多次暴发也都与牛肉制品有关。可以说动物来源的食物如牛肉、鸡肉、牛奶、奶制品等是经食物造成感染的主要原因。另外，其他食物如蔬菜、水果、冷饮、色拉酱、苹果汁等如被污染也可造成感染。食物引起传播可产生于生产、加工、包装、运输和储存等各个环节。

（2）水源性传播。除饮用水受到污染可以造成感染外，其他被污染的水体如游泳池水、湖水及其他地表水等都可造成传播。

（3）接触性传播。在动物与动物之间、动物与人之间和人与人之间通过密切接触后，都可传播并引起发病。值得注意的是，在人与人之间的传播过程中，可出现二次感染患者。不过，二次感染患者的症状往往较轻，出现出血性肠炎的比例较低，常常只出现非血性腹泻。

3. 易感性　EHCE O_{157} 所致的感染性腹泻可发生在任何年龄，男女均可感染。易感动物有牛、鸡、羊、狗、猪等，也有从鹅、马、鹿、白鸽的粪便中分离出病毒的报道。

4. 流行特征　从全世界的流行情况来看，本病基本上是先散发病例，继而小型暴发，然后才可能发生暴发流行、出现强烈的致病性与致死性和抗生素治疗可加剧病情的危险性等特点，有明显季节性，7、8、9 月份为流行高峰。在卫生条件较好、大多数肠道传染病已基本控制的地区和国家，本病发病率反呈上升趋势。感染的病死率约为 0～10%。

三、临床表现

（一）人

EHEC O_{157} 感染包括无症状感染、轻度水样腹泻、出血性结肠炎（HC）以及并发症。潜伏期为

$1\sim8\,d$，平均 $3\sim4\,d$，最长可达 $10\,d$，发病时病情轻重不一。轻者多主诉腹泻、腹痛、低热或无发热，20％左右的患者可出现呼吸道症状；30％的患者伴有寒战；约半数有恶心、呕吐；还可出现上呼吸道症状。病程一般为 $2\sim9\,d$。多数轻型患者在 $5\sim10\,d$ 内痊愈，少数轻型患者，特别是 5 岁以下的儿童和老年人，会在发病数日后出现并发症。重者起病急骤，很快会出现典型的症状，如痉挛性腹痛，水样粪便，严重时转化为血性粪便，临床上称为出血性结肠炎。患者不发热，腹泻量大但无白细胞。

重症患者更容易出现并发症，最严重的并发症是溶血性尿毒症综合征（HUS）。临床上表现为明显贫血、便血、呕血、皮肤出血、血尿、少尿或无尿。极易导致患者死亡。高危因素有：应用抗动力药物、血性腹泻、发热、呕吐、血清白细胞升高以及老年人与年龄过小（特别是 5 岁以下患者）。另一严重的并发症是栓塞性血小板减少性紫癜（TTP），其临床表现与 HUS 相似，但神经系统症状较多，而肾脏损害则较少，TTP 的死亡率亦可高达 50％。

患者乙状结肠镜检查肠黏膜中度出血者占 30％，胃肠道钡餐造影检查，可见有"拇指纹（thumb-printing）"，表明有水肿和黏膜下出血，多见于升结肠或横结肠。

（二）动物

Alexis-G 等组织病理切片发现，所有感染 EHEC 的家兔病理学表现与人感染 EHEC 后出现的症状极其相似，具体表现为感染家兔也出现腐蚀性和坏死性小肠结膜炎、弥漫性肾小球性肾炎、肾小管坏死，以及小血管与毛细血管中的纤维蛋白性血栓。

程建平等将 $O_{157}-SM^R2$ 接种于 LB 培养基并感染小鼠，小鼠在感染后 $2\sim3\,d$ 均表现出昏睡、厌食、鼠毛蓬松，然后表现出精神症状包括后肢无力、四肢瘫痪和抽搐，但所有小鼠除在感染后 $2\sim3\,d$ 时少数有稀便外，无明显的腹泻症状。

四、诊断

EHEC O_{157} 感染后常出现明显的前驱症状，除流行病学及临床特点支持外，结合实验室检查，从大便中发现 O157：H7 大肠埃希杆菌及其毒素才能确诊。

1. 细菌培养分离 提高大便培养阳性率就能提高确诊率，影响培养的因素，主要是大便性状、病程及培养基的选择。血性便、病程短者，阳性率高；水样便、病程长，尤其超过 $7\,d$ 者，阳性率低。山梨醇-麦康凯琼脂（SMAC）可提高阳性率。

2. 免疫学检测 用单克隆抗体进行直接 ELISA 反应检测 O157：H7 大肠埃希杆菌。

3. 基因检测 应用 EHEC 特异性 DNA 探针，其特异性强，敏感快速，$3\sim4\,h$ 可出结果。基因检测可用于临床研究与流行病学调查。确定其流行菌株，追踪其感染源。

4. 毒素检测 由于肠出血性大肠杆菌可产生志贺样毒素，感染初期大便中可查新 VT 毒素，肠原性大肠菌 O_{157} 排出，快速诊断可检查 O_{157} LPS 抗原。

注意与其他大肠埃希杆菌肠炎相鉴别。

五、治疗

早期诊断、早期治疗、防止并发症发生是抢救患者生命的关键。

对出血性肠炎的治疗应根据腹泻病的一般治疗原则，饮食宜以流质量少为主，避免在直肠及结肠中有过多粪便。对患者和疑似患者应进行隔离，并对症治疗，必要时采用血浆灌注、血浆置换、抗血栓形成、静脉注入免疫球蛋白或应用志贺毒素抑制品治疗方法。

对 HUS 的治疗应密切注意液体和电解质平衡、补充营养、纠正严重贫血以及控制高血压、癫痫发作及氮血症。约半数患者需要透析治疗，其他治疗还包括口服志贺氏毒素结合树脂及毒素中和抗体。

抗动力药物治疗应禁止。2002 年国家卫生部制定的《肠出血性大肠杆菌 O_{157} 感染性腹泻应急处理预案（试行）》中第 5 条有关患者的隔离治疗规定：肠出血性大肠杆菌 O_{157} 患者和疑似患者（包括粪便标本 O_{157} 抗原胶体金方法检测阳性的腹泻患者）禁止使用抗生素，疫区内的其他一般腹泻患者应慎用抗生素。关于是否用抗菌药物的问题尚难定论。

总之，患者的治疗以对症支持疗法为主，可以使用微生态制剂，原则上不用止泻药和抑制肠蠕动的药物。

六、防控措施

1. 加强食物链的卫生管理　食物链的卫生管理要贯彻动物屠宰、加工、运送、保存到销售各环节，防止带菌动物粪便污染胴体，防止肉类间、肉类与其他食品间的交叉污染。加强大型食品加工企业、跨地区销售企业、连锁店、快餐店的卫生管理；加强饮用水的卫生监测，应保证饮用水的安全，防止供水系统的污染，也要防止污染水果、蔬菜。其他水体如游泳池水，应严格采取消毒措施。要强调改变生食的习惯，不饮生水，饭前便后洗手。

2. 管好传染源　感染的主要原因是带菌动物和患者，对感染患者应进行隔离，在解除隔离治疗前应进行粪便 EHEC O_{157} 检查，连续 3 次阴性方可解除隔离。

3. 建立监测机构　美国已建立了本病的监测机构，在暴发事件的流行病学研究中已发挥了关键作用。我国也应建立相应的监测机构。口岸动物检疫部门要严格把好检疫关，防止本病从他国随牛、猪等家畜及肉制品进口而传入我国。国内兽医部门应提高警惕，对牛、猪等畜群进行监测。

第二节　沙门氏菌病

沙门氏菌病（salmonellosis）是由沙门氏杆菌属（Salmonella）中的几个成员引起的人和动物的一类疾病的总称，它是食物中毒最常见的罪魁之一，也是公共卫生学上具有重要意义的人兽共患传染病之一，临诊上多表现为败血症和肠炎，也可使怀孕母畜发生流产。

沙门氏菌属有的专对人类致病，有的只对动物致病，也有对人和动物都致病。沙门氏菌病是指由各种类型沙门氏菌所引起的对人类、家畜以及野生禽兽不同形式的总称。感染沙门氏菌的人或带菌者的粪便污染食品，可使人发生食物中毒。据统计在世界各国的种类细菌性食物中毒中，沙门氏菌引起的食物中毒常列榜首。中国内陆地区也以沙门氏菌为首位。沙门氏菌是美国食物中毒致死的主要原因，每年全国大约报告 40 000 例感染病例。法国公共卫生部门发布，截至 2019 年 2 月 19 日，有 26 名婴幼儿因食用婴幼儿米粉而感染。

一、病原学

沙门氏菌属于肠杆菌科，1884 年 Salmon 首先从一次流行中分离到猪霍乱菌，故以后凡是属于该菌属的细菌均以其命名，称沙门氏菌属。沙门氏菌属是一个庞大的家族，为革兰阴性短小杆菌，大小（0.7～1.5）μm×（2.0～5.0）μm，无荚膜，有动力，属需氧或兼性厌氧菌。本菌在变通培养基中能生长，为需氧兼厌氧性菌。在肉汤培养基中变混浊，而后沉淀，在琼脂培养基上 24 小时后生成光滑、微隆起、圆形、半透明的灰白色小菌落。沙门氏菌能发酵葡萄糖、单奶糖、甘露醇、山梨醇、麦芽糖、产酸产气。不能发酵乳糖和蔗糖，因此，可与其他肠道菌相区别。

本属细菌抗原结构相当复杂，抗原结构按菌体"O"抗原成分，可分为 A、B、C、D 等 50 个群；按鞭毛"H"抗原分型，目前共发现 2463 个血清型，其中与人关系密切者约 50 个菌型。在我国至少已检出 255 个菌型，分属于 35 个群或亚群。

沙门氏菌属也是嗜温性细菌，对热抵抗力不强，在 60℃ 15 min 可被杀灭。在水中存活 2～3 周。在 5% 的石炭酸中，5 min 死亡。对含 0.2%～0.4% 饮水消毒余氯及酚、阳光等敏感。对低温有较强的抵抗力。在干燥的沙土中可生存 2～3 个月，在干燥的排泄物中可保存 4 年之久。在含 29% 食盐的腌肉中，在 6～12℃ 的条件下，可存活 4～8 个月。

二、流行病学

1. 传染源　保存宿主、患病动物、带菌动物与患者均是传染源。多数来自病畜如猪、牛、羊及家禽如鸡、鸭等。野生动物如啮齿类、狼及鸟类均可是保存宿主。在许多环境中也有存在。从水，土壤，昆虫中，从工厂和厨房设施的表面和动物粪便中已发现本类细菌。

2. 传播途径　经口感染是其最重要的传染途径，而被污染的饮水则是传播的主要媒介物。生熟食品未严格分开是引起本病流行最常见原因，水源污染或集体灶食物污染则可致暴发流行。亦可通过带菌的蟑螂、鼠或苍蝇污染用具或食物而传播。患儿医院感染是由于病房环境污染，医务人员带菌引起。截瘫患者泌尿系统感染与家庭环境污染及护理者带菌有关。

3. 易感性　人群普遍易感，最易感群体是年幼儿童，其次是虚弱者、年长老人等。免疫缺陷者易感且易致败血症。易感动物有猫、狗、啮齿动物、鸟类、家畜和家禽等。

4. 流行特征　沙门氏菌在自然界分布极其广泛，能在池塘和溪流中繁殖，本病一年四季均有发生，但在多雨潮湿季节发病较多，发病后一般呈散发性或地方流行性。本病主要为世界性散发流行，偶有通过污染某类商品如香烟、胭脂引起国际流行。在工业发达国家，伤寒多经旅游者输入，但非伤寒沙门氏菌感染发病率普遍较高。

鼠伤寒沙门氏菌的耐药为一难题。我国多数实验报道对氯霉素、氨苄西林及复方磺胺甲噁唑耐药率为 24%～51%。近年来加拿大、英国、美国、捷克等国出现多重耐药鼠伤寒沙门氏菌 DT104 血清型。沙门氏菌对氟喹诺酮类药耐药的病例近几年也屡见报道，这是流行病学中一个很值得重视的问题。

三、临床表现

（一）人

人沙门氏菌病有 4 类综合征：沙门氏菌病；伤寒；非伤寒型沙门氏菌败血症和无症状带菌者。沙门氏菌胃肠炎是由除伤寒沙门氏菌外任何一型沙门氏菌而所致，通常表现为轻度，持久性腹泻；伤寒实际上是由伤寒沙门氏菌所致，未接受过治疗的患者致死率可超过 10%，而对经过适当医疗的患者其致死率低于 1%，幸存者可变成慢性无症状沙门氏菌携带者。非伤寒型沙门氏菌败血症可由各型沙门氏菌感染所致，能影响所有器官，有时还引起死亡。幸存者可变成慢性无症状沙门氏菌携带者。

潜伏期长短不一，最短者如食物中毒仅数小时，但多数为 1～3 d。临床表现各种各样，其中以胃肠炎多见，但败血症、肠道外脏器局灶性炎症或脓肿也屡见报道。

1. 胃肠型　此型临床又可分为三种表现：

（1）急性胃肠炎。以集体暴发食物中毒最为常见，其病原多为鼠伤寒、肠炎沙门氏菌等。潜伏期 5 h 至 2 d，主要症状为恶心、呕吐、腹绞痛、稀水样便有发热、寒战、头痛，但病程多为 2～3 d。感染剂量为 15～20 个菌，死亡率达 1%～4%。

（2）痢疾型。此型是以结肠炎表现为主，发热、脓血便或黏液便，伴有里急后重，初诊常诊断为急性菌痢，甚至个别诊断为中毒型菌痢。发热一般较志贺菌属所致时间长 1～2 d。

（3）肠炎型。以黏液便腹泻为主，多见于婴幼儿营养不良、免疫功能较差的患者，较少发热，但腹泻及大便排菌时间较长，约占胃肠型的 25%。

2. 伤寒型 比较少见，临床表现以持续发热为主，并伴有肝、脾大。

3. 败血型 表现为弛张热伴有寒战、恶心、头痛、尿蛋白阳性，亦可有腹泻，比伤寒型多见。部分病例因机体免疫功能不全，特别是新生儿，易引起肺炎、脓胸、心包炎、肾盂肾炎、骨髓炎、关节炎、化脓性脑膜炎，甚至大血管的夹层动脉炎。病死率在婴幼儿中较高。

（二）动物

猪感染最常见是鼠伤寒沙门氏菌，会导致仔猪腹泻，更是导致人类食物中毒的一种主要原因。病猪体温升高（40.5～41.5℃）、精神不振、寒战、喜钻垫草、堆叠一起，眼有黏性或脓性分泌物，上下眼睑常被黏着；少数发生角膜混浊。病猪食欲不振，初便秘后下痢，粪便淡黄色或灰绿色，恶臭，很快消瘦。部分猪皮肤特别在腹部有时可见绿豆大、干涸的浆液性覆盖物，揭开见浅表溃疡。

牛中多发于犊牛，病初体温升高（40～41℃），昏迷，食欲废绝，脉搏频数，呼吸困难开始体力迅速衰竭，24 h 后排出灰黄色液状粪便，混有黏液和血丝，一般于病状出现后 5～7 d 内死亡，眼窝下陷，黏膜充血和发黄，腹痛剧烈，病期延长时腕和跗关节可能肿大，有的还有支气管炎和肺炎症状。

禽中病雏多虚弱，精神不佳，羽毛竖立，垂翼，嗜睡，常排出白色下痢便并玷污肛门周围，腹部胀满，呈败血症而死。部分耐过的雏鸡呈关节炎、眼球炎或神经症状。

犬则食欲不振、精神沉郁、被毛粗乱、体温升高、呼吸困难、咳嗽、打喷嚏，眼有黏性分泌物，角膜混浊，呕吐，腹痛，粪便淡黄色、带血，恶臭，机体脱水，消瘦，最后死亡。

四、诊断

根据流行病学和临床症状只能对沙门氏菌病做出初步诊断，确诊须进行细菌学检查或某些血清学诊断技术，用于沙门氏菌的分离、鉴定和诊断。实践中常用血清学方法对鸡白痢、马副伤寒进行血清学诊断；对马副伤寒可采用马血清做试管凝集试验；对鸡白痢可采取鸡的血液或血清做平板凝集试验。

1. 流行病史 有进食可疑污染的食物史，同食者短期内集体发病，或有家庭、病房等传染源接触史，或接触病禽、病兽等。

2. 临床表现 进食可疑食物后 1～2 d 内，突然发生急性胃肠炎症状。此外，沙门氏菌感染亦可表现似伤寒、败血症，或呈局部化脓感染。

3. 细菌培养 及时取呕吐物、血、骨髓、尿、粪或脓液做细菌培养，阳性便可确诊。

4. 血清学检查 单纯用本技术诊断其参考意义较小。包括有快速酶触反应及代谢产物的检测，乳胶凝集实验，荧光抗体检测技术，抗血清凝集技术，酶联免疫测试技术等。

5. 聚合酶链式反应 用扩增 DNA 进行的 PCR 反应能准确地检测出微量的沙门氏菌。

6. 核酸探针的应用 将已知核苷酸序列 DNA 片段用同位素或其他方法标记，加入已变性的被检 DNA 样品中，在一定条件下即可与该样品中有同源序列的 DNA 区段形成杂交双链，从而达到鉴定样品中 DNA 的目的。

7. ISO-GRID 检测系统 这是一种基于疏水性网膜（HGMF）的过滤系统。本系统通过使用这种含有 1 600 个小方格的滤膜，来对微生物进行检测或计数。

8. 检测仪器及自动化系统 AMS 微生物自动分析系统的检测卡片为 14 种，每一种鉴定卡片要含有 25 种以上的生化反应指标，检测所需时间最长不超过 20 h。

五、治疗

对本病的治疗，主要是对症处理和针对病原治疗。

1. 对症处理 胃肠炎患者应以维持水、电解质平衡为重点，辅以必要的对症处理。轻、中度失水可予口服葡萄糖-电解质溶液，重度失水则需静脉补液，情况改善后再改用口服补液。对年老、年幼或虚弱者应积极处理，中毒症状严重并有循环衰竭者应注意维持有效血容量，必要时可采用肾上腺皮质类激素。禁食后腹痛、腹泻常可显著改善。重症患者可试用抗分泌的药物如小檗碱、氯丙嗪、普萘洛尔、葡萄糖酸钙、吲哚美辛等。解痉剂以短期应用为宜。

2. 病原治疗 依临床类型不同而异。胃肠炎型，不必使用抗菌药，口服补充液体与电解质即可。痢疾型，可给短程抗菌药治疗。败血症或伤寒型，应采用抗菌药充分治疗，直到症状控制及病原完全被清除以后。一般不少于 7～10 d。婴儿及免疫功能不全者，应注意及时发现败血症及局部感染并予以治疗。1 岁以内婴儿应特别强调母乳喂养。切勿反复大量使用抗菌药治疗，以免影响发育。恢复期带菌者无须抗菌治疗。

3. 根据药敏结果选用药物 沙门氏菌，特别是鼠伤寒，多重耐药者多。在婴儿、免疫缺陷者，特别是肠外感染，治疗比较困难，如脑膜炎病死率高达 43%～87.5%，常用抗菌药物如四环素族、庆大霉素、复方磺胺甲噁唑、氨苄西林及第一、二代头孢菌素，均多数耐药，疗效差。少数报道磷霉素效果较好。氟喹诺酮类药物和第三代头孢菌素对沙门氏菌均有很强的抗菌活性，如环丙沙星、氧氟沙星、洛美沙星、头孢唑肟等。

六、防控措施

1. 防止院内感染 医院特别是产房、儿科和传染病病房要防止病房内流行。一旦发现，应彻底消毒。严格隔离，防止患者污染环境。保护婴幼儿及免疫力低下患者不受感染。

2. 加强食品卫生管理 对病畜、禽及污染食品，要消毒处理。不喝未经处理的水，不吃生肉或未经加热煮熟的肉和鸡蛋。使用微波炉煮肉食时，要使肉食内外达到一致的温度。

3. 医院污水处理 医院污水要按要求消毒，粪便要经无害化处理。

4. 减少耐药机会 禁止将与人有关的抗生素用作动物饲料添加剂而增加病菌耐药机会。

5. 加强海关检疫 以防止新的沙门氏菌菌群（型）输入。

6. 提倡母乳喂养 提倡母乳喂养，以加强婴儿的肠道被动免疫。便后、换尿布后、接触宠物后，应仔细洗净双手。

7. 流行病学调查 全面系统的收集资料，及时掌握历年疫情，分析发生时间、空间、人间分布规律及三者相互影响和动态趋势。

在动物中，猪是主要的传染源，应该加强饲养管理，消除发病诱因，切断传播途径，保持饲料和饮水的清洁、卫生。在人工授精时应注意手臂和器械消毒。对接触动物的所有人、动物预先要接种沙门氏菌疫苗，增强免疫力。

第三节　细菌性痢疾

细菌性痢疾（bacillary dysentery）简称菌痢，广义的菌痢系指肉眼带血的腹泻，常见的病原体包括志贺氏菌属、沙门氏菌属、变形杆菌、侵袭性大肠杆菌、空肠弯曲菌、EHEC O₁₅₇等，还有阿米巴原虫、鞭毛虫、病毒等均可引起人类痢疾，其中以志贺氏菌引起的细菌性痢疾最为常见，故狭义的菌痢仅指志贺氏菌属（Genus shigella），通称痢疾杆菌，引起的志贺氏菌病。临床上以起病急、发热、腹痛、腹泻、里急后重及脓血便为特征，严重者可发生感染性休克和（或）中毒性脑病。非人灵长类动物也可感染，是一种人兽共患急性传染病。

本病是发展中国家的常见病、多发病，严重危害着人们的健康，尤其是儿童的生长发育。全世界每年死于志贺氏菌感染的人数约为 60 万人。据 1994—1997 年的监测资料表明，我国年报告病例在 60～85 万人，发病率居甲乙类传染病之首，病死率为 0.04％～0.07％。2008—2011 年我国共报告细菌性痢疾暴发疫情 82 起，疫情分布在湖南、贵州、四川、浙江、重庆等西南及沿海省市。其发病率的高低取决于某一国家及某一地区的卫生条件和病原菌流行类型，欧美国家优势菌型为 D 群，我国多数地区主要流行菌群是 B 群福氏菌，D 群宋内氏菌有不断上升之趋势。

一、病原学

志贺氏菌属细菌为革兰阴性杆菌，菌体短小，长 2～3 μm，宽 0.5～0.7 μm。不形成芽孢，无荚膜，无鞭毛，有菌毛。DNA 的 G＋C 为（49～53 mol）％（Tm 法）。需氧或兼性厌氧。营养要求不高，在常用的肠道选择性培养基 SS 和麦康凯平板上生长良好。最适温度为 37℃，最适 pH 值为 6.4～7.8。37℃培养 18～24 h 后菌落呈圆形、微凸、光滑湿润、无色、半透明、边缘整齐，直径约 2 mm，宋内氏菌菌落一般较大，较不透明，并常出现扁平的粗糙型菌落。在液体培养基中呈均匀浑浊生长，无菌膜形成。本菌属都能分解葡萄糖，产酸不产气。大多不发酵乳糖，仅宋内氏菌迟缓发酵乳糖。靛基质产生不定，甲基红阳性，VP 试验阴性，不分解尿素，不产生 H₂S。

志贺氏菌血清型繁多（共 47 个血清型）。根据生化反应和 O 抗原的不同，将志贺氏菌属分为 4 个血清群（即痢疾志贺氏菌、福氏志贺氏菌、鲍氏志贺氏菌、宋内氏志贺氏菌，又依次称为 A、B、C、D 群）。我国的优势血清型为福氏 2a、宋内氏、痢疾Ⅰ型，其他血清型相对比较少见。在发达国家和地区，宋内氏志贺氏菌的分离率较高。痢疾Ⅰ型志贺氏菌产生志贺毒素，可引起溶血性尿毒综合征。

本菌对理化因素的抵抗力较其他肠道杆菌为弱。对酸敏感。一般 56～60℃经 10 min 即被杀灭。在 37℃水中存活 20 d，在冰块中存活 96 d，蝇肠内可存活 9～10 d，对化学消毒剂敏感，1％苯酚 15～30 min 杀灭。光照下 30 min 可被杀灭。

二、流行病学

1. 传染源　患者、健康带菌者、恢复期带菌者和慢性带菌者是主要的传染源。人和灵长类是志贺氏菌的适宜宿主。

2. 传播途径　主要通过消化道途径传播。痢疾杆菌随患者或带菌者的粪便排出，通过污染手、食品、水源或生活接触，或苍蝇、蟑螂等间接方式传播，最终均经口入消化道使易感者受感染。痢疾杆菌污染水源可引起暴发流行。

3. 易感性　人类普遍易感，营养不良的幼儿、老人及免疫缺陷者更为易感，在幼儿可引起急性中毒性菌痢，死亡率甚高。

4. 流行特征　志贺氏菌致病性非常强，10～100 个细菌细胞就可使人发病，并且多数临床分离的菌株为多重耐药性。菌痢主要分布于温带和亚热带国家，如美国、加拿大、墨西哥、阿根廷、秘鲁、日本、澳大利亚、新西兰等，赤道附近及寒带的国家发病较少。我国地处北温带，发生本病也较多，各地的发病率差异不大。全年散发，夏秋季发病率最高。患者患同型菌痢后无巩固免疫力，不同菌群间及不同血清型痢疾杆菌之间无交叉免疫，故造成重复感染而反复多次发病。

三、临床表现

（一）人

潜伏期一般为 1～3 d（数小时至 7 d）。分为急性菌痢、慢性菌痢。

1. 急性细菌性痢疾　又分典型、非典型及中毒型 3 种。

（1）典型的急性细菌性痢疾。起病急、腹痛腹泻、脓血黏便、里急后重、发热，并有中度全身中毒症状。各型菌都可引起，以志贺氏菌引起的较重，宋内氏菌引起的较轻。腹泻 10 余次/d 或更多，但量不多。重症患者伴有惊厥、头痛、全身肌肉酸痛，也可引起脱水和电解质紊乱。经治疗，预后良好，如治疗不彻底，可转为慢性。

（2）非典型的急性细菌性痢疾。各型菌都可发生，易误诊，常导致带菌或慢性发展。以婴儿多见。多无全身中毒症状，不发热或低热。腹痛较轻，腹泻 3～5 次/d。粪便呈水样或稀糊状，含少量黏液，但无脓血。左下腹可有压痛。食欲减退，并有恶心、呕吐。

（3）急性中毒性菌痢。起病急、发展快，体温可达 40℃ 以上。小儿患者早期出现烦躁、惶恐、谵妄和惊厥等。少数患儿可表现抑郁，如嗜睡、精神萎靡、昏迷或半昏迷等，数小时内可发生休克或呼吸衰竭。小儿主要表现为高热、惊厥。发病初期肠道症状不明显。成人患者主要表现为脓血便频繁，循环系统症状明显。

2. 慢性细菌性痢疾　有急性菌痢史但治疗不彻底，或迁延未愈，或开始症状较轻而逐渐发展起来，且病情迁延达 2 个月以上者。又分慢性迁延型、慢性隐伏型、急性发作型 3 型。

（1）慢性迁延型。通常由急性菌痢治疗不彻底等引起。病程超过 2 个月，时愈时发，腹胀或长期腹泻，黏液脓血便，长期间歇排菌，为重要的传染源。特别是炊事员和保育员中的带菌者，危险性更大。

（2）慢性隐伏型菌痢。是在一年内有过菌痢病史，临床症状早已消失，但直肠镜可发现病变或大便培养阳性。

（3）慢性型急性发作。患者有急性菌痢史，急性期后症状已不明显，受凉、饮食不当等诱因致使症状再现，但较急性期轻。

（二）动物

动物感染初期会排泄灰黄色带少量黏液及血丝的稀便、精神萎靡、食欲减少、体温升高、呼吸、腹部触诊时疼痛感明显、腹部听诊表明肠鸣音增强。经 1～3 d 后，排黏膜便或胶冻样脓血便。排便次数增多，每天 10～20 次，便量不多，有明显的里急后重现象，精神更差、眼窝下陷、严重脱水、体温下降、剧烈腹痛、拒食，此时若不紧急治疗，则动物会很快死亡。

四、诊断

细菌性痢疾的诊断原则为依据流行病学史、症状体征及实验室检查进行综合诊断，确诊则需依赖于病原学检查。

1. 流行病学史　患者有不洁饮食或与菌痢患者接触史。

2. 症状体征　根据不同临床表现可分型。

3. 实验室检查

（1）粪便常规检查。白细胞或脓细胞≥15/HPF（400 倍），可见红细胞。

（2）病原学检查。粪便培养志贺菌属阳性为确诊依据。

4. 病例分类

（1）疑似病例。腹泻，有脓血便，或黏液便，或水样便，或稀便，伴有里急后重症状，难以确定其他原因腹泻者。

（2）临床诊断病例。具有 1、2 和 3（1）任何一项，并除外其他原因引起之腹泻。

（3）确诊病例。具备 3（2）和 4（2）任何一项。

注意急性菌痢与急性胃肠炎、阿米巴痢疾等相鉴别，中毒型菌痢应与流行性乙型脑炎相鉴别，慢性痢疾应与结肠癌相鉴别。

五、治疗

本病发病急、病情重、病死率高，要早诊断、早隔离、早治疗，防止病情扩散和流行。

1. 一般对症治疗 卧床休息、给予流质或半流质饮食，忌食生冷、油腻和刺激性食物。注意水电解质平衡，可给口服补液盐（ORS），必要时 ORS 和静脉输液同时应用。

2. 病原治疗 细菌性痢疾可以是自限性的，一般情况下可以不使用抗生素。对症状比较严重的患者，抗生素治疗可缩短病程、减轻病情和缩短排菌期。但是，治疗痢疾 I 型志贺氏菌感染时，应该慎用抗生素。由于临床分离菌株常为多重耐药性，使用抗生素应该根据当地的药敏谱来确定。

3. 休克型菌痢处理 抗感染、抗休克。

4. 脑型菌痢处理 抗感染、防控脑水肿和呼吸衰竭。保持呼吸道通畅，吸氧，严格控制入液量，应用甘露醇或山梨醇进行脱水，减轻脑水肿。

5. 中医中药治疗 可采取铁苋菜石榴皮煎剂，白头翁汤，葛根芩连汤等。针刺主穴天枢、气海、关元、足三里。

六、防控措施

1. 控制传染源 急性患者应隔离治疗，并给予全程治疗，直至症状消失后，2 次便检培养阴性方可解除隔离。重点监测从事饮食业、保育及水厂工作的人员，感染者应立即隔离并给予彻底治疗。慢性患者和带菌者不得从事上述行业的工作。

2. 切断传播途径 深入开展卫生健康教育和爱国卫生运动是预防控制本病流行最好的措施。饭前便后及时洗手，养生良好的卫生习惯，尤其应注意饮食和饮水的卫生情况。对污染的水源和食品要及时消毒。消灭苍蝇、蟑螂及其孳生地。在疫区不要参加婚丧娶嫁等大型聚餐活动。对重点行业人群应每年进行卫生知识培训，坚持持证上岗，严格执行食品卫生法。

3. 免疫接种 根据某一国家及某一地区病原菌流行类型选择合适的活疫苗，对特定人群进行预防接种，一般情况下不需要大面积接种。免疫期可维持 6～12 个月。

4. 预估灾害影响 洪涝灾害使得水源受到严重污染、饮食的卫生条件恶化及居住条件较差。水灾后局部地区发生细菌性痢疾暴发的可能性很大，应该特别提高警惕。

5. 日常监测措施 对疑似患者、临床诊断和实验室确诊患者，要及时向发病地的卫生防疫机构报告。卫生防疫部门应尽快查明暴发原因，采取果断防控措施，防止疫情蔓延。

第四节 鼠 疫

鼠疫（plague）又称黑死病，是由鼠疫耶尔森氏菌（*Y. pestis*）引起的一种自然疫源性烈性人兽共患传染病。其传染性强，病死率高，是危害人类的最严重的烈性传染病之一，属国际检疫传染病，临床上可分为 9 型，即腺鼠疫、肺鼠疫、鼠疫败血症、皮肤鼠疫、肠鼠疫、眼鼠疫、脑膜鼠疫、扁桃体鼠疫和轻型鼠疫。

在没有治疗的情况下，感染腺鼠疫 75％会死亡，感染肺鼠疫的近 100％会死亡。鼠疫菌历来被外军列入重要生物战剂范畴，也是国际恐怖分子采用的廉价而方便的资源，威胁国家安全和社会稳定，我国将其列为法定甲类传染病之首。

《圣经》中曾有公元前 1100 年鼠疫流行的记载。历史上曾记有过 3 次世界范围的灾难性大流行，分别发生于公元 6—8 世纪，14—17 世纪，19 世纪末至 20 世纪初，死亡人数过亿。20 世纪前半叶（1900—1949 年），我国先后发生了 6 次较大的鼠疫流行，此后，由于监控措施得当以及抗生素的应用，大规模的人间鼠疫已基本控制，其发病率和病死率已降到很低。但研究发现，鼠疫是一种周期性暴发的传染病，处于潜伏期的鼠疫耶尔森氏菌大量保存于其天然宿主中，一旦人们放松警惕，就又可能成为危害整个人类的疾病。近十几年来，散发病例或小规模流行仍有报道。鼠疫的发病率有明显上升，而且多重耐药性鼠疫耶尔森氏菌的出现也给鼠疫的治疗带来困难，因此鼠疫已被世界卫生组织列为重新抬头的疾病。

一、病原学

鼠疫耶尔森氏菌又叫鼠疫巴斯德氏菌（*P. pestis*）或鼠疫杆菌（*Plague bacillus*），属于肠杆菌科耶氏菌属（*Yersinia*），为革兰阴性、短而粗、两端纯园、两极浓染的椭圆形小杆菌，菌体长 1～2 μm，宽 0.5～0.7 μm，有荚膜，无鞭毛，无芽孢。在脏器压印的标本中，可以看到吞噬细胞内的本菌，此点对于鉴别杂菌污染的病料有重要参考价值。鼠疫耶尔森氏菌包含了染色体基因组及三种质粒 pPCP1、pMT1、pCD1。我国鼠疫杆菌共 17 个型，均以地方命名，如北天山东段型、祁连山型等。

鼠疫耶尔森氏菌为兼性需氧菌，最适宜的生长温度为 28～30℃，培养基最适宜的酸度为 pH 值 6.9～7.2。本菌在肉汤中，形成絮状沉淀物及薄膜，呈白色环状下垂似钟乳石样，但肉汤仍透明，此点具有诊断意义。鼠疫杆菌在低温及有机体生存时间较长，在脓痰中存活 10～20 d，尸体内可活数周至数月，蚤类中能存活 1 个月以上；对光、热、干燥及一般消毒剂均甚敏感。日光直射 4～5 h 即杀灭，加热 55℃ 15 min 或 100℃ 1 min、5％石炭酸、5％来苏水、5％～10％氯胺均可将病菌杀灭。对链霉素、卡那霉素及四环素敏感。

二、流行病学

1. 传染源 家鼠中的黄胸鼠、褐家鼠和黑家鼠是人间鼠疫重要传染源。鼠疫患者，主要是肺鼠疫患者，在疾病早期即具有传染性。败血型鼠疫、腺肿发生破溃的腺鼠疫患者等也可作为传染源。无症状感染者不具有传染性。

鼠间鼠疫传染源（储存宿主）有野鼠、地鼠、狐、狼、猫、豹等，其中黄鼠属和旱獭属最重要。

2. 传播途径 动物和人间鼠疫的传播主要以鼠蚤为媒介。"鼠→蚤→人"的传播方式是鼠疫的主要传播方式。其次，通过捕猎、宰杀、剥皮及食肉等方式直接接触染疫动物而使人感染。还有借助空气飞沫经呼吸道感染的"人→人"的途径，是引起原发性肺鼠疫流行的主要途径，造成人间肺鼠疫大流行。少数可因直接接触患者的痰液、脓液或病兽的皮、血、肉经破损皮肤或黏膜感染。有实验室感染报道。

3. 易感性 人群普遍易感，并可为隐性感染。能自然感染鼠疫的脊椎动物达 54 种，其中：啮齿动物 41 种，食虫类 2 种，食肉类 8 种，偶蹄类 2 种，鸟类 1 种。节肢动物有 41 种，其中：跳蚤 35 种，硬蜱 4 种，革螨 1 种，獭虱 1 种。

4. 流行特征 鼠疫是一种自然疫源性疾病，其自然疫源地分布在亚洲、非洲、美洲的 60 多个国家和地区。我国目前存在着 12 种类型的鼠疫自然疫源地。人间鼠疫多由野鼠传至家鼠，由家鼠传染于人引起。偶因狩猎（捕捉旱獭）、考查、施工、军事活动进入疫区而被感染。本病多由疫区籍交通工具向外传播，形成外源性鼠疫，引起流行、大流行。

季节性与鼠类活动和鼠蚤繁殖情况有关。如肺炎型鼠疫的流行常在冬季。淋巴结炎型鼠疫常发生在温暖地区。人间鼠疫多在 6—9 月流行。在疫区已发现有无症状的咽部携带者，带菌者作为传染源的可能性正在引起重视。

鼠疫在世界历史上曾有多次大流行，1992 年全世界报告发生人间鼠疫的有巴西、中国、马达加斯加、蒙古、缅甸、秘鲁、美国、越南及扎伊尔等 9 个国家共 1582 例，患者大多集中在非洲，病死率为 8.7%。我国的鼠疫疫源地分布在 17 个省（自治区）、216 县。

三、临床表现

（一）人

鼠疫的潜伏期较短，一般为 2～5 d。腺鼠疫或败血型鼠疫潜伏期为 2～7 d；原发性肺鼠疫为 1～3 d，甚至短仅数小时；曾预防接种者可长至 9～12 d。临床上大多表现为腺型、肺型及二者继发的败血症型。

鼠疫的全身症状主要表现为发病急剧，高热、寒战、体温突然上升至 39～41℃，呈稽留热。剧烈头痛，有时出现中枢性呕吐、呼吸促迫，心动过速，血压下降。重症患者早期即可出现血压下降、意识不清、谵语等。未经治疗者，常于 3～5 d 内猝死。

1. 腺鼠疫 最为常见，占 85%～90%。多发生于流行初期，除全身中毒症状外，以急性淋巴结炎为特征。部分病例可发展成败血症、严重毒血症及心力衰竭或肺鼠疫而死亡；用抗生素治疗后，病死率可降至 5%～10%。

2. 肺鼠疫 是最严重的一型，病死率极高。多见于流行期的高峰，本型起病急骤，发展迅速，除严重中毒症状外，在起病 24～36 h 出现剧烈胸痛、咳嗽、咯大量泡沫血痰或鲜红色痰；呼吸急促，并迅速呈现呼吸困难和发绀；肺部可闻及少量散在湿另啰音、可出现胸膜摩擦音；胸部 X 线呈支气管炎表现，与病情严重程度极不一致。如抢救不及时，多于 2～3 d 因心力衰竭、出血、休克等死亡。

3. 败血症型鼠疫 又称暴发型鼠疫，可原发或继发。原发型败血症型鼠疫，病情险恶，全身毒血症症状、中枢神经系统症状和出血现象均极严重，体温过高或不升。患者谵妄或昏迷，并出现休克或心力衰竭，多在发病后 24 h 内死亡，很少超过 3 d。病死率极高。因患者皮肤广泛出血、瘀斑、发绀、坏死，故死后尸体呈紫黑色，俗称"黑死病"。继发性败血型鼠疫，可由肺鼠疫、腺鼠疫发展而来，症状轻重不一。

4. 其他少见类型 除轻型鼠疫如前所述外，尚有皮肤鼠疫、眼鼠疫、扁桃体鼠疫、肠鼠疫、脑膜型鼠疫，均少见。

（二）动物

啮齿动物或兔类自然感染本菌后，可引起急性、慢性疾病或隐性感染。发病死亡动物的病变因病程不同而有一些差异。在急性病例中，可见出血性淋巴结炎和脾炎，其他器官的病变不明显；在亚急性和慢性病例中，淋巴结为干酪样变，脾、肝、肺有针尖样坏死灶。将鼠疫耶氏菌擦在豚鼠剃去毛的腹部上，可引起感染。豚鼠常于 1～3 d 内发病，表现不活泼、不食、坚毛和衰弱等，3～7 d 内死亡。剖检可见皮下及全身充血、脾充血、颗粒性肝及胸腔有外渗液。家畜中以骆驼感染较为常见，急性者体温为 40～41.5℃，全身症状明显，孕骆可发生流产；重者多卧地不久死亡。亚急性者症状较轻，病骆可逐渐恢复。犬、猫常为隐性感染。

四、诊断

鼠疫的诊断一般要依据流行病学、临床症状、细菌学和血清学的检验等情况进行综合判断。其中，以细菌学检查的结果为主要依据。对动物的感染实验应当在动物生物安全三级实验室内进行；对样本病原菌的检测可以在生物安全二级实验室内进行。

1. 细菌学诊断　淋巴结穿刺液、血液、痰液，咽部或眼分泌物，或尸体脏器、管状骨骨髓标本中分离到鼠疫菌。

2. 血清学诊断　敏感而特异的试验方法有 ELISA、固相放射免疫分析，SPA 协同凝集试验等。检出鼠疫 FI 抗原。

3. 检测核酸　用 DNA 探针杂交方法或 PCR 技术检测核酸，有助于鼠疫的诊断。PCR 敏感性极高，蚤体内有 10 个鼠疫耶尔森菌感染即可用 PCR 技术检出。

注意腺鼠疫应与淋巴结炎、野兔热、性病的下疳相鉴别。肺鼠疫应与其他细菌性肺炎、肺炭疽等相鉴别。皮肤鼠疫则应与皮肤炭疽相鉴别。

五、治疗

1. 隔离观察　凡确诊或疑似鼠疫患者，均应迅速组织严密的隔离，绝对卧床。病区、室内定期进行消毒。症状消失后，腺鼠疫患者一般尚需观察 7 d，血液或局部分泌物培养检菌连续 3 次（每 3 d 1 次）阴性；肺鼠疫患者痰培养 6 次（每 3 天 1 次）阴性，方可出院。

2. 一般治疗和对症治疗　急性期患者应绝对卧床休息，给予流质或半流质饮食及足量水分，并按需要静脉内补液。烦躁不安、局部淋巴结疼痛者，给予镇痛、止痛药；呼吸困难者吸氧；出现休克、DIC、心力衰竭等应及时做相应处理；严重毒血症患者可短期应用肾上腺皮质激素，如 100～300 mg 氢化可的松静脉滴注，但必须与有效抗菌药物同用。

3. 局部处理　肿大淋巴结可用抗菌药物外敷，其周围组织内注入链霉素 0.5 g 已软化者可切开排脓，宜在应用足量抗菌药物 24 h 以上方可进行；眼鼠疫可用四环素、氯霉素眼药水滴眼；皮肤鼠疫可用抗菌药液湿敷、冲洗或抗菌药软膏外敷。

4. 抗菌治疗　原则是早期、联合、足量、应用敏感的抗菌药物，可降低鼠疫患者病死率。首先链霉素治疗。常联用四环素、庆大霉素、氯霉意、卡那霉素、β-内酰胺类、喹诺酮类、土霉素或磺胺类药物等。

六、防控措施

1. 严格管理传染源　要积极消灭动物传染源，对自然疫源地进行疫情监测，控制鼠间鼠疫；广泛开展爱国卫生运动，灭鼠、灭蚤；旱獭在某些地区是重要传染源，也应大力捕杀。一旦发生人间鼠疫传播，应立即按紧急疫情上报并采取应急措施，控制其继续传播。患者排泄物应彻底消毒，患者死亡应火葬或深埋。接触者应医学观察 9 d，对曾接受预防接种者，医学观察期应延至 12 d。

2. 综合防控措施　切断传染途径。提高人群免疫力和加强交通、国境卫生检疫，是鼠疫防控工作的主要措施和原则。有疫情时要做到早发现、快速诊断、严格封锁、隔离，把疫情控制在最小范围内。对鼠疫疫源、可疑疫源和必要的地区进行监测和疫源调查。

3. 保护易感染者　加强个人防护，进入疫区的医务人员，必须接种菌苗 10 d 后方能进入疫区。工作时必须着防护服，戴口罩、帽子、手套、眼镜、穿胶鞋及隔离衣。接触患者后可预防性服药。对疫区及其周围的人群也应进行预防接种。至今世界上广泛应用的有鼠疫 EV 活菌苗和 USP 死菌苗，接种后每年加强接种 1 次。我国新研制的 06173 菌苗免疫动物后产生 F1 抗体较 EV 株效果高 1 倍。

第五节　巴氏杆菌病

巴氏杆菌病（pasteurellosis）主要是由巴氏杆菌属引起的人和各种家畜、家禽、野生动物的一种传染病的总称，主要为多杀性巴氏杆菌（*pasteurella multocida*）、其次为溶血性巴氏杆菌（*P. haemolytica*）和嗜肺性巴氏杆菌（*P. pneumotropica*）等细菌。本病过去曾称为"出血性败血病"。由各种畜、禽分离的巴氏杆菌，又曾给以不同的名称，如分别以牛、羊、猪、马、家兔和禽等败血巴氏杆菌（现统称为多杀性巴氏杆菌），如牛多杀性巴氏杆菌病，又称"牛出败"，全称"牛出血性败血病""猪肺疫""禽霍乱"等。

多杀性巴氏杆菌自然感染人、家畜、家禽和野兽、野生水禽等动物。家畜中以牛、猪发病较多。人的感染多因被家畜咬伤、抓伤所致。

一、病原学

巴氏杆菌科包括巴氏杆菌属、曼氏杆菌属、里氏杆菌属、放线杆菌属等。其中常见的病原菌有多杀性巴氏杆菌、鸭疫里默氏杆菌、副猪嗜血杆菌以及猪传染性胸膜肺炎放线杆菌等。本菌体大小（0.3～0.5）$\mu m \times$（1.0～1.8）μm。多杀性巴氏杆菌是一种细小、两端钝圆的球状短杆菌，多散在、不能运动、不形成芽孢，能形成荚膜。普通染料易着色，病料组织或体液涂片用瑞氏、姬姆萨或亚甲蓝染色镜检，菌体多呈卵圆形，两端着色深，中央着色浅，故又称为两极杆菌，两极浓染之染色特性具诊断意义。用培养物作涂片，两极着色不那么明显。用印度墨汁等染料染色时，可看到清晰的荚膜。本菌为需氧兼性厌氧菌，在普通培养基上可以生长，若加入少许血液或血清则生长良好。在琼脂上形成 3 种类型的菌落：黏液型菌落、光滑型菌落、粗糙型菌落。

本菌的抵抗力不强，在直射阳光和干燥的情况下迅速死亡；60℃ 10 min 可杀灭；一般消毒药在几分钟或十几分钟内可杀灭。3% 石炭酸和 0.1% 升汞水在 1 min 内可杀灭，10% 石灰乳及常用的甲醛溶液 3～4 min 内可使之死亡。对磺胺、土霉素敏感。在无菌蒸馏水和生理盐水中迅速死亡，但在尸体内可存活 1～3 个月，在厩肥中亦可存活 1 个月。

溶血性巴氏杆菌和嗜肺性巴氏杆菌的形态、染色、培养、抵抗力等方面多与多杀性巴氏杆菌相似。

二、流行病学

1. 传染源　传染源主要为病畜、病禽和带菌畜禽。它们的排泄物和分泌物排出细菌，污染饲料、饮水和外界环境而成为本病的传染源。

2. 传播途径　动物主要经消化道感染，其次通过飞沫经呼吸道感染，亦有经皮肤伤口或蚊蝇叮咬而感染的。人的感染多由家畜咬伤、抓伤所致。已有多起因犬、猫咬伤抓伤引起发病并分离到本菌的病例；也有因马咬伤引起发病并从伤口中分离到本菌的报道。

3. 易感性　对多杀性巴氏杆菌易感的有人、家畜、野生动物、家禽和野鸟。对溶血性巴氏杆菌易感的有人和家畜、家禽。对嗜肺性巴氏杆菌易感的有人、马、犬、牛和实验啮齿动物。

4. 流行特征　本病遍布全世界，各种畜禽均可发病。本菌为条件病原菌，常存在于健康畜禽的呼吸道，与宿主呈共栖状态。健康畜禽的鼻道深处、喉头、扁桃体等处也可能带有本菌，发生一般无明显的季节性，常年可发生。当各种因素引起机体抵抗力降低时，细菌乘虚经淋巴进入血流引起内源性感染。体温失调，另外长途运输或频繁迁移，过度疲劳，饲料突变，营养缺乏，寄生虫等也常常诱发此病。本病多呈地方流行或散发，同种动物能相互传染，不同种动物之间也偶见相互传染。

人感染后有 2 种类型，伤口处发炎、肿胀化脓等伤口感染型和肺炎、肺气肿、肺脓肿、鼻窦炎、扁桃体炎等呼吸道疾病的非伤口感染型。

三、临床表现

（一）人

多杀性巴氏杆菌感染常见的有伤口感染型和非伤口感染型 2 种。伤口感染型常见于动物咬伤抓伤后几小时至一周出现症状，表现为伤口处严重疼痛、肿胀；有的发热、化脓、淋巴结肿胀；极少数患者发生败血症。也有因角膜被猫抓伤而发生全眼球炎者；非伤口感染型多数表现为呼吸道感染，已从慢性支气管炎、支气管扩张症、肺炎、肺气肿、肺脓肿、鼻窦炎、扁桃体炎典型患者的病灶部位分离到本菌。与本菌有关的其他感染还有腹膜炎、肠炎、阑尾脓肿、泌尿生殖道感染、膀胱炎、糖尿病等。

溶血性巴氏杆菌和嗜肺性巴氏杆菌引起的伤口感染与多杀性巴氏杆菌相同。并已从胆囊炎、心内膜炎及糖尿病患者分离到溶血性巴氏杆菌。

（二）动物

1. 禽霍乱　潜伏期为 2～9 d。一般分为最急性型、急性型和慢性型 3 种类型。

（1）最急性型。常见于流行初期，以产蛋高的鸡最常见。病鸡无前驱症状，晚间一切正常，吃得很饱，次日发病死在鸡舍内。

（2）急性型。最为常见，病禽常表现为羽毛松乱、双翅下垂、精神沉郁、缩颈闭眼、离群呆立、呼吸困难而急促、自鼻和口腔中流出混有泡沫的黏液，常有剧烈腹泻，粪便常呈灰黄色或绿色。病禽体温常升高 2～3℃，喜喝水，皮肤发热。常于发病后 1～3 d 死亡。

（3）慢性型。多见于流行的后期或常发地区，以慢性肺炎、慢性呼吸道炎症和慢性胃肠炎多见，有的病鸡常表现为冠髯苍白，有的发生水肿、变硬或出现干酪样变化。关节发炎、肿大、跛行，切开肿大的关节时见有干酪样物。少数病例可见鼻窦肿大，鼻腔分泌物增多，分泌物有特殊臭味。有的病鸡出现长期拉稀。急性病例病程 10～15 d，慢性病例 1 个月以上。

2. 牛巴氏杆菌病　潜伏期 2～5 d。常可分为败血型、水肿型和肺炎型 3 种。

（1）败血型。病牛初期体温可高达 41～42℃，精神沉郁、反应迟钝、肌肉震颤，呼吸、脉搏加快、眼结膜潮红、呻吟、腹痛、下痢，有时鼻孔出血，常于 12～24 h 死亡。

（2）水肿型。除表现全身症状外，最明显的症状是头颈、咽喉等部位发生炎性水肿，水肿还可蔓延到前胸、舌及周围组织。病牛常卧地不起，呼吸极度困难，常因此而窒息死亡。与此同时，病牛常回头观腹，并有混杂黏液或血液且具恶臭味的粪便。一般病程为 12～36 h。

（3）肺炎型（胸型）。病牛表现急性纤维素性胸膜炎，肺炎症状。后期有的发生腹泻，便中带血，有的尿血，数天至 2 周内死亡，有的转为慢性型。病程一般为 3～7 d。

3. 猪巴氏杆菌病（猪肺疫）　本病潜伏期为 1～5 d，一般病程分为最急性型、急性型和慢性型。前两型多表现为败血症及胸膜肺炎，慢性型的病变集中于呼吸道，呈慢性肺炎。散发性较多见，可以是急性的，也可以是慢性的，与其他疾病混合感染或继发。

4. 羊　多见于绵羊。可分为 3 种：

（1）最急性型。多见于羔羊，往往只见寒战，呼吸困难，可在几分钟到数小时内死亡。

（2）急性型。表现为高热，不食，精神委顿，咳嗽，眼红肿，眼、鼻流黏液，甚至鼻孔出血，腹泻带血，消瘦，病程 3～6 d。

（3）慢性型。常见于成年羊，病羊消瘦，食欲减退，咳嗽，呼吸困难，死前极度消瘦。

5. 兔 巴氏杆菌是引起 9 周龄至 6 月龄的兔死亡的最主要原因。潜伏期一般从几小时到 5 d 或更长。可表现为败血症、肺炎、鼻炎、中耳炎、结膜炎、生殖道感染及脓肿等不同疾病的临床症状。病程很长，甚至一年以上。传播较慢，一般不致造成多数发病。少数死亡。

四、诊断

根据流行特点、临床症状和病变可作出诊断。其病理诊断要点为：败血型常见多发性出血及咽喉部水肿等；肺炎型常见纤维素性肺炎与浆液纤维素性胸膜炎等。

1. 微生物学检查

（1）病料采集：取病畜禽的组织，肝，肺，脾等体液、分泌物及局部病灶的渗出液。

（2）镜检：对原始病料涂片进行革兰染色，镜检，应为革兰阴性。用印度墨汁等染料染色，可见清晰的荚膜。

（3）培养：同时接种鲜血琼脂和麦康凯琼脂培养基，37℃培养 24 h，观察细菌的生长情况，菌落特征、溶血性，并染色镜检。

（4）生化试验：多杀性巴氏杆菌在 48 h 内可分解葡萄糖、果糖、单奶糖、蔗糖和甘露糖，产酸不产气。一般不发酵乳糖、鼠李糖、菊糖、水杨苷和肌醇。可产生硫化氢，能形成靛基质，MR 和 V-P 试验均为阴性。接触酶和氧化酶试验均为阳性。溶血性巴氏杆菌不产生靛基质，能发酵乳糖产酸。能发酵葡萄糖、糖原、肌醇、麦芽糖、淀粉；不发酵侧金盏花醇、菊糖和赤藓醇。

2. 动物实验 常用的实验动物有小鼠和家兔。实验动物死亡后立即剖检，并取心血和实质脏器分离和涂片染色镜检，见大量两极浓染的细菌即可确诊。

3. 血清型或生物型鉴定 可用被动血凝试验、凝集试验鉴定多杀性巴氏杆菌荚膜血清群和血清型。用间接血凝试验测溶血性巴氏杆菌的血清型，根据生化反应鉴定本菌的生物型。

五、治疗

（一）人

治疗可以选用磺胺类药物、氯霉素、红霉素、庆大霉素、环丙沙星、恩诺沙星、喹乙醇均有较好的疗效。也可以配合中医辨证用中药清热解毒等治疗。

（二）动物

1. 禽霍乱 使用喹乙醇、氯霉素、庆大霉素、环丙沙星、卡那霉素、阿米卡星等均有较好的治疗效果。用牛或马等异种动物制备的禽霍乱抗血清紧急预防或治疗本病，有较好的治疗效果，但治疗成本较高。

2. 牛巴氏杆菌病 病牛立即隔离治疗。早期应用血清、磺胺类药物治疗效果好，两药同用更佳。水肿型晚期病牛可以采取气管切开术，插入气导管，缓解病牛的高度呼吸困难。

3. 猪巴氏杆菌病 由于细菌的抗药性，抗生素治疗无显著效果。常采用多种抗生素配合使用，给药途径是注射和添加在饲料和饮水中。研究表明，第三代抗生素以及氟化喹诺龙最有效，而红霉素、磺胺二甲嘧啶、林可霉素的效果很差。

4. 兔　病兔应隔离治疗。可肌肉注射青霉素或链霉素。口服四环素、金霉素、土霉素等。可用抗出败血清治疗，为提高疗效，可用青霉素 40 万 U 和链霉素 50 万 U 联合肌肉注射。慢性型病兔用青霉素或链霉素溶液滴鼻。

六、防控措施

（1）平时加强饲养管理和卫生防疫措施，消除可能降低机体抵抗力的各种因素。如避免畜禽拥挤和受寒，畜圈、禽舍定期消毒。在长途运输中精心管理畜禽，避免过劳，防止感冒，剪毛时防止剪破皮肤。必要时运输前可注射高免血清或菌苗等。新引进的畜禽应隔离观察，确认无病后方可合群并圈。

（2）本病流行时，一旦发现本病应立即隔离治疗，严格消毒。畜舍可用 5％漂白粉、10％石灰乳等消毒，粪便可用生物热消毒。对健康家畜应仔细观察、检温，必要时紧急预防接种。

（3）动物内脏及病变显著的肉尸作工业用或销毁；无病变或病变轻微且被割除的肉尸，高温处理后出场；血液作工业用，皮毛、羽毛消毒后出场。从国外输入活体动物经检疫发现本病，退回或扑杀销毁。

（4）人在饲养管理和接触动物时候，注意防范，避免咬伤、抓伤。

第六节　弧菌性疾病

弧菌属（Vibrio）细菌是一大群菌体短小，弯曲成弧形、运动活泼的革兰阴性菌。弧菌属广泛分布于自然界，以水表面最多。弧菌属目前有 36 个种，其中至少 12 个种与人类感染有关，其中和人类关系密切且较为常见的有霍乱弧菌、副溶血性弧菌和创伤弧菌。有重要医学意义的弧菌见表 4-1。

表 4-1　与人类感染有关的主要弧菌

弧菌	人类疾病
霍乱弧菌 O_1 和 O_{139} 血清群	霍乱，可造成大流行甚至世界性大流行
非霍乱弧菌 O_1 和 O_{139} 血清群	霍乱杨腹泻，一般腹泻，偶尔肠道外感染
副溶血性弧菌	胃肠炎，肠道外感染
其他：	
拟态弧菌、创伤弧菌、霍利斯弧菌、河弧菌、少女弧菌、溶藻弧菌、麦契尼可夫弧菌	耳、伤口、软组织河其他肠道外感染，均不常见

注：周正任. 医学微生物学 ［M］. 北京：人民卫生出版社，2003.

以下仅就比较常见的和人类关系比较密切的霍乱弧菌 O_{139} 感染和副溶血性弧菌作详细的叙述。

一、霍乱弧菌 O_{139} 感染

1993 年 3 月《柳叶刀》杂志报道了在南亚的印度和孟加拉国多处暴发流行的一种感染性腹泻，其临床症状类似霍乱。经过研究，学者们指出本病的病原体属于霍乱弧菌，但既不是至今为止唯一被公认的引起霍乱的病原体 O_1 群霍乱弧菌，又不同于以前的非 O_1 群霍乱弧菌的 138 个血清型，而是一个未被认识的 O_{139} 血清型，或称 Bengal 型。霍乱弧菌 O_{139}（*vibrio cholerae* O_{139}）感染曾在世界上引起多次大流行，主要表现为剧烈的呕吐，腹泻，失水，死亡率甚高。属于国际检疫传染病。

O_{139}菌株的出现，为霍乱弧菌的遗传学改变可能与现存的血清型被新血清型替代有关提供了一种见证，也由此对霍乱的流行病学提出了一个新的观点。霍乱弧菌常存在于水产动物，易引起致命性下痢、创伤性溃疡及食物中毒。台湾地区有生食甲鱼感染霍乱弧菌的典型病例。

（一）病原学

O_{139}型霍乱弧菌在形态、培养及生化方面与O_1群霍乱弧菌相似。本菌为革兰阴性弧菌，菌体短小呈弧形或逗点状，长$2\sim3\,\mu m$，宽$0.5\,\mu m$，菌体末端有一根鞭毛，呈穿梭样运动，不被O_1群霍乱弧菌抗血清所阻止。刚分离到的O_{139}型霍乱弧菌在含有牛胆酸、碲酸钠、动物胶、硫代硫酸钠、枸橼酸钠、胆盐、蔗糖、pH值为$8.2\sim8.4$的TCBS培养基中生长，培养温度37℃，菌落呈黄色。在TTG平板上呈浅灰色，不透明，菌落中心呈黑点。O_{139}型菌在碱性环境中生长旺盛，当pH值<5时，其生长受到抑制。O_{139}型菌株的产毒量多少与培养条件有关，37℃时在AKISW培养条件下较在LB培养基产毒量增100倍，这与埃尔托型霍乱弧菌一致。O_{139}型霍乱弧菌在小鼠皮内注射的半数致死量为1.5×10^8。

霍乱弧菌对热，干燥，日光，化学消毒剂和酸均很敏感，耐低温，耐碱。湿热55℃ 15 min，100℃ $1\sim2$ min，水中加0.5 mg/L氯15 min可被杀死。0.1%高锰酸钾浸泡蔬菜、水果可达到消毒目的。在正常胃酸中仅生存4 min。

（二）流行病学

1. 传染源　患者和无症状带菌者是主要的传染源。根据卫生状况，无症状带菌者和患者的比率波动在$10:1\sim100:1$。

2. 传播途径　消化道传播，水和食物是主要的传播途径。近年来发现，通过污染的鱼虾等水产品引起传播。近年我国以聚餐为主要的传播方式（占70%以上）的现象非常突出。人与人之间直接传播不常见。

3. 易感性　人群普遍易感，虽无性别、年龄等差异，但成人病例和男性病例居多。

4. 流行特征　来势凶猛、传播速度快、呈暴发流行趋势。1992年10月在印度、孟加拉国首次发生O_{139}血清群霍乱弧菌所致的新型霍乱大流行，在不到半年的时间里10万人发病，1 000余例死亡，病死率高达$2.3\%\sim5\%$，后波及亚、欧、美、非、澳五大洲的数十个国家和地区。直至$2001\sim2002$年，孟加拉国和印度再次发生大流行。我国于1993年5月在新疆维吾尔自治区发生暴发流行，共发生病例106例，病死2例，之后数年在广东、江苏、云南、海南、江西等10余个省（市）也陆续发现有病例发生。据疫情资料，在我国呈逐年上升的态势，已成为我国霍乱流行的绝对优势菌群。

水在O_{139}霍乱弧菌流行中比O_1群霍乱弧菌起更主要的作用。沿海地区多发，以沿海为主，同时向内陆扩散。一般在3月。居住拥挤，卫生状况差，特别是公用水源是造成暴发流行的重要因素。

（三）临床表现

O_{139}群霍乱弧菌所产生的霍乱毒素与O_1群霍乱弧菌的毒素在免疫学上相似，其临床表现亦与O_1群相似，但产生的量比O_1群多，导致临床上比O_1群更为严重，流行更为迅速。此毒素作用于黏膜上皮细胞与肠腺使肠液过度分泌，从而患者出现上吐下泻，泻出物呈"米泔水样"并含大量弧菌，此为本病典型的特征。

O_{139}群霍乱弧菌所致疾病的临床症状和体征，与O_1群所致霍乱基本相同，故均称为霍乱样疾病。O_{139}群霍乱与O_1群的临床表现主要区别为前者存在痛性腹泻。住院患者85%有严重的危及生命的重度水泻、呕吐，迅速发生脱水，无血便，经补液和四环素等治疗，病程为2 d左右。也有发现O_{139}群霍乱弧菌可进入外周血液引起发热、菌血症或败血症。

O_{139}群霍乱与O_1群一样，可根据脱水程度、中毒症状将患者分轻、中、重三型。在国内外的暴发疫情中发现，O$_{139}$群霍乱中、重型患者占的比例甚大。由于大量脱水和失盐，可发生代谢性酸中毒，血循环衰竭，甚至休克或死亡。

（四）诊断

1. 直接镜检 采取患者"米泔水样"大便或呕吐物。镜检观察细菌形态，动力特征。

2. DNA 探针杂交 应用 CT 基因的 DNA 探针作菌落杂交，能迅速鉴定出产生 CT 的霍乱弧菌，但不能鉴别霍乱弧菌的古典生物型、埃尔托生物型及 O$_{139}$ 型。

3. PCR 检测 应用 PCR 技术来快速诊断霍乱，其中通过识别 PCR 产物中的 CT 亚单位 CTXA 和 TCPA 基因来区别霍乱弧菌和非霍乱弧菌。然后根据 TCPA 基因的不同 DNA 序列来区别古典生物型、埃尔托生物型及 O$_{139}$ 型霍乱弧菌。4 h 可获结果，能检出每毫升碱性蛋白胨水中 10 条以下的霍乱弧菌。

4. 生化试验 通过 O$_1$ 群血清、O$_{139}$ 血清凝集试验来诊断和鉴别霍乱弧菌的不同型。O$_{139}$ 单抗诊断试验盒协同凝集试验则可以从粪便中特异、灵敏地检测出 O$_{139}$ 霍乱弧菌。

5. 外周血检查 印度报道 O$_{139}$ 型菌引起的霍乱患者约 85% 外周血白细胞增多（$>10\times10^9$/L），这种现象在 O$_1$ 群霍乱患者中未曾见过。

注意与 O$_1$ 群引起的霍乱相鉴别。

（五）治疗

本病的处理原则是严格隔离，迅速补充水及电解质，纠正酸中毒，辅以抗菌治疗及对症处理。对患者吐泻物及食具等均经彻底消毒。病愈后一些患者可短期带菌，一般不超过 3~4 周，真正的慢性带菌者罕见。病菌主要存在于胆囊中。

1. 补液疗法 迅速合理口服与静脉补充液体和电解质可使病死率从 5% 以上降至 1% 以下。轻型患者可口服补液，重型患者需静脉补液，待症状好转后改为口服补液。早期、快速、足量，先盐后糖，先快后慢，纠酸补钙，注意补钾。

2. 抗菌疗法 抗菌药物控制病原菌后能缩短病程，不能替代补液疗法。药敏试验显示 O$_{139}$ 型菌对四环素、氯霉素、红霉素、呋喃唑酮、氨苄西林、多西环素敏感，对链霉素耐药。

3. 抗肠毒素治疗 目前认为氯丙嗪对小肠上皮细胞的腺苷环化酶有抑制作用，临床应用能减轻腹泻，可用 1~2 mg/kg 口服或肌内注射。

4. 对症处理 患者以流质饮食为主。重症者应注意保暖、给氧、监测生命体征。剧烈呕吐腹泻者可用阿托品 0.5 mg 皮下注射，并酌情用氢化可的松 100~300 mg 静脉滴注；有心功能不全者，应给予快速洋地黄制剂。有肌肉痉挛者可静脉注射 10% 葡萄糖酸钙 10~20 mL。

（六）防控措施

1. 控制传染源 普遍建立肠道门诊。在霍乱流行期间，对来自疫区的食品及所有人员均严格检疫。加强肠道门诊工作，做到逢泻必检，逢疑必报。对发现的患者及时隔离治疗。在隔离检疫期间可应用四环素预防。

2. 切断传播途径 大力开展"三管一灭"（管水、管粪、管饮食、灭蝇）为中心的群众性卫生运动。对患者的粪便、排泄物和用具、衣被等均严格消毒。对出院患者做好终末消毒。不喝生水，养成饭前便后洗手等良好卫生习惯。

3. 开展爱国卫生运动和健康教育 搞好环境卫生，及时清除、处理垃圾和人畜粪便。加强食品卫生法的执法力度，做好食品卫生监督管理工作，做好卫生防病宣传教育和动员工作。

4. 致力提高人群免疫力 保护性菌苗的预防接种是必需的短期应急措施，可获良好效果。现有的 O$_1$ 群霍乱菌苗不能对 O$_{139}$ 霍乱弧菌提供保护力。

二、副溶血弧菌病

副溶血弧菌（vibrio parahaemolyticus）是一种嗜盐菌，由日本学者藤野恒三郎于 1950 年在大阪市发生的一起咸沙丁鱼食物中毒死者的肠腔内容物和食物中首次发现并分离得到。当时称为副溶血巴氏杆菌（pasteurella parahaemolyticus）。1955 年 8 月，日本学者对腌黄瓜引起的食物中毒患者的粪便用 4% 含盐琼脂分离培养，意外地发现此菌，称其为肠炎假单胞菌（pseudomonas enteritis）。坂崎等于 1961 年对此菌 1702 株的形态、生理、生化以及对抗生素和弧菌抑制剂 O/129 的敏感性进行了较为详细的研究，认为此菌应列入弧菌属，定名为副溶血弧菌，很快得到普遍认可，并于 1966 年由国际弧菌命名委员会正式命名。

50 年来，本菌引起的急性胃肠炎在许多国家均有报道，主要存在于近海岸、海水沉积物和鱼类、贝类等海产品中，可引起食物中毒、反应性关节炎和心脏疾病，发病呈世界性分布，尤其在沿海地区发病较高，其危害程度仅次于沙门氏菌、大肠杆菌、葡萄球菌和肉毒梭菌，而在近年来沿海地区的食物中毒病例中，本菌已成为首要病原。

（一）病原学

副溶血弧菌属弧菌科弧菌属，革兰染色阴性，镜下呈两端浓染的多形性，常呈球杆状、弧状、棒状，甚至丝状，0.7～1.0 μm，无芽孢，端极有一根鞭毛，运动活跃如穿梭。本菌特别嗜盐，在含 2%～4% 氯化钠普通培养基上生长良好，在 3%～6% 食盐水中繁殖迅速，8～9 min 为 1 周期，低于 0.5% 或高于 8% 盐水中停止生长。在无盐培养基上不生长，但在营养丰富的无盐培养基如血琼脂和脑心浸液琼脂上亦可生长。本菌生长的 pH 值范围为 5～9.6，最适宜 pH 值为 7.5～8.5，温度范围为 15～40℃，最适宜温度为 37℃。新分离的菌株在 3% 氯化钠琼脂上菌落呈圆形，直径 3～5 nm，光滑、湿润、不透明，经多次传代后菌落呈半透明，黏液状，表面有皱纹。

副溶血弧菌有 3 种抗原，其中 H 抗原为鞭毛抗原，K 抗原是一种荚膜多糖抗原，O 抗原是菌体抗原。

副溶血弧菌对酸敏感，1%～2% 醋酸或 50% 食醋 1 min 即可杀灭。对热敏感，56℃ 5 min 即可杀灭，90℃ 1 min 灭活，对低温及高浓度氯化钠的抵抗力甚强。对常用化学消毒剂抵抗力很弱，如酒精、0.05% 石炭酸、0.1% 甲酚皂等，1 min 均可致死。

（二）流行病学

1. 传染源 海水是本菌的污染源，海产品、海盐等都有可能成为传染源。另外有肠道病史的居民、渔民带菌率偏高，患者在发病初期排菌量多，可成为传染源。人与人间相互传播的可能性不太。我国不少地区还发现淡水鱼带菌率达 75%，有些河水亦可检得本菌。

2. 传播途径 本病主要通过食物传播。生食海产品是最主要的传播途径。烹调时的食物盛于被污染的容器内或使用被污染的厨具再加工其他食品时，亦可引起发病。

3. 易感性 人群普遍易感。以青壮年最常见，与接触海水和食海产品的机会较多有关。

4. 流行特征 副溶血弧菌为分布极广的海洋细菌，气候和温度是发病的重要影响因素，每年的 5—11 月均可发病，但多集中在 7—9 月。副溶血弧菌已成为夏秋季感染性腹泻的常见、重要病原菌。目前，有许多国家报告有病例发生。以日本和我国分布最广、发病率最高。在日本约占细菌性食物中毒的 70%～80%，我国的上海、北京、浙江、福建、贵州、云南、陕西、吉林、山东、江苏等地均有报告。除海产品以外，畜禽肉、咸菜、咸蛋、淡水鱼等都发现有本菌的存在。

（三）临床表现

1. 人 本病的潜伏期平均 15 h，最短者 1 h，最长者 99 h。发病多急骤，腹痛和腹泻首先出现，亦最常见，其次为恶心、呕吐、畏寒和发热。98%的患者有腹泻，腹泻每日3～20余次不等，大便性状多样，多数为黄水样或糊状。约2%～16%的患者呈血水样或黏液血样便，但很少有里急后重，若与痢疾杆菌混合感染者可有里急后重。部分患者发热，体温在39℃以下，重症者可达40℃，有半数患者伴有头痛。由于吐泻常有失水现象，重度失水者可伴声音哑和肌肉痉挛。少数患者血压下降，面色苍白或发绀，甚至意识障碍。若抢救不及时，呈虚脱状态，可导致死亡。有的病例可发生心律改变和心电图 T 波低平。本病病程自1～6 d 不等，可自限，一般恢复较快。

2. 动物　刘军义等发现，文蛤接种副溶血弧菌病原菌后即出现病状，壳呈暗色、无光泽、有黏液、松口、对刺激反应迟钝。感染后3～8 d 连续发生死亡，死亡高峰发生在第 6 天、8 天后文蛤全部死亡。实验表明，人工感染可引起小白鼠和家兔中毒，但对犬、猫和猴时则不引起发病。

（四）诊断

依据流行病学、临床表现及分离到副溶血弧菌综合诊断。

1. 流行病学　病前有生食或烹调加热不彻底海产品、腌渍品以及被海产品污染的食物史；发病在夏秋季；进食同一种海产品者经过短暂的潜伏期后集体发病。

2. 临床表现　起病急，畏寒、发热、恶心、呕吐、腹部绞痛及腹泻水样便或血水样便。

3. 实验室检查　从腹泻者的粪便和剩余食物中分离到副溶血弧菌。白细胞总数和分类中性粒细胞数升高，PCR 检测副溶血弧菌 DNA 阳性。

（五）治疗

副溶血弧菌肠炎为自限性疾病，对轻症者予以一般治疗，毋需用抗菌药物。但对症状重、婴幼儿、老年人及有并发症者，应使用抗菌药治疗。研究表明，应用抗菌药物治疗可提高细菌的清除率和缩短病程。

1. 对症支持治疗

（1）一般治疗。按肠道传染病隔离，病情重者应卧床休息，终止食用可疑食物，给予流质或半流质饮食，忌生冷、多渣、油腻或刺激性食物，待病情好转后逐渐增加饮食量和恢复正常饮食。婴幼儿和老年人必要时给予低流量吸氧。

（2）对症治疗。降温镇静，婴幼儿高热者易生高热惊厥，宜及早采取降温镇静治疗。腹痛剧烈者予以阿托品或山莨菪碱肌肉注射，呕吐频繁者予以甲氧氯普胺口服或肌肉注射。腹泻严重者及时纠正酸中毒，补充钾剂，原则为"缺多少，补多少"。并发低血钙者可发生痉挛性肌肉疼痛，应及时补充钙剂。对轻度和中度脱水者可采用口服补液盐（ORS）治疗。重度脱水者尤其是婴幼儿，最好先由静脉补液，待病情好转后再改为口服补液。

2. 抗菌治疗　副溶血弧菌肠炎具有自限性，应用抗菌药物治疗可明显缩短病程和排菌时间。儿童宜选择十六角蒙脱石和庆大霉素，不宜用氟喹诺酮类药物，因该类药物可引起儿童软骨发育不良，多数学者主要儿童和孕妇应慎用。成人宜选择小檗碱和诺氟沙星，诺氟沙星口服血液浓度低，而肠道浓度高。副溶血弧菌对氯霉素、呋喃唑酮、四环素及氟喹诺酮类抗菌药物均敏感，对青霉素、氨苄西林、头孢唑林及磺胺类部分耐药。

（六）防控措施

1. 海产品的卫生处理　海产品在运输和贮藏过程中，最好保存在 4℃以下。在食用前用 40% 盐渍，并用淡水充分洗涤。海产品必须煮熟烧透后食用，对不宜加热的凉拌食品，应在充分洗涤后加入适量食醋。

2. 防止生熟食物操作过程交叉污染　生熟食品贮存场所、用具和容器必须按生熟食严格分开，特别是盛海产品的用具，未经处理不能直接用于盛凉拌食品和熟食品。

3. 控制食品中的细菌繁殖　夏季厨房应加强通风降温，家庭应将剩余食品放置冰箱，公共食堂应置冷冻室。缩短食品的贮存时间，最好当餐现做现吃，不吃隔餐和过夜的食物。

4. 暴发现场的处理　当集体发生本病时，应立即报告卫生防疫和管理机构，立即停止食用一切可疑的食物，尽快采集食物标本和患者的排泄物送检，找出原因，制定预防措施。

5. 科学养殖　通过加强科学管理，改善养殖环境，防止病原传入，达到了保持生态平衡、控制传染源的目的。养殖场的 pH 值在 6.8～8.1，溶解氧为 4.0～6.0 mg/L。

第七节　亲水气单胞菌胃肠炎

亲水气单胞菌（*aeromonas hydrophila*，AH）为类弧菌科气单胞菌属（Aeromonas）细菌，可引起人类、动物多种疾病，如急性肠胃炎、败血症、脓毒症、脑膜炎、霍乱样腹泻、食物中毒等，给机体造成了相当大的危害。本菌广泛存在于水、食品、下水道、河水及土壤中，是低等动物如鱼、蛙和爬虫类的病原菌。80 年代末以来，在我国淡水养殖业大规模流行嗜水气单胞菌败血症，造成极大经济损失。近些年来亲水气单胞菌感染人和动物的报道日渐增多，其危害性越来越被人们所认识，它已成为一种新的人兽共患传染病。

一、病原学

AH 呈穿梭状，有 3 种类型，一类为头部呈长轴六角形，尾部细长，结构简单；二类头部呈等轴六角形，尾部细长；三类头部呈等轴六角形，但尾部极短而不明显。有菌毛和鞭毛，但无夹膜及芽孢，也无包涵体。本菌为革兰染色阴性小杆菌，兼性厌氧，运动活泼。在 SS 及 HE 平板上长成湿润、不发酵乳、圆形，大小 0.5～2.0 mm 的菌落，其表面突起、光滑、周边整齐。

从平板上挑选可疑菌落接种于生化管，其斜面呈红色，底层黄色（分解甘露醇），有动力及靛基质为阳性。氧化酶、拉丝试验、蔗糖、甲基红、七叶苷、明胶酶、精氨酸水解酶生长均为阳性。乳糖、IPA、H_2S、VP、肌醇、尿素酶、6％NaCl 生长、β-乳糖苷酶、山梨醇、水杨素、苯丙氨酸脱氨酶测定均为阴性。取分离菌株普通琼脂斜面菌落与志贺氏菌、沙门氏菌、霍乱弧菌及致病性大肠杆菌诊断血清做玻片凝集试验均为阴性。

本菌对链霉素、氯霉素、庆大霉素、卡那霉素、红霉素、四环素均敏感，对头孢菌素、SM_2、氨苄西林均耐药。本菌具有较强的属的特异性。

二、流行病学

1. 传染源　鱼虾等冷血动物为本菌的主要自然宿主，其中还包括鱼类、两栖类、爬行类及哺乳类动物，为人类和动物感染的主要来源。患者和病畜也可成为传染源。

2. 传播途径　经伤口感染或食用被污染的畜产品、水产品和饮用被污染的水，都可经消化道感染。夏季饮用未消毒的水可造成本病暴发流行。

3. 易感性　人群普遍易感，但以 3 岁以下儿童和中年成人更为常见。

4. 流行特征　全年发病，以夏、秋季为高峰。亲水气单胞菌广泛存在于水、食品、下水道、河水及土壤中，是低等动物如鱼、蛙和爬虫类的病原菌。20 世纪 90 年代初，我国南方淡水养殖鱼类暴发性流行病十分猖獗，四大家鱼以及罗非鱼、团头鲂、鳗鱼、牛蛙、对虾、三角帆蚌和甲鱼等特种养殖业损失惨重。大多数研究表明，亲水气单胞菌为上述病害的主要病原。

三、临床表现

(一) 人

1. 急性胃肠炎 潜伏期1～2 d，症状多较轻，低热或不发热，腹泻呈水样稀便，有腹痛而无里急后重，个别患者腹泻严重类似霍乱。2岁以下儿童可表现为痢疾样症状。大部分病例经2～5 d自愈，重症可持续1～2周。

2. 外伤感染 因皮肤伤口接触本菌而感染。轻者仅有局部溃疡，重者可发生蜂窝织炎。

3. 败血症 患者有严重慢性疾病时，本菌可由伤口或肠道侵入血流。可感染败血症可并发感染性心内膜炎、坏死性肌炎、内眼病变和迁徙性脓肿等。

4. 其他感染 本菌偶可引起术后感染、尿路感染、褥疮感染、胆囊炎、腹膜炎、肺炎、脑膜炎、坏死性肌炎和骨髓炎等。

(二) 动物

猪因饮用鱼塘水而患病，主要表现为腹痛、腹泻。猪患病表现体温升高40～42℃，心跳快，呼吸促迫，步态不稳，耳后、背、腹、四肢内侧有大面积紫红色斑块。初期排黄绿色便，后为血便，临死前口流红色液体。

貂患急性败血型后，突然发病，抽搐，惊叫，几个小时即可致死。多数患肠炎型，表现不愿吃食或拒食，眼结膜充血和黄染，眼角有分泌物，发烧，水样或血样便，孕畜流产。

肉食动物患病与犬瘟热、犬细小病毒病相类似。鱼和鳖等冷血动物感染后，发生肌肉溃烂、坏死、肠炎以及皮肤出血和败血症。

四、诊断

根据腹痛、腹泻、低热等症状，参与流行病学资料，结合粪便培养水气单胞菌阳性可确诊。有腹泻患者一般肠道致病菌培养阴性，应考虑有亲水气单胞菌引起的可能性，可进一步进行多次培养。患者恢复期血清中出现相应抗体有助确诊。胃肠型需与其他病原引起的腹泻相鉴别，败血症型需与伤寒和基础疾病本身引起的发热相鉴别。

五、治疗

本病多为自限性，主要治疗方法为支持及对症治疗。轻者不予抗菌药物治疗，重型呈霍乱样水泻者酌情补液及纠正电解质紊乱，并予氨基糖苷类抗生素治疗。重症腹泻或有基础疾病者；或肠道外感染者可选用庆大霉素，或妥布霉素、复方磺胺甲噁唑、诺氟沙星等药物治疗。对局灶感染应抽除脓液或切开排脓。

本菌对氟喹诺酮类、氯霉素、氨曲南、亚胺配能、大黄和五倍子、第三代头孢菌素及除链霉素外的氨基糖苷类均敏感，而对青霉素、氨苄西林及半合成青霉素类则不敏感。

六、防控措施

亲水气单胞菌主要经水传播，应避免接触污水。鱼类在体表皮肤上会有一些寄生虫、病毒、细菌，在养鱼的水里也会有一些病原体存在，人们在给鱼喂食或换水时，如果皮肤上有破损，很容易被感染上疾病。所以在给鱼喂食或换水时最好戴上手套。因本菌也存在于瓜果蔬菜中，食用之前要洗净；一旦发生流行要立即改水改厕，防止病原菌的进一步扩散。

第八节　军团菌病

军团菌病（legionellosis）是由嗜肺军团菌（*legionella pneumophila*，LP）所致的急性人兽共患传染病，本病特征为肺炎，并伴全身性毒血症症状，严重者出现肾功能衰竭、呼吸衰竭。以肺部感染为特征。多散在发病或小流行，亦可暴发流行。现已发现有 20 多个菌种。

本病首发于 1976 年的美国一次军人聚会，故称作军团病。与会 149 人中，有 34 人死亡。次年从 4 例死者肺组织中分离出一种新的革兰阴性杆菌，1978 年国际上正式将该病原体命名为嗜肺军团菌。军团菌在 1984 年被正式单独列为军团菌科军团菌属（Legionella）。1982 年，我国南京首次证实了军团菌病，1989 年北京、1994 年上海也出现了军团菌病例。军团病在全球共发生过 50 多次，近几年在欧洲、美国、澳大利亚等国家和地区均有流行。据报道，2015 年 8 月纽约布朗克斯区军团菌病暴发，三周多以来，已导致 7 人死亡，感染人数已上升至 86 人。国际上多个国家已将军团菌肺炎定为法定传染病之列。

本病由气溶胶介导，是暴发流行或散发流行的严重呼吸道传染病，其流行致死率高达 30%，散发致死率甚至高达 69%。因此，本病在公共卫生上意义重大，倍受各方面的关注。

一、病原学

军团菌是革兰阴性杆菌，不形成芽孢，无荚膜；不易被通常的革兰染料染色，可用改良的 Dieterle 饱和银染色法或直接免疫荧光法检出；长 2～20 μm，宽 0.3～0.9 μm；菌体呈多形性，因培养条件不同而有变化；军团菌是单核细胞和巨噬细胞的兼性细胞内寄生菌。引起疾病的主要是嗜肺军团菌（Lp）和麦氏军团菌；嗜肺军团菌有 15 个血清型，约 90% 属血清Ⅰ型。我国已定型者有 Lp1，Lp3，Lp5，Lp6，Lp9 等。

本菌为需氧菌，但需要 2.5%～5.0% 二氧化碳环境；最适温度为 35～36℃，最适宜生长 pH 值为 6.7～7.0。在 25～43℃ 也可生长，但生长缓慢，固体培养基上一般在 48 h 左右可见生长；不同培养基菌落形成和表现有所不同。军团菌没有噬菌体，与许多细菌和原虫存在共生关系。在自然界中，军团菌是细菌与阿米巴虫（宿主）的关系。

军团菌是一类水生菌群，生存环境比较广泛，在水源、土壤等自然环境中广为分布，人工培养极其困难，致使本菌迟至 1977 年才被发现。军团菌在 BCYE 培养基上培养 3～4 d 可形成灰色菌落。本菌喜水，在蒸馏水中可存活 2～4 周，在自来水中可存活 1 年左右。

本菌遍存在于自然界中，抵抗力很强。水加热 3 min 到至少 70℃ 杀菌。大多用氯，二氧化氯，氯化钠，次氯酸钙溶剂等化学试剂杀菌。紫外线杀菌。薄膜技术过滤水中细菌。

二、流行病学

1. 传染源　受感染的人和动物排出的军团菌污染环境、土壤和水源，成为本病的传染来源。国外有"有水即有军团菌"之说法。

2. 传播途径　主要是经呼吸道感染。气溶胶是军团菌传播、传染的重要载体。另一个传播载体是原虫。当大量军团菌从原虫细胞内释放出来时，会成为严重暴发的潜在危险因素。空调器、冷却水及湿润器、喷雾器内的水均可受到本菌污染。

3. 易感性　人对军团菌普遍易感，多发生于中老年或有慢性疾病患者。已确定的危险因素包括吸烟，滥用酒精和免疫抑制。家畜中普遍存在有军团菌抗体。

4. 流行特征　军团菌病呈世界性分布，已有数十个国家有本病报告。一年四季均可发病，但以夏秋季多见。可为流行或散发发病。流行病学研究阐明，冷凝塔或蒸发器不仅是病原体的来源，而且是病原体的散播媒介。病菌随冷风吹出浮游在空气中，故军团病又称"城市文明病"之"美称"。人工供水系统有时也能为军团杆菌的大量繁殖提供生存环境。军团菌病的传播特点与军团菌的生存方式有很大关系。

近年来的有关生态学研究表明许多藻类也可以为军团菌生长繁殖提供必需的营养因素。很多证据表明在牛、羊等家畜中也有广泛的军团菌感染存在，不仅感染菌型广，而且抗体阳性率和 CMT 高（抗体几何平均滴度），有可能是军团菌主要储存宿主。成都、南京、沈阳等地对家畜军团病进行了血清学调查，并证实家畜有军团菌感染。

三、临床表现

临床上军团菌感染有 2 种表现形式：肺炎型和庞蒂亚克热型（pontiac fever）。

1. 肺炎型　重型，潜伏期 2～10 d，发病初期表现为低热、头痛、肌肉和关节疼痛、疲倦乏力、食欲差，持续 1～2 d 后表现为高热（39～41℃）、干咳（或咳痰）、呼吸困难、气短、畏寒，偶有腹泻，X 线片显示有肺炎征象。重症患者可发生肺外征象，可表现为肝功能损害及肾衰竭，尿中有蛋白和红细胞，有的甚至出现精神紊乱，有的还可引起亚急性心内膜炎、肺脓肿甚至肺空洞等。侵袭率约 5%，可引起死亡，病程长，多为 7～14 d。

2. 庞蒂亚克热型　轻型，潜伏期较短，1～3 d，表现为发热、头痛、疲倦、食欲不振、肌痛、畏寒、恶心、干咳，部分咽喉干痛。个别可有腹泻、清水样便或者失眠、眩晕、记忆力减退、意识蒙眬、颈强直、震颤等神经系统表现，均较轻。2～5 d 后自动缓解。大多无需治疗，侵袭率约 90%，无死亡。

四、诊断

临床诊断比较困难，仅凭其临床表现很难与其他病原所致的胸部感染鉴别，所以必须进行血清学或病原学检查方可确诊。

1. 染色法　气道分泌物作 Himenes 染色，如炎症细胞中染出红色杆菌，便可基本认定为本菌。另外，还可作 Giemsa 染色、镀银染色检查。

2. 分离培养　患者唾液、痰、胸水、血液、气管抽吸物、尸检或活检组织以及环境因素如水、土壤等均可用于分离细菌。常用的培养基为 BCYE。

3. 直接免疫荧光抗体法　取呼吸道分泌物标本，用荧光素标记的抗军团菌抗体直接与标本作用后观察细菌形态，优点是简便、快速，2 h 内可出结果，特异性好。

4. 核酸探针技术　将原位杂交和聚焦激光扫描电镜技术结合检测细菌的空间及时间分布情况。

5. 检测特异性抗体　感染军团菌主要产生特异性 IgG 和 IgM 抗体。常用的方法有：间接荧光抗体法、酶联免疫吸附试验、微量凝集试验。

6. 尿抗原的检测　采用单克隆或多克隆抗体的 ELISA 法对尿军团菌抗原进行检测。

7. PCR 技术　利用 PCR 技术不仅可以检测军团菌，还可以给其分型。

注意早期应与大叶性肺炎、支气管肺炎、病毒性肺炎、支原体肺炎、立克次体病（如 Q 热）、鹦鹉热、菌痢、耶尔森菌肠炎和某些弧菌所致肠炎相鉴别。

后期应与慢性肺气肿、肝肾等器质性疾病和某些神经系统感染等相鉴别。

五、治疗

主要包括抗菌疗法、对症治疗和支持疗法。维持水和电解质的平衡、呼吸衰竭时人工呼吸器的应用、休克时血管活性药物和其他抗休克措施、急性肾功能衰竭时的透析疗法均为重要的治疗措施。

1. 轻症病例 以口服红霉素和其他辅助药为主。在肺炎急性期主张静脉应用（注射）红霉素，剂量为 1.2～2.0 g/d，国外多采用 2～4 g/d。过早由静脉改为口服红霉素可导致 LP 复发。同时注意红霉素的不良反应。

2. 较重症病例 用红霉素分次静脉滴注，连用 2～3 周，并和其他辅助药物治疗。

3. 重症病例 用红霉素静滴外，可联合应用利福平，多西环素；支持对症等综合治疗。为避免复发，病程需 3 周以上。氨基糖苷类抗生素、青霉素和头孢菌素对本病无效。

六、防控措施

至今未见有关于军团菌人传染人的文献报道，控制气溶胶的形成、控制阿米巴等原虫的污染、防止水源污染，是预防军团菌病扩散的重要措施。

1. 加强健康教育 由于对本病的认识不足以及确诊检验水平低下，很多人认为不会感染，但随着空调等设备的普及，这种"现代文明病"也距离人们越来越近。应该提高警惕，积极了解军团菌病，真正地做到未雨绸缪。

2. 控制污染源 对与水源要定期检查和消毒供水系统，进行定期消毒，以杀灭军团菌及携带军团菌的阿米巴等原虫，防止军团菌在其中生长繁殖。有空调的室内要经常通风，冷却塔和空调系统的管道和过滤部件要经常进行清洁，控制气溶胶的形成。

3. 提高人体免疫力 注意个人卫生、居室清洁通风（尤其是浴室和卫生间），以及进行体育锻炼和室外活动，增强体质，增强人体巨噬细胞的吞噬功能，提高人体的免疫力。

第九节 土拉杆菌病

土拉杆菌病（tularemia）是由土拉弗郎西斯杆菌（*francisella tularensis*）引起的人和多种动物共患的急性传染病，本病最初在野生啮齿动物，尤其在野兔中流行，故又名野兔热、兔热病、鹿蝇热。

本病由 McCoy（1911 年）首先发现于美国加利福尼亚州的土拉县，McCoy 和 Chapin（1912 年）在土拉县的黄鼠中首先分离到本病病原，根据该地名命名为土拉菌。1914 年，Wherry 和 Lamb 从死亡的野兔中见到典型的病理变化，并分离出病原菌，该菌重命名为土拉弗朗西斯菌。本病主要分布在北半球。美国、加拿大、墨西哥、委内瑞拉、法国、比利时、荷兰、芬兰、波兰、捷克、苏联、罗马尼亚、匈牙利、南斯拉夫、土耳其、日本等国。

我国自 1957 年在内蒙古通辽地区从黄鼠（*citellus danricus*）体内首次分离出土拉菌之后，相继在黑龙江、西藏、青海、新疆、山东等地也发现有本病存在。

一、病原学

土拉杆菌病的病原体为弗朗西斯菌属（Francisella）的土拉伦斯弗朗西斯菌，是一个多形态的细菌，在患病动物的血液中近似球形，在培养物中呈球状、杆状、豆状、精虫状和丝状等，一般为杆状，宽 0.2～1 μm，长 1～3 μm。无鞭毛，不能运动，不产生芽孢，在动物体内可形成荚膜。革兰染色阴性，未经处理的菌体涂片着色不良，亚甲蓝染色呈两极着染，经 3% 盐酸酒精固定标本，用石炭酸甲紫或姬姆萨染液极易着色。本菌为专性需氧菌。最适宜生长温度为 36～37℃，pH 值 6.8～7.2。在普通培养基上不能生长，只有加入胱氨酸和血液等营养物后，才能生长繁殖。最常用的培养基为凝固卵黄培养基。在接种材料含菌较大时，能形成具有光泽的薄膜，表面凹凸不平，边缘整齐。

本菌对外界的抵抗力颇强，在土壤、水、肉和皮毛中可存活数十天，在尸体中可活 100 余天。但对理化因素的抵抗力不强，在日光直射下只能存活 20～30 min，60℃ 以上高温和常用消毒剂可很快将其杀灭。

二、流行病学

1. 传染源　主要传染源是野兔，其次是啮齿动物和羊，其他野生动物、家畜、家禽感染后也可成为传染源。目前已发现自然感染本病的野生动物百余种之多，其中有啮齿类、食肉动物、食虫动物和两栖类动物等。但尚未见人传人的报告。

2. 传播途径　主要为直接接触，昆虫叮咬以及消化道摄入传染。亦可由气溶胶经呼吸道或眼结合膜进入人体。本菌传染力强，能透过没有损伤的黏膜或皮肤。病鼠的排泄物中病菌，被吸入或自眼结膜及皮肤创口侵入，50 个菌即可引起感染。

3. 易感性　人群普遍易感。流行区的隐性感染者较多，感染率平均为 10%。猎民、屠宰、肉类皮毛加工、鹿鼠饲养、实验室工作人员及农牧民感染及发病率较高。小鼠、豚鼠、仓鼠、兔对本菌都有易感性。

4. 流行特征　本病一年四季均可发生，但家畜、家禽等动物土拉杆菌病多发生在春末夏初或秋末冬初，呈地方性流行。但秋冬季也可发生水源感染。人的病例多为散发，有因接触皮毛动物致病的报道。一次得病有持久的免疫力，偶尔再感染者。根据资料，我国野兔热疫源地的地理特征、范围大约在北纬 30°～48°、东经 84°～124°、海拔 950～2400 m 的森林（以针叶林和针阔混交林为主）地带（如西藏波密县易贡）。所以人类在狩猎、农业劳动、野外活动及处理病畜时要特别注意。

三、临床表现

(一) 人

潜伏期为 1～10 d（多为 3～5 d），急性起病，高热可达 39～40℃ 以上，伴寒战及毒血症症状，如头痛、肌肉酸痛、出汗、明显乏力等。热型多呈持续型，少数呈弛张或间歇型，未治疗者热程可持续 1～3 周，甚至可迁延数月，恢复期遥长。临床表现呈多样化。

1. 溃疡腺型和腺型　前者多见，占 75%～85%，后者较少。本两型均因节肢动物叮咬或处理染菌动物皮毛而得病。病原菌侵入后 1～2 d，局部皮肤出现丘疹，继而化脓、坏死，中心脱落而形成溃疡，边缘隆起有硬结感；周围红肿不显著，伴一定程度的疼痛，有时覆以黑痂。腺型患者仅出现上述淋巴结的病变，而无皮肤损害。

2. 肺型　表现为上呼吸道卡他症状，咳嗽少痰，胸骨后感钝痛，咯血少见。肺部仅可闻及少许干性啰音。X 线示支气管肺炎，偶见肺脓肿、肺坏疽或空洞，肺门淋巴结每有肿大。胸膜常受累，渗出液以单核细胞为主，轻症患者的病程可长达 1 个月以上，重症患者可伴严重毒血症、感染性休克及呼吸困难等。

3. 胃肠型　病菌由小肠进入体内，临床表现为腹部阵发性钝痛，伴呕吐和腹泻，偶可引起腹膜炎、呕血、黑粪等。肠系膜淋巴结每有肿大，并具压痛。本型毒血症症状较显著。

4. 伤寒型或中毒型　占病例总数 10% 以下。起病急，体温迅速升达 40℃ 以上，伴寒战、剧烈头痛、肌肉及关节显著疼痛，以及大汗、呕吐等。热常呈马鞍形，热程 10～15 d。肝脾多肿大，偶有皮疹。30%～80% 患者继发肺炎，偶可并发脑膜炎、骨髓炎、心包炎、心内膜炎、腹膜炎等。

5. 眼腺型　眼部受染后表现为眼结膜高度充血、流泪、怕光、疼痛、眼睑水肿等，并有脓性分泌物排出，一般为单侧。结膜上可见黄色小结节（肉芽）和坏死性小溃疡。角膜上可出现溃疡，继以瘢痕形成，导致失明。附近淋巴结肿大或化脓，全身毒血症症状均较重，病程 3 周至 3 个月不等。本型约占 1%～2%。

6. 咽腺型　病菌经口进入后被局限于咽部，扁桃体和周围组织水肿、充血，并有小溃疡形成，偶见灰白色坏死膜。咽部疼痛不显著，颈及颌下淋巴结肿大，伴压痛，一般为单侧。溃疡也可出现于口腔硬腭上。人感染后，起病急骤，体温升至 39～40℃，全身乏力，畏寒，头痛、背痛及至全身职，肉痛，谵妄，昏睡，烦躁不安等。

7. 败血症型　不见明显病理变化。病程较长病例，见到脾脏肿大，呈暗红色，有点状白色病灶。肝脏充血、肿大，点状白色病灶。肺脏充血，肝变。骨髓有坏死病灶。

（二）动物

潜伏期一般为 1～9 d（多为 1～3 d），临床症状以发热、衰弱、麻痹、淋巴结肿大为主。不同的家畜、不同的个体，其临床症状差异较大。

（1）羊。自然发病绵羊居多。病程 1～2 周，病羊卧地不起．脉搏增数，呼吸浅快。体温升高，持续 2～3 d 后正常。后肢发软或瘫痪，眼结膜苍白，体表淋巴结肿大，神志昏迷，不久死亡。

（2）牛。症状不明显，妊娠母牛常发生流产。犊牛患病后表现全身衰弱、发热、腹泻。一般呈慢性经过。水牛患病后可见食欲废绝、寒战、咳嗽等。

（3）马驴。无明显症状。妊娠母马可发生流产。驴患病后体温升高 1～2℃，持续 10 d 以上，食欲减少，逐渐消瘦。

（4）猪。自然发病多为小猪。体温升高 1～2℃，精神萎顿，厌食，呈腹式呼吸，伴有咳嗽，病期 7～10 d，死亡者少。

（5）兔。部分病例不表现临床症状而迅速败血死亡；大部分病例病程较长，高度消瘦，多见有鼻腔黏膜发炎，体表淋巴结肿大、化脓，体温升高 1～1.5℃。多经 12～24 d 痊愈。

（6）猫。在临床上表现为发热、精神沉郁、厌食、黄疸，最终死亡。

四、诊断

本病根据流行病学和临床表现可做出一定的判断，确诊需依靠微生物学检查。由于本菌可感染人，采样时应采取适当的防护措施，避免直接接触病患的口腔分泌物和渗出液。

1. 流行病学　有野兔接触史及相关职业等均有重要参考意义，昆虫叮咬史也很重要。

2. 临床表现　皮肤溃疡、单侧淋巴结肿大、眼结膜充血和溃疡等有一定诊断价值。

3. 病原学诊断　本菌可在涂片上观察到。通过培养或动物试验等进行病原鉴定。

4. 血清学试验　血清学试验对人土拉杆菌病检测实用，对动物土拉杆菌病诊断却意义不大。用 ELISA 试验有可能进行早期诊断，荧光抗体试验以及毛细管沉淀试验等可用于检测病理样品和分离培养中细菌鉴定。

5. 变态反应试验　动物用 0.2 mL 土拉杆菌素注射于尾根皱褶处皮内，24 h 后检查，如局部发红、肿胀、发硬、疼痛者为阳性。但有少数病畜不发生反应。

注意应与鼠疫、炭疽、鼠咬热等的皮肤病灶和淋巴结肿大相鉴别。此外，尚应与各种肺炎以及伤寒、结核、布鲁菌病、类鼻疽、皮肤型孢子丝菌病、组织胞浆菌病、传染性单核细胞增多症等相鉴别。

五、治疗

未经抗菌药物治疗的溃疡腺型病死率约为 5%，伤寒中毒型伴发肺炎者约 30%。经特效治疗后已很少死亡，病死率不足 1%。

1. 一般疗法和对症疗法　饮食应含足够热量和适量蛋白质。局部溃疡无须特殊处理，肿大淋巴结若无脓肿形成，不可切开引流，宜用饱和硫酸镁溶液作局部湿敷。

2. 病原疗法　土拉杆菌对氨基糖苷类、四环素类、氯霉素等均很敏感。以链霉素效果最好，土霉素、金霉素、四环素、氯霉素次之。本菌对卡那霉素、庆大霉素也敏感，可试用之。链霉素剂量为 1 g/d，分 2 次肌注，疗程 7～10 d。给药后病情于 24 h 内即有显著进步，48 h 内可退热，很少复发。复发再治仍有效。多种抗菌药物联合应用似无必要。

六、防控措施

（1）在本病流行地区，应驱除野生啮齿动物和吸血昆虫，经常进行杀虫、灭鼠。厩舍进行彻底消毒，改善生活和生产环境，从而减少啮齿类动物和媒介节肢动物的繁殖。

（2）预防本病的重点是做好个人防护，疫区居民应避免被蜱、蚊或蚋叮咬。剥野兔皮时应戴手套，兔肉必须充分煮熟。妥善保藏饮食，防止被鼠排泄物所污染，饮水须煮沸。实验室工作者须防止染菌器皿、培养物等污染皮肤或黏膜。

（3）在发现患者、病畜后立即隔离治疗。患者病畜的排泄物、脓汁等，及其污染的场合、用具应彻底消毒。对发病畜群的全部家畜进行检疫，将阳性家畜隔离、观察、治疗，直至全部家畜为阴性并将体外寄生虫完全杀死后才能并群。实施预防接种。

第十节　鼻疽和类鼻疽

鼻疽和类鼻疽（malleus and malleoidosis）同属假单胞菌属（Pseudomonas）假单胞菌科（Pseudomonadaceae），是一群革兰染色阴性杆菌，广泛存在于土壤、水、污物及空气中。马鼻疽假单胞菌（鼻疽杆菌）及类鼻疽假单胞菌（类鼻疽杆菌）偶尔可引起人类发病。鼻疽杆菌通过皮肤创面、眼结膜或呼吸道侵入，类鼻疽杆菌通过直接接触、呼吸道、消化道或昆虫叮咬等多种途径感染人体。两者临床表现相似，均可发生急性肺部感染、败血症及全身多部位多脏器的局限性感染。

一、鼻疽

鼻疽（malleus）是由不运动的革兰阴性鼻疽假单胞菌（*pseudomonas mallei*）引起的、主要感染马属动物的一种慢性、烈性传染病，因此又称马鼻疽。马多呈慢性经过，骡、驴多为急性经过。人亦可以感染，属于人兽共患传染病，病的体征是在鼻腔、喉头、气管黏膜、肺脏、皮肤、淋巴结或其他实质性器官形成特异的鼻疽结节、溃疡或瘢痕。

公元前 330 年 Aristotle 对本病有所记载，并用拉丁语"Malleus"（恶性之意）命名本病。1837 年首先描述了人类鼻疽病，1882 首次从死于鼻疽病的马体中检出致病菌，1985 年将此菌定名为鼻疽病杆菌。本病曾广泛流行于世界各地，近来许多国家已基本消灭本病，但有些使用马从事生产的国家或地区（亚洲和南美洲），由于防控措施不力，马的鼻疽病感染率仍较高（10%以上），危害仍十分严重，因而人的感染机会亦存在。

（一）病原学

鼻疽杆菌为两端钝圆、形状平直或微弯曲的小杆菌，其大小不一，平均长 2～5 μm，宽 0.5～1.0 μm，不形成芽孢及荚膜、无鞭毛、不运动，革兰染色阴性，菌体着色不均，浓淡相间，呈颗粒状，以石炭酸复红或碱性亚甲蓝染色，能染出特征性颗粒，生化反应不活泼。专性好氧。在硝酸盐培养基中除外，最适生长温度约 37℃。42℃生长，4℃不生长。

鼻疽杆菌有两种抗原，一种为特异性抗原，另一种为与类鼻疽杆菌的共同交叉反应抗原。其内毒素有一种引起变态反应的蛋白质，名为鼻疽菌素（mallein），可用于诊断。

本菌抵抗力较强，在粪、尿中可生存 4 h，水中生存 70 d，灭菌的自来水中生存 6 个月。但在干燥环境中仅生存 10～15 d，经日光直接照射 24 h 加热 56℃ 15 min、80℃ 5 min 死亡，煮沸立即死亡。在 3% 煤的皂溶液、10% 石灰乳、2% 甲醛溶液中，1 h 即可杀灭。

（二）流行病学

1. 传染源　主要传染源为患病的马、骡和驴。人及其他牲畜有少量被感染报道。

2. 传播途径　传播途径可能有 3 种。直接接触传播是人感染的主要途径。病畜的鼻液及溃疡分泌物中，含有大量的鼻疽杆菌，可以通过消化道、损伤的皮肤和黏膜感染，还可以通过气溶胶经呼吸道感染。实验室工作者因不慎亦可感染本病。有吃病马的肉而受感染的报告。

3. 易感性　人群普遍易感。马、骡和驴易感。羊、猫、犬、骆驼、家兔、雪貂等也能感染。

4. 流行特征　鼻疽杆菌的生物地理分布范围与其天然宿主的分布相同。人鼻疽多为散发，往往与人的职业有明显关系。本病多发生于兽医、饲养员、骑兵及屠宰工人中，多数为男性，年龄多在 20～40 岁。国内迄今乃不同程度地分布于各养马地区，主要在内蒙古、新疆、黑龙江、吉林、青海、宁夏等地。

（三）临床表现

1. 人　鼻疽的潜伏期一般为 1～14 d。临床上可分为急性期和慢性期 2 种类型，但以前者多见。

（1）急性期。患者体温高达 40℃，呈弛张热型，发热时伴有恶寒、多汗、头痛、全身疼痛、乏力和食欲减退。在感染部位形成炎性硬结，化脓变软，破裂后，可使患者鼻内流出大量的脓性鼻涕，鼻中隔及鼻甲骨下端形成溃疡或肺、皮肤发生病变，有些患者有肺炎，X 光检查肺部呈云雾状病变，患者有胸痛、咳嗽和咳痰，有时痰中带血。有的患者有膝关节炎。如细菌进入血流，可产生菌血症和脓毒血症。

（2）慢性期。最为常见，病程长，数月至数年，症状不明显，多由急性转化而来。全身症状较轻、低热、全身不适、头痛和关节痛等症状。局部症状与急性期相似。

2. 动物　马属中马、骡、驴和骆驼比较多发。有鼻腔鼻疽、肺鼻疽和皮肤鼻疽几种形式。鼻腔鼻疽症状明显，初期鼻黏膜潮红、肿胀，一侧或两侧鼻腔流出灰白色黏性鼻汁。鼻黏膜上有米粒至高粱粒大的黄色圆形隆起的结节，突出于黏膜表面，周围红晕，结节迅速坏死，崩解，形成溃疡，多数溃疡互相融合。随着病程的发展，分泌物增多，鼻中隔穿孔，流出脓性或血脓性腐臭分泌物，形成鼻漏、鼻腔狭窄、呼吸困难，最后衰竭死亡。有的病马溃疡愈合后形成冰花状或放射状瘢痕。单纯性肺鼻疽和皮肤鼻疽少见。

（四）诊断

鼻疽的临床表现较复杂，常不易诊断，根据流行病学史，结合实验室检查综合诊断。

1. 流行病学　有与患病的马类接触或实验室中曾处理过致病菌等流行病学史。

2. 脓液或分泌物涂片检查　去皮肤脓液或者鼻腔分泌物涂片后作亚甲蓝、吉姆萨、瑞特等染色，可见两极浓染的杆菌。

3. 接种培养检查　将病菌接种于豚鼠，待豚鼠病发死亡，取脓汁作细菌培养分离检查，可获得阳性结果。血液培养，伴有败血症者，可获阳性结果，一般患者阳性率不高。

4. 皮内试验　将鼻疽菌素作 1∶1 000 稀释后，取 0.1 mL 注入前臂皮内，经 24～48 h，于局部出现红肿现象为阳性反应，常在病程 4 周内呈阳性反应，可持续数年。

5. 免疫学检查　血凝试验敏感性较高，效价在 1∶640 以上才有诊断价值，补体结合试验特异性较强，但操作麻烦，效价＞1∶20 才有参考意义。目前较为简便的固相补体结合试验已用于检查，对照孔与试验孔溶血环直径差在 6 mm 以上者，判为阳性。

注意与孢子丝菌病、急性化脓性感染、坏疽性脓皮病相鉴别。

（五）治疗

严格隔离患者，急性患者早期损害组织一经发现即行手术切除。慢性化脓灶应切开引流，但需谨慎小心以免感染扩散。全身可用广谱抗生素治疗，中医治疗。有效的治疗药物有金霉素、土霉素、四环素、链霉素及磺胺类药物。多采用肌肉注射和静脉注射的方法，每个疗程大约 20 d 左右。有的还配合中药治疗。近年来用第二和第三代头孢菌素或氧氟沙星治疗，疗程需 3 周以上。

（六）防控措施

目前尚未有有效菌苗，应认真贯彻综合防控措施。

1. 加强饲养管理　提高马匹抵抗力，严格执行兽医卫生制度防止本病的侵入。当马群中检出阳性病马，对畜舍、饲管用具应进行彻底消毒，粪便应发酵处理。

2. 加强检疫　对马匹定期检疫，对进出口、交易市场的马属动物必须进行检疫。及时检出病马。应定期检疫发现病畜严格按规定处理。

3. 隔离、扑杀　受感染的马类，不论其症状有无，确诊后应立即扑杀，尸体深埋或焚烧。对污染的马厩杂物应用含氯石灰等彻底消毒。曾与病畜接触的马匹，隔离 3 周观察。

4. 健康教育　对从事马匹工作的人，进行预防知识的教育。对从事鼻疽病杆菌检验的实验室工作者，必须注意无菌操作与消毒。对可疑受染者进行医学观察 3 周。

二、类鼻疽

类鼻疽（malleoidosis）又名伪鼻疽，是由类鼻疽杆菌（*pseudomonas pseudomallei*）引起的一种地方性人兽共患传染病，临床表现多样化，大多伴有多处化脓性病灶。

本菌是一种自由生活的腐生细菌，广泛存在于热带和亚热带泥土中的稻田以及新种植油棕的土地、季风雨排水地、花园以及运动场等处的土壤和地面水中。

本病于 1911 年由 Whitmore 首次从缅甸仰光 38 例类似鼻疽患者的肺中分离获得，1921 年被命名为类鼻疽。20 世纪 90 年代初，日本学者将该菌重新分类，将原假单胞菌属中的 DNA 群 II 中的几个种列入一个新属 Burkholderia。类鼻疽是由类鼻疽伯克霍尔德菌引起的疾病。从 1994 年到 2004 年间，新加坡每年发生 36～114 例不等的类鼻疽病例。随着国际的交往频繁，细菌可随感染动物的迁移而扩散，并污染环境，形成新的疫源地，有学者认为它是一种正在扩展的人兽共患传染病。

（一）病原学

类鼻疽杆菌革兰染色阴性，大小 1.2～2.0 μm，0.4～0.5 μm。与鼻疽杆菌同属单胞菌，两者的致病性、抗原性和噬菌体敏感性均类似。为具有动力的革兰阴性需氧菌，呈卵圆形或长链状，用亚甲蓝染色常见两极浓染。有端鞭毛6～8根，无芽孢，无荚膜，在血琼脂上生长良好，缓慢溶血。本菌对多种抗生素有自然耐药性。可产生2种不耐热毒素，即坏死性毒素和致死性毒素，可使豚鼠、小鼠、家兔感染而致死。本菌产生的内毒素，耐热，具有免疫原性，其毒素可能是一种酶的作用。类鼻疽杆菌有独特的生长方式，可产生细胞外的多糖类，在培养中细菌集落陷于大量纤维样物质中。

本菌有2种类型的抗原，1型具有耐热及不耐热抗原，主要存在于亚洲；2型仅具有不耐热抗原，主要存在于澳洲和非洲。

本菌在水和土壤中可存活1年以上，加热56℃ 10 min可将其杀死，常用的各种消毒剂也可将其迅速杀灭。

（二）流行病学

1. 传染源 流行区的水和土壤常含有本菌。细菌可在外界环境中自然生长，不需任何动物作为贮存宿主。本菌可使多种动物感染甚至致病，但并不是主要传染源，人间传播罕见。

2. 传播途径 人接触含菌的水和土壤，经破损的皮肤而感染。食入、鼻孔滴入或吸入病菌污染物也可致病。一般不会发生节肢动物源性感染。有报道认为可通过家庭密切接触、性接触传播。

3. 易感性 人普遍易感。新近进入疫区，糖尿病、酒精中毒、脾切除、艾滋病病毒感染等为易患因素。类鼻疽杆菌侵袭动物的范围极其广泛，包括海洋动物在内的哺乳动物以及某些鸟类。家畜中以猪和羊易感。

4. 流行特征 本病主要分布于南北纬20°之间的热带地区。从美洲的巴西、秘鲁、加勒比地区，非洲中部及马达加斯加岛到亚洲的南亚、东南亚和澳洲北部均为疫区。我国类鼻疽疫源地分布于海南、广东、广西南部的边缘热带和南亚热带地区，已超出北纬20°的范围。

本病一般散发，也可呈暴发流行，全年均有发生，无明显季节性。研究发现，雨季和洪水泛滥往往造成猪类鼻疽流行。人群中极少有健康带菌者。

（三）临床表现

1. 人 潜伏期一般为3～5 d，少数也有数年后发病，即所谓"潜伏型类鼻疽"，甚至20年以上。可以损害各种器官，临床表现多样化。有急性败血症型、亚急性、慢性及亚临床型3种表现。大多伴有多处化脓性病灶。

（1）急性败血型。常发生于糖尿病，细菌随血液散布到肺、肝、脾、肾、淋巴结、脑、骨、前列腺、皮下等器官组织，形成多发性脓肿。表现有寒战、高热、气喘、胸痛、腹痛、肌痛、咳脓血性痰，以及不同部位脓疡形成的症状和体征。本病病情一般较为严重，如不及时治疗，病死率可高达90%，即使用抗生素治疗，仍有30%死亡。只有少数是暴发性病例。常见的严重感染有非特异性X线所见的急性局部肺炎以及败血症。

（2）亚急性型。感染常局限于1～2个组织器官，肝、皮肤、骨和软组织可被侵犯，易形成窦道。常见有肺炎、肺脓肿、脓胸、肺肉芽肿、肾盂肾炎、前列腺炎、肝、脾脓肿、皮肤溃疡、蜂窝织炎等。病程数周至数月不等。

（3）慢性型。是由急性型或亚急性型迁延而来，病程数年或数十年，是一种慢性消耗性疾病，偶有周期性缓解。主要为肺部损害，常有类似空洞肺结核表现。

大部分类鼻疽病例是亚临床病例和轻病例，这部分感染者可能终身都不会发展为显性类鼻疽，但当有糖尿病、酗酒、癌肿、营养不良等等诱因存在时，有机会发展为显性类鼻疽。在侵越美军中，有9%的亚临床型病例，回国后相继发病，其中潜伏期最长的为26年，故有"定时炸弹"之称。

2. 动物

（1）病山羊和病绵羊。体温升高，食欲减少或废绝。病羊常因肺脏发生脓肿和结节而呈现呼吸困难，咳嗽，消瘦。若腰椎化脓则后躯麻痹，呈犬坐姿，但无意识障碍。发生化脓性脑膜脑炎时，则出现神经症状。此外，公山羊的睾丸和母山羊的乳房也常出现顽固性结节。

（2）病马和病骡。多呈急性肺炎症状，但有些病例呈慢性或隐性经过，缺乏明显的症状。

（3）病猪。体温升高，精神抑郁，咳嗽，运动失调，公猪睾丸肿胀，仔猪病死率高。

（4）病牛。感染后多无明显症状，但血清阳性率较高。

（四）诊断

通过流行病学、临床表现、实验室检查可作为确诊的依据。

1. 流行病学　曾去过疫区的人出现原因不明的发热或化脓性疾病均应考虑到本病。

2. 临床表现　临床表现有"似百样病"之称，所以根据临床症状难以确诊。泰国学者研究发现，将具有糖尿病、多器官受累、无腹泻、肺部感染作为临床初步诊断的特征。

3. 病原学检查　渗出物、脓液等做涂片和培养，悬滴试验可观察到动力。

4. 血清学诊断　主要有间接血凝试验和补体结合试验两种。

5. PCR 技术检测　用 22 个碱基寡核苷酸引物，扩增出 178 个碱基对的 DNA 产物。

6. 动物试验　必要时做豚鼠腹腔内接种，豚鼠如出现睾丸红肿、化脓、溃烂、阴囊内有白色干酪样渗出物等，即为阳性反应。

7. 尿中类鼻疽假单胞菌抗原检测　主要有胶乳凝集试验、酶联免疫吸附试验等。

注意在急性期应与急性型鼻疽、伤寒、疟疾、葡萄球菌败血症及肺炎等相鉴别。慢性期应与结核病、慢性期鼻疽等相鉴别。

（五）治疗

临床类鼻疽的症状是各样的，所以其治疗不可能只有一种模式。有脓肿者宜作外科切开引流，对内科治疗无效的慢性病例，可采用手术切除病变组织或器官。

类鼻疽杆菌对常用的抗生素有不同程度的抗药性，因而有很高的死亡率。治疗本病尚无特效治疗方案，大多需大剂量、长疗程的联合治疗。对第一、二代头孢菌素、庆大霉素、青霉素、链霉素常有耐药。药敏研究发现，90％以上的菌株对头孢他定、头孢噻肟、头孢哌酮、哌拉西林、亚胺配能、阿莫西林-克拉维酸钾、氨苄西林、舒他西林、替卡西林-克拉维酸钾等敏感。目前最敏感的药物是亚胺培南，其次是舒巴坦-氨苄西林和替卡西林-克拉维酸钾。

类鼻疽往往会复发。如痰培养阳性持续 6 个月，应考虑进行肺叶切除术。有肺外化脓性病灶者，必须连续以抗菌药物治疗 6～12 个月，同时辅以外科引流。

（六）防控措施

无特殊预防方法，主动免疫无效。早诊断、早治疗以及采用较长的疗程可使病死率下降。

1. 隔离治疗　主要是防止病菌扩散和切断传播途径。患者隔离治疗，对可疑感染者应进行医学观察 2 周。患者及病畜的排泄物和脓性渗出物应彻底消毒。

2. 加强检疫与监测　从疫源地进口的动物应严格检疫，防止疾病传入。加强疫情的监测与报告，加强重点地区的监测。密切关注相关信息和国外疫情动态，做好相应技术储备。

3. 卫生宣传教育　接触患者和病畜时应注意防护，接触后应作皮肤消毒。在接触有积水的泥水前，使用防水绷带遮盖所有擦伤的皮肤或伤口，或穿上防水靴及戴上防水手套。在可能染菌的尘土条件下工作，应戴好防护口罩。疫源地应进行终末消毒，采取杀虫和灭鼠措施。

第十一节　布氏杆菌病

布氏杆菌病（brucellosis）又称马尔他热（Molta fever）或波浪热（undulant fever），是由布氏杆菌引起变态反应性的一种人兽共患慢性传染病，是世界动物卫生组织（OIE）规定强制报告的疫病，我国将本病规定为二类动物疫病。感染后不产生持久免疫，病后再感染者不少见。布氏杆菌也被列为失能性生物战剂之一。

动物中常见的可分为 6 个种，即羊布氏杆菌、猪布氏杆菌、牛布氏杆菌、犬布氏杆菌、沙林鼠布氏杆菌和绵羊布氏杆菌。我国流行的主要是羊、牛、猪 3 种布鲁氏杆菌，其中以羊布氏杆菌病最为多见。在同一种内，依其生物学性状不同，羊分为 3 个生物型，牛分为 9 个生物型，猪分为 4 个生物型。本病已不只是发生在牧区和山区，在城市和农区也有发生。

一、病原学

本菌属初次分离培养时多呈小球杆状，毒力菌株有很薄的微荚膜，经传代培养渐呈杆状，不产生芽孢，革兰染色阴性，$0.3~\mu m \times 2.5~\mu m$。共分羊、牛、猪、犬、森林鼠及绵羊等 6 种，20 个生物型。本菌为严格需氧菌。牛布氏杆菌在初次分离时，需在 5%～10%二氧化碳环境中才能生长，最适温度 37℃，最适的 pH 值 6.6～7.1，营养要求高，生长时需硫胺素，烟草酸和生物素，泛酸钙等，实验室常用肝浸液培养基或改良厚氏培养基。此菌生缓慢，培养 48 h 后才出现透明的小菌落，鸡胚培养也能生长。

在我国发现的主要为羊、牛、猪 3 种布氏杆菌，其中以羊布氏杆菌病最为多见，布氏杆菌在自然界中抵抗力较强，在病畜的脏器和分泌物中，一般能存活 4 个月左右，在食品中约能生存 2 个月；对低温的抵抗力也强，但对热敏感，70℃ 10 min 即可死亡；阳光直射 1 h 死亡；在腐败病料中迅速失去活力；在土壤、皮毛、乳制品中，可生存数月；一般常用消毒药都能很快将其杀死；无外毒素，致病力与活菌及其内毒素有关。

二、流行病学

1. 传染源　羊为主要的传染源，猪型次之，牛型较弱，犬型偶尔可感染人。人与人之间传染机会极少。本菌病最危险之处是患畜几乎不表现症状，但能通过分泌物和排泄物不断向外排菌，特别是随流产胎儿、胎衣和羊水排出大量病原菌，成为最危害的传染源。

2. 传播途径　布氏杆菌病主要在畜间传播，也传染给人。牧民接羔为主要传染途径，兽医为病畜接生也极易感染。主要经消化道、呼吸道、生殖器官、眼结膜和损伤皮肤感染。服用了污染的奶及畜肉，吸入了含菌的尘土或菌进入眼结膜等途径，皆可遭受感染。

3. 易感性　人群普遍易感。人的发病年龄大多在 30 岁以上。自然病例主要见于牛、山羊、绵羊和猪。母畜较公畜易感，成年家畜较幼畜易感。

4. 流行特征　本病呈地方性流行。自 1887 年 Bruce 首次从因布氏杆菌病死亡士兵脾中分到布氏菌迄今已百余年。据 20 世纪 80 年代末的报告，世界上 200 多个国家和地区中已有 160 多个国家存在人兽布氏杆菌病，分布于世界各大洲。我国多见于牧区，主要在内蒙、新疆、青海、甘肃、宁夏、山东等地有流行区，南方则少见。

新疫区常使大批妊娠母牛流产；老疫区流产减少，但关节炎、子宫内膜炎、胎衣不下、屡配不孕、睾丸炎等逐渐增多。

三、临床表现

（一）人

本病临床表现变化多端，多数病例发病缓慢，少数起病急骤，一般类似感冒。布氏杆菌病有的因发现晚或误诊，留有后遗症。如关节变形，肌腱萎缩，肝硬化，残废或不育。

患者最常出现的症状是发烧，平均 $2 \sim 3$ 周的发烧期，每间隔约 $3 \sim 14$ d 发烧又反复，产生波浪状的热型，故称为波浪热。但目前少见此类病例，多为低热，间歇热等，晚上多汗、盗汗，汗质较黏；关节肌肉痛，在急性期这种痛常呈游走性，主要是在大关节，慢性期疼痛局限于大关节。其他症状体征有乏力、精神不振、全身软弱、食欲不振、失眠、咳嗽、有白色痰、皮疹、肝脾淋巴结肿大、睾丸肿大、关节肿大、皮下结节出现等。可听到肺部干鸣音，多呈波浪热，也有稽留热、不规则热或不发热。睾丸肿大，一个或多个关节发生无红肿热的疼痛，疼痛难忍，即使不发烧也不能劳动，故本病又被称作"懒汉病"。病灶发生在生殖器官，影响生育，严重者可引起死亡。

布氏杆菌含有内毒素及菌体本身皆可引起人体的过敏，出现各种变态反应性的病变。如骨关节病变，据统计约 $30\% \sim 40\%$ 患者有骨关节的病变。关节的病变常侵犯大关节，以髋关节炎最为常见。布氏杆菌骨髓炎以脊椎炎最为多见。

（二）动物

家畜感染后表现轻微，有的几乎不显任何症状，个别表现关节炎，公畜多发睾丸炎，母畜多流产。病变多发生在生殖器官和关节，多不影响家畜生命，不被人重视，易留下后患。

四、诊断

人的病情复杂，易发生误诊。一般医院初诊误诊率在 25% 以上。确诊需要通过细菌学、血清学、变态反应等实验室手段。

1. 流行病学　有患者与家畜或畜产品、布氏菌培养物的密切接触史，或生活在疫区的居民，或与菌苗生产、使用和研究密切联系情况进行诊断。

2. 临床表现　动物出现流产是最重要的症状之一，流产后的子宫、胎儿和胎膜均有明显病变。人的临床症状以发热、乏力、多评、肌肉、关节疼痛和肝、脾、淋巴结肿大为主要表现。

3. 实验室检查　本菌传染性大，要注意防止实验室污染和被动感染。布氏杆菌病玻片或虎红平板凝集反应阳性或可疑，或皮肤过敏试验后 24、48 h 分别观察一次，皮肤红肿浸润范围有一次在 $2.0 \text{ cm} \times 2.0 \text{ cm}$ 及以上（或 4.0 cm^2 以上）。白细胞总数正常或偏低，淋巴分类相对增多。急性期血和骨髓的细菌培养阳性率高。

4. 分离细菌　急性期采集血液，慢性期采取骨髓，接种于双相肝浸液培养基培养鉴定。

5. 血清学检查　方法有标准试管凝集试验、用补体结合试验（CFT）检查、抗人免疫球蛋白试验等。

注意与风湿热、伤寒、结核病等的鉴别诊断。

五、治疗

1. 一般治疗及对症治疗　患者应卧床休息，注意水、电解质及营养的补充，给予足量维生素 B 族和维生素 C，以及易于消化的饮食。高热者可同时应用解热镇痛剂。肾上腺皮质激素（激素）有助改善血症症状，但必须与抗生素合用。

2. 抗菌治疗 疗程在 3 个月以内的急性期患者，包括慢性期急性发作患者，以抗菌疗法为主。治疗原则为早期、联合、足量、足疗程用药，必要时延长疗程，以防止复发及慢性化。利福平对本病有效。羊、猪型感染者以四环素与链霉素合用为宜。也可用复方磺胺加链霉素。需彻底治疗，防止转为慢性。亦可用喹诺酮类、氨基糖苷类及三代头孢类药物。

儿童布氏杆菌病的治疗要采取早期用药、联合用药、足量全程治疗原则。建议疗程为 8～12 周，无论应用何种抗生素，都应密切注视药物对儿童的毒副作用。

3. 特异性脱敏疗法 适用于慢性期过敏症状较强者，常采用布氏菌苗、菌素等各类布氏菌抗原制剂的脱敏疗法。

4. 其他治疗方案 中医中药疗法、理化疗法、免疫调节剂治疗及外科疗法等。

六、防控措施

1. 加强检疫和监测 动物引种时必须进行检疫，检出带菌畜消灭传染源，免疫健康畜增强抗病力。认真做好日常的重点监测点工作。发生疫情时，及时上报。

2. 定期预防注射 如布氏杆菌 19 号弱毒菌苗或冻干布氏杆菌羊 5 号弱毒菌苗可于成年母牛每年配种前 1～2 个月注射，免疫期 1 年。

3. 严格消毒 患病家畜应全部淘汰。对病畜污染的圈舍、运动场、饲槽等彻底消毒；病畜皮用 3％来苏水浸泡 24 h 后利用；乳汁煮沸消毒；粪便发酵处理。

4. 健康教育 经常与家畜接触者，特别是在接产或处理流产时要谨慎，为防止感染，搞好个人防护。既要防止布氏杆菌在畜间传播，又要防止病畜传染给人。预防接种。实验室工作人员应严格遵守实验室安全要求处理标本。

第十二节 猫 抓 病

猫抓病（cat scratch disease）是由猫抓伤或咬伤引起的以皮肤原发病变和局部淋巴结肿大为特征的一种自限性传染病。本病首次发现于 1950 年，因多数患者发病前数日有猫咬、猫抓或猫舐的接触史，故称其为猫搔病，又名猫抓病、猫抓热、良性淋巴网状内皮细胞增生症。随着养猫、狗等宠物人数的增多，本病的发病率有明显增加的趋势。作为新发及老传染病的病原体，从 20 世纪 80 年代开始再次肆虐人类，并以新的形式表现出来。据报道在美国估计每年发病人数约 22 000 例，全球每年猫抓病的发病人数超过 4 万例。

一、病原学

1905 年，秘鲁医生 Alberto Barton 在血液中发现人类巴尔通体病（奥罗亚热）的致病因子；1919年，Battistini 等分离出该病原体，为纪念 Barton，将其命名为杆菌样巴尔通体，研究认为猫抓病是由巴尔通体（*bartonella*）感染引起的。巴尔通体是一种革兰阴性短小棒状杆菌，常为突发疾病的流行病学原因。近年来发现的巴尔通体物种明显增多，目前证实对人类有致病性的巴尔通体种类有：汉赛巴尔通体（*B. henselae*）、五日热巴尔通体（*B. quintana*）、杆菌样巴尔通体（*B. bacilliformis*）及 *B. clarridgeiae*、*B. elizabethae*、*B. tribocorum*。猫抓病主要是由 *B. henselae* 菌和 *B. clarridgeiae* 菌感染所致。日本学者对宠物猫采样检测显示，有 7.2％（50/690）的被检猫分离出 *B. henselae* 和 *B.*

clarridgeiae 两种菌。而且随着深入广泛的研究，巴尔通体所致其他人类疾病仍在不断被发现。

二、流行病学

1. 传染源　主要是带菌的猫，尤其是 1 岁以内的幼猫。

2. 传播途径　病原体存在于猫的口咽部，可通过猫身上的跳蚤、白蛉、体虱等昆虫媒介，以及扁虱、螫蝇和无翼蝇等潜在的媒介在猫群中传播。人类感的途径仍然不清，可有昆虫媒介的叮咬，猫狗等动物（尤其是猫）的抓挠，以及密切接触蚤的粪便等途径。

3. 易感性　主要见于儿童和少年，87％的患者<18 岁，男性略多于女性。据报道宠物猫的感染率高达 40％。

4. 流行特征　全世界均有本病。猫抓病患者的家庭成员比一般群众更易感染。具有明确的季节性，7 月—次年 1 月的病例比其他月份高。

三、临床表现

（一）人

潜伏期 3～10 d。临床表现多种多样，轻症病例占较大比例。人被猫抓伤约 2 周后，在抓伤的皮肤周围可出现直径 3～4 mm 的红色丘疹。约 4 周后，在抓伤部位的近端出现淋巴结肿大，大约 4～8 周后消失。除皮肤病变和区域淋巴结肿大外，部分患者可出现发热，厌食和乏力等全身症状。

1. 肝脾型　临床表现为超高热（>40℃），全身不适和厌食，只有 50％的患者出现淋巴结肿大，腹部超声或 CT 扫描在肝脏和（或）脾脏上可见多个低回声、低密度区。

2. 脑病型　主要表现为癫痫样抽搐，进行性昏迷，数日后意识可完全恢复。神经影像的变化表明本病累及中枢神经系统会出现多种病理生理变化。包括大脑白质、基底神经节及丘脑的病变，免疫缺陷的患者有多灶性病变等。

3. 眼病型　主要表现有 leber 视神经视网膜炎、帕里诺眼、腺综合征、葡萄膜炎、结膜炎及视网膜血管炎等。患者可出现眼前一过性黑影或中心视力下降。

目前，与猫抓病有关的疾病谱仍在不断扩大，有的表现为腮腺炎、肠炎、脊髓炎，还有表现为乳房肿块和骨髓炎。为自限性疾病，但多数于 1～6 个月完全恢复，偶尔致残或致死。

（二）动物

动物中尚未发现天然感染。对长尾猴人工接种引起发病时，在临床和组织学方面都与人相似。

四、诊断

可根据患者猫狗接触、抓咬史，染色法血清试验检测出汉赛巴通体即可确诊。有眼部损害伴耳前淋巴结肿大常提示猫抓病。

1. 涂片检查　采集可疑患者有病变的皮肤、淋巴结或结膜活检标本，制成涂片，用 arthin-Starry 银染色方法进行染色，在显微镜下可清晰地观察到巴尔通体。

2. 病原体培养　巴尔通体的分离培养较为困难，从受染的猫身上采集血进行培养，一般为 14～33 d。在培养皿中为一种灰白色不透明的细小黏聚性菌落，培养 60 d 无此菌生长方可定为阴性。

3. 血清学检测　已有商品试剂盒出售。在做间接免疫荧光抗体检查时，一般将 IgG 抗体升高达 1:64 定为阳性，双份血清 IgG 抗体效价升高 4 倍以上可确诊。

4. 分子生物学检测　最有效的诊断方法是体外 DNA 扩增，PCR 技术已用于患者的早期诊断中。

注意与 EB 病毒感染、葡萄球菌属感染、兔热病、鼠咬热等疾病相鉴别。

五、治疗

本病多为自限性，一般 2～4 个月内自愈，治疗以对症疗法为主。淋巴结化脓时可穿刺吸脓以减轻症状，必要时 2～3 d 后重复进行。不宜切开引流。淋巴结肿大 1 年以上未见缩小者可考虑进行手术摘除。注意补充电解质、液体、铁剂。

迄今为止，对治疗效果尚无定论。虽体外汉赛巴通体对很多抗菌药物及其衍生物、氨基糖苷类、利福平、环丙沙星等敏感或高敏感，但一般病例尚无应用抗菌药物的指征。对重症病例如高热者、伴发脑炎者及免疫缺陷者（HIV 感染等）宜及时采用抗生素联合治疗，首选庆大霉素治疗，临床一般在 2 周以上。对肝脾型患者，类固醇皮质激素治疗有利于退烧。

六、防控措施

减少接触猫，与猫、犬接触时避免被抓或咬伤，不慎被抓、咬后立即用碘酊或莫匹罗星软膏涂搽局部，并对抓伤处及附近淋巴结勤加观察。在抚摸完猫后及时洗手等也是很有必要的。另外，限制猫外出和除去猫身上的跳蚤也有利于防止家人感染上猫抓热。家庭饲养的小猫传染性更高。如果幼猫身上有跳蚤，则传染性是无跳蚤 29～30 倍。

人与宠物间不要过分亲密，例如用嘴吻宠物、用手喂食物等。

第十三节　弯 曲 菌 病

弯曲菌病（campylobacteriosis）又名弯曲菌肠炎，是由空肠弯曲菌（*campylobacter jejuni*）或空肠-结肠弯曲菌（*C. jejuni/coli*）引起的一种新的急性腹泻人兽共患传染病。本菌属有许多"种"及若干"亚种"，均有致病性，主要引起人和动物腹泻及动物流产。临床上以发烧、腹痛、关节痛、腹泻等为主要特征。个别患者表现为菌血症、毒血症。

1931 年确认空肠弯曲菌为牛冬痢的病原体，1947 年，Vinzent 从败血症患者血中检出该菌，1972 年，比利时学者 Butzler 首次证实弯曲菌可引起人类急性腹泻。1977 年，Skirrow 在特定条件下顺利地分离出弯曲菌，使本病的研究有了迅速发展。1980 年，国际系统细菌学委员会将弯曲菌分为空肠弯曲菌（*C. jejuni*）、结肠弯曲菌（*C. coli*）、胎儿弯曲菌（*C. fetus*），又分胎儿亚种及性病亚种；唾液弯曲菌（*C. sputorum*）及其亚种粪弯曲菌。近年来弯曲菌属已公认的约有 12 种和亚种。

本病呈世界性分布，世界各地的检出率均有迅速增长，发病率明显升高，已成细菌性腹泻中最常见的致病菌，其检出率超过志贺菌与沙门菌。在发展中国家，本菌感染成为严重的肠道病及幼儿腹泻的重要病因之一，在急性腹泻中仅次于志贺菌和沙门氏菌感染。

一、病原学

弯曲菌为革兰染色阴性菌，是严格的微嗜氧菌，形态细长，呈弧形、螺旋形、S 形、C 型或海鸥展翅状等多形态小杆菌。一端或两端各有一根鞭毛，暗视野镜下活动活泼，呈标枪样向前迅速而过。最适生长环境是含 5％氧气、10％二氧化碳、85％氮气。空肠、结肠弯曲菌在 42℃中生长良好，菌落呈灰色、有光泽、不溶血，但在 25℃则不能生长；而胎儿弯曲菌在 25～37℃生长良好，在 42℃生长极差。弯曲菌无芽孢、无荚膜，其生化特性为不分解和不发酵各种糖类、不分解尿素，氧化酶或过氧化氢酶阳性。目前弯曲菌分类学发展迅速，可能有 9 种是人类病原体，即空肠弯曲菌、结肠弯曲菌、弯曲菌胎儿亚种、海鸥弯曲菌、猪肠弯曲菌、同性恋弯曲菌、芬内尔弯曲菌、上突状弯曲菌和勃茨勒弯曲菌。

空肠弯曲菌的血清型多达几十种，仅少数（＜5％）菌株未能分型，常见的血清型为 1、2、3、4 型，可用玻片凝集法检测。弯曲菌有对热稳定的 O 抗原和对热不稳定的 H 和 K 抗原。此菌有侵袭力，既有内毒素也分泌外毒素，如肠毒素。

本菌易被干燥、直接阳光及弱消毒剂杀灭。对热敏感，60℃ 20 min 即可杀灭，但耐寒冷，4℃的粪便、牛奶中可生存 3 周，水中生存 4 周。肉类经冷冻保存 3 个月仍可检出本菌。

二、流行病学

1. 传染源　患者和带菌者是本病的传染源。大多数野生和家养动物，包括家禽、家畜，鸟类均可被弯曲菌感染，大量存在于生殖器、肠道及口腔中。大多数感染动物可终生带菌也可成为传染源。

2. 传播途径　病菌通过多种途径传播。主要通过污染食物或水，经口传染，也可通过接触传播。动物粪便污染的结果比人传人的接触传播更为重要。

3. 易感性　人群普遍易感，5 岁以下儿童及 20～29 岁年轻人发病率高。家禽的带菌率为 91％，猪为 88％、猫为 53％、狗为 49％、牛为 43％。本菌也广泛存在于外界环境中，如 53％的河水标本中可检出弯曲菌。

4. 流行特征　弯曲菌感染呈世界性分面，广泛分布于温带、亚热带和热带。发达国家多从患者粪便中分离到此菌，无症状带菌者极少。而发展中国家却有相当比例的健康带菌者。儿童检出率高于成人，农村高于城市。肠道外感染以体弱者多见。在瑞典，感染主要见于旅游者。胎儿弯曲菌感染主要是机体免疫力低下的患者，如慢性肝病，糖尿病，低丙种球蛋白血症，恶性肿瘤，艾滋病和老年患者。本病一年四季均可发生，夏秋季节多见。

引起人类腹泻的弯曲菌主要为空肠弯曲菌，其次是结肠弯曲菌，而海鸥弯曲菌、猪肠弯曲菌比较少见。近年来发现新的弯曲菌种，称勃茨勒弯曲菌。

三、临床表现

（一）人

1. 空肠弯曲菌感染　潜伏期 1～7 d。病情轻重不一，可无症状。也可表现为严重的小肠结肠炎，大多数患者有全身不适、乏力、寒战、发热，体温 38～40℃。局部症状为腹痛、腹泻为主。腹痛多位于脐周或上腹部，呈间歇性绞痛。大便每日 2～10 次，大便水样或黏液样，重型病理有黏液血便。本病病程一般 7～10 d，也有长至 6 周者，少数可形成慢性腹泻。此外部分患者可出现腹膜炎、胆囊炎、关节炎、阑尾炎等。也可合并溶血尿毒综合征、多发性神经炎、格林—巴利综合征、脑膜炎、心内膜炎、血栓性静脉炎、泌尿系统感染等。

2. 胎儿弯曲菌感染　多表现为肠道外感染症状，常见类似为败血症或菌血症。也可引起心内膜炎、心包炎、肺部感染、关节炎、阑尾炎和其他部位局部感染等。新生儿和老年人可发生中枢神经系统感染，表现为脑膜脑炎、硬脑膜下积液，脑肿胀等。成年可还可表现为脑血管以外、蛛网膜下腔出血。妊娠中期感染，可造成死胎和流产。

近年来国外有报道弯曲菌可引起艾滋病患者相关性腹泻病。

（二）动物

牛感染空肠弯曲菌后发生的腹泻又称"冬痢"，多发生于秋冬季，呈地方流行性，潜伏期 3 d。常突然发病，病牛排出恶臭水样棕色稀粪，常带有血液。奶产量下降50%～95%。患牛还可以出现乳腺炎，并从乳中排出病菌。

雏鸡感染空肠弯曲菌后常表现精神抑郁和腹泻。开产前的小母鸡或刚开始产蛋的母鸡感染后，表现为精神抑郁，体重减轻，鸡冠发白，常有腹泻，产蛋率下降。

四、诊断

可根据流行病学史，腹痛、腹泻等临床表现进行诊断。取新鲜粪便在暗视野显微镜或相关显微镜下观察到急速运动的弯曲菌可做出快速诊断。确诊须粪便病原学检查。

1. 常规检查 粪便检查可为水样便或黏液血便，镜检可见少量白细胞和红细胞、脓细胞等。血常规中可有细胞总数和中性粒细胞轻度增加。

2. 病原检查 粪便直接检查，经革兰染色或瑞氏染色，在显微镜下找到弯曲菌。粪便培养，将粪便接种于选择性培养基上，在42℃微氧环境下培养可获得病原菌。

3. 血清学检查 凝集试验，检查O、H个K抗体。恢复期血清抗体滴度比急性期增高4倍以上可确诊。

注意与各种原因引起的急性腹泻相鉴别，如胃肠炎、细菌性痢疾、肠套叠、肠息肉及溃疡性结肠炎等。

五、治疗

空肠弯曲菌的肠道感染大多能自愈，但有20%未经治疗者可复发，且可长期排菌。

1. 一般治疗及对症治疗 应按消化道传染病隔离；急性期卧床休息，饮食应高热量、高营养、低脂肪及易消化；同时对症治疗及防控脱水和电解质紊乱等。

2. 病原治疗 对中、重度感染者，以及对腹泻不止、频繁呕吐、血便、高热或有严原发病重、并发症的年老体弱、孕妇、婴幼儿等应积极早期抗菌治疗。首选红霉素，也可选用多西环素、氟喹诺酮类、氨基糖苷类及磷霉素等。败血症患者应用抗生素治疗至少4周。中枢系统感染可选用氨苄西林和（或）氯霉素治疗，疗程2～3周。对心内膜炎及其他肠道外感染时可选用庆大霉素。

本病菌对头孢噻吩、头孢噻啶、头孢噻肟、头孢孟多、羧苄西林、TMP、青霉素、万古霉素、多黏菌素B、甲硝唑等抗菌药物呈耐药状态。而胎儿弯曲菌对氟喹诺酮药物耐药。

六、防控措施

目前尚无预防弯曲菌感染的疫苗。

1. 隔离 对弯曲菌肠炎患者应予以消化道隔离，对患者的排泄物应进行消毒，患者的物品应予以处理、消毒。护理和接触患者以后应该洗手。患者恢复后或用红霉素治疗48 h以后可解除隔离。

2. 加强管理 对玩赏类动物（如猫、狗等）可定期给予预防投药（如红霉素等）。对动物进行科学管理、改善饲养管理条件、确保家禽、家畜的饲料和饮水的清洁卫生、定期预防接种和消毒驱虫及良好科学的人与动物生活习惯。应加强食品的加工方面卫生安全，如肉食动物的卫生屠宰，肉食的合理烹调及卫生运输以及牛奶的巴氏消毒等。

3. 健康教育和培训 提高人民的卫生素质，养成饭前便后洗手的良好卫生习惯，特别是接触家畜和家禽以后要洗手。2002年11月，"WHO食源性疾病与食源性致病菌耐药性监测"培训班在北京举办，WHO专家向来自各省市卫生检验部门的学员介绍了弯曲菌在国际上的流行趋势、控制措施及分离鉴定的标准方法等知识，为控制本病奠定良好的基础。

第十四节　炭　疽

炭疽 (anthrax) 是由炭疽杆菌 (*bacillus anthrax*) 所致的急性、热性、败血性人兽共患烈性传染病。该细菌由 Robert Koch 在 1877 年首次发现。临床上主要表现为皮肤坏死、溃疡、焦痂和周围组织广泛水肿及毒血症症状，偶可引致肺、肠和脑膜的急性感染，并可伴发败血症。发病快速，治疗不及时可很快死亡，对人、畜危害很大。

目前，炭疽对人类仍然构成威胁，在世界各地频繁出现暴发流行。近年来非洲最严重的人间流行发病达万余人。1997 年内，澳大利亚，法国的牛群，美国得克萨斯州的鹿和加拿大北部的美洲野牛暴发炭疽流行，造成重大的经济损失。

炭疽杆菌有可能作为生物武器被恐怖分子所利用，因而近年来得到国际社会的普遍关注。在美国，从 2001 年 9 月 18 日开始有人把含有炭疽杆菌的信件寄给数个新闻媒体办公室以及两名民主党参议员。这个事件导致 5 人死亡，17 人被感染的生物恐怖袭击。

一、病原学

炭疽杆菌为革兰阳性粗大杆菌，长 1.2～10 μm，宽 0.5～2.5 μm，两端平切，排列如竹节，无鞭毛，不能运动。在人及动物体内有荚膜，在体外不适宜条件下形成芽孢。在普通琼脂肉汤培养基上生长良好。本菌致病力较强。

炭疽感染是由炭疽杆菌的内生孢子引起的。炭疽内生孢子不分裂，几乎观察不到新陈代谢，具有抵抗干燥、高温、紫外线、γ 射线和许多消毒剂的能力，在一些土壤中炭疽孢子可以保持休眠状态数十年。炭疽孢子的耐久性和休眠性被一些国家用来发展生物武器。炭疽杆菌主要有 4 种抗原：荚膜多肽抗原，有抗吞噬作用；菌体多糖抗原，有种特异性；芽孢抗原；保护性抗原，为一种蛋白质，是炭疽毒素的组成部分。

本菌繁殖体的抵抗力与一般细菌相同，其芽孢抵抗力很强，在土壤中可存活数十年后仍有侵袭能力，在皮毛制品中可生存 90 年。煮沸 40 min、140℃干热 3 h、高压蒸气 10 min、20％漂白粉和石灰乳浸泡 2 d、5％石炭酸 24 h 才能将其杀灭。炭疽芽孢对碘特别敏感。

二、流行病学

1. 传染源　主要为患病的食草动物，如牛、羊、马属动物、骆驼。猪可因吞食染菌青饲料；狗、狼等食肉动物可因吞食病畜肉类而感染得病，成为次要传染源；炭疽患者的分泌物和排泄物也具传染性。

2. 传播途径　人类感染炭疽主要有 3 种途径。

（1）经皮肤黏膜。病菌毒力强可直接侵袭完整皮肤。人可因皮肤外伤感染炭疽杆菌或其芽孢，引起皮肤炭疽；也有因接触病畜的排泄物和带病菌的畜产品而受染。

（2）经呼吸道。吸入污染有炭疽芽孢的尘埃和气溶胶，可引起肺炭疽，一般情况下直接吸入感染较少见。

（3）经消化道。摄入被污染的食物、饮水、死亡动物的血、肉、内脏等而引起肠炭疽。

3. 易感性　人群普遍易感。多见于农牧民、屠宰、皮毛加工，兽医及实验室人员，有再感染的例子。家畜以及野生反刍动物易感。在非洲一些地区，有大象、河马、狮子、猎狗和豺等肉食动物感染的报道。

4. 流行特征　世界各地均有发生，通常散发，有时呈流行性发生。主要在畜牧区流行。全年均有发病，7—9月为高峰。吸入型多见于冬春季，夏季多雨季节或洪水泛滥之后易造成本病蔓延。被恐怖分子或战争狂人利用作为生物武器时，在传播方面也有明显的流行特征，如第一次世界大战时，德国研制的炭疽杆菌作为生物战剂，通过间谍去秘密污染水源、食物和饲料；美国"9·11"恐怖事件之后炭疽杆菌通过邮件等途径也导致炭疽的发生。

三、临床表现

(一) 人

潜伏期一般为1～5 d，也有短至12 h，长至2周。根据感染途径不同分为以下5种类型。

1. 皮肤炭疽病　约占95%～98%，患者通常有接触动物或动物产品史。病变多见于面、颈、肩、手和脚等裸露部位皮肤，3～5 d后，皮肤的主要损害为非特异性的无痛瘙痒性斑疹或丘疹，经24～36 h后出现水疱，内含淡黄色液体，周围组织硬而肿胀。第3～4 d中心呈现出血性坏死稍下陷，四周有成群小水泡，水肿区继续扩大。第5～7天坏死区溃破成浅溃疡，血样渗出物结成硬而黑似炭块状焦痂，痂下有肉芽组织生成（即炭疽痈）。稍有痒感，无脓肿形成，这是炭疽的特点。以后随水肿消退，黑痂在1～2周内脱落，逐渐愈合成疤。起病时出现发热（38～39℃）头痛、关节痛、周身不适以及局部淋巴结和脾肿大等。

少数病例局部无黑痂形成而呈大块状水肿（即恶性水肿），有毒血症状，其扩展迅速，可致大片坏死，多见于眼睑、颈、大腿及手等组织疏松处。全身症状严重，若贻误治疗，预后不良可发展为败血症而死亡。

2. 肺炭疽　肺炭疽病极少见，通过是由于吸入了污染动物的皮毛或制品中的内生孢子后而发病。潜伏期大约为10 d，也有报道在接触6周后症状才开始出现。症状为原发性，可急性起病，轻者有胸闷、胸痛、全身不适、发热、咳嗽、咯黏液痰带血。重者以寒战、高热起病，可有呼吸窘迫、气急喘鸣、咳嗽、发绀、血样痰等症状。肺部仅可闻及散在的细小湿啰音或有胸膜炎体征。由于炭疽的毒素可引起肺出血、肺水肿、坏死，因中毒而发生呼吸循环衰竭而死亡。此型常易继发炭疽性脑膜炎，也可继发于皮肤炭疽。

3. 肠炭疽　肠道炭疽病是致死性的，可表现为急性肠炎型或急腹症型。急性肠炎型潜伏期12～18 h；同食者相继发病，似食物中毒。即在食用炭疽杆菌污染的食物后2～5 d发病，表现为急性肠胃炎，症状轻重不一，发病时突然恶心、发热、呕吐、腹痛、腹泻；有时呈急腹症表现，患者全身中毒症状严重，持续性呕吐及腹泻，且可排血水样便，腹胀、腹痛，有压痛或呈腹膜炎征象，常并发败血症和感染性休克，如不及时治疗常可导致死亡。

4. 脑膜炭疽（炭疽性脑膜炎）　病例较少。炭疽杆菌可通过血液系统或淋巴系统进入中枢神经系统引起脑膜炭疽。患者多为继发性，起病急骤，还有剧烈头痛、呕吐、昏迷、抽搐、癫痫发作和谵妄，明显脑膜刺激症状，脑脊液多呈血性，少数为黄色，压力增高，细胞数增多。症状开始出现后神经系统的损害迅速恶化，常因误诊得不到及时治疗而死亡。尸检可发现软脑膜有广泛的出血，其形态被称为"红冠帽（cardinal's cap）"。

5. 败血型炭疽　多继发于肺炭疽或肠炭疽，由皮肤炭疽引起者较少。可伴高热、头痛、出血、呕吐、毒血症、感染性休克、DIC等。

不管哪一种类型的炭疽，没有得到正确的治疗，都会发展成败血症炭疽或肺炭疽，很容易引起死亡，还有可能在人与人之间传播。

（二）动物

动物炭疽病潜伏期为 3~7 d，时间范围从 1 d 至 14 d 不等。炭疽病的普遍特点是状况良好的动物在没有健康状况不佳的明显迹象的情况下突然死亡。牛、羊和野生草食动物的急性炭疽病症状是发烧、沮丧、呼吸困难和抽搐。如果不加以处理，动物可能在 2~3 d 之内死亡。一般看到动物的自然口子出血。在某些情况下，炭疽病可能是一种轻微的疾病，表现为全身倦怠。猪感染炭疽病的特征是咽喉肿大，可能引起呼吸困难。狗、猫和野生肉食动物的炭疽病症状同猪相同。

四、诊断

1. 流行病学资料 结合患者职业、工作和生活情况，如与食草动物密切接触的农、牧、民、皮毛、皮革加工工人，或在疫区生活或敌人可能施放生物战剂的环境中停留者。

2. 临床表现 根据病史，结合临床各型的特征，做出临床诊断。

3. 实验室检查

（1）血象。白细胞计数大多增高，一般 10×10^9~20×10^9/L，少数可高达 60×10^9~80×10^9/L，分类以中性粒细胞为主。

（2）细菌学检查。取不同临床类型的病灶渗出物、分泌物、呕吐物、痰、粪、血及脑脊液等作涂片或培养，可以发现病原菌。亦可进行动物接种试验，动物死亡后，在血、组织液及各脏器中可找到病原菌。

（3）血清学检查。琼脂扩散试验、间接血凝试验、补体结合试验及炭疽环状沉淀试验（Ascolis' test）等有助于诊断。

注意皮肤炭疽须与痈、蜂窝织炎、恙虫病的焦痂、兔热病的溃疡等相鉴别。肺炭疽需与各种肺炎、肺鼠疫相鉴别。肠炭疽需与急性菌痢及急腹症相鉴别。脑膜炎型炭疽和败血症型炭疽应与各种脑膜炎、蛛网膜下腔出血和败血症相鉴别。

五、治疗

1. 一般治疗 患者应严密隔离，卧床休息。污染物或排泄物严格消毒或焚毁。多饮水并给予流食或半流食，对呕吐、腹泻或进食不足者给予适量静脉补液。对有出血、休克和神经系统症状者，应给予相应处理。对皮肤恶性水肿和重症患者，可应用肾上腺皮质激素。

2. 局部处理 皮肤病灶切忌按压及外科手术，以防败血症发生。局部用 1∶2 000 高锰酸钾液洗涤，并敷以抗生素软膏。

3. 病原治疗 病原学治疗是关键。用药前应采集标本做细菌培养及药物敏感性试验，并及时合理进行抗菌药物治疗的试验性。炭疽杆菌对青霉素敏感，培养试验 10 U/mL 即可抑制细菌生长，对链霉素、四环素、卡那霉素等也都敏感。青霉素类药物系首选药物，对青霉素过敏者可改用庆大霉素或红霉素。炭疽性脑膜炎或有炭疽败血症者，可选用氯霉素合用磺胺嘧啶钠静滴。

4. 抗炭疽血清 重症病例可与青霉素联合治疗，原则应是早期给予大剂量，第 1 天 80 mL，第 2、3 天各 20~50 mL，肌注或静滴，应用前须作皮试。

现在皮肤炭疽的病死率已降低为 1% 左右，由于病情发展迅速而又较难及早确诊，病死率可高达 90% 以上。

六、防控措施

由于一小瓶炭疽毒液针剂就可以使 300 万人中毒死亡,因此一定要做好预防工作。

1. 管理传染源 患者应隔离和治疗。对患者的用具、被服、分泌物、排泄物及用过的敷料等均应严格消毒或烧毁,尸体火化。对可疑病畜、死畜必须同样处理,禁止食用或剥皮。

2. 切断传播途径 对可疑污染的皮毛原料应消毒后再加工。牧畜收购、调运、屠宰加工要有兽医检疫。防止水源污染,加强饮食、饮水监督。

3. 保护易感者 对从事畜牧业、畜产品收购、加工、屠宰业、兽医等工作人员及疫区的人群,可给予菌苗接种,每年接种一次。与患者密切接触者,可以应用药物预防。

4. 积极防护 凡有机会接触炭疽病畜、尸体、畜产品、炭疽杆菌等的人员,以及特殊情况下的邮政人员,都要认真做好防护工作,必要时及时进行免疫注射。发现家畜炭疽病例,要及时上报,封锁疫区,隔离病畜。对牲畜普遍实施疫苗接种。加强炭疽杆菌的管控。

第十五节 李斯特杆菌病

李斯特杆菌病(listeriosis)又名旋转病(circling disease),一种是由单核细胞增多性李斯特杆菌(*listeria monocytogenes*)引起的人和多种畜禽、啮齿动物共患的传染病。其特征是人和多种动物感染均表现神经症状,人、畜主要表现为脑膜炎、败血症、流产、单核细胞增多;家禽和啮齿动物主要表现为坏死性肝炎、心肌炎等。多呈局部散发,发病率不高,死亡率则高。20 世纪 20 年代才被确认为是人兽共患传染病菌,但很快受到重视。

1926 年,Murray 等首次在实验室家兔的菌落中发现,以后陆续在新西兰、英、美、澳、苏、日的绵羊中被发现。它作为动物致病菌和腐生植物致病菌而广泛存在于环境中,并且已知它与多种动物的严重疾病有关。1981 年夏季,加拿大有 41 人患李斯特杆菌病,是由于生食含有李斯特杆菌的蔬菜引起的,即所谓“加拿大洋白菜色拉事件”。李斯特菌通常在过期速食、黄油、冻肉和奶酪上蔓延滋长,全美每年有大约 800 例李斯特菌染病病例。2019 年 10 月 7 日,德国联邦消费者保护与食品安全局宣布召回可能被李斯特菌污染的逾千种肉类商品。几乎世界各地均有本病报道,本病已成为有待研究解决的公共卫生问题,被人们所关注。

一、病原学

单核细胞增多性李斯特杆菌或称产单核白细胞李斯特杆菌,为革兰阳性球菌,长 1~2 μm、宽 0.5 μm,在涂片中呈单个散在,或者两个菌体相互平列或呈“V”字形排列,有时呈短链状杆菌,外形类似猪丹毒杆菌,但比丹毒杆菌更粗。能运动,有鞭毛,无芽孢,不耐酸,过氧化氢酶反应阳性。在22℃和37℃都生长良好,4℃也能缓慢生长。分离常用血液琼脂培养基;选择性培养基常用含 0.1% 亚碲酸钾的培养基,在其上面长成色黑、边缘发绿的菌落。目前已知有四个血清型。

本菌的抵抗力较强,在土壤、粪便、青贮饲料和干草中能长期存活,在粪便中可存活 2 年以上,在干酪中可存活 1 年以上,在尸体中可存活 4~8 个月,在食品及植物屑片中可存活几个月,在冰箱中贮藏的肉、蛋、食品中生存或生长。对酸和碱耐受性强大,对热有一定的抵抗力,100℃ 15 min,70℃ 30 min 才能杀灭。5% 克辽林或来苏水 10 min,2.5% 氢氧化钠或福尔马林 20 min,0.1% 升汞 5 min,10% 的石灰乳能在 10 min 内均能杀灭本菌。

二、流行病学

1. 传染源　患病及带菌的动物和人是最危险的传染来源。动物和人的排泄物、分泌物如粪、尿、乳汁、黏液以及眼、鼻、生殖道分泌物等都含有本菌，此外，带菌的尸体、带菌饲料、带菌蔬菜或接触被污染的环境也是本病的疫源。

2. 传播途径　主要经食物传播，因食用被污染的食品而发病。自然感染途径是消化道、呼吸道、眼结膜及受损的头部皮肤，也可能是通过蜱、蚤、蝇类等吸血昆虫咬伤而传播。也可以由母体直接传给胎儿。

3. 易感性　李斯特杆菌主要见于免疫抑制患者。维生素 A 与维生素 B 的缺乏，也是患本病的极其重要的诱因。孕妇易感，并可进而感染胎儿或婴儿，称为"围产期李斯特杆菌"。新生儿期也可于出生后从周围环境感染或在新生儿之间发生交叉感染而发病。

易感动物十分广泛，迄今已从 42 种哺乳动物，22 种禽类、鱼类、甲壳动物中分离出来，其中易感性最高的是牛、兔、犬、猫。

4. 流行特征　多呈局部散发，偶尔呈地方性流行。其流行具有显著的季节性，多发于早春、秋、冬或气候突变的时节。李斯特杆菌分布广泛，在全世界的土壤、水中、昆虫、植物、蔬菜、鱼、鸟、野生动物、家禽等都有存在，温带比热带更多见。生存环境能在 2～42℃下生存（也有报道 0℃能缓慢生长），能在冰箱冷藏室内较长时间生长繁殖。被感染的主要食品有乳及乳制品、肉制品、水产品蔬菜及水果等。

三、临床表现

(一) 人

潜伏期从几天到数周不等，一般在感染后 3～70 d 出现症状。本病临床类型复杂，表现多样。人患病常表现脑膜炎症状，突然发作，剧烈头痛、嗜睡、昏迷、项颈和背部强直，部分患者呕吐、惊厥，共济失调，接着可能出现脑膜的炎症和败血症。老年患者和免疫损害患者可出现亚急性病程。也可观察到肝脏和心脏损害，及皮肤和眼部感染。怀孕妇女患该病时可能以一种温和疾病出现，有轻度的流感样症状，在妊娠头 3 个月感染通常发生流产，后期感染新生婴儿可突然发病。新生儿发病时有两类不同临床综合征，即早期发作型，以败血症为主，与低体重婴儿有关；迟发型，属脑炎型。少见的类型有伤寒肺炎型、眼腺型、颈腺型、皮肤型等，还可出现腱鞘炎、局部脓肿、心内膜炎、尿道炎、眼内炎、结膜炎、关节炎、脑脓肿、腹膜炎和胆囊炎等，均有各自的临床表现和特征。死亡率达 20％～30％。

(二) 动物

1. 羊　以神经症状为主。病初体温升高，食欲消失，精神沉郁，眼睛发炎，视力减退，眼球常突出，有时也流涎。接着出现神经症状。头颈偏于一侧，走动时向一侧转圈，不能强迫改变。颈项肌内发生痉挛性收缩时，则颈项强硬，头颈上弯，呈角弓反张。病的后期，病羊倒地不起，神态昏迷，四肢爬动作游泳状。一般 2～3 d 死亡。死亡率有时高至 10％。

2. 猪　主要是中枢神经系统功能障碍。潜伏期为数天到 2～3 周。病猪的临床症状差异很大，仔猪患病多为急性，部分病例表现为败血症。部分病例呈现脑脊髓炎症状。成猪患病多为慢性型。病程拖延 2～3 周。孕猪常流产。有的在身体各部位形成脓肿。病猪多能痊愈，但成为带菌猪。

3. 牛　患病后，食欲废绝，神志不清，走路左右摇摆，大量流涎，不时嘶叫。

4. 兔　患病常迅速死亡，有的精神萎顿，口吐白沫，冲撞或转圈，抽搐，头后仰。

5. 鸡　急性发作多突然死亡，慢性表现呼吸困难、腹泻、消瘦、痉挛、斜颈。

四、诊断

本病临床表现复杂，表现多样，单纯根据临床症状和流行病学不易诊断，而病理解剖变化又不明显，必须配合流行特点、细菌学和病理组织学检查才能确诊。

对疑似患者可采取血液或可疑食品（牛奶及其制品、肉类等）、脑脊液和有关分泌物作培养，经涂片、革兰染色、镜检，如见革兰阳性，并呈"V"字形排列或并列的细小杆菌，可初步诊断；细菌培养检出李斯特杆菌，而血清型与患者的相同时即可确诊。

在引起流产的情况下，用吸管吸取胎儿的胃液与血液，可以分离出纯粹的病原体。

血清凝集法，根据菌体抗原和鞭毛抗原，可检测病菌的血清型。随着核酸探针杂交技术的应用，可采用探针检测技术、PCR 检测技术。

注意与流感、粟粒性结核、伤寒、传染性单核细胞增多症、败血症等相鉴别。

五、治疗

1. 应用抗生素　青霉素疗效不佳，可选用对本菌敏感的利福平、氨苄西林、链霉素、土霉素、金霉素、红霉素、氯霉素，或抗生素与磺胺类药物联合应用可收到一定效果。疑似患者也应及时选择抗生素治疗，不应等待细菌学的证实，一旦确诊即用氨苄西林或氨苄西林加庆大霉素治疗。据报道，孕妇菌血症首先用氨苄青霉或青霉素 G，其次为红霉素；败血症及婴儿败血性肉芽肿首选氨苄西林，次选红霉素、氨苄西林加氨基甙类联合应用；脑膜炎应选大剂量青霉素 G 或红霉素静脉滴注。

2. 应用磺胺类药物　同时应用磺胺嘧啶及咖啡因，效果良好。

3. 采取对症疗法　在进行病原治疗同时，进行对症疗法，例如给予强心剂、镇静剂等。

六、防控措施

（1）李斯特杆菌是一种重要的食物传播病原体，凡预防一般食物传播疾病的措施对防控本菌传播也同样有效。在食物链形成环节上严格的消毒和控制程序，尽可能减少本菌污染，食品生产后立即密封包装或及时消费。

（2）对于消费者，特别是孕妇和免疫抑制者，应使其了解李斯特杆菌的危险性，注意食品食用前的洗涤和烹调，避免食用有危险性的食品。冰箱食品需加热后再食用，蒸煮后防止二次污染极为重要。

（3）妇女尿路和生殖道的感染，即使很轻也不能疏忽，应迅速给予治疗。加强妊娠前检查。当怀疑本菌为孕妇发热性流感样疾病的病因时，应立即给孕妇抗生素治疗，预防发生早产时的暴发性新生儿败血症。

（4）目前还没有疫苗，定期进行监测。一旦暴发，必须进行正规的流行病学和微生物调查，同时上报。并按《二级生物安全实验室建设与管理》中的规范处置。

（5）平时应大力灭鼠，消灭疫源。因为本病的地方性暴发与啮齿动物的数量有密切关系。

（6）尤其要加强家畜饲养管理和清洁卫生消毒制度，提高家畜的抵抗力。

第十六节　葡萄球菌病

葡萄球菌病（staphylococcosis）主要由金黄色葡萄球菌（*staphylococcus aureus*）引起的人和多种动物的以化脓性炎症为主要特征的一类疾病的总称。某些产生血浆凝固酶的菌株产生的肠毒素还能引起食物中毒。葡萄球菌属中的多数为非致病菌，少数可导致疾病。葡萄球菌是最常见的化脓性球菌，是医院交叉感染的重要来源。葡萄球菌在自然界中分布很广，健康禽类的皮肤、羽毛、眼睑、黏膜、肠道等都有葡萄球菌存在，同时本菌还是家禽孵化、饲养、加工环境中的常在微生物。

一、病原学

葡萄球菌属是一群革兰阳性球菌，因常堆聚成葡萄串状而得名。

金黄色葡萄球菌为球形或稍呈椭圆形，直径 1.0 μm 左右，排列成葡萄状，在脓汁、乳汁或液体培养基中则呈双球菌或短链菌，因此，有时被误诊为链球菌。无鞭毛，不能运动，无芽孢，除少数菌株外一般不形成荚膜，易被常用的碱性染料着色。其衰老、死亡或被白细胞吞噬后，以及耐药的某些菌株可被染成革兰阴性。营养要求不高，在普通培养基上生长良好，在含有血液和葡萄糖的培养基中生长更佳，需氧或兼性厌氧，少数专性厌氧。致病菌最适温度为 37℃，28～38℃均能生长，pH 值为 4.5～9.8，pH 值最适为 7.4。

根据生化反应和产生色素不同，可分为金黄色葡萄球菌、表皮葡萄球菌（*staph.epidermidis*）和腐生葡萄球菌（*staph.saparophytics*）3 种。其中金黄色葡萄球菌多为致病菌，表皮葡萄球菌偶尔致病，腐生葡萄球菌一般不致病。60％～70％的金黄色葡萄球菌可被相应噬菌体裂解，表皮葡萄球菌不敏感。葡萄球菌抗原构造复杂，已发现的在 30 种以上，其化学组成及生物学活性了解的仅少数几种。

病原性致病性葡萄球菌菌株一般能产生多种毒素和酶，细菌的毒力强弱，致病力的大小与这些毒素和酶有一定关系。葡萄球菌的抵抗力较强，在直射阳光下死亡缓慢，在干燥脓汁和血液中能成活几个月，反复冻融 30 次仍能存活。但 80℃ 30 min 或煮沸可迅速杀灭细菌。3％～5％碳酸，70％乙醇可在数分钟内杀灭本菌。

二、流行病学

1. 传染源　患者、病畜（禽）和带菌者为传染源。人和动物带菌者相当普遍。上呼吸道感染患者鼻腔带菌率 83％，人畜化脓性感染部位，常成为污染源。

2. 传播途径　主要通过损伤的皮肤和黏膜，也可通过呼吸道和消化道感染而染病。近年来，经各种插管感染的机会明显增多。此外，经皮肤、黏膜非显著性损伤或呼吸道吸入的机会增多，尤其是幼儿、老年人和免疫力低下人群。

3. 易感性　金黄色葡萄球菌在自然界中无处不在，空气、水、灰尘及人和动物的排泄物中都可找到。皮肤损伤，呼吸道损伤，白细胞缺损，包括药物治疗、放射治疗及各种诊断治疗操作（各种导管、人工瓣膜、人工关节、人造血管、起搏器、内窥镜等）等所致损伤者易感。医院中较易发生葡萄球菌感染的为创（烧）伤患者和营养不良、免疫缺陷、恶性肿瘤、肺部疾患、糖尿病、尿毒症患者及新生儿、老年人等。易感动物广泛。

4. 流行特征　金黄色葡萄球菌肠毒素是个世界性卫生难题，在美国占整个细菌性食物中毒的33％，在加拿大则更多，占到 45％，我国因葡萄球菌感染引起的食物中毒事件也时有发生，如 2001 年4 月 12 日，无锡市锡山区所辖小学、幼儿园因课间加餐饮用袋装牛奶饮料导致食物中毒事件。

金黄色葡萄球菌在医院感染病原菌中占有主要地位，由于20世纪80年代大量有效抗革兰阴性菌药物的广泛应用以及各种侵入性医用装置的使用，自90年代初起，金黄色葡萄球菌医院感染更为多见，其中耐药菌株主要是甲氧西林耐药金黄色葡萄球菌占较大比例。

由本菌引起的腹泻有明显的季节性，呈夏秋高、冬春低的规律。中毒食品种类多。

三、临床表现

（一）人

葡萄球菌病在临床上常表现多种类型，如皮肤、软组织感染、心内膜炎、肺炎、脑膜炎、尿路感染和葡萄球菌性败血症等。金黄色葡萄球菌引起的肠炎，起病急，中毒症状严重，主要表现为低热、水样便，少数为脓血便、黏液便，腹泻次数为5～10次/d，镜检有白细胞，少数有红细胞。重症大便次数频繁，每日可达数十次，大便呈暗绿色水样便，外观像海水，所以叫海水样便。黏液多，有腥臭味，有时可排出片状伪膜。可引起许多组织的化脓性疾病，从轻症的局部感染到致死性的全身感染。体液损失多，患儿脱水、电解质紊乱和酸中毒严重，可发生休克。表葡菌除可引起败血症、心内膜炎等外，也可导致尿路和皮肤感染。腐葡菌则主要引起尿路感染。葡萄球菌尚可引起肝、脾、肾脓肿，肾周围脓肿等。

（二）动物

1. 猪　病初，肿胀部位先僵硬后发热。3～5 d后，肿胀部位红肿、发热，压之有波动感，体温稍高。若发生在前肢腕关节或后肢附关节时，食欲减退，卧地不起，强迫行走时发生严重跛行，整个关节发热肿大，切开肿胀部位有暗绿色恶臭脓汁流出。

2. 兔　体温升高，精神沉郁，食欲减退，喜卧。皮肤表面尤其是下腹部有不同程度的脓肿。脚掌皮肤脱毛，有黑色结痂。母兔乳房肿胀，乳汁中有脓汁、血液及凝块，乳房中有硬结。少数病兔伴有呼吸困难和结膜炎。初生仔兔发生腹泻，粪便腥臭，一般在出生2～4 d后死亡。

3. 羊　病羊面颊、下颌、颈部、腹侧壁和背部等处皮下出现热痛、肿胀的硬节，初期稍硬，皮肤紧张，随着化脓性浸润的出现，形成脓肿，破溃后流出黄白色脓汁。体温升高39.5～41℃，结膜潮红，精神沉郁，食欲不振，部分产后母羊发生乳腺炎。

4. 牛　一般精神沉郁，嗜睡，眼睛流泪，有分泌物，骚扰不安，饮欲、食欲稍差，体温升高，呼吸迫促、咳嗽，有泡沫状鼻液，结膜充血及呈黄色，粪便酸臭，尿液较少。

5. 禽　临床表现差异较大。新出壳的雏鸡感染后，葡萄球菌尚可引起肝、脾、肾脓肿，肾周围脓肿，心包炎，脓胸等。脐孔发炎肿大，腹部膨大；35～60日龄的中雏表现出无神的抑郁病态，食欲减退或不食，皮肤出现大小不等的出血、坏死和干燥结痂等病灶；4～12周龄鸡群关节发炎疼痛而卧地不动，可因饥渴而死亡；青年鸡与成鸡多见趾垫肿和趾尖干涸；多数同时出现浮肿性皮炎，呼吸困难（肺炎）、肝炎等症状。

四、诊断

本病的诊断主要依靠各种不同部位感染的临床表现和有关标本（血、脓液、痰、脑脊液、粪便、分泌物等）的涂片或培养找到病原菌。

1. 直接涂片镜检　取病变部位涂片，分别用革兰和亚甲蓝染色，镜检见有大量革兰阳性小球菌，呈单个、成对或成堆排列即可做出初步诊断。

2. 培养鉴定　将标本接种于血琼脂平板，甘露醇和高盐培养基中进行分离培养，孵育后挑选可凝菌落进行涂片、染色、镜检。致病性葡萄球菌的主要特点：凝固酶产生阳性，金黄色素，有溶血性，发酵甘露醇。

3. 生化实验　病菌能分解乳糖、葡萄糖、蔗糖，产酸不产气，并且能分解甘露醇，凝固酶试验阳性。近年来，采用免疫学方法检测葡萄球菌肠毒素繁多，如反向间接血凝、ELISA、放射免疫等方法较快速、敏感。

4. 动物试验　食物中毒患者的呕吐物，粪便或剩余食物孵育后，取滤液注射于6～8周龄的幼猫腹腔注射，4 h时内发生呕吐、腹泻、体温升高或死亡提示有肠毒素存在的可能。

注意与猩红热，干酪性肺炎，革兰阴性杆菌肺炎、肺脓肿、肺癌等相鉴别。

五、治疗

1. 一般治疗　及时诊断，及早治疗。注重提高人体免疫功能，纠正水、电解质紊乱，抢救感染性休克和保护心、肺、肾、肝等重要脏器功能等综合措施。肾上腺皮质激素是否采用，必须充分权衡其利弊后而决定，除非有严重毒血症，并与有效抗菌药物合用，一般以不用为妥。人血丙种球蛋白（丙种球蛋白）适用于低球蛋白血症等抗体缺陷性疾病患者。

2. 外科处理　脓液的充分引流，常是处理某些伴有脓肿的葡萄球菌感染的先决条件。人工心脏瓣膜或静脉插管伴有感染时，必须更换瓣膜或拔除插管。急性金葡菌心内膜炎的内科治疗疗效不佳，反复出现栓塞或发生急性心力衰竭者均为手术指征。

3. 抗菌治疗　注意中西医结合，合理用药，避免滥用抗生素。治疗前进行药物敏感性试验。可供选择的抗生素有红霉素、泰乐菌素、北里霉素、螺旋霉素、庆大霉素、卡那霉素、氯霉素及磺胺-对-甲氧嘧啶等。

六、防控措施

1. 严密监测高危人群　及时送检标本，提高实验室对本菌的分辨率。从外院转入的患者常规检测是否携带有本菌，对长期住院的患者适时进行检测。

2. 严格消毒隔离制度　对携带本菌或感染的患者严密隔离。严格执行新生儿室、烧伤病房、外科病房等的消毒、隔离措施。

3. 保护易感人群　积极治疗或控制慢性疾病如糖尿病、血液病、肝硬化等，特别是伴有粒细胞减少者，并纠正各种免疫缺陷。

4. 重点加强对禽类的预防　葡萄球菌广泛存于鸡舍、用具，甚至于鸡的体表上，它是一种环境条件性疾病。因此，改善鸡的饲养管理条件，经常作好环境卫生和消毒工作，就可以预防本病的发生。

5. 预防接种　常用的有氢氧化铝灭活菌苗与油佐剂灭活菌苗，油佐剂的效果较优。

第十七节　链球菌病

链球菌病（streptococcosis）是由链球菌（*streptococcus*）感染引起的预后较差的一类疾病的总称，以引起人和动物的脑膜炎、败血症和关节炎，还可引起人的知觉性耳聋和中毒性休克综合征（STSS）等为主要特征。

由于链球菌的血清群繁多，其感染宿主和致病力也不尽相同，因此，所引起的人和动物的疾病也多种多样。其中大部分没有致病性，主要致病菌为马腺疫链球菌、无乳链球菌、人链球菌、肺炎链球菌、化脓链球菌、猪链球菌等。猪链球菌又分许多生物型，其中致病型主要为猪链球菌 2 型，可引起急性出血性败血症、心内膜炎、脑膜炎、关节炎、哺乳仔猪下痢和孕猪流产等危害，同时可引起相关人员的感染发病与死亡，是一种重要的人兽共患传染病。

自 1945 年 Bryante 首次报道猪的败血性链球菌病以来，英、美、法等国均有报道。我国最早由吴硕显（1949 年）报道猪发病，1963 年在部分省发生大面积流行。荷兰在 1968 年首次报道了人感染脑膜炎的病例，到 1984 年已有 30 人感染。英国、德国、日本、新加坡、克罗地亚、泰国也相继有人-猪链球菌病的病例报道，200 多人因感染猪链球菌死亡，1984—1993 年，中国香港也有 25 人感染，中国内地于 1990 年在广东省首次发现类似此 2 型链球菌的存在。20 世纪 90 年代后期，长江下游地区暴发过猪传人的猪链球菌疫情，如 1998 年江苏省在猪群暴发猪链球菌病期间有 25 人感染发病，14 人死亡。2005 年 8 月，四川累计报告人感染猪链球菌病例 206 例，死亡 39 例。

一、病原学

链球菌为圆形球菌，呈单个、成对或数个排列的短链，也可排列成串珠状长链。一般无鞭毛，不运动（D 群某些菌株除外），不形成芽孢。有的菌株在病料中或含血清的培养基内能形成菌膜。革兰染色一般为阳性，老龄培养物则多为阴性。致病链球菌在含血清和鲜血的培养基上生长良好。一般常用鲜血琼脂培养观察溶血现象。本菌为兼性厌氧，但在无氧时溶血明显，有荚膜，能溶解人纤维素。培养最适温度为 37℃。菌落细小，直径 1～2 mm，透明，发亮，光滑，圆形，边缘整齐。一般能产生溶血，在菌落周围形成草绿色环（α 型溶血），或完全透明的溶血环（β 型溶血），不溶血的为 γ 型，致病性链球菌多属于溶血性链球菌（β 群），常常引起动物和人的疾病。

本菌具有一种特异性的多糖类抗原，又称为 C 抗原。用温热稀盐酸浸出的这种抗原与特异性抗血清作沉淀反应，可将溶血性链球菌进行血清学分类。按兰氏分类，目前确定的血清群有从 A 至 V 共 20 个群（其中缺 I、J 群）。每个群结合生化和培养特性又分为若干型或亚型。化脓性链球菌是兰氏 A 群中唯一对人类致病的细菌，但对动物的致病性不强。

链球菌对热和普通消毒药抵抗力不强，多数链球菌经 60℃ 加热 30 min 均可杀灭，煮沸可立即死亡，常用消毒药均可在 3～5 min 内杀灭。日光直射 2 h 死亡，脓汁中和渗出物中可存活数周，0～4℃ 可存活 150 d，冷冻 6 个月特性不变。

二、流行病学

1. 传染源　病猪及病死尸体是重要的传染源，健康带菌动物也是不容忽视的传播来源。尚未发现人作为传染源的证据。链球菌在自然界中（如水、尘埃）分布很广，某些是人和动物肠道内的正常寄居菌，在动物体表、消化道、呼吸道、泌尿生殖道黏膜、乳汁等都有存在。

2. 传播途径　主要经过损伤的皮肤及黏膜感染和消化道感染，个别情况下可通过食用未熟的病猪肉等发病。目前，尚无足够证据表明可以通过呼吸道传播。炎夏潮湿，皮肤多有裸露，时有瘙痒，造成皮肤抓痕，接触病猪后也可感染。

3. 易感性　有职业特点，主要是牲畜饲养、屠宰者，肉品加工、运输、销售者，兽医、打猎者等职业工作人员，现在发病的还包括短时间与病猪肉的接触者和食用者。猪、马属动物，牛、绵羊、山羊、鸡、兔、水貂以及鱼等均有易感性。

4. 流行特征　一年四季均有发生，通常以夏秋气候湿热多雨季节，7—10 月易出现大面积流行。动物暴发链球菌病，人的链球菌病例也会上升。动物遗传因素、饲养密度过大、饲养管理卫生条件、长途运输、气候变化等各种应激因素都可诱发动物链球菌病的发生与流行，疫情一般呈点状散发。猪以 3～12 周龄的猪多发，发病率和病死率高，危害大。调查显示，我国江苏猪链球菌 2 型感染的疫情中，病例的潜伏期较短，均在 3 d 以内，最短的从接触到发病只有 4 h，27 例患者中 20 例在暴露后 2 d 内发病。

三、临床表现

（一）人

潜伏期最短数小时，最长 7 d，平均 2～3 d。临床上主要分为 2 个类型，即败血症型和脑膜炎型。

1. 败血症型　常发生链球菌中毒性休克综合征（TSS），表现为起病急，多为突起高热，肢体远端部位出现瘀点、瘀斑，早期多伴有胃肠道症状、休克，病情进展快，很快转入多器官衰竭，如呼吸窘迫综合征（ARDS）、心力衰竭、弥漫性血管内凝血（DIC）和急性肾衰等，预后较差，病死率极高。

2. 脑膜炎型　主要临床表现为头痛、高热、脑膜刺激征阳性等。本型的临床表现较轻，预后较好，病死率较低，但可发生感知性耳聋（54%～67%），以及运动功能失调，并发吸收性肺炎，继发性大脑缺氧等并发症。另外，猪链球菌还可侵入人体的关节、眼睛和心脏等，引起化脓性关节炎，眼内炎和心内膜炎等。

坏死性筋膜炎、肌炎是指由链球菌（主要是 A 群侵袭型链球菌）引起的一种皮肤本身并不一定受损伤，而皮下组织深层部位的筋膜、肌肉、脂肪组织迅速坏死的可怕疾病，因此，本菌亦被称为"食肉菌"。

（二）动物

1. 猪　常发于 16 周龄以下猪。主要症状包括体温升高，黏膜潮红，头面部发红、水肿，眼结膜充血、流泪或脓性分泌物，鼻镜干燥，流出浆液性、脓性鼻汁，全身下半部皮肤呈紫红色，并有出血点。个别病例出现血尿、便秘或腹泻，多在 3～5 d 内死亡。

2. 羊　为急性败血症传染病，多发生于绵羊，其表现为高热、咽喉肿胀、脏器出血、大叶性肺炎等。

3. 马　多发于幼驹和幼龄马，其特征为发热及鼻咽部黏膜发炎等。

四、诊断

根据以上流行特点、临床表现和病变，可怀疑为本病，确诊需进行实验室检查。

1. 流行病学调查　动物发病前通常会出现气候变化或其他诱因存在；人发病前 7 d 内有与病死猪（羊）接触史，如宰杀、洗切、销售等。接触部位的有皮肤破损等。

2. 临床表现　急性发病，畏寒、发热，可伴头痛、头昏、全身不适、乏力、腹痛、腹泻、昏迷等全身中毒症状等。

3. 血常规化验　白细胞计数升高（严重患者发病初期白细胞可以降低或正常），中性粒细胞比例升高。

4. 实验室检测　病例全血或尸检等无菌部位的标本纯培养后，经形态学、生化反应和 PCR 法检测猪链球菌特有的毒力基因（*cps2A*、*mrp*、*gapdh*、*sly*、*ef*）鉴定，可确诊为猪链球菌。在标本采集、保存和过程运输中，要注意安全防护措施，严格的无菌操作采样。

五、治疗

隔离治疗，包括一般治疗、病原治疗、抗休克治疗、DIC 治疗等。

1. 一般治疗　患者一般采取平卧位，补氧、补液、降温、支持治疗。

2. 病原治疗　早期、足量使用抗生素，建议经验使用三代头孢菌素治疗；对有病原培养报告的患者，根据药敏报告结果调整治疗。治疗 2 d 效果不佳者，考虑调整抗生素，治疗 3 d 效果不佳者，必须调整治疗。

3. 抗休克治疗　部分患者在发病早期存在严重的有效循环血量不足的问题，积极扩充血容量是纠正休克最重要的手段。即使没有休克的患者，也应注意其血容量问题，纠正酸中毒，使用血管活性、强心、糖皮质激素、利尿剂和中药抗休克药物等。

4. 脑膜炎的处理　利尿以降低颅内高压，同时使用抽搐惊厥药物。

5. 弥漫性血管内凝血的处理　原发病治疗（抗生素）、支持替代治疗，必要时肝素抗凝治疗。

淋巴结脓肿的病猪，可将肿胀部位切开排除脓汁，用 3% 过氧化氢或 0.1% 高锰酸钾溶液冲洗后涂碘酊，不用缝合，几天后可愈合。

六、防控措施

1. 控制传染源　主要措施为控制生猪疫情。对动物进行免疫接种，对动物生存环境进行严格卫生消毒控制，保证动物营养需求与清洁水供应，防止应激、拥挤、疲劳、通风不良、气候骤变等因素对动物的不良影响。当确诊发生疫情时，及时报告并采取措施切断传染来源。

2. 建立科学的链球菌病疫情监测网　要建立、健全生猪疫情报告制度，对病、死猪进行调查和病原分离与鉴定。

3. 控制传播途径　加强市场检疫与卫生监督，实行生猪集中屠宰制度，统一检疫，严禁屠宰病、死猪；同时加强上市猪肉的检疫与管理，禁售病、死猪肉。

4. 加强健康教育　猪链球菌病可防、可控、可治，关键要让人们了解和掌握本疾病的预防控制知识。保持个人及环境卫生，并养成良好的饮食卫生习惯。食品加工应生熟分开，避免交叉污染和直接接触传染源。与牲畜直接接触的职业人员，必须注意防护和消毒，以防感染。有与病死猪接触史并出现畏寒、发热等症状的人员，要及早就医、及时报告。

第十八节　破　伤　风

破伤风（tetanus）又名强直症，俗称"锁口风"，是由破伤风梭菌（*clostridium tetani*）经伤口感染引起的一种急性中毒性人兽共患传染病。在人，古称痉症；新生儿破伤风又称"四六风""脐风""七日风"等，是由于破伤风杆菌自脐部侵入而引起的一种感染性疾病。发病的主要原因是接生时用未经严格消毒的剪刀剪断脐带，或接生者双手不洁，或出生后不注意脐部的清洁消毒，致使破伤风杆菌自脐部侵入所致。在临诊上以骨髓肌持续性痉挛和神经反射兴奋性增高为特征。重症患者可发生喉痉挛、窒息、肺部感染和器官功能衰竭，是一种极为严重的潜在致命性疾病。本病广泛分布于世界各国，呈散在性发生。

一、病原学

破伤风梭菌，又称强直梭菌、破伤风杆菌，为一种大型厌氧性杆菌，长 2~3 μm，宽 0.3~0.8 μm。多单个存在。本菌在动物体内外均可形成芽孢，菌体呈细长杆状，培养 24 h 几乎所有菌体都产生芽孢。芽孢起初位于菌体近端，呈卵圆形，以后逐渐膨大为球形并移至顶端，使细菌呈典型的鼓槌状或球拍状。培养早期革兰染色阳性，24 h后往往变成阴性，芽孢不着色，多数菌株有周鞭毛，能运动，不形成荚膜。破伤风杆菌属梭菌属，广泛分布于自然界。破伤风杆菌严格厌氧，可在普通琼脂平板上成长，在血琼脂上产生溶血环。最适宜的生长温度为35～37℃，最适 pH 值为7.0～7.5，过酸过碱均不发育。

破伤风梭菌可产生几种破伤风外毒素，其中以$9 \times 10^{-11} \sim 10 \times 10^{-11}$ g 的剂量即能致死一只豚鼠。它是一种蛋白质，对热较敏感，65～68℃经 5 min 即被灭活，通过 0.4%甲醛杀菌脱毒 21～31 d，可将它变成类毒素。本菌繁殖体与一般细菌抵抗力无太大差别，一般方法即可杀灭一般消毒药均能在短时间内将其杀灭，但芽孢抵抗力强，可耐煮沸 15～90 min，120℃高压蒸汽 10 min，在 2%过氧化氢中可生存 24 h，阳光照射下可生存 18 d 以上，在土壤中可存活几十年。

二、流行病学

1. 传染源　在自然界分布广泛，可存在于灰尘、土壤、人或动物粪便等。尤其是施肥的土壤、腐臭淤泥中。

2. 传播途径　主要通过皮肤或黏膜伤口侵入人体，常见于外伤和烧烫伤患者、不洁接生的新生儿及手术器械消毒不严、中耳炎、压疮、拔牙及宫内放环等情况。在临诊上有 1/3～2/5 的病例查不到伤口，可能是创伤已愈合或可能经子宫，消化道黏膜损伤感染。吸毒人员因使用不洁注射器静脉注射毒品而患破伤风者亦呈增多趋势。

3. 易感性　人群普遍易感。各种家畜均有易感性，其中以单蹄兽最易感，猪、羊、牛次之，犬、猫仅偶尔发病，家禽自然发病罕见。实验动物中豚鼠、小鼠均易感，家兔有抵抗力。幼龄动物的感受性更高。

4. 流行特征　本病无明显的季节性，多为散发，但在某些地区的一定时间里可出现群发。破伤风多发生在不洁分娩的产妇和新生儿，他是一种与创伤相关联的一种特异性感染，可以发生在各种创伤之后，各种类型的创伤都可以破伤风杆菌污染，多见于儿童手脚刺伤，特别是开放性骨折、含铁锈的伤口、伤口小而深的刺伤、盲管外伤、火器伤，使本病更易于发生。若以泥土、香灰、柴灰等土法敷伤口，更易致病。

三、临床表现

潜伏期最短的1 d，最长可达到数月，一般1～2周。潜伏期长短与伤口所在部位、感染情况和机体免疫状态有关。

（一）人

病初低热不适、头痛、四肢痛、咽肌和咀嚼肌痉挛，继而出现张口困难、牙关紧闭、呈苦笑状，随后颈背、躯干及四肢肌肉发生阵发性强直痉挛，不能起坐，颈不能前伸，两手握拳，两足内翻，咀嚼、吞咽困难，饮水呛咳，有时可出现便秘和尿闭，严重时呈角弓反张状态。任何刺激均可引起痉挛发作或加剧，患者呈表情惊恐，但神志始终清楚，大多体温正常，病程一般2～4周。

新生儿破伤风，芽孢一般由脐带的创口进入，偶可由外部伤口进入，最早可在出生后 2 d，最晚可在生后 14 d 以上发病，一般为 5～7 d，俗称"四六风"或"七日风"。早期症状可有牙关紧闭，吸乳困难，继之面肌痉挛呈苦笑面容。四肢肌肉阵发性强直性痉挛，腹直肌痉挛强直如板状，颈项强直呈角弓反张。呼吸肌、喉肌痉挛可致窒息、呼吸衰竭、心力衰竭。

（二）动物

单蹄兽最初表现对刺激的反射兴奋性增高，稍有刺激即高举其头，瞬膜外露，接着出现咀嚼缓慢，步态僵硬等症状，以后随病情的发展，出现全身性强直痉挛症状。轻者口少许开张，采食缓慢，重者开口困难、牙关紧闭，无法采食和饮水，由于咽肌痉挛致使吞咽困难，唾液积于口腔而流涎，且口臭，头颈伸直，两耳竖立，鼻也开张，四肢腰背僵硬，腹部收缩，粪尿潴留，甚至便秘，尾根高举，行走困难，形如木马，各关节屈曲困难，易跌倒，且不易自起，病畜应激性高，轻微刺激可使其惊恐不安，痉挛和大汗淋漓，末期患畜常因呼吸功能障碍或循环系统衰竭而死亡。体温一般正常，死前体温可升至 42℃，病死率为 45％～90％。

猪较常发生，多由于阉割感染。一般也是从头部肌肉开始痉挛，牙关紧闭，口吐白沫，叫声尖细，瞬膜外露，两耳竖立，腰背弓起，全身肌肉痉挛，难于站立，病死率较高。成年羊病初症状不明显，病的中、后期才出现与马相似的全身性强直症状。羔羊病死率极高，几乎可达 100％。牛较少发生。

四、诊断

根据本病的特殊临床症状和病史，如神志清楚，反射兴奋性增高，骨骼肌强直性痉挛，体温正常，并有创伤史，或接生过程消毒不严史或分娩过程新生儿局部外伤未经消毒史，即可确诊。有条件可做病原学检查，但没有临床意义。病原学检查包括脐带、创口内的坏死组织或脓液等涂片，取样做厌氧菌培养，部分病例（30％）可获得阳性结果，以及培养物的小鼠毒性实验等。对怀疑破伤风的患者，可采用被动血凝分析测定血清中破伤风抗毒素抗体水平，抗毒素滴度超过 0.01 U/mL 者可排除破伤风。

注意与马钱子中毒、癫痫、脑膜炎、狂犬病及肌肉风湿等相鉴别。

五、治疗

1. 预防注射　在本病常发地区，应对易感家畜定期接种破伤风类毒素，对较大较深的创伤，除作外科处理外，应肌肉注射破伤风抗血清 1 万～3 万 U。高危地区育龄期妇女或孕期妇女实施破伤风类毒素免疫预防。

2. 防止外伤感染　平时要注意饲养管理和环境卫生，防止人和家畜受伤，一旦发生外伤，要注意及时处理，消除创内的脓汁、异物、坏死组织及痂皮，防止感染。阉割动物手术时要注意器械的消毒和无菌操作。

新生儿脐部或创口的处理：及时进行彻底的消毒或清创，使脐部或创口不再有破伤风菌繁殖和产毒，是治疗新生儿破伤风的重要措施。

3. 采取对症治疗和药物治疗　早期使用破伤风抗毒素疗效较好，剂量 20 万～80 万 U，分 3 次注射，也可 1 次全剂量注入。临床实践上，也常同时应用 40％乌洛托品，大动物 50 mL，犊牛，幼驹及小动物酌减。兴奋不安和强直时，可使用镇静剂解痉剂。

六、防控措施

预防本病至关重要的措施是良好的伤口处理和免疫接种。

1. 主动免疫　采用注射破伤风类毒素的主动免疫方法。目前我国常规采用含有百日咳疫苗、白喉类毒素和破伤风类毒素的百白破三联疫苗，对 3～6 个月的儿童进行免疫。

家畜每年定期皮下注射破伤风类毒素 1 mL，幼畜减半。注射 3 周后产生免疫力，免疫期为一年。第二年再注射一次，免疫期可达 4 年。

2. 被动免疫　注射破伤风抗毒素，临床上还有医生在伤肢近端深部肌肉或伤口周围组织分次注射，疗效更佳。

3. 伤口处理 清除伤口内的一切坏死组织、异物等，彻底清创、充分引流，局部可用3%过氧化氢溶液冲洗，清创后伤口不必缝合包扎。已愈合伤口，应仔细检查痂下有无窦道或死腔。

第十九节　肉毒梭菌中毒症

肉毒梭菌中毒症（botulismus）简称肉毒中毒，又称腐肉中毒（carrion poisoning），主要是由肉毒梭菌（clostridium botulinum）产生的肉毒神经毒素引起的一种人兽共患中毒病。临床上以运动神经中枢麻痹和延脑麻痹为特征，病死率极高。

肉梭菌的芽孢广泛分布于自然界，在动物尸体、肉类、饲料、罐头食品中发育繁殖时产生毒素。这种毒素毒力极强，并且在消化道内不被破坏。各种畜、禽都有易感性，主要由于食用霉烂饲料、腐败尸体和已有毒素污染的饲料、饮水而发病。

一、病原学

肉毒梭菌属于厌氧性梭状芽孢杆菌属，具有该菌的基本特性，形成芽孢，芽孢比繁殖体宽，呈梭状。肉毒梭菌为多形态细菌，约为$4\,\mu m \times 1\,\mu m$的大杆菌，两侧平行，两端钝圆，直杆状或稍弯曲，芽孢为卵圆形，位于次极端，或偶有位于中央，常见很多游离芽孢。

肉毒梭菌发育最适温度为$25\sim35℃$，培养基的最适的酸碱度为pH值$6.0\sim8.2$。新鲜培养基的革兰染色为阳性，产生剧烈细菌外毒素，即肉毒毒素。病原为肉毒梭菌，其产生的毒素有A、B、Ca、Cb、D、E、F、G等8型。A型毒素经$60℃\ 2\,min$加热，差不多能被完全破坏，而B、E二型毒素要经$70℃\ 2\,min$才能被破坏；C、D二型毒素对热的抵抗更大些；C型毒素要经过$90℃\ 2\,min$加热才能完全破坏，不论如何，只要煮沸$1\,min$或$75℃$加热$5\sim10\,min$，毒素都能被完全破坏。肉毒毒素对酸性反应比较稳定，对碱性反应比较敏感。某些型的肉毒毒素在适宜条件下，毒性能被胰酶激活和加强。

A型毒素见于肉、鱼、水果、蔬菜制品和各种罐头食品，毒性最强，人最敏感，也能使猴、禽类、马、水貂、雪豹、麝鼠及鱼类中毒，牛次之，猪的易感性低；B型毒素见于各种肉类极其制品，能引起人、牛、马属动物中毒，猪、犬、猫、禽类的易感性较低；Ca型毒素见于蝇蛆和腐烂的水草内，主要侵害禽类；Cb型毒素存在于变质饲料和肉制品内，人、牛、羊、马、骡、水貂和禽类均易感；D型毒素存在于变质肉品和动物尸体内，反刍动物易感，马也有性中毒的报告；E型毒素存在于腐败鱼类内，主要侵害人、猴和禽类；F型主要引起人中毒；G型只在阿根廷的谷物地里分离出来，能引起实验动物中毒，尚未见人兽中毒。

肉毒毒素的毒性极强，是最强的神经麻痹毒素之一，据称，精制毒素$1\,\mu g$的毒力为20万只小白鼠（$20\,g$体重）致死量，也就是说，一个人的致死量在$1\,\mu g$左右。

二、流行病学

1. 传染源 肉毒梭菌的芽孢广泛存在于自然界，土壤、水、空气、动物肠道、粪便、腐尸、腐败饲料、各种植物以及发酵食物、变质肉品、变质罐头中都含有本菌，人和动物的感染多来自自然界。

2. 传播途径 主要经口食入带有毒素的食品、饮水、饲料等而发病。

3. 易感性 人普遍易感。一般本病无地域、动物种类和年龄的差别。

4. 流行特征 肉毒梭菌是致死性最高的病原体之一，$1\,mg$纯肉毒梭菌毒素可使1万人致死。肉毒中毒一年四季均可发生。本病常发生于夏季炎热、雨量较多的时期，动物一般都是因为吃了腐败的青贮饲料或发霉腐烂的谷物、干草、蔬菜而受到感染。在土壤中缺乏钙、磷的地区，羊只容易发生异食癖，舔食野外有毒尸体而患病。

肉毒梭菌在自然界的分布上具有某种区域性差异，显示出生态上的差别倾向。A、B 型的分布最广其芽孢广泛分布于自然界，各大洲的许多国家均有检出；C、D 型的芽孢一般多存在于动物的尸体中，或在腐尸附近的土壤中；E 型菌及其芽孢存在于海洋的沉积物、水产品的肠道内，E 型菌及其芽孢适应于深水的低温，使 E 型菌在海洋地区的广泛分布。但是，越来越多的调查结果表明，除 G 型菌之外，其他各型菌的分布都是相当广泛的。

新疆察查布尔地区是我国肉毒梭菌中毒多发地区，该地区菌型分布主要为 A 型。我国青海省1960—1995 年间共发生肉毒中毒 45 起，引起中毒的主要为 E 型肉毒梭菌，主要分布在牧区，中毒食品是动物性食品，主要是密封越冬牛肉，以生食为主。

三、临床表现

肉毒中毒是由于误食含有肉毒毒素的食品而引起的纯粹的细菌毒素食物中毒。本病的轻重和食入的量成正比，潜伏期几小时或数天，症状出现得越早说明中毒越严重。人和各种动物中毒后的症状有所不同。

（一）人

人的肉毒中毒发生并不多，但是发病急、病程发展快、病死率高。肉毒中毒是毒素中毒，潜伏期较短，一般为 6～36 h，最长 60 h。主要症状有：视力减弱、全身无力、渐进性说话障碍、吞咽困难、抬头费力、虚弱、眩晕、伴随视觉成双、瞳孔散大、呼吸麻痹、也许会出现腹胀和便秘等，呈渐进对称性、自上到下，其特征是唇、舌、咽喉等发生神经麻痹症状。

重症患者，如果不及时治疗和抗毒素特异治疗，多在 2～4 d 内死亡。

（二）动物

1. 犬　一般体温不高、神志清醒、反射功能下降、肌肉张力降低；出现明显运动神经功能障碍。由于咬肌麻痹，下颌下垂、流涎、咀嚼吞咽困难、两耳下垂、眼睑反射较差、视觉障碍、瞳孔散大。严重的犬可见膈肌张力降低，出现呼吸困难、心功能紊乱，死亡率高。

2. 羊　潜伏期变化颇大，由几小时到几天不等。初期表现出一定兴奋状态，步态强硬，行走时头弯于一侧或点头，尾向一侧摆动，后来流涎，呼吸困难直至呼吸麻痹死亡。临床上表现有最急性、急性和慢性 3 种类型。

3. 家禽　表现为头颈无力下垂，翅膀下垂，行动困难，羽毛松乱易脱落，昏迷嗜睡，数小时至3～4 d 死亡。

4. 马、牛、猪（少见）　表现为从头部开始向后发展的运动麻痹，开始时咀嚼、吞咽困难，然后流涎，瞳孔散大，视觉障碍，波及四肢时则共济失调，卧地不起，最后呼吸困难至呼吸麻痹而死。

四、诊断

除了根据特殊的麻痹症状以外，应特别注意肉毒梭菌及毒素检查。因为只有通过肉毒梭菌及毒素的实验室检查，才能最后得到确诊。

1. 肉毒梭菌的检验与分离鉴定　肉毒梭菌的培养、分离、鉴定试验力求迅速，不要长时间接触空气，最好在厌氧条件下操作。

2. 肉毒毒素的检测　取可疑食物浸出物进行动物实验，检测肉毒梭菌的外毒素。另外用血凝抑制试验、免疫荧光试验、PCR 试验也可以鉴定毒素的型。肉毒中毒的诊断必须以检出食物中的肉毒毒素为准。

注意与脊髓灰质炎、白喉后神经麻痹、流行性乙型脑炎、急性多发性神经根炎、毒蕈及葡萄球菌肠毒素中毒等相鉴别。

五、治疗

治疗可用同型抗毒素。对症治疗可用大量盐类泻剂或洗胃、灌肠，以促进消化道内毒素排出。盐酸胍和单醋酸胚芽碱可加强肌肉紧张性，故也可使用。

（1）注射大量肉毒梭菌抗毒素，用每毫升含 1 万 U 的抗毒素血清，静脉或肌内注射 6 万～10 万 U，可使早期病治愈。

（2）采用各种方法帮助排出体内的毒素、例如投服泻剂或皮下注射槟榔素，进行温水灌肠，静脉输液，用胃管灌服普通水等。

（3）病的初期，可以静脉注射"九一四"，根据体重大小不同，剂量为 0.3～0.5 g，溶于 10 mL 灭菌蒸馏水中应用。

（4）对症治疗。咽下困难用鼻饲法或补液疗法，补充营养。呼吸困难吸氧，必要时人工呼吸或气管插管。对继发感染酌用抗生素治疗。

六、防控措施

（1）人最根本的预防方法是加强食品卫生管理，改进食品的加工、调制及储存方法，改善饮食习惯，对某些水产品的加工可采取事先取内脏，并通过保持盐水浓度为 10% 的腌制方法，以及真空包装，同时采取高压杀菌等措施，以确保抑制肉毒梭菌产生毒素。注意罐头食品、火腿、腌腊食品制作和保存。谷类及豆类亦有被肉毒杆菌污染的可能，因此禁止食用发酵或腐败的食物。

遇有同食者发生肉毒素中毒时，其余人员可立即采取给予多价精制肉毒抗毒血清预防，1 000～2 000 U 皮下注射，每周一次，共 3 次。

（2）动物也应以预防为主。不用腐败发霉的饲料、青菜饲喂动物，制作青贮饲料时不可混入动物（鼠、兔、鸟类等）尸体；经常清除牧场、羊舍和其周围的垃圾和尸体；提高警惕，严防坏人把肉毒梭菌的毒素撒播在饲料、牧场或水源上；在常发病地区，可以进行类毒素或菌苗预防接种；如果发生可疑病例，应立即停喂可能受污染的饲料，必要时可变换牧场。

第二十节　结　核　病

结核病（tuberculosis）是由结核分枝杆菌群引起的人和多种动物共患的一种慢性消耗性传染病，病理变化以多种组织器官形成肉芽肿、干酪样坏死和钙化病变为特征。本病在家畜中最常见于奶牛，其次是猪，羊较为少见。在野生动物中可传染野牛、鹿、獾、负鼠、狮、虎等。

本病广泛分布于世界各地。据世界卫生组织报道，目前全球有近 1/3 的人已感染结核杆菌，也就是 20 亿人口感染了结核菌。全球有活动性肺结核患者约 2 000 万，每年新发结核患者约 800 万～1 000 万，每年约有 300 万人死于结核病。结核病已成为全世界成人因传染病而死亡的主要疾病之一。我国是全球 22 个结核病高负担国家之一，活动性肺结核病人数居世界第二位，每年死于结核病的人约 25 万之多，是各类传染病死亡人数总和的两倍多。因此，结核病又成为威胁人类健康的全球性卫生问题，并成为某些发展中国家和地区，特别是艾滋病高发区人群的首要死因。

2019 年 3 月 24 日世界防控结核病日（WTBD）的宣传主题是 "It's Time!"，确保向全世界提醒，要紧急采取行动，在扩大防控覆盖、提升科学研究，增加经费筹资和人权保障等方面的承诺和行动。

一、病原学

本病的病原是分枝杆菌属（Mycobacterium）的结核分枝杆菌群（*Mycobacterium tuberculosis complex*），其中牛型、人型和禽型结核分枝杆菌均可以感染人兽的常见病原。此外还有鼠型和冷血动物型，对人兽无致病性。结核分枝杆菌的形态依不同型别稍有差异。人型结核菌是直的或微弯的细长杆菌，单在或平行相聚排列，多为棍棒状，间有分枝状。牛型结核菌比人型菌短粗，且着色不均，禽型结核菌短小，表现为多形性。

结核分枝杆菌，原称为人型结核分枝杆菌，由 Koch 在 1882 年从患者的痰中发现，形如杆状，对人致病较强，对牛、猪也具有中等毒力，也能感染马和羊。本菌具有抗酸染色和分支的特点，是分枝杆菌属的代表种。牛分枝杆菌，与结核分枝杆菌有密切关系，它能在牛、猪、马、人，偶尔在猫和绵羊中引起结核病。禽分枝杆菌，它能感染所有品种的家禽和鸟类，也能引起猪的结核，对牛也有一定的致病力。

分枝杆菌是专性需氧。最适温度为 37℃，低于 30℃ 不生长。结核分枝杆菌细胞壁的脂质含量较高，影响营养物质的吸收，故生长缓慢。在一般培养基中每分裂 1 代需 18～24 h，营养丰富时只需 5 h。当 pH 值不适宜及 PO_2 较低时，不易被抗结核药所杀灭而成为日后复发的根源。

分枝杆菌对外界环境的抵抗力较强，对干燥和湿冷的抵抗力强，在干燥的痰、病变组织和尘埃内可生存 6～8 个月，其中禽分枝杆菌在土壤中生存和保持其毒力可达 4 年之久。在阳光直接照射下 2 h 死亡，紫外线照射 10～20 min。对酸、碱和酒精等有较强的抵抗力，怕湿热，煮沸 1 min 即可杀灭。而干热 100℃ 需 20 min 以上才能杀灭。

一般消毒剂对本菌的杀菌力不强。5% 石炭酸或 2% 三甲酚需作用 12～24 h 始能杀菌，3% 甲醛液作用 3 h 仍可存活，5%～12% 来苏水接触 2～12 h，70% 酒精接触 2 min 均可杀灭结核杆菌。对 4% 氢氧化钠、3% 盐酸和 6% 硫酸有较强的耐受性。

二、流行病学

1. 传染源　患者、病畜、病禽，尤其是通过各种途径向外排菌的开放性的结核患者、病畜、病禽是本病的传染源。其痰液、粪、尿、乳汁和生殖道分泌物中都可带菌，菌体排出体外污染空气、饮水、食物、饲料和环境而散播传染。

2. 传播途径　主要经呼吸道、消化道、皮肤感染人和动物，还可通过泌尿生殖道传给胎儿。在奶牛，还可通过导乳管或注射器使乳房受到感染。通过生殖道黏膜感染亦属可能。

3. 易感性　本菌可侵害人和多种动物，约有 50 多种哺乳动物、鱼类，25 种鸟和禽类可患结核病。有些野生动物如野猪则是牛分枝杆菌的终末宿主，可感染但并不继续传染。人和牛可互相传染，也能传染其他家畜。禽分枝杆菌也可以感染人、牛和猪。免疫力低下人群、慢性病患者、糖尿病患者等为高危人群。

4. 流行特征　本病多呈散发，无明显的季节性及地区性，但一般认为春季易发病，潮湿地带也易传染。禽结核发病率可能与气候有关，而与禽的品种、年龄关系不大。

人类与结核病斗争了许多世纪，在 17—18 世纪的欧洲，结核病被称为"白色瘟疫"，几乎 100% 的欧洲人被感染，25% 的欧洲人死亡。随着抗结核药物的不断发展和卫生生活状况的改善，结核的发病率和死亡率曾一度大幅下降。20 世纪 90 年代以来，由于艾滋病和结核分枝杆菌耐药菌株的出现、免疫抑制剂的应用、吸毒、贫困及人口流动等因素，全球范围内结核病的疫情骤然恶化，成为首要的再现传染病。

三、临床表现

（一）人

本病是由人型结核分枝杆菌引起的，但牛和禽分枝杆菌也可以引起感染发病。侵入不同部位表现不一。主要症状为身体不适，倦怠，易烦躁，心悸；食欲不振、消瘦、体重减轻；自主神经紊乱；长期发生低烧，多呈不规则性，多在午后发热，傍晚下降，晨起或上午正常；盗汗多发生在重症患者；各种器官结核的特殊症状包括肺结核见咳嗽和咳痰，有空洞的患者则咳出脓痰或咯血；胸痛、气短或呼吸困难等；颈淋巴结核见颈部淋巴结肿大，初期可移动。如破溃，可经久不愈；肠结核则腹痛多位于右下腹，可见腹泻、便秘或者交替出现，有时发生不全性肠梗阻。

肺结核早期或轻度肺结核，可无任何症状或症状轻微而被忽视，若病变处于活动进展阶段时，可出现症状是：多在午后体温升高，一般为 37～38℃之间，患者常伴有全身乏力或消瘦，夜间盗汗，女性可导致月经不调或停经。1998 年中华医学会结核病分会将结核病分为五类：原发型肺结核（Ⅰ型）、血行播散型肺结核（Ⅱ型）、继发性肺结核（Ⅲ型）、结核性胸膜炎（Ⅳ型）及肺外结核（Ⅴ型）。

（二）动物

牛结核病主要是由牛型分枝杆菌所致的传染病。人型结核分枝杆菌、禽型分枝杆菌也可以引起本病。本病潜伏期一般为 16～45 d，有的可达数月以上。通常呈慢性经过。以肺结核为多见。病初症状不明显，有短促干咳。随着病情发展，咳嗽逐渐加重，变为痛苦的脓性湿咳，日渐消瘦，乳量大减。有时鼻孔或口腔喷出脓性的痰。呼吸困难，伸颈呆立，病牛的体表淋巴结肿大。叩诊胸不出现浊音区，听诊时可听到摩擦音。病情严重时，病牛卧地，呼吸极度困难，最后窒息而死。有的牛发生乳房结核。肠结核多见于犊牛。

猪对牛、禽、人型分枝杆菌均有感受性。主要通过消化道感染。多表现为淋巴结核，常见于颌下、咽和颈等淋巴结形成表面凹凸不平、无热无痛的硬块。主要临床症状为消瘦、咳嗽、气喘和腹泻等。若感染牛型结合，多呈进行性发展，常导致死亡。

禽主要是由禽型分枝杆菌经过消化道感染，呼吸道也能感染。多为肝、脾、肠结核，病初无明显症状，后期才表现食欲不振，消瘦，鸡冠萎缩，产蛋量下降或停止。皮肤结核，常见于眼睛周围的皮肤。病程可持续 2～3 个月，有的长达 1 年左右，病禽常因衰竭或肝变性破裂而死亡。

四、诊断

在人、畜和禽群中发生不明原因的渐进行消瘦、咳嗽、慢性乳腺炎、顽固性下痢、体表淋巴结慢性肿胀等，可作为疑似本病的依据。结合流行病学、临床症状、病理变化、结核菌素试验，以及细菌学试验和血清学试验等进行综合诊断。

人结核病可根据病史、体征、实验室检查（包括细菌学检查和血清免疫生化检查等）、结核菌素皮内变态实验、胸部 X 线检查等进行诊断，在上述方法中，痰及病变组织查出结核杆菌是最可靠的诊断，是诊断的"金指标"。其次是结核的病理组织学检查。在临床工作中，应依赖临床资料综合分析做出诊断，以减少误诊。

目前对动物结核病的诊断我国仍以提纯牛结核菌素进行变态反应为主，可采用皮内注射法和点眼法进行检测。同时还可以采取细菌学诊断和血清学诊断。

由于结核病免疫反应和变态反应常同时发生并相伴出现，基因诊断作为结核病快速诊断已广泛应用。方法有基因探针技术、染色体指纹技术和 PCR 技术等。

注意肺结核与支气管扩张、慢性支气管肺炎、肺脓肿、军团菌肺炎、金黄色葡萄球菌肺炎、肺炎球菌肺炎等相鉴别。肺外结核主要与相应病变部位的炎症、癌症相鉴别。

五、治疗

患者在确定治疗原则和选择疗法之前，应确定肺结核病的类型和现阶段病灶进展及活动情况，并检查肺以外身体其他部位有无活动性结核病的存在。抗结核化学药物治疗，应掌握"早期、联用、规律、适量、全程"的治疗原则，并在治疗过程中应定期复查随访。利福平、异烟肼、乙胺丁醇、链霉素为第一线药物。利福平与异烟肼合用可以减少耐药性的产生。对严重感染，可以吡嗪酰胺与利福平及异烟肼合用。小儿结核病程中宜避免并发各种传染病，尤其以防控麻疹和百日咳为最重要。根据需要，还可以采取对症治疗和外科手术治疗。

动物患本病由于治疗不易根治，且疗程长，费用高，也易传染人，因此，一般不进行治疗，诊断或检疫出病畜（禽）后即淘汰，特别优良的奶牛可用链霉素、异烟肼等药物治疗。

六、防控措施

（1）防控人结核病应使广大群众了解本病基本知识，自觉采纳适合本病控制的行为和生活方式，增强自我保健能力，提高全民整体健康水平。不随地吐痰，咳嗽、打喷嚏时掩口鼻，戴口罩可以减少肺结核的传播。本病例应一经发现、严格隔离、彻底治疗。规范全程治疗，绝大多数患者可以治愈，还可避免传染他人。婴儿普遍接种卡介苗，与患者、病畜禽接触时应注意个人防护。

（2）对动物结核病一般不予治疗，而是采取综合性防控措施，对奶牛群应每年进行 2 次牛结核病检疫，及时隔离或淘汰病畜，净化污染群，培养健康畜群。有条件的地方要坚持自繁自养的原则，严格限制动物引进，防止结核病及其他传染病传入。

第二十一节　螺　旋　体　病

螺旋体（spirochete）是一类细长、柔软、弯曲、运动活泼的原核细胞型微生物，生物学上的地位介于细菌与原虫之间。因螺旋体的基本结构及生物学性状核细菌相似，所以分类学上将螺旋体纳入广义的细菌学范畴。

螺旋体目分 3 个科，分别为螺旋体科（Spirochaetaceae）、小蛇菌科（Serpulinaceae）、钩端螺旋体科（Leptospiraceae），其中属人兽共患传染病的有如下几种：疏螺旋体属（Borrelia）的回归热螺旋体（*Borrelia recurrentis*）和伯氏疏螺旋体（*Borrelia burgdorferi*），钩端螺旋体属（Leptospira）的问号钩端螺旋体（*L. interrogans*）（表 4-2）。

表 4-2　螺旋体目的分类及致病性螺旋体种类

科	属	致病性种类	疾病	传播方式或媒介
螺旋体科	疏螺旋体属	伯氏螺旋体	莱姆病	硬蜱
		回归热螺旋体	流行性回归热	体虱
		赫姆疏螺旋体	地方性回归热	软蜱
钩端螺旋体科	钩端螺旋体属	问号钩端螺旋体	钩体病	接触疫水

一、回归热

回归热（relapsing fever）是由回归热螺旋体（Borrelia recurrentis）经虫媒传播引起的急性传染病，临床特点为周期性高热伴全身疼痛、肝脾肿大和出血倾向，重症可有黄疸。根据传播媒介不同，可分为蜱传回归热（地方性回归热）和虱传回归热（流行性回归热）2 种类型。

（一）病原学

回归热螺旋体属于疏螺旋体属或称包柔氏螺旋体属（Borrelia）。一般根据媒介昆虫的种类进行分类。虱传回归热螺旋体仅 1 种，称回归热螺旋体（B. recurrentis）或欧伯门亚螺旋体（B. obermeieri）。蜱传回归热螺旋体根据媒介昆虫软体蜱（Ornighodors）的种类命名，可分为 10 余种。两型回归热螺旋体形态基本相同，长 10～20 μm，宽 0.3～0.5 μm，有 4～30 个粗大而不规则的螺旋，两端尖锐，运动活泼，以横断分裂增殖。革兰染色阴性。瑞氏或吉姆萨染色呈紫红色。培养较为困难，需用加血清、腹水或兔肾脏碎片的培养基在微氧条件下培养才能增殖。接种于幼小白鼠腹腔或鸡胚绒毛尿囊膜容易繁殖。耐寒，能在 0℃凝固血块内存活 100 d。但对热、干燥及化学消毒剂敏感。回归热螺旋体壁不含脂多糖，但有内毒素样活性。体表抗原极易变异。

（二）流行病学

1. 传染源　多种哺乳动物（尤其是鼠类）和人均可成为本病的传染源。螺旋体在蜱体可长期存活、繁殖并经卵传代，因此蜱不仅是本病的传播媒介，也是传染源。人感染后可以发病，动物多为隐性感染。

2. 传播途径　虱传回归热的传播以体虱和头虱为传播媒介，钝缘蜱为主要媒介。当虱体被压碎后，虱体腔内的螺旋体经皮肤创面，或经手接触眼、口、鼻部黏膜侵入人体。偶可经输血及经胎盘传染。蜱传回归热的传播媒介为不同种类的软蜱。蜱不仅是传播媒介，也是病原体的贮存宿主。蜱体腔内、粪便和唾液均含有螺旋体，故叮咬吸血时即可传染。亦可经破损皮肤侵入人体。

3. 易感性　人群普遍易感。病后免疫力不持久。两型回归热之间无交叉免疫。多种动物（主要为啮齿类，其次为食虫类、食肉类、家畜等）、鸟类对回归热螺旋体均有易感性。

4. 流行特征　虱传回归热分布广泛，见于世界各地。流行季节为冬春季，以 4～8 月份最多。平时多为散发，可因战争、灾荒引起大流行，本病目前我国已绝迹；蜱传回归热局限于热带及亚热带地区，为自然疫源性疾病。

（三）临床表现

1. 人

（1）虱传型回归热。潜伏期 2～14 d，平均 7～8 d，起病大多急骤，始以畏寒、寒战和剧烈头痛，继之高热，体温 1～2 d 内达 40℃以上，多呈稽留热，少数为弛张热或间歇热。头痛剧烈，四肢关节和全身肌肉酸痛。部分患者有恶心、呕吐、腹痛、腹泻等症状，也可有眼痛、畏光、咳嗽、鼻衄等症状。面部及眼结膜充血，四肢及躯干可见点状出血性皮疹，腓肠肌压痛明显。呼吸、脉搏增速，肺底可闻细湿啰音。半数以上病例肝脾肿大，重者可出现黄疸。高热期可有精神、神经症状如神志不清、谵妄、抽搐及脑膜刺激征。持续 6～7 d 后，体温骤降，伴以大汗，甚至可发生虚脱。以后患者自觉虚弱无力，而其他症状、肝脾肿大及黄疸均消失或消退，此为间歇期。经 7～9 d 后，又复发高热，症状重现，此即所谓"回归"。回归发作多数症状较轻，热程较短，经过数天后又退热进入第二个间歇期。一个周期平均约 2 周左右。以后再发作的发热期渐短，而间歇期渐长，最后趋于自愈。

（2）蜱传型回归热。潜伏期 4～9 d，临床表现与虱传型相似，但较轻，热型不规则，复发次数较多，可达 5～6 次。蜱咬部位多呈紫红色隆起的炎症反应，局部淋巴结肿大。肝脾肿大、黄疸、神经症状均较虱传型为少，但皮疹较多。

易并发支气管肺炎。少数病例可发生 DIC，偶见脾破裂及大出血。此外有中耳炎、心内膜炎、多发性关节炎等。蜱传型复发病例后期常有眼并发症如虹膜炎、虹膜睫状体炎和脉络膜炎以及中枢神经系统并发症等，并可留有视力障碍和神经麻痹等后遗症。

2. 动物　多呈隐性感染，很少有明显的临床症状。

(四) 诊断

根据流行病学资料、临床表现、结合实验室检查，从末梢血中检出螺旋体即可确诊。

1. 流行病学　有体虱寄生或蜱叮咬史。

2. 临床表现　根据典型的临床症状如周期性高热伴全身疼痛、肝脾肿大及出血倾向。结合流行病学资料、即可做出初步诊断。确诊有赖于病原学或血清学检查。

3. 实验室检查　多数患者白细胞总数增高，可达 $(1.5～2.0) \times 10^{10}/L$，中性粒细胞增加。蜱传型白细胞可在正常范围。多次发作后可有贫血。血小板及出凝血时间大多正常，但重症者可有异常。血清谷丙转氨酶常升高，血清胆红素可增高。尿中有少量蛋白、管型及红、白细胞。脑脊液压力稍增，蛋白及淋巴细胞轻度增加。发热期取血或骨髓涂片染色镜检或暗视野检查可发现螺旋体。此外，少数患者血清康氏及华氏反应可短暂阳性，虱传型患者血清可有 OX 凝集反应阳性，但效价不高。

本病未出现回归热型前，注意与斑疹伤寒、伤寒、流感、钩端螺旋体病、流行性出血热、败血症等相鉴别。

(五) 治疗

1. 一般治疗及对症治疗　高热护理，流质饮食，维持水电解质平衡。毒血症状严重者可酌用激素。有出血倾向时可用卡巴克洛、维生素 K 等。高热骤退时易发生虚脱及循环衰竭，应注意观察，及时处理。恶心和呕吐可口服或肌注茶苯海明、丙氯拉嗪。

2. 病原治疗　首选四环素族抗生素。常用四环素，2 g/d，分 4 次服，疗程 7～10 d，亦可用多西环素 100 mg 顿服。氯霉素、链霉素及青霉素 (后者对虱传型有效，蜱传型有耐药株且不能杀灭脑内螺旋体) 亦可应用，但疗效不及四环素族。在用抗生素治疗过程中，须防止发生赫氏反应，重者可致死，如有发生，可用激素、强心及升压药物。第一次抗生素剂量不宜太大。新胂凡纳明只用于晚期反复发作，对抗生素疗效较差的蜱型回归热患者。

(六) 防控措施

虱传型回归热的预防应注意隔离患者，并彻底灭虱。热退后需继续观察 15 d。接触者亦应彻底灭虱，必要时口服多西环素 100 mg 预防发病。蜱传型回归热应灭蜱、灭鼠。灭蜱可用马拉硫磷或敌敌畏喷洒，灭鼠可用药物毒杀及捕打等方法。在疫区执行任务时应注意个人防护，必要时口服多西环素或四环素预防发病。

二、莱姆病

莱姆病 (Lyme disease) 是由伯氏疏螺旋体 (*borrelia burgdorferi*) 引起的一种蜱媒螺旋体病。本病以蜱为媒介传播，人和多种动物都可感染，是一种人兽共患的自然疫源性传染病。本病是一种多系统受损害的综合征，除了出现皮肤慢性游走红斑 (ECM)、心脏损害、关节炎症外，还可以出现复杂的神经系统症状。

本病早期见诸欧洲，后因 Steere 博士最早于 1975 年发生在美国的莱姆镇发现该病而得名。1982

年，Burgdorfer博士在美国东部莱姆病发生地点捕获到一种昆虫-丹敏硬蜱，并成功地分离到一种疏螺旋体。为了纪念首次分离病原体的科学家，命名为伯氏疏螺旋体。目前全世界五大洲已有20多个国家发现了莱姆病，每年感染及发病人数大约在30万人左右，主要分布在北纬30～60°的温带、亚寒带地区。我国于1986年由艾承绪首次报道黑龙江海林市发现莱姆病例，1987年张哲夫等在牡丹江林区分离到病原体。据文献报道，莱姆病在我国29个省、自治区、直辖市有分布，在19个省、自治区、直辖市存在自然疫源地。

本病其分布广、传播快、致残率高。近年来，人们回归大自然的愿望不断增强，大量的城市人远足山区。这就可能导致莱姆病由山区人易患而转为逐步向城市扩散的趋势。

（一）病原学

本病的病原体属于包柔氏疏螺旋体属的伯氏疏螺旋菌（*borrelia burgdorferi*）。可将本菌分为10个基因种或基因群以上，即*B. buredorferi*、*B. gari*、*B. afzelii*、*B. japanica*、*B. valaisiana*、*B. lusitaniae*、*B. andersonii*、*B. tanulkii*、*B. turdi*和*B. DN127 group*，其中前三个基因种是有致病性。本菌长11～39 μm，宽0.18～0.25 μm，有7～11根鞭毛。革兰染色阴性，吉姆萨染色呈紫红色。在BSK培养基中于30～37℃条件下生长良好，微量需氧，是过氧化酶阴性菌。易感动物有小白鼠、金黄地鼠及兔等。

本病原体怕光、不耐热，在室温条件下可存活1个月左右，4℃条件下能存活较长时间，−80℃可长期保存。病原体对四环素、青霉素、红霉素、头孢菌素等较敏感，而对利福平、磺胺等有耐药性。

（二）流行病学

1. 传染源 贮存宿主为啮齿类动物和蜱类，患病和带菌动物是传染源。患者的滑膜和滑膜液、眼球组织、心肌组织中均可分离出伯氏疏螺旋体。

携带伯氏疏螺旋体的动物较多，包括鼠、兔、蜥蜴、鹿、麝、狼、鸟类等野生脊椎动物及狗、马、牛等家畜。最近研究表明鸟类可携带硬蜱作长距离迁徙，这在传播莱姆病中表现出与其他宿主动物不同的作用。

2. 传播途径 莱姆病主要是通过硬蜱而传播，多种硬蜱如丹明尼硬蜱（*ixodes dammini*）、太平洋硬蜱（*ixodes pacificus*）、蓖子硬蜱（*ixodes ricinus*）及全沟硬蜱（*ixodes persulcatus*）等。某些其他蜱类及吸血节肢动物（软蜱、蚊、吸血蝇、蚤）也可携带伯氏疏螺旋体，但在本病流行病学中的意义尚待研究。

3. 易感性 人群普遍易感，但多见于进入或居住于林区及农村的人群中，男性略多于女性。狗、马、牛、羊、猫等家畜及野生脊椎动物易感。

4. 流行特征 莱姆病的发生具有明显的地区性和季节性，一般在4月开始出现，5月明显增多，6月达到高峰。莱姆病广泛存在于全世界五大洲。本病在美国是传播最快和最常见的一种疾病，被称为第二艾滋病。发病以青壮年居多，与职业相关密切。以野外工作者、林业工人感染率较高。

国内外流行病学调查发现，被蜱叮咬后约有1%左右的人发病。我国黑龙江、吉林、辽宁和内蒙古等地每年被蜱叮咬的人数达300万人以上。大约10%的新患者转为慢性。其病程大约为2～17年。莱姆病已成为我国一种新的重要虫媒传染病。

（三）临床表现

1. 人 潜伏期为3～32 d，平均7 d左右。根据病程经过分为三期，患者可仅有一种病期，也可同时具有3个病期。

第一期为局部损害 即慢性游走性红斑（ECM）。主要表现为皮肤的慢性游走性红斑，见于大多数病例。初起常见于被蜱叮咬部位出现红斑或丘疹，病变为一处或多处不等，多见于大腿、腹股沟和腋窝等部位，局部可有灼热及痒感。病初常伴有乏力、畏寒发热、头痛、恶心、呕吐、关节和肌肉疼痛等症状，亦可出现脑膜刺激征。局部和全身淋巴结可肿大。偶有脾肿大、肝炎、咽炎、结膜炎、虹膜炎或睾丸肿胀。皮肤病变一般持续3～8周。

第二期为播散性感染　数周或数月内发生的间歇性症状。发病后数周或数月，约8%～15%的患者分别出现明显的神经系统症状和心脏受累的征象。以脑膜炎、颅神经炎及神经根炎多见。病变可反复发作，偶可发展为痴呆及人格障碍。少数病例在出现皮肤病变后3～10周发生不同程度的房室传导阻滞、心肌炎、心包炎及左心室功能障碍等心脏损害，一般持续仅数周，但可复发。此外，此期常有关节、肌肉及骨髓的游走性疼痛，但通常无关节肿胀。

第三期为持续性感染　即晚期感染，多是在疾病发生1年后开始。感染后数周至2年内，约80%左右的患者出现程度不等的关节症状如关节疼痛、关节炎或慢性侵蚀性滑膜炎。以膝、肘、髋等大关节多发，小关节周围组织亦可受累。主要症状为关节疼痛及肿胀，膝关节可有少量积液。常反复发作，少数患者大关节的病变可变为慢性，伴有软骨和骨组织的破坏。此期少数患者可有慢性神经系统损害及慢性萎缩性肢端皮炎的表现。

慢性萎缩性肢皮炎（ACA）在欧洲常有报告，美国和中国亦可见到。还有葡萄膜炎、角膜炎、视神经炎、膀胱炎、骨髓炎和呼吸衰竭的病例报告。

2. 动物　病牛表现为体温升高，身体无力，精神沉郁，口腔黏膜苍白。病初轻度腹泻，继之严重水样腹泻，消瘦。腹下和腿部背面皮肤出现肿胀，触摸时高度敏感，关节肿胀疼痛、跛行，产乳量下降。有些病牛出现心肌炎、血管炎、肾炎和肺炎等症状。怀孕母牛常发生流产。

病犬表现为发热，厌食，嗜睡。关节肿胀，跛行，四肢僵硬，手压患部关节有柔软感，运动时疼痛。局部淋巴肿胀。有的病犬出现神经症状和眼病。有的还表现肾功能紊乱、氮质血症、蛋白尿、脓尿和血尿。有的发生心肌炎。

病马、病猫表现为厌食、疲劳、嗜睡、低热、关节肿胀、疼痛及跛行等症状。

（四）诊断

根据莱姆病的病因、临床表现、流行病学史和实验室检查是诊断主要依据。

1. 临床表现　有特征性的慢性游走性红斑，在皮肤病变后出现神经、心脏或关节受累症状。

2. 流行病学史　在发病季节曾进入或居住于疫区，有被蜱叮咬史。

3. 实验室检查　外周血象基本正常，血沉轻度增快，血清中冷沉淀免疫球蛋白可阳性，转氨酶可升高。并发神经系统损害者脑脊液淋巴细胞及蛋白增加，糖正常或稍低。从血、脑脊液及病变皮肤等标本中可检出螺旋体。采用免疫荧光、免疫转印等方法可在患者血中测出特异性抗体。病原体分离及特异性抗体检测具有确诊意义。

分离培养出病原体是传染病诊断的金指标，患者血液中伯氏疏螺旋体数量少，螺旋体生长缓慢，对大部分患者来说仍难做到。美国疾病控制中心提出二步血清法，血清标本用ELISA或IFA检查，呈现阳性或可疑的标本再用蛋白印迹（western blotting，W. b）来检验。病程在一个月内可检查出IgM、IgG抗体，病程在一个月以上IgG抗体应出现阳性。

美国疾病控制中心提出诊断莱姆病的标准为：在流行区，慢性游走性红斑（单个红斑的直径必须至少为5cm，并应由医师检查后确定）或抗伯氏疏螺旋体抗体滴度≥1∶256，及1个或1个以上器官系统受累；在非流行区，慢性游走性红斑及抗伯氏疏螺旋体抗体滴度≥1∶256，或慢性游走性红斑及1个或1个以上器官系统受累，或抗体滴度≥1∶256及1个或1个以上器官系统受累。符合以上条件的任何 1 条者可诊断为莱姆病。

注意与多种其他病因引起的皮肤、心脏、关节及神经系统病变如风湿热、多形性红斑、类风湿性关节炎等相鉴别。实验室检查亦需与梅毒等其他螺旋体感染相鉴别。

（五）治疗

治疗原则是对慢性游走性红斑或慢性萎缩性肢皮炎可用四环素或阿莫西林；对神经损伤、心脏病和关节炎用静脉点滴头孢曲松或大剂量青霉素 G，2～4 周；但对仅有血清学阳性而临床症状不典型难以确诊的患者，长期应用抗生素治疗易引起胆的并发症；对难治愈的关节炎可以用滑膜切除术治疗；对心脏损害者，可加用糖皮质激素治疗。

选用适当的抗生素治疗。早期慢性游走性红斑在成人首选药物是四环素，250 mg，口服，每日 4 次。孕妇、哺乳期妇女和 8 岁以下儿童宜用青霉素治疗。儿童按每日每千克体重 30～50 mg，分 3 次服，对青霉素过敏者可服红霉素，儿童按每日每千克体重 30 mg，分 3 次服，疗程 10～20 d，10～20 d。大约 15％的患者在治疗的头 24 h 会发生赫氏样反应。疾病后期通常需要经胃肠外的抗生素治疗。无症状的血清抗体阳性者不需要治疗。

（六）防控措施

1. 加强防护　莱姆病的病原体存在有明显的地区性和很强的季节性，主要发生在春、夏两季。同时蜱叮咬主要是在上午 9～10 点，下午 5～7 点。当进入山林地区时，人们要尽可能穿旅游鞋、紧口袜，并扎紧裤脚，尽量不在山区草地上睡觉或躺卧；休息时，要有意识地选取没有草叶的地点，以避免蜱的叮咬。游玩结束后，应仔细检查衣裤鞋袜上有无蜱的存在，并尽早去除。

2. 科学饲养宠物　宠物狗在野外活动时，硬蜱容易爬到动物身上吸血，同时由于人与宠物狗的密切接触，容易导致人、狗均感染莱姆病。加强灭蜱、灭鼠等有效措施。

3. 保持生态平衡　密尔布鲁克大学生态系研究所的动物生态学家理查德认为，在开放的林地上，狐狸和山猫抓老鼠可以遏制莱姆病原体的寄生数量。但是随着林地被开发，狐狸和山猫消失了，老鼠和蜱就无限地繁殖，莱姆病随时都可能发生。

三、钩端螺旋体病

钩端螺旋体病（leptospirosis）简称钩体病，是由各种不同血清型的致病性钩端螺旋体（简称钩体）所引起的一种重要的人兽共患急性传染病和自然疫源性传染病，我国古代医书俗称"打谷黄"或"稻瘟病"。常见病原体可分为黄疸型及出血型两种。本病初感染时并无临床症状，故极不易察觉，症状出现时出现虚弱无力、呕吐、高烧、无食欲、贫血、血尿，引起胃、肠、肝肾之损害。多数会发生黄疸及黏膜出血，黄疸型常感染肾脏引起肾炎及黄疸。

1886 年，Weil 首次报道本病，称为外耳病，后证实为黄疸型钩体。1914 年，稻田用钩体病患者的血感染动物成功；1916 年，从家鼠等野鼠肾脏中查见具毒力的钩体；1917～1918 年，野口从患者、鼠体查到的钩体与已知的螺旋体不同，故命名为钩端螺旋体。

本病几乎遍及世界各大洲，尤以热带和亚热带为著。我国已有 28 个省、自治区、直辖市发现本病，并以盛产水稻的中南、西南、华东等地区流行较重。

（一）病原学

钩端螺旋体属可分为问号钩端螺旋体（*L. interrogans*）和双曲钩端螺旋体（*L. biflexa*）两个种，前者可以引起人或动物的钩端螺旋体病，后者一般为无致病性的腐生性微生物。

钩端螺旋体（钩体）属原是螺旋体目螺旋体科 5 个属（螺旋体属，脊螺旋体属，密螺旋体属，包柔螺旋体和钩体属）中的一个属。1984 年版《伯杰系统细菌学手册》将钩体属上升为与螺旋体科平行的钩体科，其下分为 2 个属，即钩体属（Leptospira）与细丝体属（Leptonema）。钩体菌体纤细，常呈 C 型或 S 型，长 6～20 μm，宽 0.1～0.2 μm，有 12～18 细密螺旋，一端或两端弯曲呈钩状，无鞭毛。既往用镀银染色显黑色，吉姆萨染色法呈淡红色。运动活泼，呈特殊的螺旋运动。电镜下钩体由柱形菌体、轴丝和外膜组成。原生质之外的外膜有保护性抗原。钩体是需氧菌，在含兔血清的柯索夫（Korghof）培养基、pH 值为 7.2～7.4，28℃条件下需 1～2 周方生长。也可用幼龄豚鼠和金黄地鼠腹腔接种分离。

钩体的抗原结构复杂，主要为型特异性抗原和群特异性抗原。致病性钩体分为 20 个血清群，172 个血清型。我国已发现 18 个血清群，70 个血清型。钩体对外界抵抗力颇强，在冷湿及弱碱环境中生存较久。在河沟及田水中能存活数日至月余。对干燥、热、酸、碱和消毒剂很敏感。日光直射 2 h，56℃ 10 min 杀灭，余氯超过 0.3～0.5 mg/L 3 min 死亡。对青霉素、多西环素敏感。

（二）流行病学

1. 传染源 主要传染源为鼠类、猪和犬。钩体的宿主非常广泛。家畜如猪、犬、牛、羊、马等。野生动物如鼠、狼、兔、蛇、蛙等均可成为传染源。

2. 传播途径 主要是间接接触传播。病原体均可通过破损的皮肤或黏膜侵入体内而受到感染。患钩体病的孕妇可经胎盘垂直传给胎儿。进食被钩体污染的食物，可经消化道感染。实验室操作、处理含菌物或感染动物也有受染可能。其他还有吸血节肢动物叮咬传播方式等。

3. 易感性 人普遍易感。以青壮年农民多见，20～40 岁组占病例总数 40% 左右。非疫区居民进入疫区，尤其易感。疫区儿童常下河洗澡、嬉水、亦易感染。与接触疫水机会多的渔民、矿工、屠宰工及饲养员等，容易感染发病。许多动物易感，并能带菌。我国已从多种哺乳动物、鸟类、鱼类和节肢动物中分离出病原体，并证明其体内带菌。

4. 流行特征 本病流行于世界各国，我国也有发生，沿海和长江以南各省较为常见。主要为稻田型、洪水型及雨水型。我国南方各省以稻田型为主，主要传染源是鼠类，以黑线姬鼠为主。北方各省呈洪水型暴发流行；平原低洼地也可呈雨水型。病例相对集中于夏秋收稻时或大雨洪水后，在气温较高地区则终年可见。病后对同型钩体产生特异免疫，但对其他型钩体仍可感染。

我国南方及西南地区以带菌鼠为主，北方和沿海平原以猪为主。钩体在动物的肾脏内生长繁殖，菌随尿排出，污染水及土壤。带菌猪排菌可达 1 年，鼠、犬排菌可长达数月至数年。人和动物之间存在复杂的交叉传播，这在流行病学上具有重要意义。

（三）临床表现

1. 人 潜伏期为 2～20 d，一般 7～13 d。依疾病的发展过程可概括为 3 个阶段。

（1）早期（败血症期）。本期约相当于起病后的 1～3 d。临床表现为早期中毒症候群，如发热、头痛、全身肌肉酸痛，尤以小腿肌痛突出，伴有全身乏力，腿软无法站立，体征：眼结膜充血，腓肠肌压痛，浅表淋巴结肿大。简称"三症状""三体征"。即寒热、酸痛、全身软和眼红、腿痛、淋巴结大。

（2）中期（败血症伴器官损伤期）。本期多发生于起病后第 3～10 天。钩体及其毒素进一步引起不同程度的器官损害，造成临床上不同的病型。如无明显器官损害，临床上表现为流感伤寒型；如有明显器官损害，则根据受损器官及其严重程度，分别表现为肺出血型、黄疸出血型（又称 Weil 病）、肾功能衰竭型和脑膜炎型等。各型间有时可有一定重叠。

（3）后期（恢复期或后发症期）。本期多发生在起病第 7～10 天以后。钩体侵入人体后，最初出现非特异性免疫反应，表现为肝、脾、淋巴结等单核吞噬细胞系统细胞增生，巨噬细胞和中性粒细胞增多，并不同程度地吞噬钩端螺旋体，但不能彻底予以消灭。与此同时，血液及各组织中的钩体开始减少并消失，临床上遂进入恢复期。多数患者热退后各种症状逐渐消失而获痊愈。少数患者在热退后几天至 6 个月或更长时间可再出现发热、眼部及神经系统后发症、反应性脑膜炎、闭塞性脑动脉炎，可能为迟发性变态反应所致。

眼部后发症：眼部病变多在热退后 1 周至 1 月左右发生。最常见者为虹膜睫状体炎、脉络膜炎或全葡萄膜炎。并可出现巩膜表层炎、球后神经炎或玻璃体混浊。

脑动脉炎后发症：患者多为儿童，亦可为青壮年。患者常在急性期症状消失后 1~5 个月出现偏瘫和失语等症状。

2. 动物 感染率高，发病率低，症状轻的多重的少。潜伏期一般 2~20 d。

猪急性型黄疸型多发生于大猪和中猪，呈散发性，偶见暴发。病猪体温升高，厌食，皮肤干燥，全身皮肤黏膜泛黄，尿呈茶样或血尿。亚急性和慢性型多发生于断奶前后的小猪。

牛和羊急性型突发高烧热，黏膜发黄，尿暗黄。亚急性型常见于奶牛，母牛流产。

马和犬急性出血型表现为高热，实质性器官出血，尤以肺和消化道出血较为常见，最后呼吸和循环衰竭而死亡。亚急性黄疸型以发热、严重黄疸、尿血、粪便带血为特征。血尿症型以发热、尿血、出血性肠炎、口腔黏膜溃疡等为特征，重则昏迷，并以死亡告终。

(四) 诊断

钩体病的易感动物种类繁多，临床类型复杂，表现多样，单凭症状难以确诊，须进行流行病学调查、病原学检查和血清学试验等综合分析加以判断。

1. 流行病学调查 在流行地区，流行季节（6—10月），易感者在近期（20 d 内）曾参加收割水稻或接触过可能有钩体污染的疫水。

2. 临床表现 参考以上的临床表现内容。

3. 实验室检查 血细胞增加，血沉增快；尿检查异常；血清学检查：凝集溶解试验阳性；病原体分离阳性等。此外，酶联免疫吸附试验、荧光抗体测定、红细胞凝集试验等也有诊断价值。还可用 DNA 探针技术、PCR 技术检测病料中的病原体。

4. X 线胸片检查 双肺呈毛玻璃状或双肺有弥散性点、片状或融合性片状阴影。

注意与流感伤寒型、黄疸出血型、肺出血型、肾功能衰竭型需与急性肾炎、出血热等相鉴别。脑膜炎型应与病毒性脑炎、结核性脑膜炎、中毒型菌痢等相鉴别。

(五) 治疗

尽量做到"三早一就"，即早发现、早诊断、早休息、就地治疗，不宜长途转送。

1. 一般治疗与对症治疗 早期卧床休息，给予易消化饮食，保持体液与电解质平衡。对症治疗包括降温、镇静、止血、输液、输血、使用肾上腺皮质激素和强心药物等。密切观察病情，警惕青霉素治疗后的赫氏反应与肺弥漫性出血的征象。烦躁者可给镇静剂，如苯巴比妥钠 0.1~0.2 g 或异丙嗪与氯丙嗪各 25 mg 肌注。

2. 病原治疗 钩体对多种抗菌药物敏感，如青霉素、链霉素、庆大霉素、四环素、氯霉素、头孢噻吩等以及合成的盐酸甲唑醇和咪唑酸酯。青霉素为首选药。

3. 后发症的治疗 后发热和反应性脑膜炎明确诊断后，一般采取对症治疗，短期即可缓解。

本病预后相差悬殊，与治疗的早晚个体差异、疾病类型有关。起病 48 h 内接受抗生素与相应治疗者恢复快，很少死亡。但如迁延至中晚期，则病死率增高。低免疫状态者易演变为重型，肺弥漫性出血型病死率为高达 10%~20%。葡萄膜炎与脑动脉栓塞者可有后遗症。

（六）防控措施

1. 健康教育　防鼠、灭鼠工作，结合"两管（水、粪）、五改（水井、厕所、畜圈、炉灶、环境）"工作，管好猪、犬等家畜，接种兽用钩体菌苗，尤其应加强对猪、犬的尿粪管理，严禁动物尿、粪等流入池塘、稻田、河流。

2. 切断传播途径　结合工农业生产，改造疫源地，防洪排涝。保护水源和食物，防止鼠和病畜尿污染。在流行地区和流行季节避免在疫水中游泳、嬉水、涉水。在劳动生产时加强个人防护、皮肤涂布防护药，这样可大大减少发病人数。

3. 增强个人免疫力　疫区居民、部队及参加收割、防洪、排涝可能与疫水接触的人员，尽可能提前一个月接种与本地区流行菌型相同的钩体多价菌苗。

4. 加强检疫和疾病监测　定期的检疫和疾病监测，及时发现带菌的人或动物，了解钩体病的流行状况。对患者的血、脑脊液等消毒处理。及时对健康带菌者和病畜进行检查治疗。

5. 药物预防　对高危易感者如孕妇、儿童青少年、老年人或实验室工作人员意外接触钩体、疑似感染本病但无明显症状时，可注射青霉素或口服中药预防。

第五章　衣原体、支原体和立克次体引起的人兽共患传染病

衣原体感染是由各种衣原体引起的一组感染性疾病，主要引起人和禽类感染。近年来发现人类此病增加，且有的危害极大而被重视。衣原体（*Chlamydia*）是一类介于病毒、细菌与立克次体之间的微生物，更近似于细菌，在微生物学分类上属于细菌门、立克次体纲、衣原体目及衣原体属。能通过滤器，本身无能量系统，缺乏 ATP 酶，能量必须由宿主细胞提供而严格细胞内寄生，故有"能量寄生物"之称，是有独特生活周期的原核细胞型微生物。衣原体可分为 4 种，即肺炎衣原体、鹦鹉热衣原体、沙眼衣原体和牛衣原体。

支原体感染是由支原体引起的一种传染病。支原体（*Mycoplasma*）在微生物学上归属于柔膜体纲、支原体目，其下分 4 个科。支原体是一类没有细胞壁、高度多形性、能通过滤菌器、可用人工培养基培养增殖的最小原核细胞型微生物，大小为 $0.1\sim0.3\ \mu m$。由于能形成丝状与分枝形状，故称为支原体。支原体广泛存在于人和动物体内，大多不致病，对人致病的支原体主要有肺炎支原体、溶脲脲原体、人型支原体、生殖器支原体等。支原体尤其在性病中是极其重要的病原体。

立克次体病是一组由立克次体引起的急性传染病。立克次氏体（*Rickettsia*）是一类严格细胞内寄生的原核细胞型微生物。其生物学特性介于细菌与病毒之间，而接近于细菌的一类原核生物，没有核仁及核膜。一般呈球状或杆状，主要寄生于节肢动物，有的会通过蚤、虱、蜱、螨传入人体，可引起斑疹伤寒，斑点热等传染病。1906 年，美国病理学家霍华德·泰勒·立克次（Howard Taylor Ricketts）（1871—1910 年）首次发现洛基山斑疹伤寒的独特病原体并被它夺取生命，故以他的名字命名这一类微生物。

第一节　衣　原　体　病

鹦鹉热衣原体病（chlamydiosis）又称鹦鹉热（psittacosis）、鸟疫（ornithosis）、饲鸟病，是由各类衣原体（*Chlamydia*）感染哺乳动物、禽类、节肢昆虫所发生的自然疫源性人兽共患疾病。本病在鸟和禽以结膜炎、鼻炎和轻微腹泻为特征，在家畜以流产和肺炎为特征。人的衣原体病多为职业性感染，由动物传染给人，呈地方性流行，常造成很大危害及经济损失。

动物衣原体病的研究始于 19 世纪末，Marange（1892）在阿根廷首都布宜诺斯艾利斯发现，与鹦鹉鸟接触的人会突然发病，从而最终肯定了鹦鹉鸟在人类感染和罹病中的重要作用，并提出了鹦鹉热这一新病名。本病分布甚广，欧洲、南美洲、北美洲、亚洲的许多国家均有发生。德国禽株鹦鹉热嗜性衣原体感染人的每年有 100 例，死亡数例，美国的禽类的流行率达到百分之几时，就有 30％的养鸟成员有临床症状或抗体阳性，威胁最大的是业余养禽和养宠物鸟者。我国于 1964 年在家畜中分离到了鹦鹉热衣原体。据普查，北京郊区鸭子血清中鹦鹉热衣原体抗体阳性率最高的达 47.1％，养鸭场职工血清抗体阳性率最高达 79.1％。因此，人类的鹦鹉热作为一种养禽业的职业病已被医学界所公认。但人类有无原发性的鹦鹉热感染问题，尚在争论之中。

衣原体传染性强，能够耐受多种抗菌药物，诊断困难，病后恢复缓慢，免疫水平低，能够长期带

菌，甚至反复发作，对人兽构成越来越严重的威胁，引起了许多国家的重视和深入研究，将其列为法定传染病。

一、病原学

衣原体在生物分类学上属立克次体纲（Rickettsiae）、衣原体目（Chlamydiales）、衣原体科（Chlamydiaceae）、衣原体属（Chlamydia），是一类在真核细胞内专营寄生生活的微生物。多呈球状、堆状，有细胞壁，其繁殖过程会产生两种大小不同的颗粒，小的即原生小体（elementarybody，EB，即一般所称的 LCL 小体）；大的即网状小体（reticular body，RB）。在衣原体的发育周期中，还有一种过渡形态，称为中间体（intermediate body，IB）。研究发现这类微生物具有和革兰阴性细菌很多相似。

根据抗原构造、包涵体的性质、对磺胺敏感性等的不同，将衣原体属分为沙眼衣原体（C. trachomatis）、鹦鹉热衣原体（C. psittaci）、肺炎衣原体（C. pneumonia）3 个种。

衣原体有其独特的生活周期，种间无差异。衣原体的生长发育周期可分 2 个阶段：原生小体是发育周期的感染阶段，具感染力；网状小体是在感染细胞内的繁殖阶段，具增殖力。

大多数衣原体能在 6～8 d 龄鸡胚卵黄囊中繁殖。组织细胞培养如 HeLa 细胞、L 细胞、猴肾细胞、人羊膜细胞等中生长良好。沙眼衣原体生长现多采用 McCoy 或 HeLa 229 细胞株。

鹦鹉热衣原体抵抗力较强，从低温−20℃贮存一年至数年以上的火鸡组织曾分离到衣原体。沙眼衣原体感染材料在 56℃中 5～10 min 即可灭活。在干燥的脸盆上仅半小时失去活性。在−60℃感染滴度可保持 5 年。液氮内可保存 10 年以上。冰冻干燥保存 30 年以上仍可复苏。不能用甘油保存，一般保存在 pH 值 7.6 磷酸盐缓冲液中或 7.5％葡萄糖脱脂乳溶液中，这一点和病毒截然不同。对沙眼衣原体用 0.1％甲醛溶液或 0.5％石炭酸溶液经 24 h 即杀灭；用 2％来苏水仅需 5 min。对鹦鹉热衣原体用 3％来苏水溶液则需 24～36 h 才可杀灭；用 75％乙醇半分钟；1∶2 000 的升汞溶液 5 min 中即叫火活；紫外线照射可迅速灭活。四环素、氯霉素和红霉素等抗生素有抑制衣原体繁殖作用。

二、流行病学

1. 传染源 病畜和隐性感染或带菌者是衣原体病的主要传染源。三种衣原体都可引起人类疾病，但沙眼衣原体还可感染小鼠，鹦鹉热衣原体主要宿主是禽类，其次为人类以外的哺乳动物，人只是在接触这种动物后才会受到感染。

2. 传播途径 鸟类通过拍打翅膀会把分泌物和排泄物中的细菌散播在空气中，通过呼吸道可使人感染上疾病。病畜与健畜交配或用病公畜的精液人工授精可发生感染，子宫内感染胎儿也有可能。动物可由粪便、尿、乳汁以及流产的胎儿、胎衣和羊水排出病原菌，污染水源和饲料等，经消化道或眼结膜感染感染另一种动物。蝇、蜱等昆虫也可能传播本病。

沙眼是经直接或间接接触传播，即眼-眼或眼-手-眼的途径传播。

3. 易感性 人群普遍易感。职业工作人员如养禽场雇员、饲养员、兽医、流行病学家、参观人员、禽品商店售货员、厨房厨师、实验室工作人员等由于职业接触易感。

鹦鹉热衣原体对各种家畜、家禽及其他动物均有致病性，目前已发现 18 个目、29 个科的 190 余种鸟类（包括 70 余种观赏鸟和家禽）以及绵羊、山羊、牦牛、马属动物、猪、犬、猫、猴、兔、豚鼠及小鼠等许多哺乳动物、野生动物等易受到衣原体感染。

4. 流行特征 本病发生的季节性并不明显。衣原体对肠道感染普遍，肠上皮细胞是本菌重要的栖息之处，带菌动物通过粪便长期排菌。外观健康的排菌鸟常引起家庭中散发流行。暴发流行多发生于家禽和鸟类的集聚场所及经常接触者或有关的职业人群中。从事生产或加工过程中发生大批人员感染出现较大规模的流行。美国以火鸡引起人群感染为主；欧洲以鹦鹉、鸽等观赏鸟类及鸭、火鸡等禽类传播感染人为多见；法国还有由边缘革蜱传播给人的报道。

三、临床表现

（一）人

由衣原体引起的皮肤感染，常发生在手、前臂、面、颈及下肢部位，潜伏期3～30 d，发病2～12周，局部淋巴肿大，并有压痛、化脓、发热、倦怠、恶心等症状。

人类衣原体病多呈急性发病，患者发冷、喉痛、头痛、不适、体温迅速上升到38℃左右，若出现脉速，则意味着预后不良。初发症状很像流感。少数病例可逐渐发作，在开始1周内仅有不同程度的头痛，颇似普通感冒。随着病情发展，患者不安、失眠、甚至谵妄，严重者出现昏迷。全身中毒症状、急性肾功能衰竭、胰腺炎、迅速死亡，从肺脏中分离到鹦鹉热衣原体。但是，典型病例临床表现为非典型性肺炎。干咳、少量黏液，有明显铁锈色，个别主诉胸痛。白细胞稍低。衣原体毒素引起的毒血症可使患者恶心、呕吐、甚至出现黄疸、少尿。严重病例可累及心血管及神经系统，表现为心肌炎、心内膜炎、脑膜炎和脑炎等症状，可在心肌炎患者心肌内的巨噬细胞中检查到包涵体。一般有心脏损害病例同时有肺炎出现，病死率也高。严重感染患者多在发病2～3周时死亡。在抗生素问世之前，本病暴发流行病死率达20％。目前已降至1％以下，且多数为老年人和幼儿。

人类衣原体病在临床上依病原体和感染部位等不同，而表现不同的症状：如沙眼，包涵体包膜炎，泌尿生殖道感染，性病淋巴肉芽肿等。

（二）动物

1. 流产型　各种孕期的动物均可发生流产。主要发生于羊和牛。

2. 肺炎型　患肺炎的动物经常并发肠道衣原体感染。在集体饲养的犊牛、羔羊和仔猪常呈流行性。主要症状为精神不振，衰弱无力，食欲减退或拒食。体温升高1～2℃，往往离群、喜卧、腹泻。出现浆液性或黏液性鼻漏，流泪、咳嗽、呼吸频数、可听到啰音。严重的呈进行性昏睡而死亡。

3. 肠炎型　幼龄动物易发生，患病动物持久腹泻，精神不振，拒食，体温升高和白细胞增多。腹泻呈水样便并间或带血和黏液。

4. 关节炎型　羔羊和犊牛易发生。病羊病初体温上升至41～42℃，食欲丧失，离群。一肢或多肢跛行，肌肉和关节疼痛，跛行逐渐加重。几乎有关节炎的病羔两眼都有滤泡性结膜炎。犊牛病初发热、厌食、不愿站立和运动。在病后的3～5 d，关节肿大，以后肢为重，往往在症状明显出现后2～12 d死亡。

5. 结膜炎型　又称滤泡性结膜炎，主要发生于绵羊，尤其是育肥羔和哺乳羔。病羊的一眼或双眼结膜充血、水肿，大量流泪，病的第2～3天，角膜发生不同程度混浊、血管翳、糜烂和穿孔。经2～4 d开始愈合。数天后，在黏膜和眼结膜上形成直径1～10 mm大小的淋巴样滤泡。有些病羊发生关节炎，跛行。

6. 脑脊髓炎型　又名伯斯病。主要发生于牛，尤以2岁以下的牛最易感。自然感染潜伏期为4～27 d。病初突然体温升高达40～41℃，能持续7～10 d。逐渐出现食欲不振、消瘦，衰竭。体重迅速减轻。流涎和咳嗽明显。有临床症状的病例，致死率达到30％。

7. 禽类中的鹦鹉感染后称为鹦鹉热，其他禽类则称为鸟疫　禽类感染后多呈隐性，尤其是鸡、鹅、野鸡等，仅能发现有抗体存在。鹦鹉、鸽、鸭、火鸡等可呈显性感染。主要症状为嗜睡、虚弱、食欲减少或丧失，羽毛蓬松和腹泻。有些病禽常见于消瘦后的1～2周内麻痹死亡，有的发生突然死亡。病鸽常见一侧或双侧发生结膜炎，头部羽毛常被分泌物黏着。呼吸常发生喘鸣音。雏鸽发育不良，高度消瘦而死亡。成年病鸭多为隐性经过，但有的病鸭在发病初期震颤，步行不稳。眼和鼻流出浆液性或脓性分泌物，拒食，腹泻。后期明显消瘦而死亡。雏鸭病死率较高。

四、诊断

可根据有鸟粪接触史、临床症状和体征确诊。但在散发病例中误诊高达 80%～100%。必须有实验室的辅助以明确诊断。

1. 直接涂片镜检 可取患者血液或痰液加链霉素处理，注射至小鼠腹腔，接种后常于 7～10 d 内死亡。剖检后取脾、肺、肝等涂片涂色，查看有无衣原体及嗜碱性包涵体。结果阳性时，再进行血清学鉴定。

沙眼急性期患者取结膜刮片，吉姆萨染色或碘液及荧光抗体染色镜检有无包涵体

2. 分离培养 用感染组织的渗出液或刮取物，接种于孵化 5～7 d 的鸡胚卵黄囊内。

3. 血清学试验 患本病后常可检出特异性抗体升高。方法有：免疫荧光试验，补体结合试验，间接血凝试验，也可用血清中和试验、毒素中和试验、空斑减数试验等方法。

4. 动物试验 动物在感染衣原体后 7～10 d，血清中可检出衣原体属的特异性抗体，15～20 d 达到高峰。常用补体结合反应试验，适合于全身性衣原体病的诊断。

5. PCR 试验 被广泛应用于诊断沙眼衣原体，具有敏感性高，特异性强的特点。

6. 药敏试验 沙眼衣原体和鹦鹉热衣原体对抗菌药的敏感性不同，前者对磺胺嘧啶钠敏感，而后者则否。

注意急性期应与伤寒、钩端螺旋体病、布氏杆菌病、Q 热及病毒性感染等发热疾病相鉴别。当肺炎症状明显时，应与支原体肺炎、各种细菌性肺炎、病毒性肺炎、肺结核等相鉴别。剧烈头痛、意识障碍等应与脑膜炎鉴别。

五、治疗

最有效的治疗方法是做好家养宠物（鸟）的清洁工作，人若一旦发病，应及时送医院对症治疗，不可延误。

首选阿奇霉素 250 mg 每日 1 次，连服 7 d，或用多西环素 100 mg 每日 2 次，连服 7 d。复方新诺明亦有效。

喹诺酮类在治疗衣原体病方面临床效果较好，其中常用的药物有氧氟沙星、环丙沙星和洛美沙星，利福平治疗效果也较好。

盐酸四环素氯霉素螺旋霉素、卡巴霉素对所有衣原体感染均有效。静脉、肌内注射剂量中药制剂对衣原体也有较好的治疗与预防作用。

对症治疗也很重要，不能进食者给予补液，呼吸困难者应予吸氧，作辅助呼吸。

六、防控措施

由于本病是一种广泛传播的自然疫源性疾病，在制定防控措施时应考虑本病在种内及种间传播的特点；野生动物如野禽、啮齿动物能向畜禽传播病原的可能性；亚临床感染的存在及其危险性；病畜、禽对人的传播等各种因素。

1. 加强管理 对畜、禽动物实行科学饲养与管理，消除一切可能降低动物机体抵抗力的应激因素。

2. 加强检疫 加强对饲养场、屠宰场和加工厂有关工作人员的卫生管理，定期检疫和消毒，必要

时应服用药物。同时消灭养场内的鼠类等啮齿类动物。

3. 健康教育 沙眼无特异的预防方法。不使用公共毛巾和脸盆，避免直接或间接接触传染，是预防沙眼的重要措施。生殖道衣原体感染的预防同其他性病一样。

4. 预防接种 应用人工注射疫苗的免疫方法来控制动物衣原体的发生与蔓延。

第二节 支 原 体 病

支原体（*Mycoplasma*）是细胞外生存的最小微生物，是一类缺乏细胞壁的原核细胞型微生物。它不同于细菌，也不同于病毒，种类繁多，分布广泛，造成的危害相当大，涉及人、动物、植物及昆虫等多个领域，给人类健康带来不利影响。

Nocard 等 1898 年首先被从患胸膜肺炎的病牛中发现支原体，并命名为胸膜肺炎微生物（pleuro-pneumonia organism，PPO），后来在人、猪、马、羊、犬、猫、鸡、鸭、大鼠、小鼠等动物以及土壤、污水和组织培养中相继发现此类微生物的存在，它们虽然不一定引起胸膜肺炎，但形态与培养特性等与 PPO 极相似，将这些微生物统称为类胸膜肺炎微生物。

目前，从动物体内迄今分离并鉴定出了几十种支原体，仅少部分引起不同程度的疾病，能造成严重危害的有 4 种，即丝状支原体丝状亚种、鸡毒支原体、猪肺炎支原体和丝状支原体山羊亚种。从人体分离的 16 种支原体中，5 种对人有致病性，即肺炎支原体（*M. pneumoniae*）、解脲支原体（*Ureaplasma urealyti-cum*）、人型支原体（*M. homins*）、生殖支原体（*M. genitalium*）及发酵支原体（*M. fermentans*）。肺炎支原体引起肺炎，人型支原体、解脲支原体和生殖器支原体主要引起泌尿生殖道感染。

一、病原学

支原体（*Mycoplasma*）是以缺乏坚硬的细胞壁和胞壁酸、二氨基庚二酸等合成细胞壁的基础成分为基本特征的一类微生物，是一类简单、无细胞壁、介于病毒和细菌之间、能自行繁殖的最小原核微生物。有三层极薄的膜组成细胞膜，内外层为蛋白质及糖类，中层系脂类。具有高度多形性，基本形态有 3 种，即球形、双球形及丝形。支原体在固体培养基上形成细小菌落，直径为 $50\sim500\ \mu m$，肉眼不易观察，低倍显微镜下绝大多数支原体的菌落呈特征"荷包蛋"状。大多数支原体在含 0.3% 琼脂的半固体培养基中能形成"彗星状"菌落，肉眼可清晰看到，长度为 $1\sim2\ mm$。支原体用普通染色法不易着色，用吉姆萨染色很浅，革兰染色为阴性，苯胺类染料着色不良，吉姆萨染色呈淡紫色。

支原体为兼性厌氧，不能合成类固醇和长链脂肪酸，营养要求比一般细菌高，除基础营养物质外还需加入 10%～20% 人或动物血清，还能在鸡胚绒毛尿囊膜或培养细胞中生长。

支原体抵抗力较弱，对热和干燥非常敏感，56℃ 即灭活，4℃ 仅存活 1 d。对重金属盐、75% 乙醇、石炭酸、来苏水和一些表面活性剂敏感。

二、流行病学

1. 传染源 患者及肺炎支原体携带者为主要传染源，尤其是急性期患者及病愈后带菌者。传染性以病初 4～6 d 最强，3～5 周后消失。

2. 传播途径 肺炎支原体由感染者的鼻、眼、喉、气管等分泌物排出，随飞沫通过空气或气溶胶而传播。

3. 易感性 学龄前儿童及青壮发病较多，以 5～10 岁者最多。50 岁以上人群大多有抗体。猪、马、羊、犬、猫、鸡、鸭等动物易感。

4. 流行特征 本病呈世界分布，以温带为主。一年四季均可发生，但多在秋冬时节。呈周期性流行，间隔约4～5年，发病数可较常年高3～5倍。本病多在军队、学校或集体住宅区内流行，或呈地区性流行。病后免疫力不充分，不能完全抵抗再感染。

三、临床表现

（一）人

支原体主要感染的部位是呼吸道，常常会引起支原体性肺炎。约占肺炎总数的15％～20％，40％以上的支原体感染还会引起肺外多器官多系统的损伤。轻度的支原体感染，可不表现典型的临床症状。

1. 呼吸道感染 潜伏期2～3周。病情轻重不一，可以从无症状到严重的间质性肺炎。起病缓慢、病初有发热、畏寒、咽痛、咳嗽、头痛及乏力等上呼吸道感染症状，2～3 d后症状逐渐加重，咳嗽为阵发性剧烈干咳，可带少量黏液痰，偶尔痰中带血丝或咯血。咳嗽约持续1～3周。发热见于80％的患者，发热高低不一，可高达39℃，持续时间长短不等，有的可达2周，少数患者出现胸骨后疼痛。年幼者可见鼻咽炎、疱疹性或出血性耳鼓膜炎，并可引起耳痛。

2. 泌尿生殖道感染 潜伏期1～3周，典型的急性期症状为尿道刺痛，不同程度的尿急及尿频，排尿刺痛，特别是当尿液较为浓缩的时候明显，尿道口轻度红肿，分泌物稀薄、量少，为浆液性或脓性，常于晨起尿道口有少量黏液性分泌物或仅有痂膜封口，或见污秽裤裆。亚急性期常合并前列腺感染。

女性患者多见于子宫颈为中心扩散的生殖系炎症，多数无明显自觉症状，少数重症患者有阴道坠感，当感染扩及尿道时，尿频、尿急是引起患者注意的主要症状。

支原体感染的特点是病程很长，通常数周甚至数月，迁延难愈，一般预后良好。部分病例可伴发胸膜炎、中耳炎、脑膜脑炎、急性多发性神经根炎、急性小脑共济失调、急性神经病、胰腺炎、心包炎、心肌炎、关节炎、溶血性贫血、肝肾功能损害等。少数患者可发生严重并发症而死亡。

（二）动物

1. 猪 主要表现为咳嗽、气喘。断奶后的仔猪及架子猪临床症状较成年猪严重，这些猪主要表现为精神抑郁，呼吸加快或犬坐式呼吸，气喘吁吁。

2. 鸡 感染时通常表现为呼吸道症状，咳嗽，气管啰音，鼻涕呈清水样，流泪眼多见，多表现为一侧眼睑肿胀。火鸡主要为流泪眼，若出现气管或气囊炎的话，可见到呼吸道症状。

3. 牛 可分为急性、亚急性和慢性症状。急性症状表现为体温升高，呈稽留热，呼吸困难，食欲减退，精神抑郁，可视黏膜发绀。亚急性症状与急性相似，但病情较轻，病程较长，常伴有腹泻、便秘。慢性大多数由亚急性转化而来，体温时高时低，消瘦，偶有干咳。

4. 羊 感染主要表现为咳嗽、流鼻涕、体温升高、精神抑郁、食欲废绝、呼吸急促、消瘦、贫血及生长发育迟缓等。

四、诊断

肺炎支原体的诊断方法主要依靠分离培养和血清学试验。

1. 分离培养 采集可疑病例的痰或咽拭子标本，接种于含血清或酵母浸膏的琼脂培养基，5～10 d后观察有无直径30～100 μm的圆形房顶样菌落。多次传代后可变为典型的"荷包蛋"样菌落，并能吸附多种动物红细胞和气管上皮细胞、HeLa细胞等，且此类吸附可被特异性抗体所抑制。

2. 血清学试验 最常用的是补体结合试验，另有间接免疫荧光染色检查法、生长抑制试验、代谢抑制试验、间接血凝试验、酶免疫法和酶联免疫吸附试验等。

支原体的非特异血清学方法有肺炎支原体凝集试验与 MG 链球菌凝集试验，本方法对支原体肺炎能起辅助诊断的作用。还可以应用 PCR 技术检测肺炎衣原体特异性 DNA。

注意本病轻型与病毒性肺炎、军团菌肺炎相鉴别。周围血嗜酸性粒细胞正常，这与嗜酸粒细胞增多性肺浸润亦有所鉴别。

五、治疗

本病有自限性，多数病例不经治疗可自愈。对影响细胞壁合成的抗生素（如青霉素）不敏感，但红霉素、四环素、链霉素、螺旋霉素、卡那霉素及氯霉素等作用于支原体核蛋白体的抗生素，有杀灭支原体的作用。首选用红霉素、四环素等治疗能减轻症状及显著缩短病程，加速肺部病变吸收及减少并发症，但不能完全消灭支原体，肺炎支原体仍可能存在于呼吸道分泌物中达数月之久。

氟喹诺酮类如左氧氟沙星、加替沙星等也可用于支原体肺炎的治疗。对剧烈呛咳者，应适当给予镇咳药。

六、防控措施

1. 管理传染源 应采取早发现早隔离的原则，患者就地隔离，全程治疗。隔离时间因不同的呼吸道传染病而定。密切接触者需要医学观察。

对于患病家畜，应根据是患病还是带菌状况及动物的经济价值，采取捕杀、隔离、治疗及预防等措施，同时也要加强屠宰场特别是牲畜、畜产品的卫生管理措施。

2. 切断传播途径 在改善卫生条件，加强卫生检疫的同时，要注重个人防护，在呼吸道传染病流行季节应减少集会或戴口罩及必要的空气消毒措施。开窗通风，保持室内空气新鲜，患者鼻、咽部分泌物和污染物可用含氯消毒剂进行消毒。

3. 保护易感人群和易感动物 开展健康教育，加强个人保护，提高机体免疫力，流行期间可服用一些药物进行预防。

第三节 立克次体病

立克次体病（Rickettsiosis）是由一组立克次体（*Rickettsia*）引起的自然疫源性人兽共患传染病。其共同特点包括病原体特点见表 5-1，主要临床特点是发热、头痛和皮疹（Q 热除外），呈急性表现；特异的病理改变为广泛的血管周围炎和血栓性血管炎；病后可获持久免疫力，各病之间有交叉免疫力。

表 5-1 立克次体病的流行病学特点

属	群	种	所致疾病	媒介昆虫	贮存宿主
立克次体属	斑疹伤寒群	普氏立克次体	流行性斑疹伤寒	人虱	人
		斑疹伤寒立克次体	地方性斑疹伤寒	鼠蚤	鼠
		加拿大立克次体	加拿大斑疹伤寒	蜱	兔
	斑点热群	立氏立克次体	落基山斑点热	蜱	狗、野鼠等
		西伯利亚立克次体	北亚蜱传斑疹伤寒	蜱	野兽、鸟

属	群	种	所致疾病	媒介昆虫	贮存宿主
		康氏立克次体	纽扣热	蜱	小野生动物
		澳大利亚立克次体	昆士兰热	蜱	有袋动物、野鼠
		小蛛立克次体	立克次体痘	革蜱	家鼠
柯克斯体属		贝纳柯克斯体	Q热	蜱	野生小动物、牛、羊
东方体属	恙虫病群	恙虫病立克次体	恙虫病	恙螨	野鼠
埃立克体属	犬埃立克体群	恰非埃利希体	人类埃利希体病	蜱	啮齿类
	腺热埃立克体群	腺热埃立克体	腺热埃立克体病	蜱	啮齿类
	嗜吞噬细胞埃立克体群	人粒细胞埃立克体	人粒细胞埃立克体病	蜱	人、马、狗
巴通体属		五日热巴通体	战壕热、杆菌性血管瘤	人虱	人
		汉赛巴通体	猫抓病、杆菌性血管瘤	—	猫、狗
		杆菌样巴通体	Oroya热、秘鲁疣	白蛉	人
		伊丽莎白巴通体	心内膜炎等	不明	不明

立克次体是介于细菌与病毒之间的微生物，在 1906 年由青年医生 Howard Taylor Ricketts 首先发现被报道，为纪念他在研究中不幸感染而献身以及为之做出的卓越贡献，以他的名字命名。具有以下特点：

（1）需在活细胞内生长，在代谢衰退的细胞内生长旺盛；

（2）具有典型的细胞壁、有 DNA 和 RNA，呈短小、多形性球杆状，染色后光学显微镜可以查见；

（3）除 Q 热、战壕热及立克次体痘症的立克次体外，均与某些变形杆菌（OX_{19}、OX_2、OX_K 株）有共同抗原，故可进行外斐反应（变形杆菌凝集反应）以协助诊断；

（4）对广谱抗生素，如四环素族、氯霉素等敏感；

（5）其毒素属内毒素性质，为其主要致病物质；耐低温、干燥，对热和一般消毒剂敏感。

一、斑疹伤寒

（一）流行性斑疹伤寒

流行性斑疹伤寒（epidemic typhus）又称虱传斑疹伤寒，是由普氏立克次体（*R. prowazekii*）通过体虱传播的急性传染病。其临床特点是急性起病、稽留型高热、剧烈头痛、皮疹与中枢神经系统症状，病程 2~3 周。

我国金代张戴人著《儒家亲事》初次提出"斑疹伤寒"病名，并能与伤寒鉴别。直到 1850 年上海流行时才有了准确记载。1975 年国外报告从东方鼩鼱以及牛、羊、猪等家畜体内分离出普氏立克次体，表明哺乳动物可能成为贮存宿主。但作为传染源尚待证实。本病在历史上曾发生过多次大流行，造成重大危害，流行性斑疹伤寒仍是世界卫生组织流行病学监测项目之一。

1. 病原学 普氏立克次体呈多形性球杆状，大约（0.3~1.0）μm ×（0.3~0.4）μm，最长达 4 μm。革兰染色阴性，可在鸡胚卵黄囊及组织中繁殖。接种雄性豚鼠腹腔引起发热，但无明显阴囊红肿，以此可与地方性斑疹伤寒病原体相鉴别。本立克次体主要有两种抗原：可溶性抗原，为组特异性抗原，可用以与其他组的立克次体相鉴别；颗粒性抗原，含有种特异性抗原。近来发现普氏与莫氏立克次体的表面有一种多肽Ⅰ，具有种特异性，可用以相互鉴别。

本立克次体耐冷不耐热，56℃ 30 min 或 37℃ 7 h 即可灭活，对紫外线及一般消毒剂均较敏感。但对干燥有抵抗力，干燥虱粪中可存活数月。

2. 流行病学

（1）传染源。患者是唯一的传染源。病程第一周传染性最强。个别患者病后可长期带菌，当机体免疫力降低时引起复发，称为复发性斑疹伤寒，亦称为 Brill-Zinsser 氏病。

（2）传播途径。人虱是本病的传播媒介，以体虱为主，头虱次之。当虱叮咬患者时，病原体随血侵入人体。虱粪中的立克次体偶可随尘埃经呼吸道、口腔或眼结膜感染。

（3）易感性。人对本病普遍易感。患病后可产生一定的免疫力。牛、羊、猪等家畜易感。

（4）流行特征。本病流行与人虱密切相关。故北方寒冷的冬季较易发生。战争、灾荒及卫生条件不良时易引起流行。虱习惯生活于 29℃ 左右，当患者发热或死亡后即转移至健康人体而造成传播。

普氏立克次体感染虱后 7～10 d 造成虱肠阻塞而死亡，并不经卵传给下一代，故体虱仅为病原体的传播媒介而非储存宿主。隐性感染者或病愈患者体内可潜伏病原体，一般认为这类人可能是普氏立克次体的储存宿主。

3. 临床表现

1）人潜伏期 5～21 d，平均 10～14 d。

（1）典型斑疹伤寒。常急性发病，少数患者有头痛、头晕、畏寒、乏力等前驱症状。

①侵袭期。多急性发热、伴寒战、继之高热。体温于 1～2 d 内达 39～40℃。伴严重毒血症症状，剧烈头痛、烦躁不安、失眠、头晕、耳鸣、听力减退。言语含糊不清，全身肌肉酸痛。此时患者面颊、颈、上胸部皮肤潮红，球结膜高度充血，似酒醉貌。肺底有湿性啰音。肝脾在发热 3～4 d 后肿大、质软、压痛。②发疹期。在病程第 4～6 d 出现皮疹。皮疹先见于躯干、很快蔓延至四肢及全身，面部无皮疹，下肢较少。初起常为充血性斑疹或丘疹，后转为暗红色或出血性斑丘疹。皮疹持续 1 周左右消退。退后留有棕褐色色素沉着。随着皮疹出现，中毒症状加重，体温继续升高，神经精神症状加剧，甚至昏迷或精神错乱。严重者可休克。部分中毒重者可发生中毒性心肌炎。亦有少数患者发生支气管炎或支气管肺炎。消化系统有食欲减退、恶心、呕吐、腹胀、便秘或腹泻。多数患者脾肿大。③恢复期。病程第 13～14 天开始退热，一般 3～4 d 退净，少数病例体温可骤降至正常。随之症状好转，食欲增加，体力多在 1～2 d 内恢复正常。严重者精神症状、耳鸣、耳聋、手震颤则需较长时间方能恢复。整个病程 2～3 周。

（2）轻型斑疹伤寒。少数散发的流行性斑疹伤寒多呈轻型。其特点为：全身中毒症状轻，热程短，皮疹少，神经系统症状较轻，肝、脾肿大少见。

（3）复发型斑疹伤寒。流行性斑疹伤寒病后可获得较牢固的免疫力。但部分患者因免疫因素或治疗不当，病原体可潜伏体内，在第一次发病后数年或数十年后再发病。其特点是：病程短，发热不规则，病情轻，皮疹稀少或无皮疹，补体结合试验阳性且效价很高。

2）动物。动物一般呈隐性感染。

4. 诊断

（1）流行病学。流行地区，好发季节，有无虱寄生或人虱接触史。

（2）临床表现。发热、头痛、皮疹日期及特征，中枢神经系统症状较为明显与脾肿大。

（3）实验室检查。包括有血象、外斐反应、立克次体凝集反应、间接血凝试验、间接免疫荧光试验等。

（4）病原体分离。取发热期（最好 5 病日以内）患者血液 3～5 mL 接种于雄性豚鼠腹腔，7～10 d 后取其睾丸鞘膜和腹膜刮片或取脑、肾上腺、脾组织涂片染色镜检，可在细胞质内查见大量病原体。亦可将豚鼠脑、肾上腺、脾等组织制成悬液接种鸡胚卵黄囊分离病原体。

注意与伤寒、钩端螺旋体病、虱传回归热、地方性斑疹伤寒等疾病相鉴别，还应与恙虫热、流脑、大叶性肺炎、成人麻疹及流行性出血热等相鉴别。

5. 治疗

（1）一般治疗。患者必须更衣灭虱。卧床休息、保持口腔、皮肤清洁、预防褥疮。注意补充维生素 C 及维生素 B，进食营养丰富、易消化的流质软食，多饮开水。

（2）病原治疗。多西环素、氯霉素、四环素族（四环素、土霉素、金霉素）对本病有特效。如联合应用甲氧苄啶（TMP），疗效更好。一般在用药后十余小时症状开始减轻，2～3 d 完全退热。

（3）对症治疗。高热者予以物理降温或小剂量退热药，慎防大汗。中毒症状严重者可注射肾上腺皮质激素，输液补充血容量。头痛剧烈兴奋不安者，可给予异丙嗪、安定、巴比妥、水合氯醛等。心功能不全者可静脉注射毒 K0.25 mg 或毛花苷 C0.4 mg。

6. 防控措施

（1）管理传染源。早期隔离患者，灭虱治疗。灭虱、洗澡、更衣后可解除隔离。对密切接触者，医学检验 23 d。

（2）切断传播途径。发现患者后，同时对患者及接触者进行灭虱，并在 7～10 d 重复一次。物理灭虱，用蒸、煮、洗、烫等方法。还可以采用化学灭虱的方法。

（3）预防接种。我国目前采用甲醛处理的鼠肺灭活疫苗，可使发病率降低 70%～90%，免疫力维持一年。疫苗有一定效果，但不能代替灭虱。

（二）地方性斑疹伤寒

地方性斑疹伤寒（endemic typhus）亦称鼠型或蚤型斑疹伤寒，是由莫氏立克次体（*Rickettsia mooseri*）以鼠蚤为媒介而引起的急性传染病。其临床特征与流行性斑疹伤寒相似，但症状较轻，病程较短，病死率极低。

1. 病原学 莫氏立克次体的形态、染色特点、生化反应、培养条件及抵抗力均与普氏立克次体相似。莫氏立克次体多为杆状或细小杆状，也有呈丝状或链状排列，大小为（0.3～0.7）μm×（0.8～2.0）μm。电镜下观察可见 3 层细胞壁和 3 层胞质膜，为典型细菌性细胞的单位膜结构，胞质内可见 DNA、核糖体、电子透明区、空泡及膜质小器官。本立克次体耐冷不耐热，56℃ 30 min 或 37℃ 7 h 即可灭活，对紫外线及一般消毒剂均较敏感。但对干燥有抵抗力，干燥虱粪中可存活数月。

莫氏立克次体与普氏立克次体有共同的可溶性抗原，故二者有交叉反应，均能与变形杆菌 OX19 发生凝集反应。但二者的颗粒性抗原不同，用凝集试验和补体结合试验可将其区别。在动物实验上也可以区别。莫氏立克次体毒力较小，感染发病的症状较轻，自然病死率很低。

2. 流行病学

（1）传染源。家鼠为本病的主要传染源。患者也有可能作为传染源而传播本病。

（2）传播途径。鼠蚤为传播媒介。通过搔痒的伤痕感染蚤粪中的立克次体而侵入人体。病原体随尘土经呼吸道、眼结膜而致感染。人食入被鼠尿、粪污染物的食物亦可受染。螨、蜱等节肢动物也可带有病原体，而成为传播媒介的可能。

（3）易感性。人群普遍易感。病后可获持久免疫力，并与流行性斑疹伤寒有交叉免疫力。许多小型脊椎动物和牛、羊、猪等家畜易感。

（4）流行特征。本病属自然疫源性疾病。散布全球，温带及热带较多，以晚夏和秋季谷物收割时发生者较多，并可与流行性斑疹伤寒同时存在于某些地区。我国华北、西南、西北诸省 8—10 月有散发病例。1982—1984 年间有多篇文献报道。

3. 临床表现

地方性斑疹伤寒的临床特征也同流行性斑疹伤寒相似，只是症状较轻，病程较短。潜伏期 1～2

周，起病急，体温多在 39℃ 左右，多为弛张热，伴发冷，明显头痛，全身疼痛及结膜充血。多数患者出现皮疹，皮疹初见于胸腹部，24 h 内遍及背、肩、四肢等。

神经系统症状较轻，大多仅有头晕、头痛，极少发生意识障碍。心肌很少受累，偶可出现心动过缓。咳嗽见于半数病例，肺底偶闻啰音，部分患者诉咽痛和胸痛。50% 脾大。

4. 诊断　微生物学检查原则与普氏立克次体基本相同。

（1）根据流行病学资料及临床表现可初步诊断。依赖血清学试验，豚鼠接种分离病原体，或从发热期血标本中检测到其核酸可确诊。

（2）实验室检查。血象与流行性斑疹伤寒相似。血清学检查，在外斐氏反应中，变形杆菌 CX19 凝集的诊断意义与流行斑疹伤寒相似，即只有群特异性而无型特异性。以莫氏立克次体作抗原与患者血清进行凝集反应、补体结合试验等可与流行性斑疹伤寒相鉴别。

动物接种实验。将发热期患者血液接种入雄性豚鼠腹腔内，接种后 5～7 d 动物发热，阴囊因睾丸鞘膜炎而肿胀，鞘膜渗出液涂片可见肿胀的细胞质内有大量的病原体。

注意与流行性斑疹伤寒、恙虫病、伤寒、钩端螺旋体病、某些病毒感染和药物疹等相鉴别。

5. 治疗　同流行性斑疹伤寒治疗原则是一样的，都采取一般护理，对症治疗和药物治疗相结合的方法。特效药首选多西环素，四环素簇的药物均有一定的效果。

国内也有认为除确诊早或有合并症者可加用多西环素外，其他病例可不必使用抗生素。

6. 防控措施　预防主要是健康教育，宣传讲究卫生，灭虱、灭蚤、灭鼠。疫苗接种可提高机体免疫性。在暴发流行时，还可对患者周围人群服用强力霉素。

二、斑点热

斑点热（spotted fever）是由一组不同种的立克次体所引起，而且所有斑点热类疾病均具有类似症状和体征，都有皮疹、发热、头痛和肌肉疼痛。

本病分布于全世界，包括落基山斑点热、地中海斑点热、北亚蜱传斑点热、昆士兰蜱传斑疹伤寒、埃利希体病、立克次体痘等疾患。由于地理分布不同，其病原体各异。其流行病学异同点及临床特征综合见表 5-2，表 5-3。

表 5-2　斑点热类疾患的主要流行病学特点

病名	病原体	媒介	宿主	传播方式	职业和环境	地理分布
落基山斑点热	R. rickettsii	硬蜱	蜱、小动物	叮、机械损伤黏膜、气溶胶	蜱有蜱地区、家庭、狗	西半球
纽扣热	R. conorii	硬碑	蜱啮齿动物、狗	蜱叮	同上	地中海周围、非洲、印度次大陆
北亚蜱传斑点热	R. sibirica	蜱类	野鼠	蜱叮	有蜱地区	西伯利亚、蒙古、中国
昆士兰蜱传斑点热	R. australis	蜱类	野鼠、有袋动物	啤叮	同上	澳大利亚
埃利希体病	E. chaffeensis	蜱类	狗?	蜱叮	同上	美国南部各州
立克次体痘	R. akari	鼠螨	螨/鼠	螨叮	有鼠和螨的房屋（壁炉）	美国、苏联、朝鲜、中非

表 5-3　斑点热类疾患的临床特征

疾病	潜伏期	焦痂	出疹	皮疹分布	皮疹类型	病程	病情
落基山斑点热	3～12 d	无	病程 3～5 d	四肢→躯干、面部	斑疹、斑丘疹出血疹	10～20 d	严重
纽扣热、北亚及昆士兰蜱传斑点热	5～7 d	可有	病程 3～4 d	躯干、四肢、面部、手掌	同上	7～14 d	中等
埃利希体病	7～12 d	无	罕见	不明	出血疹	3～19 d	轻微
立克次体痘	9～17 d	常有	病程 1～3 d	躯干→面部、四肢	丘疹、水疱	3～11 d	较轻

（一）落基山斑点热

是由立氏立克次体（*R. rickettsii*）引起的，经硬蜱传播的一种急性发热性疾病，临床上以高热、咳嗽和斑疹为特征。落基山斑点热是在美国最严重及广泛报告的立克次体疾病，亦在美洲等地也有病例，在其他国家被称为"壁虱斑疹伤寒"、"托比亚热"（哥伦比亚）及"圣保罗热"或"斑疹热"（巴西）。本病在初期很难诊断，若没有即时及适当的治疗，是可以致命的。落基山斑点热现在仍然是严重危害生命的人兽共患病。纵然现今的治疗技术的发展，仍然有 3%～5% 的患病者死亡。

1. 病原学　立氏立克次体大小约为 $0.6\ \mu m \times 1.2\ \mu m$，存在于胞质内和核内，DNA 的（G＋C）mol% 含量为 33，可溶性抗原具有群特异性，颗粒性抗原具有种特异性。革兰染色阴性，但一般着染不明显，因此常用吉姆尼茨（Giemnez）、吉姆萨（Giemsa）或马基维洛（Macchiavello）法染色，其中以吉姆尼茨法最好。该法着染后，呈鲜红色。吉姆萨法和马基维洛法分别体染成紫或蓝色和红色。

2. 流行病学　病原体长期存在于兔和其他小型哺乳动物中，人在介入本病原体的自然环境中可被感染，本自然环境中可能包括几种硬蜱和多种宿主动物，特别是啮齿动物。硬蜱科的虱是自然宿主，同时也是带菌者。虱主要是在叮咬宿主时通过唾液传染病原体，一般在附着到宿主身体 5～20h 后才可将立克次体传给宿主。在蜱附着点可能出现坏死病变（焦痂）。其他途径如蜱粪便的吸入、压碎的蜱组织或者感染动物的血液污染擦伤的皮肤或黏膜也有可能。本病不可能从人直接传染给人，也不会经咳嗽产生的飞沫传播。

在美国西部传播本病的媒介主要为安氏革蜱，其宿主范围很广，幼、稚蜱均可寄生于许多小型哺乳动物，稚蜱偶尔叮咬儿童，成蜱主要侵袭家畜和大型野生动物，也叮咬人。美国东部的主要传播媒介为变异革蜱，成蜱的主要宿主为犬。其他蜱，如血红扇头蜱、美洲钝眼蜱、卡宴钝眼蜱等被认为是美国其他地区、墨西哥等地的传播媒介。

落基山斑点热限于西半球，起初在落基山州发现，实际上美国所有州（缅因州、夏威夷州、阿拉斯加州除外）都有本病，特别是大西洋州。在成年蜱活动的 5—9 月，人类进入蜱浸染地区后易获得感染，在南方的一些州，病例全年都可发生。低于 15 岁的儿童发病率高，其次是经常进入疫区工作或休闲的人员。

3. 临床表现

（1）人。潜伏期平均 7 d，一般为 3～12 d，潜伏期越短，感染越严重。发病突然，有严重头痛、寒战、虚脱和肌痛。热度在几天内可达 39.5～40℃并持续，早晨可稍缓解。可有严重干咳，在发热的第 1～6 天，大多数患者在腕、髁、手掌、脚底和前臂出现皮疹并迅速扩散至颈、面、两腋、臀和躯干。最初粉红色斑疹将变成深色斑丘疹，约 4 d，疹损会变成瘀斑，融合成大片出血区，最后溃烂。神经系统症状包括头痛、烦躁、失眠、谵妄和昏迷及脑炎症状；在严重病例血压下降；肝大可存在，但黄疸不多见，局部肺炎可产生。未接受治疗者可产生肺炎、组织坏死和循环衰竭及心和脑后遗症。在暴发型病例可因心跳突然停止而死亡。

年龄大、全身状况差、治疗不及时是患有严重或致命落基山斑点热的主要因素。

（2）动物。动物多为隐性感染，仅有轻微的发热反应。感染后可出现立克次体血症，使其体外寄生的硬蜱感染。

4. 诊断 诊断和治疗和前述立克次体病的诊断和治疗相似。

（1）流行病学史。2 周内到过蜱媒存在的地区，与携带硬蜱的动物有接触史或有被硬蜱叮咬史均是流行病学有用的参考资料。

（2）临床表现。患者急性发热、剧烈头痛、畏光、眼球后痛以及手腕和踝部有粉红色皮疹，应高度怀疑本病。

（3）实验室检查。外－斐反应和免疫学阳性结果有利于临床诊断。确诊可采用间接免疫荧光抗体技术检测组织样本中的病原体抗原、PCR 技术检测病原体 DNA、血清学技术检测抗体滴度等。

5. 治疗 患者采取一般治疗、病原治疗、对症治疗相结合的原则。

四环素是一种适合落基山斑点热的药物，成人的剂量是每 12 h 100 mg，而轻于 45 kg 的孩童则每日每千克 4 mg，分 2 次服用。在退热后治疗需要连续 3 d，直至有确定的临床改善证据，整个疗程一般最少是 5～10 d。严重或复杂的病症需要较长的疗程。氯霉素和恩诺沙星的治疗效果基本相同。但是，氯霉素有一定的副作用，需要小心检测血液水平（因它会引发再生不良性贫血）。

诊断延迟或使用一些对病克体无效的抗菌药物，可能使发病率和死亡率增加。

6. 防制措施 立氏立克次体斑疹热是一种严重感染性疾病，早期使用抗生素可使死亡率从 20％显著降低到 7％，并可预防大多并发症。

无有效疫苗可用，无切实有效方法消灭整个地区的蜱，但可通过控制小动物群体使地方性流行区蜱的数目下降。

最有效减少感染的方法是限制暴露于虱当中。保持良好卫生习惯，特别是儿童，要经常检查有无蜱黏附身体。为预防蜱接触皮肤可将裤子塞进长靴或长裤，穿长袖衬衫，在皮肤表面涂擦 25％～40％二乙基甲氨，衣服上使用苄氯菊酯能有效驱蜱。已吸过血的蜱应小心除去，不要用手指压碎，防止感染。可用小钳咬住蜱的头部慢慢拉出，黏附处用酒精消毒。

（二）纽扣热

纽扣热病原体为康纳立克次体（*R. conorii*）。本病由 Conor 和 Bruch 于 1909 年在突尼斯最先描述。先后在印度、巴基斯坦、以色列、埃塞俄比亚、肯尼亚、南非、摩洛哥以及南欧均分离出康纳立克次体。

本病流行于非洲、欧洲和印度次大陆。康纳立克次体与立克司立克次体的 DNA 有 90％同源性，且有马赛热、地中海斑点热、肯尼亚蜱传斑疹伤寒、南非蜱咬热、以色列蜱传斑疹伤寒、印度蜱传斑疹伤寒等别名。

1. 病原学 本病病原体大小为 $0.6~\mu m \times 1.2~\mu m$，存在于胞质内和核内，DNA 的（G＋C）mol％含量为 33，可溶性抗原具有群特异性，颗粒性抗原具有种特异性。革兰染色阴性，但一般着染不明显，因此常用吉姆尼茨（Giemnez）、吉姆萨（Giemsa）或马基维洛（Macchiavello）法染色，其中以吉姆尼茨（Gimenez）法最好。该法着染后，呈鲜红色。吉姆萨（Giemsa）法和马基维洛（Macchiavello）法分别体染成紫或蓝色和红色。

2. 流行病学 纽扣热在 1910 年最先发现于突尼斯，继而沿地中海一带传播发病。只要有带毒家犬存在并有媒介兼贮存宿主蜱类的吸血活动，即可发生本病流行。全年都可发病，但随各地气候对媒介蜱类活动季节性影响的差异，可因月份不同出现不同感染趋势。人群普遍易感，病后可有相当持久的免疫力。

病例的发生常与被蜱侵袭的犬有关，并在蜱吸血部位发现黑斑，这提示棕色狗蜱即血红扇头蜱为传播媒介。在首次描述本病后不久，纽扣热实际上在欧洲、亚洲及非洲的所有地中海沿岸国家都已有报告。相似的蜱传病在南非、肯尼亚和印度以及以后在非洲和东南亚的不同地区观察到。康氏立克次体的传播，在大多数情况下是通过感染蜱的叮咬，并且也可偶然地通过感染性蜱材料意外接种或污染结膜。后一种传播方式常发生单侧眼结膜炎，并成为原发病灶。

3. 临床表现　纽扣热多发生于儿童，潜伏期5～7 d，突然起病，有寒战、高热、头痛、关节痛、乏力等症状。发热达40℃左右，可持续1～2周，退热迅速。大多数病例于起病时在蜱咬部位出现一种直径2～5 mm小溃疡形式的焦痂，中心呈黑色坏死并围以暗红色红斑区。焦痂应在头皮、腋窝、腹股沟等蜱类好寄居部位注意寻找。焦痂损害像烟头灼伤，直径2～5 mm，中心发黑，边缘隆起、发红。压痛甚轻。还经常伴有局部淋巴结肿大，特别是在青年人更甚。发病的第3～5天，首先在前臂发生淡红色至红色、无触痛的斑丘疹，并由此迅速扩散到全身，包括手掌、足底和面部。退热期以后几天皮疹消失，不留残迹或脱屑。病程约2周，鲜有死亡。外斐反应多数病例都有作用于OX19抗原的凝集抗体，约于病程第2～3周出现。

4. 诊断　蜱咬史、发生特殊黑斑及疼痛的淋巴结炎乃是本病的特征。皮肤损害有时可出现皮肤皱襞处或者阴毛或腋毛中间，临床诊断通常经血清学试验证实。外斐反应约在发病第10天出现阳性，退热期后2～4周能检出最高的滴度。变形杆菌OX19及OX2可有近似相同凝集滴度。仅有OX2凝集的病例，或者少于OX2的滴度而高于OX19时，则被认为是确定的或者可能的蜱传斑疹伤寒。特异性诊断依据补体结合试验和微量凝集试验，以及小鼠毒素中和试验才能完成。

5. 治疗　本病的治疗可参照落基山斑点热的方案。治疗2～3 d体温即可降到正常而不复发。纽扣热多属轻症，病程约2周，恢复较快，鲜有死亡，无复发或后遗症，病后免疫力持久。老年或衰弱的患者曾有并发症甚至死亡的报告。

6. 防制措施　预防措施包括灭蜱，治疗病犬及其他啮齿动物，消灭寄生于家犬体外的蜱类，清理犬舍及周围环境达到卫生要求，以消除蜱类孳生地。注意个人和集体防护，可外涂防虫剂。防止被蜱叮咬。深入非洲等地野外旅游的人，应注意着装，防止蜱的叮咬。目前尚无对纽扣热的特异性预防法。

（三）北亚蜱传斑点热

北亚蜱传斑点热也称北亚蜱传立克次体病（Northern Asian tick-borne rickettsiosis），是由西伯利亚立克次体（*R. sibirica*）所致的急性传染病，别名有西伯利亚立克次体斑疹热、北亚立克次氏体斑疹热、北亚蜱媒立克次体病、北亚蜱传斑疹伤寒、北亚热、北亚斑点热，是斑点热类立克次体病的一种，通过硬蜱传播引起的自然疫源性疾病，临床特点有发热、初疮、局部淋巴结肿大及皮疹等。主要流行于西伯利亚、蒙古和巴基斯坦，我国新疆、内蒙古和黑龙江等地也有病例和血清学阳性的报告。它与立克司立克次体、康纳立克次体菌蛋白及脂多糖抗原有交叉反应和交叉保护性。

1. 病原学　西伯利亚立克次体为杆菌状，呈多形态，在宿主细胞的胞核内成片积集。病原体存在于胞质内和核内，大小约为0.6 μm×1.2 μm，DNA的G＋Cmol％含量为33，可溶性抗原具有群特异性，颗粒性抗原具有种特异性。革兰染色阴性，但一般着染不明显，因此常用吉姆尼茨、吉姆萨或马基维洛法染色，其中以吉姆尼茨法最好。该法着染后，呈鲜红色。吉姆萨法和马基维洛法分别体染成紫或蓝色和红色。

病原体能在鸡胚卵黄囊及组织培养中繁殖。接种雄性豚鼠后可引起发热、阴囊红肿。经蜱叮咬人体时，把病原体注入人体，先在局部淋巴结繁殖。

2. 流行病学　人在介入本病原体的自然环境中可被感染，在自然环境中可能包括几种硬蜱和多种宿主动物，特别是啮齿动物。如田鼠、松鼠、鼯鼠及野兔等野生小动物为自然感染本病的贮存宿主。硬蜱为传播媒介，其稚虫寄生于上述啮齿动物体外，其成虫则以牛、羊、马及犬等为宿主。感染只能通过蜱的叮咬，但其他途径如蜱粪便的吸入、压碎的蜱组织或者感染动物的血液污染擦伤的皮肤或黏膜也有可能。本病的出现与成年蜱活动周期有关。发病率在 5—6 月达高峰，在雨季急剧减少，但在 9 月由于新的成年蜱的叮咬又有所上升。发病者多为青壮年及牧民，呈散发性，发病率仅为 2%。

3. 临床表现

（1）人。潜伏期短者为 1 d，长者可达 13 d，平均 3～6 d。其特征是起病急、高烧、眼结膜和咽部充血、相对缓脉、蜱叮咬部位有一个原发病灶、局部淋巴结炎和皮疹。多数患者在硬蜱叮咬部位出现初疮，表现为小的浸润块，其上盖以棕色痂皮，四周有红晕。初疮多见于头颈、肩或腹部，常伴有局部淋巴结肿大。若发生前驱症状，则出现全身无力、虚弱、头痛、全身疼痛、寒战、肌痛及食欲减退。体温在发病后第 4～6 天达高峰，随后逐渐缓解。病程通常为 12～18 d。一般在发病后 2～5 d 出现皮疹，从四肢波及躯干，大小差异较大，呈红色多形性斑丘疹，间呈出血性。皮疹比发热期长，消退慢。预后大多良好，无复发。

（2）动物。雄性豚鼠人工感染后，可引起发烧。形成特异的睾丸周围炎，阴囊充血和水肿。

4. 诊断　根据发病地区、蜱叮咬史、初疮、局部淋巴结肿大及皮疹等特点，不难做出正确判断。蜱叮咬处的初发病灶及局部淋巴结是本病的早期体征。早期出现大型多形态皮疹，这也是一个诊断特征。实验室诊断包括用变形杆菌 OX19 抗原进行的外斐反应，同用立克次体全抗原作的补体结合反应。还有微量凝集试验、间接免疫荧光抗体技术及酶联免疫吸附试验，均有特异性诊断价值。病原体分离可以确诊。

本病与恙虫病的鉴别比较困难。外斐反应 OX19 与 OX2 阳性，OXk 阴性，有助于与恙虫病相区别。注意与斑疹伤寒、麻疹及流行性脑脊髓膜炎等相鉴别。

5. 治疗　治疗同其他立克泡体病，金霉素、四环素与土霉素都能迅速达到临床恢复。一般无并发症和复发。

6. 防控措施　穿驱避剂（如二乙基甲酰胺等）浸渍过的防护服；用各种杀虫剂杀蜱；早春在洪水之后对蜱侵扰的牧场进行烧荒，晚秋再进行一次；定期用捕捉和毒饵等方法减少野生啮齿动物可能是控制蜱的最有效的方法。

（四）昆士兰蜱传斑点热

昆士兰蜱传斑点热或昆士兰蜱传斑疹伤寒，是由澳大利亚立克次体（*R. australis*）引起的一种烈性热病。流行于澳大利亚北部，其抗原性与康纳立克次体及西伯利亚立克次体相似。

1. 病原学　病原体存在于胞质内和核内，大小约为 0.6 μm×1.2 μm，DNA 的 G＋Cmol% 含量为 33，可溶性抗原具有群特异性，颗粒性抗原具有种特异性。革兰染色阴性，但一般着染不明显，因此常用 Gimenez、Giemsa 或 Macchiavello 法染色，其中以 Gimenez 法最好。该法着染后，呈鲜红色。Giemsa 法和 Macchiavello 法分别体染成紫或蓝色和红色。

2. 流行病学　多数患者被全环硬蜱叮咬过，因为从澳大利亚东南部饥饿的蜱和采自犬体半饱的稚蜱分离出本病的病原体，故认为全环硬蜱是主要媒介蜱。

全环硬蜱分布与澳大利亚东南沿海的高原雨林中，是三宿主蜱，宿主范围很广，多种哺乳动物和鸟类都可寄生，幼蜱主要在夏秋季节活动，成蜱全年都有，但大多数出现在 8—12 月。全环硬蜱的主要宿主为啮齿动物和小型有待类动物。

3. 临床表现　7～10 d 的潜伏期以后，患者病情逐渐显现，全身不适，双侧性额部或眶后头痛。大多数病例可找到一个类似恙虫病所发生的焦痂。发热为中等度的稽留热或弛张热，在 2～12 d 后逐渐退去。局部淋巴结病始终存在，焦痂区的淋巴结肿大，疼痛及触痛。大多数病例在起病后 1～6 d 出现皮疹，各个病例间皮疹的颜色、大小、隆起的程度及分布的密度均有很大的差异，个体的损害可以是小而分散的斑疹及丘疹。早退热期后皮疹很快消失。

4. 诊断　根据蜱的接触史、伴有疼痛的局部淋巴结炎的焦痂及皮疹，可做出蜱传斑点热的可靠判断。或用外斐试验，所有病例呈现对变形杆菌 OX19 的高滴度及对 OX2 的较低滴度；或用补体结合试验。

应考虑与鼠型斑疹伤寒及恙虫病的鉴别诊断。鼠型斑疹伤寒无焦痂，淋巴结不是临床特征。恙虫病通常是更为严重的疾病，经常发生并发症，死亡率高，且恙虫病抗血清不与 OX19 或 OX2 抗原发生阳性反应。

5. 治疗　治疗步骤同落基山斑点热。昆士兰蜱传斑点热是一种轻症的疾病，无并发症。

6. 防控措施　同落基山斑点热。预防蜱对人的叮咬，通过环境的控制及其他措施，减少或消灭蜱群。

（五）人类埃利希体病

人类埃利希体病（human ehrlichiosis）也称无斑疹落基山斑点热（spotless rocky mountain spotted fever），病原体是恰非埃利希体（ehrlichia chaffeeusis，EC），本病临床表现类似于斑点热类立克次体病，有发热、淋巴结肿大、头痛、皮疹等。

1953 年日本从一例单核细胞增多症样患者中分离出埃利希体病原体。目前仅见于美国，与动物埃利希体病犬株（E. canis）血清学有交叉反应。1991 年从患者血液中分离出病原体，命名为恰非埃利希体，其 16sr RNA 基因序列与犬埃立克体序列关系密切，同源性达 98.2%，并且生物学特性也非常相似，血清学与犬埃立克体有很强的交叉反应。调查发现，我国云南军犬及人群中抗恰非埃利希体抗体阳性率可达 5%～6%，提示我国可能也有埃立克体自然感染存在。

1. 病原学　埃利希体目前已发现有 10 余种，使人类致病的主要有 E. canis，E. phagocytophila，E. sennetsu 和 E. risticii，尤其 E. canis 可引起犬类严重的全血细胞减少。埃利希体菌体呈球形、卵圆形、梭镖状以及钻石样等多种形态，革兰染色阴性；菌体的平均长度为 0.5～1.5 μm；多个菌体成串位于细胞质内，靠近细胞膜，集合成簇，在光学显微镜下状似桑葚包涵体，亦可见单个菌体存在细胞的胞质内。在电镜下埃利希体存在于细胞膜相连的胞质空泡内。EC 是十几个至数十个菌体在空泡内紧密相挨而形成的大泡体；人粒细胞埃立克体（HGE）所形成的包涵体相对较小，菌体松散地存在于空泡内；腺热埃立克体（E. sennetsu，ES）由细胞膜紧密包裹，散在于胞质内，有时可见含数个菌体的小包涵体；不同种类埃立希体的桑葚体大小和密度不同。

2. 流行病学　本病在远东和东南亚之外很罕见，并且大部分病例报告都来自日本西部。自 20 世纪 80 年代中期以来，美国人也了解了能致人类疾病的埃利希体属。从 1986 年到 1997 年，卫生部门和其他诊断实验室向疾病控制中心（CDC）报告了超过 1 200 例的埃利希体病例，其中近 2/3 是人类埃利希体（HME）病例。埃利希体病代表了临床表现相似，但流行病学、病因学截然不同的一组疾病，这些疾病是由 E. chaffeensis，E. ewingii 和一种与 E. phagocytophila 极其相似或完全相同的细菌引起的。

蜱传埃利希体是通过蜱的叮咬进入人体内，经微血管或淋巴道进入有关脏器，病原体在单核巨噬细胞内生长繁殖。人类埃利希体病的传播链有四个部分：埃利希体病原体、动物储存宿主、传播媒介蜱和人。大部分埃利希体患者是春季和夏季被感染的。埃利希体病原体分布遍布全球，主要分布在气候较温和的地区。

3. 临床表现　潜伏期 5～9 d。患者临床表现与落基山斑点热几乎很难区别，初始症状一般包括发热、头痛、全身不适、肌肉痛。其他的症状和体征有恶心、呕吐、腹泻、咳嗽、关节痛、意识模糊和偶发皮疹。与落基山斑点热相比，HME 成人患者皮疹相对较少，成人患者的皮疹更是罕有报道。但大约 60% 感染 *E. chaffeensis* 的儿科患者曾报道有皮疹发生。老年患者易成重症。本病的严重表现有长时间发烧、肾衰竭、弥散性血管内凝血、脑膜炎、成人呼吸窘迫综合征、癫痫发作和昏迷。据估计有 2%～3% 的患者死于埃利希体感染。

4. 诊断　根据患者去过本病流行地区或有进入多蜱地区的经历，有蜱叮咬史等流行病学线索，同时伴有上述临床表现，可以确定为疑似病例。临床诊断在疑似诊断的基础上，实验室血常规发生上述改变，白细胞涂片染色可见桑葚状包涵状。确定诊断通过使用间接免疫荧光检测法（IFA）、聚合酶链反应（PCR）和病原体培养法检测出埃利希体抗体、病原体或 DNA。

埃利希体病的实验室常规指征包括白细胞减少、血小板减少和肝酶上升。在用 DIFF-Quik 或者 Giemsa 染色剂着色的血液涂片上可以看到本菌。埃利希体病的血清学评估是通过使用间接免疫荧光检测法（IFA）来实施的。但在阳性结果的标准方面未达成一致。

注意与莱姆病、科罗拉多蜱咬热（CTF）和落基山斑点热的相鉴别。

5. 治疗　在临床和流行病学分析的基础上，判断疾病与埃利希体病非常相似时，应马上开始应用适当的抗生素治疗，不能因等待试验室结果而延误治疗。治疗同其他立克次体病，预后良好。

发烧的热度一般会在多西环素和四环素治疗后 24～72 h 内减退。多西环素（成人每天 100 mg，分 2 次服用；45.4 kg 以下的儿童每天每千克体重 4.4 mg，分 2 次服用）是治疗埃利希体病的较好药物。最佳的治疗期限还有待确定，专家推荐了一个治疗期限，患者热度减退后至少 3 d 并且有明显的临床症状改善时，可以停止抗生素治疗。其间最短有 5～7 d，对于严重的伴有并发症的埃利希体病可以延长治疗时间。因为孕妇禁忌使用四环素，在一些患 HGE 的孕妇已开始使用利福平，并取得较好的效果，不需要应用肝素，因全血细胞减少等症状可在抗生素治疗控制症状后很快消失。

6. 防制措施　预防措施应以个人防护为目标。尽可能少地暴露于蜱的生存环境可以降低埃利希体感染的可能性，是目前最有效的预防办法。对于接触到多蜱环境的人，应尽快仔细检查全身，除去正在蠕动或黏附在皮肤上的蜱，这是一个重要的预防方法。穿浅颜色的衣服，易看见在衣服上蠕动的蜱。把裤腿塞进袜子，以免蜱爬进裤腿。应用驱虫药驱除黏附在皮肤上的蜱，用含氯菊酯的驱虫药喷洒在靴子上和衣服上。

通过大面积使用杀螨剂（能灭蜱、螨的化学物质）和控制蜱的孳生地（比如落叶堆和矮灌木丛）来减低蜱密度的策略在小范围的实验中产生了效果。以社区为基础的整体的蜱管理战略是减少蜱传疾病发生、保护公众健康的有效对策。

（六）立克次体性痘症

立克次体性痘症（阿卡氏立克次氏体）是一种由小珠立克次体引起的轻型自限性热病，伴原发性局部损伤和全身性丘状水疱疹。

1. 病原学　病原体为小珠立克次体，存在于胞质内和核内，DNA 的 G＋Cmol% 含量为 33，可溶性抗原具有群特异性，颗粒性抗原具有种特异性。革兰染色阴性，但一般着染不明显，因此常用吉姆尼茨、吉姆萨或马基维洛法染色，其中以吉姆尼茨法最好。该法着染后，呈鲜红色。吉姆萨法和马基维洛法分别体染成紫或蓝色和红色。

2. 流行病学　立克次体痘首先发现于纽约，在美国其他地区、俄罗斯、朝鲜和非洲一些地区也存在。媒介为一种小的无色螨-血异皮螨（*allodermanyssus sanguineus*），分布广泛。它感染家鼠和某些种类的野鼠，并可由卵传播小珠立克次体。人被螨幼虫或成虫叮咬而被感染。

3. 临床表现

（1）人。潜伏期 10~21 d。7~10 d 患处出现炎症反应，由于局部细胞水肿，增大变硬而形成 1~1.5 cm 的红斑，随后局部皮肤逐步分离形成水疱，最后坏死变成溃疡。再经 3~7 d，患者突然起病，发热伴有畏寒、寒战、大汗淋漓、头痛、食欲不振和畏光。体温 38~40℃，通常持续 1 周，然后体温渐退。水疱比较硬实，周围有红晕，干枯后形成棕色痂皮，脱落后不留瘢痕。一般病情较轻，呈自限性，多在 2 周内痊愈。罕见病例可出现全身淋巴结肿大和脾大。

（2）动物。在发热前一周会出现一直径 1~1.5 cm 小的丘状焦痂，进一步发展为带有黑盖的小溃疡，愈合后留下瘢痕。局部淋巴结肿大，热度中等，持续约 1 周，伴寒战、出汗、头痛、畏光和肌痛。发热初期，出现全身性斑丘疹伴水泡，但手掌、脚底和治疗少见。病情中等，无死亡病例报道。

4. 诊断与治疗　诊断和治疗见前述立克次体病的鉴别诊断和治疗。本病外斐反应阴性，可用急性期和恢复期患者血清做补体结合试验及分离病原进行确诊。通常无需治疗。

5. 防制措施　预防包括灭鼠和使用长效杀虫剂控制媒介。

第四节　恙　虫　病

恙虫病（tsutsugamushi disease）又名丛林斑疹伤寒（scrub typhus），是由恙虫病东方体（*Orientia tsutsugamushi*，Ot）或称恙虫病立克次体（*Rickettsia tsutsugamushi*，Rt）引起的自然疫源性疾病。临床特征为突然起病、发热、叮咬处有焦痂或溃疡、淋巴结肿大及皮疹等表现。

早在公元 313 年，我国晋代医学家葛洪曾描述如"人行经草丛、沙地，被一种红色微小沙虱叮咬，即发生红疹，三日后发热，叮咬局部溃疡结痂"，颇似现代恙虫病。但我国直到 1948 年才于广州分离出恙虫病立克次体。国外最早系日本人于 1810 年首先描述本病，1927 年日本学者绪方规雄等将患者血液注射到家兔睾丸内，经 5~6 次传代后，阴囊红肿，取其涂片染色发现立克次体，命名为东方立克次体，1931 年定名为恙虫病立克次体。

一、病原学

病原体常见呈双球或短杆状等多形态，大小不等，约（0.2~0.5）μm×（0.3~1.5）μm，电镜观察超微结构时发现它具有由细胞壁、胞质膜组成的典型包膜和类似于核糖体的内部结构。其细胞壁较厚，其化学组成尚缺乏肽聚糖和脂多糖的基本成分，因而临床应用青霉素无效。

病原体不能在普通培养基内生长，是专性细胞内寄生的微生物，在鸡胚卵黄囊内以及组织培养的细胞内均能以一分为二生长繁殖。多采用 Vero 细胞、BSC 细胞和 Hela 细胞培养分离病原体。病原体在细胞内增殖后，宿主细胞破裂或逐个通过宿主细胞膜释放病原体到细胞外，恙虫病东方体滴度高峰期在濒死期。小白鼠对其很敏感，常用来做病原分离，乳鼠的敏感性比成年鼠高。

恙虫病东方体有特异性蛋白抗原和耐热多糖质抗原 2 种。本病原体极其脆弱，极易受渗透压变化和机械处理的破坏。耐寒不耐热，低温可长期保存，−20℃能存活 5 周，加热 56℃ 10 min 即被杀灭；对一般消毒剂极为敏感。对青霉素、链霉素和红霉素不敏感，但对氯霉素、金霉素、土霉素、四环素、多西环素敏感。

二、流行病学

1. 传染源　鼠类是主要传染源和贮存宿主。鼠类感染后多隐性感染，但体内保存立克次体时间很长，故传染期较长。由于猫有捕鼠的习性，如果恙螨幼虫能寄生于猫身，则家猫也可能成为一种不可忽视的传染源。

2. 传播途径　恙螨幼虫是本病传播媒介。恙螨种类近3 000多种，中国有记载的有350余种。但能传播本病者主要为地里恙螨、红恙螨与高湖恙螨。其生活史包括卵、幼虫、稚虫、蛹和成虫。仅幼虫营寄生生活需吸吮动物的体液，其余发育段皆为自营生活。

3. 易感性　人群普遍易感，但患者以青壮年居多。感染后免疫期仅持续数月，故可再次感染不同株而发病。沟鼠、黄胸鼠、家鼠、田鼠等。野兔、家兔、家禽及某些鸟类易感。

4. 流行特征　恙虫病东方体病分布很广，横跨太平洋、印度洋的热带及亚热带地区，但以东南亚、澳大利亚及远东地区常见。我国主要发生于浙江、福建、台湾、广东、云南、四川、贵州、江西、新疆维吾尔自治区、西藏等省、自治区，以沿海岛屿为多发。近年江苏、山东、安徽和某些地区也有小流行或散发。本病流行有明显季节性与地区性。北方10—11月为高发季节，南方则以6~8月为流行高峰，11月明显减少，而我国台湾、海南、云南因气候温暖，全年均可发病。本病多为散发，偶见局部流行。

三、临床表现

（一）人

潜伏期为4~20 d，平均为10~14 d。在临床上有以下四大特征。

1. 毒血症　起病急骤，先有畏寒或寒战，继而发热，体温迅速上升，伴有相对缓脉、头痛、全身酸痛、疲乏思睡、食欲不振、颜面潮红、结合膜充血。个别患者有眼眶后痛。严重者出现谵语、烦躁、肌颤、听力下降，脑膜刺激征，血压下降，还可并发肺炎。发热多持续1~3周。

2. 焦痂及溃疡　为本病特征，见于67.1%~98%的患者。发病初期于被恙螨幼虫叮咬处出现红色丘疹，一般不痛不痒，不久形成水泡，破裂后呈新鲜红色小溃疡，边缘突起，周围红晕，1~2 d后中央坏死，成为褐色或黑色焦痂，呈圆形或椭圆形，直径0.5~1 cm，痂皮脱落后形成溃疡，其底面为淡红色肉芽组织，干燥或有血清样渗出物，偶有继发化脓现象。多数患者只有1个焦痂或溃疡，少数2~3个，个别多达10个以上。

3. 淋巴结肿大　全身表浅淋巴结尤其是近焦痂的局部淋巴结肿大较为显著。一般如蚕豆至鸽蛋大小，可移动，有疼痛及压痛，无化脓倾向，消散较慢，在恢复期仍可扪及。

4. 皮疹　约35%~100%的患者在4~6病日出现暗红色斑丘疹。无痒感，大小不一，直径为0.2~0.5 cm，先见于躯干，后蔓延至四肢。轻症者无皮疹，重症者皮疹密集，融合或出血。皮疹持续3~10 d消退，无脱屑，可留有色素沉着。有时在第7~8病日发现软硬腭及颊黏膜上有黏膜疹。

5. 其他　50%患者有脾大；10%~20%患者肝大。部分患者可见眼底静脉曲张，视盘水肿或眼底出血。心肌炎较常见。亦可发生间质肺炎、睾丸炎、阴囊肿大、肾炎、消化道出血、全身感觉过敏、微循环障碍等。

（二）动物

鼠类感染后多不呈现症状，鸟类也多为隐性感染，猪、兔等动物感染后的症状与人类相似，但较轻。

四、诊断

1. 流行病学 夏秋季节，发病前 3 周内在流行地区有野外作业史。

2. 临床特点 有发热、焦痂、溃疡、局部淋巴结肿大，皮疹及肝脾肿大。

3. 实验诊断

（1）病原体形态染色检查。恙虫病东方体经染色在普通光学显微镜下可见。

（2）血象。白细胞总数多减少，亦可正常或增高；分类常有核左移。

（3）血清学检查。有外斐氏反应、补体结合试验、间接免疫荧光试验、间接免疫酶标试验、间接血凝试验、酶联免疫吸附试验、快速免疫亲和层析试验等方法。

（4）PCR。扩增位于两段已知序列之间的 DNA 区段。

（5）病原体分离。必要时取发热期患者血液、啮齿动物（野鼠）采用颈动静脉放血，收集全血，用血清 0.5 mL，接种小白鼠腹腔，小白鼠于 1～3 周死亡，剖检取腹膜或脾脏作涂片，经吉姆萨染色或荧光抗体染色镜检，于单核细胞内可见立克次体。也可作鸡胚接种、组织培养分离病原体。

注意与伤寒、斑疹伤寒、炭疽、腺鼠疫、钩端螺旋体病等疾病相鉴别。

五、治疗

1. 一般治疗 患者应卧床休息，多饮水，进流食或软食，注意口腔卫生，保持皮肤清洁。高热者可用解热镇痛剂，重症患者可予皮质激素以减轻毒血症状，有心衰者应绝对卧床休息，用强心药、利尿剂控制心衰。

2. 病原治疗 多西环素、四环素、氯霉素对本病有特效。由于恙虫病立克次体的完全免疫在感染后 2 周发生，过早的抗生素治疗使机体无足够时间产生有效免疫应答，故不宜早期短疗程治疗，以免导致复发。有认为磺胺类药有促进立克次体繁殖作用，应予慎重。

一般脏器损害随恙虫病的治愈而康复。但若未及时进行病原治疗，患者可因多器官功能衰竭而死亡。

六、防控措施

1. 消灭传染源 主要是灭鼠。应发动群众，采用各种灭鼠器与药物相结合的综合措施。

2. 切断传播途径 铲除杂草、改造环境、消灭恙螨孳生地是最根本措施。流行区野外作业时，应铲除或焚烧住地周围 50 m 以内的杂草，然后喷洒药物。

3. 个人防护 避免在溪边草地上坐卧，在杂草灌丛上晾晒衣服。在流行区野外活动时，应扎紧袖口、领口及裤脚口，身体外露部位涂擦药物，以防恙螨幼虫叮咬。回家后及时沐浴、更衣。如发现恙螨幼虫叮咬，可立即用针挑去，涂以酒精或其他消毒剂。目前尚无可供使用的有效疫苗，进入重疫区的人员，可服多西环素 0.1～0.2 g，隔日 1 次，连用 4 周。

第五节 Q 热

Q 热（Q fever）是由伯纳特立克次体（*Rickettsia burneti，Coxiella burneti*，又称 Q 热柯克斯体）引起的急性自然疫源性疾病。主要侵害牛、绵羊和山羊等多种动物，也侵害人，是一种人兽共患传染病。临床以突然起病、发热、乏力、头痛、肌痛与间质性肺炎、无皮疹为特征。

1937 年 Derrick 在澳大利亚的昆士兰（Queensland）发现并首先描述，因当时原因不明，故称该病为 Q 热。目前已报道的 Q 热疫区已遍及全球各大洲几乎所有的国家，成为当前分布最广的人兽共患传染病之一。我国吉林、四川、云南、新疆维吾尔自治区、西藏、广西壮族自治区、福建、贵州等十几个省、自治区均有本病流行。

一、病原学

贝纳柯克斯体属立克次体科（*Rickettsiaceae*）柯克斯体属（*Coxiella*）的成员。本菌呈高度多形性、球杆形或短杆形，甚至球形或两端浓染，本菌为革兰染色阴性，吉姆萨染色呈紫红色，（0.2～0.4）μm×（0.4～1.0）μm。成对或呈堆排列，位于内皮细胞或浆膜细胞的胞内，形成微小集落。在电子显微镜下，可见细胞壁为 3 层。本菌专性细胞内寄生，主要生长于脊椎动物巨噬细胞吞噬溶酶体内。不能在无细胞的培养基上生长。一般在鸡胚、多种人和动物传代细胞内繁殖。在鸡胚中卵黄囊中生长旺盛，亦能在鸡胚的绒毛尿囊膜及羊水中增殖。组织培养，可在小鼠胚胎成纤维细胞、豚鼠肾细胞、脾细胞、猴肾细胞以及鸡胚细胞等多种细胞单层上生长。

抗原分为二相。感染动物在早期不能或很少查出第 I 相补体结合抗体，但在恢复期以后，可同时测出 I 相及 II 相抗体。II 相抗体出现早、滴度高、维持时间长，可用于对 Q 热作临诊血清学诊断或用作流行病学调查。

本菌的抵抗力中等，大于一般无芽孢细菌。在干燥的蜱粪、兽粪、尘土、奶汁或痰中可存活数月或更长，牛乳煮沸超过 10 min 方可将其杀灭，4℃时可活 1 年以上，-20℃能保存 2 年以上，-56℃能活数年，加热 60～70℃ 30～60 min 才能灭活，加热 70～90℃ 30 min 才能杀灭。对常用消毒药抵抗力较强。0.5% 福尔马林经 3 d，2% 石炭酸在高温下经 5 d 可以杀灭，0.3%～1% 来苏水经 3 h 可以杀灭，70% 酒精经 1 min 即可杀灭。

二、流行病学

1. 传染源　家畜如牛、羊、马、骡、犬等是主要的传染源；其次为野啮齿动物、飞禽（鸽、鹅、火鸡等）及爬虫类动物。本菌的宿主包括哺乳动物、鸟类和蜱，病原体在蜱与野生动物间循环构成了 Q 热的自染疫源地。患者通常不是传染源，但其痰中所含病原体，偶可感染周围人群。

2. 传播途径　本病有多种传播途径，除蜱的媒介作用外，还可以通过呼吸道、消化道和个体间接触等途径传播。呼吸道传播是人感染最主要的传播途径。

3. 易感性　人群普遍易感。特别是屠宰场肉品加工厂、牛奶厂、各种畜牧业、制革皮毛工作者受染概率较高。男性病例多于女性，并以青壮年居多。牛、羊、马、骡、犬等家畜，野生啮齿动物、飞禽（鸽、鹅、火鸡等）及爬虫类动物易感。

4. 流行特征　我国 Q 热一年四季均有发病者，但可因孕畜分娩、屠宰旺季等因素而有季节性上升或下降。Q 热的流行常与感染家畜的移动有直接关系。在牧场和半牧区，Q 热和布鲁氏菌病的混合流行，可引起动物和人的双重感染，尤需予以高度重视。受染后不一定发病，病后免疫力持久。

我国青海的喜马拉雅旱獭、藏鼠兔、吉林的达乌利亚黄鼠等都证明有 Q 热感染。

三、临床表现

（一）人

人 Q 热的临床表现形式多样，主要取决于进入体内病原体的数量、株别、个体的免疫力以及基础疾病。人Q热的症状类似流感或原发性非典型肺炎,轻者可自愈,重症病例如并发肝炎、心内膜炎。病后有一定免疫力,且以细胞免疫为主。慢性贝纳柯克斯体感染是一种新发现的人兽共患传染病,可引起慢性类疲劳综合征(chronic fatigue-like syndrom)。

潜伏期为9～28 d,平均18～21 d。突然发作,伴发热,剧烈头痛,寒战,严重乏力,肌痛,且常有胸痛。体温可升至40℃,持续1～3周。与其他立克次体病不同,Q热无皮肤出疹。在发病第2周,有干咳,X线显示有肺炎。在严重病例常发生大叶实变,肺的大体影像类似细菌性肺炎。约1/3病程拖延的患者会发生肝炎,特点为发热,乏力,肝大伴右上腹疼痛及黄疸。肝活检标本显示弥散的肉芽肿变化,免疫荧光可检出贝纳柯克斯体。

(二)动物

家畜感染本病后,绝大多数常呈无症状经过。但是,能引起一个菌血症期,使蜱感染。有极少数病例出现发热、食欲不振、精神萎顿。间或有鼻炎、结膜炎、关节炎、乳腺炎。绵羊、山羊和牛在妊娠后期有的发生流产。犬可能发生支气管肺炎和脾脏肿大。

动物感染后,乳汁、尿液、粪便和组织中(特别是胎盘)可长期带病原体,向体外排出后,污染场地、土壤和空气。慢性感染动物的生殖道组织中含有大量病原体,分娩过程中可形成含病原体的气溶胶。

四、诊断

诊断要根据当地流行情况、与家畜密切接触史及典型临床表现。确诊须作贝氏立克次氏体凝集反应和补体结合反应及病原体分离。

1. 临床诊断　由于本病临床症状不明显,单靠病史和临床资料难以诊断,必须进行实验室检验。但凡发热患者,如有与牛羊等家畜接触史,当地有本病存在时,应考虑Q热的可能性。对伴有剧烈头痛、肌痛、肺炎、肝炎、外斐氏试验阴性者应高度警惕。

2. 实验室检查

(1)血象检查。血细胞计数正常,中性粒细胞轻度左移,血小板可减少,血沉中等程度增快。

(2)血清学检查。有补体结合试验、微量凝集试验、酶联免疫吸附试验等方法。

(3)病原分离。取血、痰、尿或脑脊液材料,注入豚鼠腹腔,在2～5周内测定其血清补体结合抗体,可见效价上升;同时动物有发热及脾肿大,剖检取脾组织及脾表面渗液涂片染色镜检病原体;也可用鸡胚卵黄囊或组织培养方法分离立克次体,但须在有条件实验室进行,以免引起实验室内感染。

注意急性Q热与流感、布鲁氏菌病、钩端螺旋体病、伤寒、病毒性肝炎、支原体肺炎、鹦鹉热等相鉴别。

五、治疗

四环素族及氯霉素对本病有特效。每日2～3 g分次服用。服药48 h内退热后减半,继服一周,以免复发。复发病例再服药仍有效。亦可服多西环素200 mg,每日1次,疗程10 d。对心内膜炎者,可口服复方磺胺甲基异恶唑,每日4片,分2次,连用4周,也有疗程需达4个月者。或用四环素和林可霉素联合治疗。有心脏瓣膜病变者,可行人工瓣膜置换术。

对慢性Q热一般采用至少2种有效药物联合治疗,可选用多西环素联合利福平治疗,现已获得一定成效,疗程数年(一般至少为3年)。另一可供选择的治疗方案是多西环素联合羟基氯喹。

对心内膜炎,治疗不应拖延,四环素为首选。当抗生素治疗部分有效时,损伤瓣膜必须经外科进行替换。但也有不经手术而治愈者。对慢性肝炎尚无明确治疗方案。

急性 Q 热大多预后较好，未经治疗，约有 1％ 的死亡率；慢性 Q 热，未经治疗，常因心内膜炎死亡，病死率可达 30％～65％。

六、防控措施

兽医、人医工作者密切配合，深入查明疫源地，防蜱灭鼠，控制家畜感染。

1. 管理传染源　患者应隔离，痰及大小便应消毒处理。注意家畜、家禽的管理，使孕畜与健畜隔离，并对家畜分娩期的排泄物、胎盘及其污染环境进行严格消毒处理。

2. 切断传播途径　屠宰场、肉类加工、皮毛制革等场所，与牲畜有密切接触的工作人员，必须按防护条例进行工作；灭鼠灭蜱；对疑有感染的牛羊奶必须煮沸 10 min 方可饮用。

3. 自动免疫　对接触家畜机会较多的工作人员可予疫苗接种，以防感染。牲畜也可接种，以减少发病率。弱毒活疫苗用于皮上划痕或糖丸口服，无不良反应，效果较好。

第六节　亨塞尔罗卡利马氏体菌感染综合征

亨塞尔罗卡利马氏体菌（*Rochalimaea henselae*）可以在人群中引起多种感染综合征，如杆菌性紫癜（bacillary peliosis，BP）、杆菌性血管瘤病（bacillary angiomatosis，BA）、复发性菌血症（relapsing bacteraemia）和猫抓病（cat scratch disease，CSD）。人直接与猫接触是引起传染综合征的主要因素，跳蚤和虱子在疾病传播中也起着重要作用。

一、病原学

罗卡利马氏体菌属目前划归立克次氏体科，革兰阴性短小弯杆菌，呈弯曲运动。本属菌只能在真核细胞表面生长，并且可以在无宿主细胞的含血清的培养基里生长繁殖。罗卡利马氏体菌属有四个种，分别为亨塞尔罗卡利马氏体菌（*R. henselae*）、五日热罗卡利马氏体菌（*R. quintana*）、伊丽莎白氏罗卡利马氏体菌（*R. elizabethae*）和文森氏罗卡利马氏体菌（*R. vinsonii*），这四个种都不能引起家畜临床发病；除文森氏罗卡利马氏体菌外，其他三个种对人都有致病性。

二、流行病学

猫是本病的主要传染源。目前，还没有太多的证据显示复发性菌血症与猫接触有关，但是其他几类亨塞尔罗卡利马氏体菌感染综合征感染的主要因素与猫以及猫身上的虱类有关。被猫咬和抓伤后，人发生杆菌性紫癜（BP）和杆菌性血管瘤病（BA）的机会是正常的 5 倍，带虱和跳蚤的猫使主人感染的机会是无虱和跳蚤的猫 30 倍。

三、临床表现

1. 杆菌性血管瘤病　本病可以在免疫功能正常的患者中发生，但以免疫抑制患者如艾滋病、器官移植、癌症治疗患者为主。发生该病时，患者的各器官都可以受到损害，其特征病变为皮肤呈紫色或无色丘疹、严重时有结节产生。临床上常见身体不适、发热等症状，机体中受损害器官扩张，体重下降等现象。

2. 杆菌性紫癜　发病时病原体常侵犯实质内脏器官，表现出严重的致死性病理过程。临床表现为厌食或食欲下降、机体发热、腹泻、腹痛腹胀等症状，同时可造成体重下降、器官肿大及淋巴结病。

3. 复发性菌血症　免疫功能正常的患者发病时以突发性热病为特征，同时伴有关节及肌肉疼痛、头痛、假性脑膜炎和畏光等症状。而对于免疫抑制患者，本病发展缓慢，常伴有进行性疲乏、身体不适和体重下降。

4. 猫抓病　本病以患者出现低热、身体不适和广泛疼痛为特征。也可表现厌食、头痛和眸肿等症状。在几种形式非典型猫抓病中。脑病约占 7%，帕里诺眼-腺综合征约占 3%～5%。其他形式的猫抓病有关节痛或关节炎、肺炎、肉芽肿性肝炎、骨溶解性病变、结节性红斑等。

四、诊断

从患者和病猫样本中分离出 *R. henselae* 即可确诊。当猫呈持续性菌血症时细菌分离相当容易。对于使用抗生素治疗的猫抓病病例，病原的分离培养需要较长时间，不适用于诊断的需要。血清学方法是进行疾病检测的重要方法，通过检验 *R. henselae* 抗体，可以对该病进行确诊。PCR 可以应用于活体检测，而且该方法操作简便，可广泛用于对 *R. henselae* 的检测。

五、治疗

患杆菌性血管瘤病、复发性菌血症、杆菌性紫癜患者须经抗生素治疗。静脉注射庆大霉素、多西环素、口服红霉素均有效。为避免复发，杆菌性血管瘤病、杆菌性紫癜可以使用红霉素、利福平和多西环素治疗数周。复发性菌血症患者静注庆大霉素等药物能够产生较好的效果。抗生素治疗一般对猫抓病患者无效。采用支持性疗法、热敷肿胀淋巴结或穿刺排脓。对于大多数患者，几周或月余后可以自愈。但个别病例特别是免疫抑制患者发生猫抓病时可表现全身性或反复感染。

六、防控措施

增强公众意识、讲究卫生、控制猫和猫蚤是防控本病的重要措施。养猫者在与猫进行接触后要及时洗手，洗手之前应避免接触自己的眼睛、口鼻、脸部及皮肤上的伤口。如果在与猫接触过程中划伤、被咬伤或者抓伤，立即用肥皂水清洗，避免猫舔舐或接触开放性创口。可疑的猫抓病病原携带者，应避免与任何已知或疑为免疫抑制个人如小孩或癌症患者接触。

第六章　真菌引起的人兽共患传染病

能引起人或动物感染的真菌仅占极少部分，约 300 种。按致病部位可分为浅部真菌和深部真菌。浅部真菌主要侵犯皮毛、指甲，如毛癣菌、表皮癣菌、小孢子癣菌等，毒力弱，病情发展缓慢，症状轻微，对机体影响小，但难以治愈，有时可侵犯内脏，发生严重感染；深部真菌种类繁多，主要侵犯内脏如肺、肝、脾、肠、脑、肾等（表 6-1），对机体影响大，严重者可引起死亡。根据病原菌的致病力可分为致病性真菌和条件致病性真菌。表 6-1 中除二相真菌为致病性真菌外，其余均为条件致病性真菌。

表 6-1　侵害人体深部真菌的种类及侵害部位

菌类	菌属	菌种名称	侵害人体部位											
			肺	肝	脾	肠	心	脑膜	淋巴结	骨	口鼻黏膜	阴道	皮肤	指甲
类酵母菌	念珠菌属	白色念珠菌（*Monilia albicans*）	+			+	+	+			+	+	+	+
	隐球菌属	新型隐球菌（*Cryptococcus neoformans*）	+					+	+	+			+	
二相真菌	球孢子菌属	厌酷球孢子菌（*Coccidioides immitis*）	+					+		+			+	
	组织胞浆菌属	荚膜组织胞浆菌（*Histoplasma capsulatum*）	+	+	+	+	+			+	+		+	
	孢子丝菌属	申克氏孢子丝（*Sporotrichum schenckii*）	+							+			+	
	芽生菌属	皮炎芽生菌（*Blastomyces dermatitidis*）	+	+	+			+	+	+			+	
	地丝菌属	白色地丝菌（*Geotrichum candidum*）	+			+					+			
霉菌类（丝状菌）	曲霉菌属	烟色曲霉菌（*Aspergillus fumigatus*）						+		+	+		+	
	毛霉菌属	丛生毛霉菌（*Mucor corymbifer*）							+		+			
	青霉菌属	某些青霉菌（*Penicillium，sp*）	+											

1. 条件致病性真菌感染　主要是内源性感染，如念珠菌属、组织胞浆菌病、隐球菌属、曲霉属、毛霉属、放线菌属、奴卡菌属等；亦有外源性感染（如曲霉菌）。此类真菌病致病性低，多为散发，正常人通常不感染，但如一次性大量接触后也可发病，各种原因引起的免疫功能低下者易感染。

2. 致病性真菌感染　主要是外源性感染，毒性强。包括组织浆胞菌、粗球孢子菌、巴西副球孢子菌、皮炎芽生菌、暗色真菌、足分枝菌和孢子丝菌等，正常人可感染此类真菌引起疾病，多表现出地区流行性。

真菌病可分为感染性、变态反应性和中毒性疾病 3 种类型，引起的疾病大致包括：

（1）过敏性真菌病。系在各种过敏性或变态反性疾病中，由真菌性过敏原（如孢子抗原）引起过敏症，如哮喘、变态反应性肺泡炎和癣菌疹等。

（2）真菌毒素中毒症。真菌毒素已发现 100 多种，可侵害多种组织。粮食受潮霉变，摄入真菌或其产生的毒素后可引起急、慢性中毒称为真菌中毒症（mycotoxicosis）。主要有黄曲霉毒素和镰刀菌毒素。

（3）真菌毒素与肿瘤。黄曲霉毒素、镰刀菌 T-2 毒素、展青霉素、黄褐毒素等均认为与肿瘤的发生有一定的关系。

3. 免疫性　人类对真菌感染有天然的免疫力，如皮肤黏膜屏障作用、正常菌群的拮抗作用、吞噬细胞的作用。

免疫力与机体免疫状态有关。如婴儿对念珠菌病易感，学龄前儿童易患头癣。细胞免疫在机体与感染真菌的斗争中起着关键的作用，以 T 细胞为主导的迟发型变态反应引起免疫病理损伤能局限和消灭深部真菌，使感染终止；在具有良好的细胞免疫基础上，体液免疫对部分真菌感染有一定的保护作用，如特异性抗体可阻止真菌转为菌丝相，提高吞噬细胞的吞噬率，阻止真菌黏附宿主细胞等。

第一节　浅表与皮肤真菌病

浅表与皮肤真菌病（dermatomycosis）是由皮肤丝状菌（*Dermatophytes*）或称皮肤癣菌（*Ringworm*）引起的人和动物的一组慢性皮肤传染病的总称。在人分别称为头癣、足癣、股癣、体癣、爪甲癣、叠瓦癣、须癣等；在动物称为钱癣、脱毛癣、秃毛癣、匍行疹等。表现为脱毛、脱屑、渗出、痂块及痒感等症状。

根据其宿主特异性，癣菌可分为亲人体皮肤性、亲动物性和亲土壤性。亲人体皮肤性主要感染人，亲动物性可感染动物，也可引起人类疾病，亲土壤性一般不引起人和动物疾病。

本病遍及全球分布。在我国也是常见多发病。发病率，据上海几家医院报告，这类皮肤病占皮肤科门诊患者总数的第二或第三位，有的甚至居首位。

一、病原学

对人和动物有致病作用的皮肤丝状菌分为 3 属，即毛癣菌属（Trichophyton）、小孢子菌属（Microsporum）、和表皮癣菌属（Epidemvphyton）。已确认能由动物传给人的有疣状毛癣菌（*T. verrucosum*）、犬小孢子菌（*M. Canis*）和石膏样小孢子菌（*M. gypseum*）。

1. 疣状毛癣菌　在沙保氏培养基上生长缓慢，菌落呈白色乃至黄褐色，深折叠式堆起，似脑回样，有些菌株可产生微细的白色表面绒毛。在沙保氏葡萄糖琼脂加酵母浸膏的培养基上生长良好，产生小分生孢子和大分生孢子。本菌引起动物的钱癣和人的体癣。

2. 犬小孢子菌　在沙保氏培养基上生长迅速，菌落呈淡黄色乃至淡褐色，有棉花样气中菌丝，其中心为粉末状、菌落背面为鲜明的红褐色至橘黄色。本菌在灭菌的米谷上生长良好，镜检可见许多梭状多分隔的、粗糙厚壁的大分生孢子。初次培养时，沿菌丝侧缘生长少量小棒状单细胞小分生孢子，还可见球拍状或鸡冠状菌丝、结节体和厚壁孢子等。本菌可引起人的头癣和动物的脱毛癣。

3. 石膏样小孢子菌　在沙保氏培养基上生长迅速，菌落呈淡黄色乃至浅褐色，粉末状。有的菌株产生白色羊毛状气中菌丝体，以后其中心变为浅褐色粉末状，有辐射状沟。菌落背面为红褐色或橘红色。镜检可见有 4～6 个分隔的、椭圆形、粗糙壁的大分生孢子。初次培养，可见小分生孢子，形态与犬小孢子菌相同。本菌可引起人的头癣、体癣和动物的钱癣。

皮肤丝状菌一般不侵入真皮层以下，只寄生于表皮，在表皮的角化层、毛囊、毛根鞘及其细胞中增殖。其代谢产物（外毒素）可引起真皮充血、水肿，使皮肤产生丘疹、水泡和皮屑；在有毛部分产生脱毛、毛囊炎或毛囊周围炎，由黏液性分泌物或由上皮细胞形成痂壳。

二、流行病学

1. 传染源　患者和病畜均为本病的传染源，真菌存在于病损中并不断生长繁殖，产生大量的菌丝和孢子。

2. 传播途径　主要经直接接触传播，可以是自身传染，也可以传染给其他个体。禽或畜亦可以通过刷拭用具、挽具、鞍具或系留于污染的环境中，通过搔痒、摩擦或蚊蝇叮咬，从损伤的皮肤感染间接传染。人可以通过各种被真菌污染的用具如梳子、枕头、帽子、内衣裤、鞋袜及浴盆等间接方式传染。

3. 易感性　本菌传染性强，可感染人和多种动物，幼畜较易感。牛易感，次为猪、马、驴、羊、兔、猫、狗、豚鼠等动物。

4. 流行特征　癣菌喜温暖潮湿，浅部真菌最适宜的温度为 22～28℃，过于干燥亦不利于真菌的生长。畜体营养缺乏，皮肤和被毛卫生不良，环境温度高、湿度大等均有利于本病的传播。人体在皮肤褶皱多汗、不透气处易生癣，特别是免疫力低下时。

本病在热带、亚热带地区多见，一般全年均可发生，但春夏季好发，呈散发。在人以夏秋季发病较多，动物在冬季舍饲时发病较多。营养不良、皮肤不洁可诱发本病。

三、临床表现

因环状、干燥、鳞状及灰色无毛的痂是本病最明显的临床征候，故又称之为"钱癣""圆癣""脱毛癣"。

（一）人

主要有头癣、体癣、须癣、足癣等类型，还有手癣、甲癣、癣菌疹等临床类型，可同时发生，亦可单独发生。

1. 头癣　头皮和头发被皮肤真菌感染。特征为鳞屑状、红斑性病灶和秃发，有时有深部溃烂性、脓癣样发疹。头癣分为黄癣、白癣和黑癣，其初期症状均为丘疹，但各自的发展不同。由犬小孢子菌和石膏样小孢子菌引起的白癣，其典型症状为母子斑，开始为较大的圆形母斑，继则在其周围出现较小的子斑。有时母子斑互相融合成大片，类似脂溢性皮炎。

2. 体癣　光滑皮肤被皮肤真菌感染，特征为丘疹样和鳞屑状环斑。原发症状为丘疹、水泡或丘疱疹，大小不一，从针尖到绿豆粒大或更大。病灶自中心等距离向外扩散，形成环形或多环形，边缘隆起而狭窄，由散在的丘疹、水泡连接而成，中央有愈合倾向，或留下暂时性色素沉着。多见于潮湿多汗部位。

3. 须癣　胡须及该部皮肤被皮肤真菌感染，特征与头癣相同。原发病灶为水泡或脓疱，位于须部毛囊口，其皮肤肿胀，界限清楚，患部胡须松动或折断。

4. 足癣　我国民间称之为脚气或湿气。本病主要病原菌是红色毛癣菌、絮状表皮癣菌、石膏样毛癣菌和玫瑰色毛癣菌等。此外，由白色念珠菌引起也屡见报告。

本病菌好发于趾间，尤其是第三四趾缝。这同上述部位皮肤密切接触、潮湿、不通气，汗蒸发较差有关。足癣皮损表现一般分为水疱型、趾间糜烂型、鳞屑角化型等 3 型，这 3 型的皮损往往同时掺杂互见。本病自觉剧痒，以水疱型和趾间糜烂型尤甚。症状往往冬轻夏重。在夏天容易继发细菌感染发生变态反应而引起癣菌疹，此时可伴发热等全身症状。

（二）动物

1. 斑状钱癣 多在被毛浓密部位的皮肤上形成圆形的癣斑，表面有石棉板样鳞屑。

2. 轮状钱癣 皮肤病变部位先出现圆形或不整形的癣斑，而后癣斑中部开始痊愈而生毛，但周围部分脱毛仍在继续发展，结果形成车轮状癣斑。

3. 水泡性和结痂性钱癣 病变部位皮肤先发生丘疹和水疱，继则水泡破裂、渗出，最后形成痂皮。

4. 毛囊和毛囊周围炎 除具有前述秃斑的表现外，在秃斑处同时发生化脓性毛囊炎或毛囊周围炎。

四、诊断

一般根据病史和皮损等临床特点，就可以做出正确诊断。确诊在皮损中找到真菌。

1. 真菌显微镜检查 从损害周围许多点状物深刮除或拔下毛发或浅表组织，再混合10%氢氧化钠溶液1滴，盖上盖玻片，微微加温15～20 min使其透明，然后进行镜检。如能发现分枝的菌丝和各种孢子即可确诊。

2. 真菌培养 菌丝的培养物生长缓慢，至最后鉴定时通常需数周。疑似的鳞及毛发从损害部位拔下后，经75%酒精消毒（只消灭细菌，不杀死真菌），沙保氏葡萄糖及麦芽糖冻琼脂即可接种，在25～30℃培养，一般5 d左右即可见菌落生长，随后可进行菌种鉴定。如果经3～4周仍无真菌生长，可报告培养阴性。

3. 滤过紫外线灯检查 又名伍德（wood）灯检查，在暗室里可见到某些真菌，在滤过紫外线灯照射下产生带色彩的荧光。这样可根据荧光的有无以及色彩不同，在临床上对浅部真菌病，尤其头癣的诊断提供重要参考。此外，本灯检查对诸如托儿所群体检查也有帮助。

注意与皮肤疣、过敏性皮炎、疥癣和许多非真菌性皮肤病等相鉴别。

五、治疗

（一）人

主要是局部涂擦药液或软膏，辅以剃发、洗涤和药浴等措施，必要时可内服灰黄霉素，常用药物有以下几种：

1. 酮康唑 现今多以本药内服以替代灰黄霉素。酮康唑系一种合成的广谱抗真菌咪唑类药。主要用于头癣，其次全身泛发体癣，重症型股癣以及甲癣。剂量：成人，200 mg，1次/d。儿童体重20 kg以下，50 mg，1次/d；20～40 kg，100 mg，1次/d；40 kg以上可按成人剂量服用。

2. 其他药物 伊康唑抗真菌效力为酮康唑的5～10倍，用于治疗皮肤癣菌的最小剂量100 mg/d即可。灰黄霉素适用于各种癣病，但对轻症患者，不宜作为首选药。

3. 外用涂擦剂 种类甚多，最常见的有5%硫黄软膏、1%～3%的克霉唑溶液等。

（二）动物

局部剪毛，用温肥皂水洗除痂壳，选用10%的水杨酸酒精或软膏、10%的浓碘酊或灰黄霉素癣药水等作局部涂擦。

癣病容易迁延不愈，需坚持用药，好转后，仍要坚持用药一段时间（主要指外用药），这样才能消灭残余的病菌，使癣病不再复发。症状轻也可自愈。

六、防控措施

1. 健康教育 努力做好卫生宣传教育工作，普及癣病的防控常识和措施。

2. 加强公共卫生管理 对托儿所、幼儿园、学校和公共浴室要进行严格的卫生管理，不与患者共用用品，及时隔离治疗患者。

3. 采取必要自我防护措施 动物饲养者应注意自身防护，戴上手套、口罩、帽子，饲养完后注意洗手，防止人和动物之间的传播。

4. 加强动物饲养日常管理 保持畜舍环境、用具和动物身体卫生，保证运动和日照；在饲养上要饲喂全价日粮，充分注意维生素及矿物质、微量元素的添加饲喂，增进动物体质，提高抗病力。

5. 对病畜应隔离饲养，彻底治疗 在动物群中发现本病时，应对全群进行普查，发病和可疑的动物应隔离治疗。避免接触患真菌疾患的宠物。对病患污染的环境进行彻底消毒。

第二节 致病性酵母菌病

酵母菌（*yeast*）一般是指以芽殖为主、形态结构简单的一类真菌，体呈圆形、卵形或椭圆形，内有细胞核、液泡和颗粒体物质。通常以出芽繁殖；有的能进行二等分分裂；有的种类能产生子囊孢子。广泛分布于自然界，尤其在葡萄及其他各种果品和蔬菜上更多。是重要的发酵素，能分解碳水化合物产生酒精和二氧化碳等。生产上常用的有面包酵母、饲料酵母、酒精酵母和葡萄酒酵母等。有些能合成纤维素供医药使用，也有用于石油发酵的。

根据是否具有有性生殖过程及是否形成假菌丝和真菌丝等特点，把酵母菌分别归入真菌不同的纲、目、科。常见的致病酵母菌主要包括念珠菌属的某些种和隐球菌属中的某些种。

一、念珠菌病

念珠菌病（candidiasis）是由白色念珠菌（*candida albicans*）侵入人兽机体而引起的一种真菌疾病。本病原菌既可侵犯皮肤和黏膜，又能累及内脏。人类发病时多呈急性或亚急性经过，常在口腔黏膜、阴道黏膜、皮肤或甲床上发生溃烂，各器官见小灶性化脓，并形成不同程度的肉芽肿，有时还可引起败血症。人类口腔黏膜的念珠菌病成为鹅口疮。动物发病时以在消化道黏膜上形成乳白色斑片并引起黏膜发炎为特征。

念珠菌广泛存在于自然界及正常人兽的口腔、消化道、上呼吸道、阴道和皮肤上。正常情况下，念珠菌与人兽体处于共生状态，并不致病，仅在一定条件下（正常菌群因内、外环境改变和人体免疫功能下降）方可致病，故称之为条件致病菌。本病主要危害禽类，幼禽受害尤为严重，给养禽业造成一定的损失。

（一）病原学

念珠菌为双相真菌，属于真菌界半知菌亚门、芽孢菌纲、隐球酵母目、隐球酵母科，在宿主中，无症状时常表现为酵母细胞型，一般直径在 $3\sim5\ \mu m$，菌体呈球形或长球形。侵犯组织和出现症状时常表现菌丝型，表现为对宿主上皮黏附及入侵，而念珠菌在被抗真菌药物作用后可改变本身的抗原性，以逃避药物的作用。念珠菌以发芽或二分裂的形式增殖，随着菌芽的不断生长，可呈现假性丝状菌型，特殊条件下培养也可形成真性菌丝型。念珠菌中以白念珠菌（*Candida albicans*）、热带念珠菌（*C. tropicalis*）最为常见，其他少见者尚有克柔念珠菌（*C. krusei*）、近平滑念珠菌（*C. parapsilosis*）、假热带念珠菌（*C. pseudotropicalis*）、高里念珠菌（*C. guilliermaeondii*）等，其中以白念珠菌及热带念珠菌的致病力强，为卵圆形的单壁细胞，芽生，有厚壁孢子及真假菌丝。

念珠菌胞壁的结构自浆膜向外分为 5 层：葡聚糖（glucans）、β 葡聚糖、甲壳质（chitin）、β 葡聚糖蛋白、纤维蛋白等，后 3 者是念珠菌吸附及抗吞噬的毒力基础。念珠菌属于从属营养菌，能消化有机物，嗜气但是不能进行光合作用。不同的菌种在不同培养条件下（如培养基成分、pH 值、温度等）对氮、碳源的分解作用各异，可作为鉴定的依据。在含有玉米琼脂培养基中可形成大而壁厚的休止期菌体名为厚膜孢子（chlamydospores）以及在 37℃血清等条件 1～3 h 可形成芽管等均可作为白念珠菌诊断的指标。

（二）流行病学

1. 传染源 念珠菌病患者、带菌者是主要传染源。通常寄居于健康人和动物的呼吸道、消化道和阴道黏膜上的念珠菌，当机体抵抗力降低时大量繁殖。

2. 传染途径 可以通过患者和患者、患者和病畜、动物对动物、动物对人等多种方式直接或间接地接触受传染。新生儿可通过母亲产道感染。动物可以通过消化道感染，黏膜损伤有利于病菌的侵入。污染的垫料、饲料及蛋壳均可传播该菌。还可由性交传染，其他还有如不洁的手、洗澡水、浴室用具、被褥、衣物、检查器械等。

3. 易感性 人普遍易感。鸡、鸭、鹅、鸽、牛、幼驹、绵羊、猪、犬、猫、豚鼠、兔、小鼠、猴及其他野生动物均易感。幼禽发病率、病死率也高。

4. 流行特征 病原菌侵入机体后能否致病取决于致病菌的数量、毒力、入侵途径与机体的抵抗力。当患者有糖尿病、肿瘤、慢性消耗性疾病以及长期使用广谱抗生素、糖皮质激素及免疫抑制剂等导致机体抵抗力下降时，均易发生感染。也可由于长期放置导管、插管、器官移植、放疗、化疗而致病。人的感染与年龄无关，仅临床表现不同。

由念珠菌引起的感染占所有主要人体全身性真菌病的 80%。HIV 引起的机会感染，念珠菌的发生率高达 93%，已被 WHO 列为第一类与 HIV 感染密切相关的临床症状，被视为诊断艾滋病的一项重要指标。近年来，念珠菌的发病率升高，已成为血液感染最常见的第 4 位病原体。在美国，自 1989 年起，念珠菌已晋升为院内感染病原菌的第 4 位。在国内也很严重，是免疫受损患者的真菌感染最常见的病原体。

（三）临床表现

1. 人

（1）皮肤念珠菌病。好发于皮肤皱褶处（腋窝、腹股沟、肛周、甲周等），引起间擦疹和甲床真菌病。局部皮肤潮红、潮湿、发亮，有时盖上一层白色或呈破裂状物，病变周围有小水泡。

（2）黏膜念珠菌病。以鹅口疮、口角炎、阴道炎最多见，在黏膜表面盖有凝乳大小不等的白色薄膜，剥除后，留下潮红基底，并产生裂隙及浅表溃疡。也可累及喉、食管、气管等，可伴口角炎。口腔念珠菌病常为 HIV 感染者的首发症状。白色念珠菌性阴道炎常见于孕妇、糖尿病患者及接受雌激素治疗的患者，白带常为白色凝乳样或豆腐渣样。肠道念珠菌病以儿童比较多见，主要临床表现为长期腹泻。

（3）内脏及中枢神经念珠菌病。可由黏膜皮肤等处病菌播散引起，有肺炎、心内膜炎、脑膜炎、脑炎等，偶尔也可发生败血症。败血症由局部病灶血行播散引起，病程呈暴发性，可导致多种组织的灶性病，临床表现无特异性，体内用抗生素治疗无效，病死率高。

2. 动物 可发生增生性皮炎、鹅口疮、舌炎、阴道炎、支气管肺炎等多种类型。

（1）禽类念珠菌病。患禽多无明显的特征性症状，病禽可有生长发育不良，精神萎顿，嗉囊扩张下垂、松软，羽毛粗乱等非特异性症状。局部可见到"假膜样"病变。一旦精神高度沉郁，食欲废绝，约经两天死亡。尸体剖检，病变多位于消化道上部。

（2）仔猪的念珠菌病。主要临床表现为呕吐和消瘦。剖检时可见颊黏膜、舌背、咽部黏膜、食管黏膜上有斑片状白色假膜被覆，有时甚至扩展到胃的贲门部。

（3）牛的念珠菌病。表现为慢性肺炎，发病率甚高。临床的特征性表现是严重的呼吸困难，中度发热，大量流涎和流黏液性脓性鼻漏（但口腔和鼻腔不见溃疡、糜烂或水泡等病变），亦大量流泪（但无结膜炎）、严重下痢，病情若逐渐恶化，可引起死亡。

（4）马驹的念珠菌。病常伴发化脓性支气管肺炎。

（四）诊断

皮肤黏膜念珠菌病的诊断有赖于多种类型特有的临床表现，患者是否有宿主高危因素，并结合真菌检查做出判断。内脏念珠菌病除根据临床表现外，需多次、多途径培养为同一菌种方可确诊。

1. 直接镜检 取标本（皮屑、尿、粪、血液、脑脊液、腹水、伪膜及各种分泌物等）制作氢氧化钾湿推片，或涂片革兰染色置显微镜下检查，阳性者可见大量的球状出芽酵母菌型和假菌丝存在，有诊断价值。

2. 真菌培养 用于进一步确诊念珠菌感染及鉴定念珠菌的菌种，或鉴别其他酵母菌的感染。培养及鉴定时间一般较长，常需 1 周以上。

3. 动物试验 为测定所分离念珠菌的毒力及分离纯的菌种以探明其致病性及菌种分类，可应用动物接种后再分离培养。

4. 其他检查 如聚合酶链反应（PCR）、血清抗体检查等。虽然目前已开展了各种检测抗体或抗原的血清学方法，但没有一种具有足够的特异性和敏感性可用于严重患者或患畜的快速诊断或排除诊断。还可以进行组织病理检查。

注意在临床上首先与原发病相鉴别，在组织病理上应与曲霉病相鉴别，在真菌上与其他酵母菌相鉴别。

（五）治疗

应尽量除去与本病发生有关的诱因，如长期大量应用广谱抗生素、类固醇皮质激素或免疫抑制剂的患者须考虑停药或减量；若有糖尿病和恶性肿瘤等并发病，应予以相应的处理；保持患处皮肤清洁、干燥是治疗皮肤念珠菌病的重要措施。常用的药物为制霉菌素、氟康唑、伊曲康唑等。

1. 人 对于皮肤和黏膜的念珠菌病，常采用局部疗法，浅表感染可擦龙胆紫、复方雷琐辛溶液或制霉菌素、两性霉素 B 或咪唑药物局部应用；对于系统念珠菌病，应采用系统疗法，包括药物治疗及支持治疗，可滴注两性霉素 B，口服 5-氟胞嘧啶、克霉唑及大蒜素静脉滴注等。

阴道念珠菌病，一般使用碱性药物冲洗阴道，如用 2%～4% 苏打液冲洗，再选用制霉菌素，阴道栓放置、制霉菌素冷霜局部涂擦、1%～5% 克霉唑软膏或霜剂涂敷。

弥散性念珠菌病是严重的，可呈进行性并致命，治疗其深部念珠菌病常需联合用药。两性霉素 B 和 5-FC 或氟康唑联合用药是可供选择的最佳方案。

支持疗法包括加强营养，增强机体抵抗力，给予大量 B 族维生素，去除各种诱发因素，纠正免疫缺陷、粒细胞减少及治疗基础病，尽可能停止或减少抗生素和免疫抑制剂用量。

2. 动物 大群治疗时，可将制霉菌素、曲古霉素或两性霉素等添加到饲料中连喂数周。个别病禽可灌入硼酸水或硫酸铜液。局部可用碘甘油。

（六）防制措施

1. 积极医治原发病和并发症 如糖尿病和恶性肿瘤等。加强支持疗法，增强体质，以防继发本病。

2. 尽可能避免长期使用抗生素、类固醇皮质激素和免疫抑制剂 对必须长应用此类药物的患者，应每隔数周给克霉唑或制霉菌素 3～5 d，防止继发感染。

3. 抗真菌药物的预防 对长期使用免疫抑制剂及放疗、化疗患者，对获得性免疫缺陷综合征患者，可预防性口服抗真菌药，常用氟康唑、伊曲康唑。

4. 改善动物的饲养管理条件 饲养密度不宜过高，禽舍应保持干燥，饲料配比要恰当，例如，要有充足的维生素 A、B，糖类和重要脂肪酸不要过多。

二、隐球菌病

隐球菌病是由新生隐球菌（*cryptococcus neoformans*）所引起的人和哺乳动物的亚急性或慢性真菌病。主要侵害中枢神经系统和肺脏，亦可原发或者继发于皮肤、黏膜、骨骼及肝脏等组织。

1984 年，Sanfelice 首先在桃汁中发现新生隐球菌，1985 年，Busse 和 Buschke 证实隐球菌对人类致病。1940 年，林子扬首先报道我国存在隐球菌病，1980 年，廖万清等发现新生隐球菌上海变种引起脑膜炎。

本病传播途径尚未阐明，当机体免疫力下降时，病原菌可直接侵入并引起血行传播，故长期使用免疫抑制剂或糖皮质激素的患者、艾滋病、白血病等患者易患本病。

（一）病原学

隐球菌属包括 17 个种和 18 个变种，在真菌分类学上归入半知菌亚门、芽孢菌纲、隐球酵母目、隐球酵母科。致病菌主要是新生隐球菌又名溶组织酵母菌（*torula histolytica*）。已报道可引起人类疾病的还有浅黄隐球菌、浅白隐球菌和罗伦隐球菌等，但很少见。

新生隐球菌为圆形的酵母型菌，外周有荚膜，折光性强。一般染色法不被着色难以发现，故称隐球菌。用印度墨汁作负染后镜检，可见在黑色的背景中有圆形或卵圆形的透亮菌体，内有 1 个较大与数个小的反光颗粒。为双壁细胞，外包有一层透明的荚膜。荚膜可比菌体大 1～3 倍。非致病的隐球菌则无荚膜。在组织中的隐球菌较大（5～20 μm），经培养后变小（2～5 μm）。菌体常见有出芽，但不生成假菌丝。

新生隐球菌在沙保氏和血琼脂培养基上，于 25℃ 和 37℃ 中皆能生长，非致病性隐球菌则在 37℃ 不能生长。新生隐球菌培养数天后即生成酵母型菌落，表面黏稠，由乳白色转变为橘黄色，最后成棕褐色。有的菌落日久液化，可以流动。此菌能分解尿素，以与假丝酵母菌区别。新生隐球菌荚膜由多糖构成，根据其抗原分为 A、B、C、D 及 AD 型 5 个血清型，此外还有少量不确定型。我国从临床分离的菌株中约 70% 属 A 型。

（二）流性病学

1. 传染源 本菌广泛分布于自然界，是土壤、鸽类、牛乳、水果等的腐生菌。鸽子是本菌的中间携带者，鸽粪是新生隐球菌变种临床感染的重要来源，而土壤中的病原菌则是鸽粪等鸟类排泄物污染的结果。其他禽类如鸡、鹦鹉、云雀等排泄动物亦可分离出隐球菌。此外，澳大利亚开花的桉树是新生隐球菌格特变种的主要传染源，澳大利亚的动物树袋熊则是新生隐球菌的携带者。

2. 传播途径 本菌大多由呼吸道传播，皮肤也是潜在的入侵途径，消化道也可能是引起感染的另一途径。至今尚未证实在动物间或动物与人之间的直接传播。

3. 易感性 隐球菌可侵犯人和动物。除鸽子易感外，马、牛、猫、狗和海豚等都可能受到此菌的感染。

对人类而言，它通常是条件致病菌。常发生在恶性肿瘤，特别是淋巴瘤、白血病的基础上，约 1/3

的患者曾使用大剂量糖皮质激素或者其他免疫抑制剂。此外，结核病患者亦好发病，糖尿病和肝硬化为易感染因素，AID病程中随时都可见并发隐球菌感染。近年来发现实体器官移植患者感染隐球菌的比例有所上升。

4. 流行特征　近年来，隐球菌感染发生率呈明显升高的趋势，突出表现在艾滋患者群中。据统计，非洲艾滋病患者中隐球菌病的发生率高达30%，美国约6%～10%，我国尚未见艾滋病与隐球菌病伴发的报道。但我国52%～76%的鸽粪中能分离到新生隐球菌，它含有多种毒性物质，一般健康人很少感染，但人体抵抗力下降的时候它便会乘虚而入，通过空气、有伤口的皮肤和带菌的食物而感染人体，可引起自限性的肺部感染，也可以引起脑膜炎、肺病、皮肤病、骨病及败血症，其中最多见便是隐球菌性脑膜炎，约占80%。

（三）临床表现

1. 人　隐球菌主要引起中枢神经系统、肺和皮肤的病变，严重者可危及生命。

（1）肺隐球菌病。肺部原发性病变通常无症状，有症状者可表现为呼吸道感染或支气管肺炎等非特异的呼吸道症状。X线检查可见以肺中下野为主的浸润性病变，表现多为孤立性肿块影。病程常呈自限性。

（2）中枢神经隐球菌病。为最常见的表现，可为脑膜炎型、脑膜脑炎型、肉芽肿型和囊肿型等，类似于结核性或病毒性脑炎及颅内占位病变的表现。隐球菌性脑膜炎开始多表现为上呼吸道感染的症状，如畏寒发热、头昏头痛，一般抗生素对其治疗无效，以后逐渐加重，出现剧烈的头痛、恶心呕吐、嗜睡和反应迟钝等脑水肿症状，伴有全身淋巴结、肝脾肿大等。失明可由脑水肿或视觉传导束直接受累引起。

本病往往容易误诊为结核性脑膜炎，急性的若不及时抢救常在数日至3周内死亡，而慢性的则往往因隐球菌易产生耐药性而使病情出现反复，病程可延数年甚至20年。

（3）皮肤黏膜孢球菌病。多数为继发性损害，皮损可表现为单发或多发的丘疹，结节或脓疡，易破溃，排出少量黏性脓液，内有隐球菌。还可表现为肉芽肿样等多种类型损害。

（4）其他系统的隐球菌病。播散病灶也可发生在长骨末端、关节、肝、脾、肾、心脏、睾丸、前列腺等器官。典型的受累组织含有胶冻状的酵母菌囊块，此乃由隐球菌囊膜多糖堆积而成，但仅有轻微的或无急性炎症的变化。严重者可发生败血症，甚至引起死亡。

2. 动物　临床表现与人相似。牛可发生隐球菌性乳腺炎，乳房及其淋巴结肿大，呈现明显的肉芽肿性反应，似乳腺癌。犬隐球菌性皮肤病具有一般皮肤病所有的症状。小猫会出现不规则的脱毛症状，并迅速扩散。但主要侵害的还是脑和脑膜，可引起病畜的运动失调、转圈运动、行为异常、跛行、感觉过敏和鼻漏等。耳、眼睑和脚等部位可见皮下肉芽肿。马出现鼻腔和唇上的肉芽肿。

（四）诊断

主要根据临床症状、体征、病理检查及实验室检查，确诊有赖于从各种标本发现隐球菌。

1. 病原菌检查　从脑脊液、痰和尿液中镜检或培养出病原菌可以确诊。包括有直接镜检、染色检查、真菌培养等方法。伴有脑膜炎症状的，常可从尿中培养出新型隐球菌。墨汁染色法是迅速、简便、可靠的方法，根据受损部位不同取所需检查的新鲜标本。

2. 脑脊液常规　外观正常或微混，亦可为乳白、淡黄或红色。白细胞数增多，大都在$300×10^6/L$以内，少数达$2\,000×10^6/L$以上，早期以中性粒细胞为主，中后期以淋巴细胞为主，可达88%～90%。糖和氯化物在早期变化不明显，中、后期可明显减少，特别是糖含量可显著降低，甚至为零。蛋白含量在病程中、后期增高。

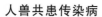

3. 血常规　白细胞计数轻度或中度增高，大部分病例在 $10\,000\times10^9\sim20\,000\times10^9/L$，少数可达 $20\,000\times10^9/L$ 以上，部分患者血沉可加快，中后期可出现血红蛋白及红细胞数减少。

4. 抗原检查　乳胶凝集试验检测脑脊液及其他体液标本中新生隐球菌荚膜多糖抗原。

5. 抗体检测　检测脑脊液或血清中抗新生隐球菌抗体有助于诊断或病情变化判断。

注意中枢神经系统隐球菌病与结核性脑膜炎、颅内占位性病变及其他颅内疾病相鉴别。

（五）治疗

1. 人　系统性用药治疗，注意寻找发病诱因，降低颅内压、减轻颅内水肿，及时纠正机体抵抗力低下的状况，治疗原发病，同时加强支持疗法。

（1）抗真菌治疗。常用药物有两性霉素 B、两性霉素 B 脂质体、氟胞嘧啶（5-FC）、氟康唑（fluconazole，FCA）及伊曲康唑等。对中枢神经系统隐球菌感染的抗真菌治疗，主张分期联合治疗，以防复发，两性霉素 B 为首选药物之一。

（2）降颅内压。对中枢神经系统隐球菌病出现的颅内高压症状，必须及时处理，否则可能发生脑疝引起死亡。如使用脱水利尿剂治疗效果仍不理想，可采用腰椎穿刺法缓慢放出脑脊液以达到减压的目的。对顽固性颅内压增高而以上治疗无效者，可采用脑室引流方法减压。

（3）纠正电解质紊乱。在中枢神经系统隐球菌病患者的治疗过程中，由于大量使用脱水利尿剂以及两性霉素 B 与皮质激素等，容易造成低血钾及水电解质紊乱，应及时复查及时纠正。对于低血钾症，一般在治疗过程中应每天静脉补钾。

（4）支持疗法。贫血、血浆蛋白降低时，应补充血浆或全血，保证热量及维生素需要量。

（5）手术治疗。对局限性的皮肤隐球菌病、肺隐球菌病、骨隐球菌病及脑部隐球菌肉芽肿等可采用手术切除，术后根据情况使用全身抗真菌剂治疗，以达到根治的目的。

2. 动物　两性霉素 B 对动物有很好的疗效，总用量为 4 mg/kg，分为 10 次，每隔 2 d 注射 1 次，总量不能超过 5 mg/kg，否则可损害肾脏。克霉唑（抗真菌 1 号）对本病也有良好的疗效，剂量为 0.75～1.5 g，分 2 次内服。

（六）防控措施

1. 慎用抗生素和皮质激素　长期大量应用广谱抗生素可引起菌群失调，长期大量应用皮质激素可抑制机体免疫功能，均可增加隐球菌感染与播散的机会。

2. 早发现、早治疗　注意易于继发隐球菌感染的疾病，如艾滋病、恶性肿瘤、慢性消耗性疾病、结缔组织病及器官移植等患者，应高度警惕本病的发生。对高度怀疑本病而无确切证据之前，即可应用抗真菌剂预防控疗。

3. 注意卫生　预防本菌感染，应加强对鸟鸽粪等的管理，避免接触到被污染的土壤，防止鸽粪污染空气，忌食腐烂变质的梨、桃等水果。

第三节　二相真菌病

有些真菌在不同寄生环境和培养条件下出现两种形态，称二相性真菌（dimorphic fungic），即在机体内或含血培养中 37℃ 孵育，呈现酵母型菌落，而在沙保氏培养基上室温孵育，则形成丝状菌落。如荚膜组织胞浆菌、皮炎芽生菌等。为致病性真菌，能感染正常人，有地域性；孢子丝菌在我国先后有数例报告，球孢子菌和荚膜组织胞浆菌在国内有个别病例报告。

一、组织胞浆菌病

组织胞浆菌病（histoplasmosis）又名达林氏病，是一种由荚膜组织胞浆菌（*Histoplasma capsulatum*）引起的全身性、高度接触性传染的疾病，可引起原发性的皮肤、皮下组织及肺部病变，发生化脓、溃烂等，也可经血流播散至全身。组织胞浆病是一种不常见的疾病，但可能有严重的症状。

该菌于 1905 年由巴拿马的 Darling 首次发现，1933 年鉴定为真菌。1938 年，在一头病犬身上首次发现本菌，以后在多种家养动物、野生动物和捕获动物中都曾诊断出自然发生的组织胞浆菌病。

（一）病原学

荚膜组织胞浆菌属于真菌界、半知菌亚门、丝孢菌纲、丛梗孢目、丛梗孢科，是一种双相型真菌，能在自然界或室温下培养生长，但在 37℃ 或侵犯宿主细胞时，则转变成小的酵母菌细胞（直径 1～5 μm）。在 35℃ 以下实验培养及土壤中呈菌丝状。酵母菌细胞是无囊包被的，存活于活组织中的巨噬细胞内。在室温培养时则先长出典型的菌丝体，此型极易引起感染，可致实验室感染，应注意预防。

（二）流行病学

1. 传染源　患者和病畜是本病的传染源，其痰液和其他分泌物、排泄物中含有的病菌。

在自然条件下，本菌长期存活于流行地区富有有机质的土壤中，尤其是含鸡笼、鸡舍、粮仓和地窖周围的土壤，甚至从被污染的鸡舍的空气中也可以分离出本菌。

2. 传播途径　人和动物均因吸入混有本菌的尘埃，或食入被污染尤其含鸟、鸡粪便的食物而经呼吸道、皮肤、黏膜及消化道感染。

3. 易感性　人群普遍易感。一般以 40 岁以上成人为多，常见于农场工人、矿井工人、清洁工人、建筑工人、洞穴勘探人员等。男人发病率较女人高，婴儿或 T 细胞介导的免疫功能低下的人易感。在艾滋病患者，COPD 患者中也有较高的发病率。也有实验室感染的报告。多种家畜和野生动物，许多鼠类对本病均易感染。实验动物以小鼠的易感染性最高，常用于病原分离。

4. 流行特征　本病是一种广泛分布于全世界的肉芽肿性疾病，主要流行于温带。我国多为散发病例。近年来，本病的发病率增高。在欧洲、北非、印度和南亚都有发现，通常感染马和骡子。当病原体侵入人体后，视患者抵抗力而呈现局限原发或传播感染，一般男性患者较多见。

（三）临床表现

1. 人　本病的病原菌可侵犯全身各脏器，因此临床表现错综复杂，主要有 3 个类型。

（1）急性原发型。通常无症状，如果有症状，常为肺炎的表现，包括发热，咳嗽，寒战和不同程度的身体不适，潜伏期 11～14 d。体检和胸部 X 线检查没有明显的特异性。常可从患者的痰液中分离到本菌。

（2）进行性弥散型。从肺部经血流播散，累及全身网状内皮系统。可急性发病，表现为高热、肝脾肿大，食欲低下，体重下降等。起病缓慢时表现为低热，肝脾肿大等。有时会发生口腔和胃肠道溃疡。该病是一种已肯定的艾滋病的机会性感染。

（3）慢性空洞型。常见于肺尖，表现类似于空洞型结核。常有咳嗽咳痰，发热、盗汗等，严重时发生呼吸困难，最终丧失呼吸功能。但不发生播散，胸部 X 线检查可见细小颗粒性浸润。

眼组织胞浆菌病综合征，主要表现为视力下降，可致盲。然而，由于在病变中没有发现真菌，抗真菌化疗无效，或能与局部的超敏反应有关。另一种慢性但罕见的组织胞浆菌病是纤维增生性纵膈炎，最终可引起循环障碍。

2. 动物　也有原发性和播散性之分，临床表现也与人相似。原发病多位于肺脏和支气管淋巴结，通常无临床症状，取良性经过，主要见于马和牛。播散性型一般预后不良，多数死亡，常见于犬和其他动物。患畜呈渐进性消瘦、顽固下痢、咳嗽、贫血、不规则发热和白细胞减少等症状。

（四）诊断

本病诊断主要靠痰液，周围血液，骨髓以及淋巴结穿刺、活检等标本中找到组织胞浆菌，再结合临床症状和培养结果。组织胞浆菌皮肤试验有助于诊断。

1. 临床诊断　主要根据临床各型的症状和体征进行诊断。

2. 真菌诊断　在各种标本中如能找到荚膜组织胞浆菌，则对本病诊断有决定性意义。主要靠培养检查。包括有直接镜检和培养检查等方法。

3. 血清学检查　可作为辅助诊断。取血清、尿、脑脊液或支气管肺泡洗出液，用 CF、ELISA 或 RIA 等方法测定抗体滴度或是荚膜组织胞浆菌多糖抗原。一般用补体结合试验，发病后 2～3 周抗体效价最高，持续 4～8 个月后开始下降。与芽生菌病有交叉反应。

注意急性组织胞浆菌病与流感和病毒性肺炎相鉴别。慢性者与结核、类肉瘤、淋巴瘤或白血病及其他真菌感染（包括芽生菌病、球孢子菌和隐球菌病）相鉴别。

（五）治疗

急性原发性组织胞浆菌病常为自限性，一般不需进行抗真菌治疗。轻症者以支持疗法如卧床休息，加强营养即可自愈；播散型及慢性空洞型病变、黏膜皮肤或系统感染者，应予抗真菌的特异治疗。主要是两性霉素 B 或脂质体、伊曲康唑、酮康唑、伏立康唑、球红霉素等药物。药物治疗制止临床发展后，对人的肺部空洞及肉芽肿病变可考虑手术切除，为防止因手术而加剧病变或发生播散者，应使用两性霉素 B 等。术后系统治疗至少应用 6 周。

对慢性型治疗，两性霉素 B 或伊曲康唑对本病有效，但复发常见。

本病的死亡率很低。慢性空洞型多呈进展性，死亡由严重呼吸功能不全所致。未治疗的进行性弥散性组织胞浆菌病死亡率＞90%。免疫损伤宿主通常预后不良或易于复发。

大部分发病的犬可自愈。播散型者可选用低剂量的两性霉素 B 和全身支持疗法。

（六）防控措施

本菌的菌丝型感染性较强，实验室工作应注意预防。在鸟笼、鸡窝及蝙蝠洞穴中常有本菌污染，应注意预防。初到流行区的人，由于机体免疫力差，应特别注意预防。污染地区可喷洒 3% 的福尔马林杀死真菌。

二、孢子丝菌病

孢子丝菌病（sporotrichosis）多由外伤感染申克氏孢子丝菌所致，是一种以引起人和动物皮肤形成肉芽和溃疡为主要症状的人兽共患慢性真菌病。有时引起黏膜、骨骼病变，甚至系统性疾病。可侵犯肺、胃肠道、骨骼及中枢神经系统。病原菌通过血流播散，引起全身皮肤出现结节、脓肿。

（一）病原学

申克孢子丝菌（*sporothrix shenckii*）是一种生长在热带和亚热地区的土壤、植物、木材、草炭、沼泽泥水等中的腐生菌。本菌为侧孢霉属双相型深部真菌，属真菌门、半知菌亚门、孢丝菌纲、丝孢菌目、丛梗孢科，在葡萄糖蛋白白胨琼脂培养基中培养第 3～4 天，观察到散的针尖大小乳白色平滑的酵母样菌落，表面湿润中央微高出；培养 2～4 周，菌落中央呈咖啡色，略隆起有皱褶，周边为膜状乳白色晕，表面有灰白色短绒状菌丝，放射状生长，形成浅色与深色相间的同心环。镜下可见，菌丝较细，两侧有直角侧生的分生孢子柄，顶端有呈花瓣样排列的小分生孢子，呈圆形或梨形，有些孢子沿菌丝两侧羽状着生，呈"袖套"状排列。在组织中为酵母相，呈圆形出芽细胞，大小为（1～3）μm×（3～10）μm 或成长形出芽细胞，如"雪茄烟"样。

（二）流行病学

1. 传染源 主要是患本病的人或动物。马为本菌的自然宿主。传播的媒体主要是被孢子丝菌污染的柴草、腐植和土壤等。

2. 传染途径 主要是通过破损的皮肤伤口感染。人类接触患畜、医护人员处理患者污染的敷料时均可受到感染。此外还有经过侵犯口腔黏膜，通过消化道感染，或通过吸入而侵犯肺部或血行播散至内脏各器官。

关于人与人之间相互传染的报道较少见，但有动物特别是猫感染人的文献报道，主要是人与长期密切直接接触的本菌而发病。医源性所致本菌感染尚未见明确报道。

3. 易感性 人普遍易感。动物中兔、猫、羊、鼠、猴、犬、驴、马、鸡、蝙蝠等易感，昆虫如蝇、蜂、蚁中也有检验出的报道。马和犬比别的动物受感染更多。

4. 流行特征 本病原菌是死的植物常见的腐生菌，孢子丝菌病在世界各地均有报道，主要分布于欧洲、北美洲和非洲。孢子丝菌病的流行主要是职业性或地方性小范围的流行，任何年龄均可发病，据报道年龄最小的为 1 个月，最大的为 92 岁，但大多数为青壮年，男性多于女性。大多数患者是林业工作者、花匠和摆弄在地下潮湿条件下存放的撑木的矿工们。

（三）临床表现

1. 人 根据患者对本菌的暴露史及免疫状态不同，有不同表现。

（1）皮肤淋巴管型。潜伏期为 7～30 d，长者可至半年。最常见，真菌由外伤处植入，局部出现小而硬、可推动的无痛性皮下结节，呈红、紫或黑色，有时初起即为溃疡。好发于指部或腕部，损害沿淋巴管排列，自觉症状不明显。

（2）固定型。好发于面、颈、躯干等处，皮损多固定在初发部位，不侵犯附近的淋巴结，皮损形态多变，损害为溃疡、疣状或浸润性肉芽肿，周围有时有卫星状损害。

（3）皮肤黏膜型。较少见，常继发于全身播散性病变，发生于口腔、咽喉部或鼻部，初起为红斑、溃疡或化脓性损害，后变成肉芽肿性、赘生物或乳头瘤样损害。伴有疼痛，附近淋巴结可肿痛。

（4）播散性孢子丝菌病。可发生骨、骨膜及滑膜孢子丝菌病，眼孢子丝菌病，系统性孢子丝菌病及孢子丝菌病脑膜炎。其中骨骼占 80%，常致关节活动受限、关节肿痛，并有关节腔积液。关节腔穿刺液培养多有孢子丝菌阳性。

（5）肺孢子丝菌病。极少见。多发生于酗酒者，主要由吸入孢子而发病，有咳嗽、发热症状。并出现结节损害、薄壁空洞、纤维化及胸腔积液。

本病预后良好，个别可自愈。

2. 动物 与人基本相似，一般于伤口感染处发生原发病灶，病灶多位于四肢、胸部和腹部。在真皮及皮下淋巴管处形成 1～4 cm 的圆形结节，结节间淋巴管变粗，呈弯曲状。结节破溃后流出少量浓稠、乳酪样脓汁。侵犯内脏可能呈现低热、无力、贫血，继发关节炎等。在马、骡有时于鼻腔黏膜发生小的结节和溃疡。在犬，继发皮肤病变后可发生骨关节炎、腹膜炎。

（四）诊断

主要根据病史中外伤史，工作中有土壤、木材、植物、仙人掌等接触史，临床表现有典型皮损，加上实验室检查进行综合性诊断。本病的皮肤损害虽然形态多样，但原发损害基本上是结节，典型损害沿淋巴管呈串状分布,特征明显,易于诊断。确诊依据是病原学检查。

(1) 直接镜检。标本可取自溃疡边缘组织或组织液、脓液、脓肿或囊肿穿刺液、痰以及内脏的病变组织等,涂片、革兰染色或 PAS 染色后镜检。

(2) 培养检查。本菌为双相形,在沙保氏葡萄糖蛋白胨琼脂培养基上为菌丝型,生长良好;在病理组织内或心脑浸润葡萄糖血琼脂培养基上为酵母型。

(3) 动物接种。目的在于验证病原菌的致病性及所致病变特征,并观察菌体形态。

(4) 电镜观察。培养基上菌体形态保存完好,多数呈圆形或卵圆形小孢子和细长分隔丝孢子,呈辐射形状,中心暗,外套附于细胞外侧,菌体细胞壁无特殊结构部分。

(5) 孢子丝菌素皮内注射试验。对诊断也有一定的帮助。

注意与结核分枝杆菌、非典型性分枝杆菌、奴卡菌或其他细菌引起的局部感染及毒蜘蛛咬伤等相鉴别。同时注意与葡萄球菌感染、球孢子菌病、藻菌病、梅毒、结核、肿瘤等相鉴别。

(五)治疗

全身治疗为主,单纯局部治疗无明显效果。

对患者首选药为碘化钾。或口服灰黄霉素或克霉唑。同时可用 2% 碘化钾溶液湿敷局部或 10% 碘化钾软膏外涂,还可以用两性霉素 B 静脉滴注。

两性霉素 B 适用于对碘化钾过敏、无效者。近年来伊曲康唑应用较多,对碘剂过敏和其他方法无效者使用。口服伊曲康唑是治疗皮肤淋巴管型和固定型孢子丝菌病效果好,疗程 3~6 个月,为首选治疗,可替代碘化钾饱和溶液长程疗法,后者疗效差,并常可引起令人烦恼的毒性作用。对孤立小片损害还可采用局部加温疗法或冷冻治疗,同时给以药物治疗。

犬可用 10% 碘化钾溶液 10 mL 口服,2 次/d,连用 2~6 周,剂量逐渐增加。氟康唑和两性霉素 B 均有效。

(六)防控措施

1. 控制和清除传染源 本菌为腐物寄生菌,对于生活环境中腐烂的柴草、芦苇、草炭、苔藓、腐殖土等应当将其清除、焚烧。对已感染患病的动物,如家畜、家禽等应予以治疗、隔离,小的动物患病可将其杀死、焚烧或深埋。人患本病应适当隔离。

2. 切断传播途径 从事造纸、园艺、林木、农牧、粮库、编织等的工作人员,应适当戴手套,防止皮肤受到刺伤等。一旦皮肤受到外伤,应及时清洗、消毒,并涂抹碘酊等。造纸厂、木材加工厂、果园、林场等要尽力采用机械化生产。

3. 健康教育 让人们了解本菌寄生的场所、感染途径,以及发病后的症状和预防控疗等知识。在本病高发区要普及食用碘盐。提倡多吃含碘的食物,如海带、紫菜等。

第四节 霉 菌 类

霉菌亦称"丝状菌",属真菌。体呈丝状,丛生,可产生多种形式的孢子,多腐生。种类很多,常见的有根霉、毛霉、曲霉和青霉等。霉菌可用以生产工业原料(柠檬酸、甲烯琥珀酸等)、进行食品加工(酿造酱油等)、制造抗生素(如青霉素、灰黄霉素)和生产农药(如"920"、白僵菌)等。但也能引起工业原料和产品以及农林产品发霉变质。另有一小部分霉菌可引起人与动植物的病害,如头癣、脚癣及番薯腐烂病等。

一、曲霉菌病

曲霉菌病（apergillosis）是由曲霉菌属（Aspergillus）菌和吸入其分生孢子所致的机会性感染。本病主要侵害鸟类，亦可侵害某些哺乳动物和人。在家禽中以幼雏发病率最高，死亡率也很高，往往在孵室中呈暴发性流行，给养禽业造成较大损失，故本病又被称为孵室肺炎。

对于人类，则好发于机体抵抗力弱的患者。常侵犯肺、脑、眼、耳、鼻旁窦和皮肤，引起各种脏器的急、慢性炎症。主要特征在呼吸器官组织中发生炎症并形成肉芽肿结点。此外，曲霉毒素还可引起急性中毒，有些还可以致癌。

早在 1727 年，Micheli 首先对曲霉菌作了记述和命名，1935 年，我国进行了首次报道。

曲霉菌是最常见的环境霉菌之一，人和动物易常由吸入分生孢子获得侵袭性感染。呼吸系统曲霉病可分变应性支气管肺曲霉病、曲霉球（真菌球）及侵袭性肺曲霉病。系统性曲霉病常为血行播散。

（一）病原学

曲霉菌属的真菌种类很多，主要致病种类有 10 种左右，最常见而且致病性最强的为烟曲霉菌（*Aspergillus fumigatus*），可侵犯肺、鼻窦等处，引起曲霉球、侵袭性曲霉病等；其次是黄曲霉（*A. flavus*），常见于免疫力低下的患者，肺部侵袭性感染或鼻-眼眶感染；第三为黑曲霉（*A. niger*），可引起肺部过敏性疾病，也可形成曲霉球，又常见于耳曲霉病；第四为土曲霉（*A. terreus*）。近年来条件致病菌增多，如北京同仁医院从患者鼻窦中分离出 3 株曲霉，经北京医科大学李冬梅和日本崛江博士鉴定为新种，并以中国和中国专家命名。

曲霉菌的营养菌丝体由具有横隔的分支菌丝构成，气生菌丝特化形成厚壁而膨大的足细胞，在其垂直方向生出自立的分生孢子梗，并产生许多分生孢子，形如葵花状。本菌为需氧菌，在一般培养基上均可生长，并能产生蛋白性内毒素，引起组织坏死、肌肉麻痹等，其毒性对家兔、豚鼠、小鼠、鸡和犬也有毒害作用，不仅能引起肺部病变，而且损害肝脏，以致发生肝硬化和诱发肝癌。其孢子抵抗力很强，煮沸后 5 min 才能杀死，在一般消毒液中需经 1~3 h 才能灭活。

（二）流行病学

1. 传染源　曲霉菌呈全球性分布，为自然环境中最常见的腐生菌。最常见于食品、空气、灰尘、垃圾、土壤及腐烂的有机物中。曲霉孢子极易脱落，飞散于空中，南至南极的雪，以及撒哈拉沙漠，均可见。使用污染的手术器械、包扎材料及注射用具也是值得警惕的来源。

2. 传播途径　主要经呼吸道、消化道感染，亦可经皮肤伤口感染。另外医院感染也是一个重要因素，特别是当医院临近建筑工地或者正在使用曲霉污染的空调系统时，可造成医院内小范围的曲霉暴发流行。由于曲霉菌孢子直径均在 10 μm 以下，尤其是烟曲霉菌孢子（2~3 μm）更小，很容易吸入气道深部导致本病发生，故传播方式以个体间的直接接触为主。兽类可因瘙痒、摩擦、蚊虫叮咬而感染。

3. 易感性　人群普遍易感。尤以农民、园艺工人及免疫功能低下的人群多见。血液恶性肿瘤患者、骨髓移植接受者、器官移植接受者、慢性肉芽肿病患者及 AIDS 患者，特别是当中性粒细胞缺乏超过 2 周时更易罹患。也是动物最为常见的一种霉菌病，禽类比兽类多见。幼禽或幼兽多见。曲霉菌孢子还可穿过蛋壳，引起死胚或出壳后出现症状。鸟类尤其是鸽类易受感染，许多曲霉对植物亦有致病性。

4. 流行特征　本病的发生没有地方性疫区，也没有人间流行性。曲霉菌广布自然界，可寄生于正常人的皮肤和上呼吸道，为条件致病菌。一般正常人对曲霉菌有一定的抵抗力，不引起疾病。曲霉病可发生在任何年龄、性别和种族，尤以农民、园艺工人及免疫功能低下的人群多见。潮湿、阴暗、污浊的环境及梅雨季节能使曲霉菌增殖，引起本病的发生。

（三）临床表现

1. 人

1）肺曲霉病。最常见，多发生在慢性肺部疾病基础上。临床表现分 2 型：

（1）曲霉菌支气管—肺炎。大量曲霉孢子被吸入后引起急性支气管炎，若菌丝侵袭肺组织，则引起广泛的浸润性肺炎或局限性肉芽肿，也可引起坏死、化脓、形成多发行小脓肿，起病者高热或不规则发热、咳嗽、气促、咯绿色脓痰、慢性者见反复咳嗽、咯血等类似肺结核症状。肺部体征闻及粗湿啰音。

（2）球形肺曲霉菌病。常在支气管扩张、肺结核等慢性肺疾患基础上发生，菌丝体再生，在肺内腔中繁殖、聚集并与纤维蛋白和黏膜细胞形成球形肿物，不侵犯其他肺组织。多数患者无症状或表现原发病症状，或出现发热、咳嗽、气急、咯黏液脓痰，其中含绿色颗粒。由于菌球周围有丰富的血管网，可反复咯血。

2）变态反应性曲霉菌病。过敏体质者吸入大量含有曲霉孢子的尘埃，引起过敏性鼻炎、支气管哮喘，支气管炎或变性肺曲霉菌病。吸入后数小时出现喘息、咳嗽和咳痰，可伴发热。大多数患者 3～4 d 缓解，如再吸入又复发上述症状，痰中可检出大量嗜酸性粒细胞和菌丝。

3）全身性曲霉菌病。多见于原发性和继发性免疫缺陷者。曲霉菌多由肺部病灶进入血循环，播散至全身多个脏器。白血病、恶性淋巴瘤、肿瘤、慢性肺部疾患、长期适用抗生素和皮质激素等，是发生本病的诱因。其临床表现随所侵犯的脏器而异，临床上以发热、全身中毒症状和栓塞最常见。累及信内膜、心肌或心包，引起化脓、坏死和肉芽肿，中枢神经系统受累引起脑膜炎和脑脓肿。消化系统以及肝受累多见。

2. 动物　临床表现复杂。幼禽呈急性暴发性流行，发病率和死亡率较高；成禽常呈慢性散发性发生，其特点是病程较长，病变较严重。

1）肺曲霉菌病。最为常见。急性病例可见病禽呈抑郁状态，卧伏、拒食。进而出现伸颈呼吸，离群独居，食欲减退，下痢，共济失调，呼吸困难日益加重，最后因衰竭死亡。感染较轻者可自然痊愈，主要为烟曲霉感染，偶尔也见黑曲霉。

2）禽类脑炎性和脑膜脑炎性曲霉菌病。已有大量报道。临床表现为神经障碍临床特征，初期可有轻度运动失调，虚弱，懒动，进而发展为进行性麻痹、震颤、抽搐痉挛而死。

曲霉菌侵入角膜组织可引起眼炎，多见于幼禽。曲霉菌孢子对禽蛋具有感染和致病能力。肺脏原发性感染灶内的曲霉菌经血源性扩散可引起病禽多处脏器感染，症状因累及部位不同而表现不同，无特异性，病情严重，死亡率高。

（四）诊断

可根据流行病学、临床症状和剖检做出初步诊断，病原体检查可确诊。

对临床上长期使用抗生素、激素及细胞毒性药或有职业接触史的患者，怀疑肺结核但痰菌检查多次阴性，经抗结核治疗中病情反而恶化者，或全身症状轻但反复咯血者，应多次进行痰的真菌学检查，纤维支气管镜检查是一项重要手段。

1. 临床典型症状　配合 X 射线和 CT 所见。肺曲霉球病的 X 射线的典型表现为一可随体位改变的实质性球形影，球影的上方有一新月形的透亮区。侵袭性肺曲菌病患者银或 PAS 染色组织病理学检查，可见由大小规范，呈两分叉（"Y"形）的分隔菌丝引起的特征性的血管侵害。脑部曲霉病脑血管造影或 CT 检查证实有颅内占位性病变。

2. 病原体检查　取自患处的标本作直接涂片或培养，涂片可见菌丝或曲霉菌孢子，培养见曲霉菌生长。曲霉菌是实验室常见的污染菌，必须反复涂片或培养，多次阳性且为同一菌种才有诊断价值。

3. 活体组织检查　取受损组织或淋巴结活检，可根据真菌形态确诊。尤其对播散性曲霉菌，可及时做出诊断。

4. 免疫学检查　免疫扩散法查血清中曲霉抗体。间接免疫荧光法敏感但特异性差。

注意与肿瘤、其他病因引起的肺炎、肺结核及组织胞浆病相鉴别。

（五）治疗

1. 人　早期诊断，早期治疗效果好。治疗基础性疾病，如糖尿病、淋巴瘤、器官移植等，还要注意广谱抗生素、免疫抑制剂、化疗、放疗等的使用。

抗真菌治疗可首先选用两性霉素 B，也可并用 5-氟胞嘧啶。两性霉素 B 喷雾治疗支气管、肺曲霉病，5 mg 加蒸馏水 20 mL，超声喷雾，3 次/d，长期治疗；也可使用伊曲康唑，200～400 mg/d，长期治疗；也可试用大剂量氟康唑或一般剂量特比萘酚。

近年来治疗侵袭性曲霉病常用两性霉素 B 脂质体，曲霉瘤可用外科切除，加用抗真菌药物。角膜炎可用两性霉素 B 水溶液滴眼。内眼炎可于玻璃体内注射两性霉素 B，但易损伤视网膜。

曲霉菌败血症预后较差，常在 3 周内死亡。肺真菌球预后视病情而定。肺部病变复杂者预后差。变态反应性肺曲霉菌病预后好，可在数天内恢复。脑部曲霉肉芽肿预后差。

2. 动物　家禽加强饲养管理，常用灰黄霉素或制霉菌素加水灌服或拌料喂服，也可用两性霉素 B 缓慢静注等药物治疗。除此以外，尚可试用硫酸铜、碘制剂等。

（六）防控措施

（1）增强人和动物机体抵抗力，避免到本菌分布的区域或环境中活动，注意个体的防护，尤其要防止本菌从呼吸道传入，减少各种诱发因素，及时处理外伤和处理原发病。

（2）对于家禽，不宜使用发霉的垫草和饲料。垫草应经常翻晒，育雏期间的饲料应蒸煮 1 h 后再用。育雏室内应注意通风换气，保持干燥。

（3）在大群家禽中发生本病时，病禽应立即捕杀或隔离治疗，禽舍应彻底消毒。

二、藻菌病

藻菌病（phycomycosis）又称接合菌病（zygomycosis）、毛霉菌病（mucormycosis）或丝状菌病（hyphomycosis），是由毛霉目中的毛霉科及其他科中的多种真菌引起的一种发病急、进展快、病死率高的系统性真菌感染。此病引起急性坏死性感染，以侵犯血管壁、血栓形成特点，亦可引起皮下组织慢性感染。常见于免疫力低下的人或动物。常见的受累器官为鼻脑部、肺、胃肠道、皮肤等，亦可出现播散性感染，其不同的临床类型常与患者待定的导致免疫受损的基础疾患有关。

首例藻菌病由德国人 Kurchenmeister 于 1855 年报告，为 1 例肺癌患者合并毛霉感染。此病在世界范围都有分布。1994 年廖万清首次报告少根根霉引起坏疽性脓皮病。近年来我国学者还陆续报道了多变根毛霉规则变种所致的慢性破坏性皮肤藻菌病，冻土毛霉所致的原发性皮肤藻菌病，少根根霉引起的鼻脑藻菌病，微小根毛霉引起的肺部反复感染以及非嗜热根毛霉皮肤感染等。

（一）病原学

许多种藻菌均可引起感染，但最常见的为根霉（*rhizopus*）、犁头霉（*absidia*）和根毛霉（*rhizomucor*）。其他藻菌也可致病，但分离率很低，临床少见或罕见。

藻霉属有单纯或分支的孢囊梗，无匍匐样菌丝或假根。大多数生长快，孢囊大而圆，呈灰或灰黄色。在孢子囊与孢子囊梗之间有一分隔。藻菌的生长不需要复杂的营养，生长温度也有一较宽的范围

（25～55℃）。但临床上重要的藻菌其最适生长温度为 28～30℃，分离时 37℃亦可生长。该类霉菌为需氧型，实验室培养 2～5 d 即可呈典型菌落。在葡萄糖蛋白胨琼脂培养基上，藻菌生长快，开始为白色羊毛状，充满整个斜面；后变为灰黄色，表面有小黑点（孢子囊）。生殖孢子可能从菌丝长出，呈单轴式，即总干分支，顶端生长孢子囊，呈球形，壁光滑。孢子囊中充满孢子囊孢子。成熟后，孢子囊孢子破囊而出。

（二）流行病学

1. 传染源 藻菌是一类机会性致病菌，广泛存在于自然界的土壤及腐败有机体内，在粮食和水果上尤为多见，其中藻菌占样品霉菌总数的 11.5%，是动物藻菌病发生的重要因素。亦可从健康人的鼻孔、大便、痰中分离出来。

2. 传播途径 藻菌病是非传播性感染，无论人还是动物，都是在接触共同的环境来源后发生感染的。呼吸道是主要的入侵途径。通过空气、尘埃和饮食而播散，免疫力降低是致病的诱因。还可通过破损皮肤或皮肤黏膜交界处、消化道及手术或插管进入人体。

3. 易感性 人群普遍易感。糖尿病、白血病、淋巴瘤、AIDS 患者、肝肾疾病及长期应用糖皮质激素、免疫抑制剂者易感。感染的动物有家兔、豚鼠、小鼠、雏鸡、肉鸭、猪、奶牛、山羊和大熊猫等，以牛、猪等易感。

4. 流行特征 本病呈全球性分布，多为继发性条件感染，呈零星散发。20 世纪 80～90 年代以来，无论人和动物藻菌病的发生率均日趋上升，发病范围广，患病动物种类增多，特别是家禽。动物可能因长期使用抗生素、滥用类固醇激素或含激素的一些促长剂有很大关系。另外，在草食家畜过多饲喂精料，导致胃酸中毒也是促进藻菌继发感染的重要因素。在人类，巨噬细胞和中性粒细胞的缺陷者、糖尿病酮症酸中毒患者、长期应用糖皮质激素者及其他免疫功能低下者对真菌抑制能力低下，随着免疫缺陷人群的扩大，本病的发病率明显上升。

（三）临床表现

1. 人 藻菌病是一种机会性感染疾病，很少累及正常人。其临床特点是很快出现发热、组织坏死。大多数病例病情凶险、病程很快，除非很早就获得有效救治，否则预后很差。按传统分型方法其临床表现至少有 6 种独立的综合征，即脑鼻、肺、皮肤、胃肠道、中枢神经系统、播散性及其他（如胃、肾、心脏和纵隔）类型感染。每一型似与某些特定的易感因素有关。如糖尿病性酮症酸中毒可易致鼻脑藻菌病，白血病患者在中性粒细胞缺乏期间易感鼻脑、肺或播散性藻菌病，患 Kwashiorkor 病（恶性营养不良）的儿童可出现胃肠道藻菌病。在用封闭敷料情况下可发生皮肤根霉菌感染。

鼻脑毛霉菌病是最常见的类型，鼻脑感染通常是暴发性的，并且常致死。组织坏死性病变常发生于鼻黏膜，有时可见于腭部。菌丝侵犯血管可引起鼻中隔、腭和眼眶或鼻窦周围骨骼的进行性组织坏死。临床表现为疼痛、发热、眼突出、脓性鼻涕和黏膜坏死。坏死的进行性扩展可累及大脑，而引起筛状窦栓塞体征、惊厥、失语或偏瘫。

已有报道在长期毒品注射者出现原发于脑部的藻菌病，其他局限型藻菌病包括心内膜炎、骨髓炎和肾盂肾炎。

2. 动物 多呈慢性经过。牛、猪常发生消化道感染。患猪急性经过时呈胃肠炎症状，表现为呕吐和下痢；慢性经过时不出现明显的临床症状，仅在宰后剖检时见有病变。患牛多因瘤胃过食后乳酸发酵引起瘤胃炎而致感染，临床主要表现为消化不良，继而食欲废绝，瘤胃弛缓，经 3～4 d 后死亡。慢性病例无明显临床症状。母牛因交配感染后，多在妊娠 3～7 个月时因发生胎盘炎而流产。

（四）诊断

1. 直接镜检　从坏死组织、痰或支气管肺泡灌洗液的临床标本中直接镜检发现毛霉，较培养分离更有意义。镜下本菌与其他霉菌，如曲霉属很容易区别，因它们具有粗大、无隔和直角交叉的菌丝，有特征性。

2. 真菌培养　因本类菌为常见腐生菌，若从坏死组织、痰或支气管肺泡灌洗液中培养分离出毛霉应慎重考虑。但如果患者为糖尿病或免疫抑制患者，则培养阳性十分重要。

3. 组织病理　组织病理切片中见到典型的菌丝结构有确诊价值。

4. 其他检查　目前尚无成熟的检测毛霉抗原的血清学试验用于临床。许多患者因免疫抑制而无可测得的免疫应答反应。

注意与其他真菌感染和某些细菌感染相鉴别。还需与肺脓肿、空洞型肺部肿瘤相鉴别。

（五）治疗

肺藻菌病由于发病凶险，病死率很高。早期诊断及时治疗是提高生存率的关键。首先控制基本疾患，清除感染坏死组织，再应用两性霉素 B 加以治疗。

患鼻脑部感染的糖尿病患者治疗包括尽快纠正酸中毒，迅速外科清创感染并已坏死的组织，及时使用两性霉素 B。在不危及患者安全的前提下应减量或停用免疫抑制药物。如感染不能被普通剂型的大剂量两性霉素 B 所控制，应考虑用两性霉素 B 脂质体。

如果藻菌病局限在肺的某一区域且在 48～72 h 内对两性霉素 B 治疗无效时，应考虑做手术切除治疗。有时做楔形切除即可达到目的，但常需做整个肺叶或肺段的切除。较广泛的感染则不宜外科干预。

对于皮肤藻菌病患者，切除坏死的皮损及周边感染组织是最重要且有效的治疗手段，也可用两性霉素 B，手术切除后须植皮。

最近亦有新的抗真菌药物如氟康唑、伊曲康唑治疗毛霉感染获成功的报道，但由于例数极少，其确切的临床疗效尚难确定。

（六）防控措施

本病原体为条件致病菌，对易感患者，应及时治疗全身疾病，提高机体抵抗力。若发生本病，除及时治疗外，应避免与其他细菌的交叉感染。

（1）保持皮肤黏膜完整及生理屏障的完善。

（2）忌滥用抗生素、糖皮质激素，烧伤、烫伤患者严格保持无菌环境及无菌操作，消化性溃疡患者应及时治疗。

（3）高危人群重点监测，对有较严重原发病尤其是糖尿病性酸中毒、白血病、淋巴瘤等患者，可定期做鼻拭子、痰、尿等多途径真菌检查。一旦发现感染者，及时行正规抗真菌治疗。

第七章 医学原虫引起的人兽共患传染病

寄生性原虫对人体的危害程度因虫种、株系、寄生部位以及宿主的免疫状态而有很大差别。原虫感染的致病作用，除生物病原侵袭力与宿主应答水平之间相互作用而导致的机械、化学和生物性质的一般损伤外，还有某些自身的特点。

1. 增殖致病 原虫个体细小，虫体数量较少时一般不易对宿主组织造成明显的损害。侵入人体的原虫要经过增殖，虫体数目增加到一定程度后才可以引起疾病。如疟原虫在红细胞内进行裂体增殖，当虫体增殖到一定数量时，造成大量红细胞破裂，引起疟疾发作。

2. 播散致病 寄生原虫的微小个体和快速增殖特点，使其致病作用具有与生物病原相似的某种播散潜能。多数致病原虫在建立原发病灶后都发现有向近邻或远方组织侵蚀和播散的倾向，从而累及多个器官。近代研究已发现致病原虫具多种利于扩散的因子和生态特点。致病原虫的播散能力，在原虫病的传播上起着重要作用。

3. 毒素致病 原虫的毒力因种、株而异，其毒素作用常可致组织损害，引起全身性失调。如溶组织内阿米巴组织型滋养体的表膜上具有多种膜结合的蛋白水解酶，可使宿主细胞发生接触性溶解，借以侵入肠壁深层组织，导致血型播散，引起肠外阿米巴病；某些种类的原虫还可产生外毒素，如肉孢子虫产生的肉孢毒素，接种于家兔可致死亡。

4. 机会性致病 有些原虫在免疫功能正常的宿主体内不引起临床症状，宿主处于隐性感染状态。但当宿主抵抗力低下或免疫功能不全时，如一些极度营养不良、晚期肿瘤、长期应用激素制剂及免疫缺陷、免疫功能低下或获得性免疫缺乏综合征患者等常并发致死的原虫感染，故将这类原虫称为机会性致病原虫。常见的机会性致病原虫有弓形虫、卡氏肺孢子虫、贾第虫、隐孢子虫等。据报道晚期艾滋病患者60%合并肺孢子虫肺炎，成为患者的直接死因；多数表现为隐性感染的弓形虫病常在白血病及其他恶性肿瘤的治程中急性复燃。

5. 免疫特点 宿主对原虫所激发的免疫力与蠕虫引起伴随免疫有所不同，主要表现为把原虫抑制在低密度水平的非消除性带虫状态，而出现迁延、反复和隐性的疾病过程。一些常见的重要原虫病如疟疾、阿米巴病、弓形虫感染等都有这种特殊的临床表现。原虫主要通过以下方式逃避宿主的免疫：解剖学隔离、抗原改变、降低宿主免疫功能。

常见虫种及所致疾病（表7-1）。

表 7-1 常见医学原虫种类及所致疾病

纲	虫种	人体主要寄生部位	所致疾病
动鞭纲	杜氏利什曼原虫	单核吞噬细胞系统	黑热病
	阴道毛滴虫	泌尿生殖道	滴虫性阴道炎等
	蓝氏贾第鞭毛虫	小肠	贾第虫病
	人毛滴虫	结肠	腹泻等
	口腔毛滴虫	口腔	牙龈炎、牙周炎等

续表

纲	虫种	人体主要寄生部位	所致疾病
叶足虫纲	溶组织内阿米巴	结肠	肠及肠外阿米巴病
	结肠内阿米巴	结肠	不致病
	齿龈内阿米巴	口腔	未确定
	耐格里原虫	脑等	原发性阿米巴脑膜脑炎
	棘阿米巴	脑、眼	棘阿米巴角膜炎
			亚急性或慢性肉芽肿性阿米巴脑炎
孢子虫纲	疟原虫	红细胞	疟疾
	刚地弓形虫	有核细胞	弓形虫病
	隐孢子虫	小肠	隐孢子虫病
	卡氏肺孢子虫	肺泡	卡氏肺孢子虫病
动基裂纲	结肠小袋纤毛虫	结肠	结肠小袋纤毛虫病

第一节　布氏冈比亚锥虫与布氏罗得西亚锥虫病

锥虫病是由锥体科、锥体属中的各种致病性锥虫所引起的人和动物的原虫病。几乎所有种类的脊椎动物都有锥虫寄生。

锥虫最早是 1841 年在鱼体内发现的，以后相继在两栖动物、鸟类和哺乳动物体内发现。除马媾疫锥虫外，锥体属的锥虫都需要节肢动物传播。根据锥虫的形态以及对人兽的传播方式将锥虫分为 2 个类群，即通过唾液传播的涎源性锥虫与通过粪便传播的粪源性锥虫。布氏冈比亚锥虫与罗得西亚锥虫同属于人体涎源性锥虫，是非洲锥虫病或称睡眠病的病原体，媒介昆虫为舌蝇。

布氏冈比亚锥虫分布于西非和中非靠近河边的环境中，而罗得西亚锥虫分布于东非的热带草原及湖岸的灌木和植丛地带。目前在非洲处于睡眠病威胁的人数约有 4 000 万人，WHO 每年投资 500 万美元用于防控非洲锥虫病。随着 2017 年 8 月福建省报告了首例输入性病例，由于国际交往日益增多，我国应对本病的重要性加以重视。

一、病原学

2 种锥虫的形态基本相同，早期存在血液、淋巴液内，晚期可侵入脑脊液。在用姬氏液或瑞氏染色的血涂片中，胞质和波动膜呈淡蓝色，核居中，呈红色或红紫色。动基体为深红色、点状。细胞质内有深蓝色的异染质颗粒。鞭毛起自基体，伸出虫体后，与虫体表膜相连。当鞭毛运动时，表膜伸展即成波动膜。根据形态不同，锥鞭毛体可分为细长型、中间型和粗短型。细长型长 $20 \sim 40 \, \mu m$，游离鞭毛可长达 $6 \, \mu m$，动基体位于虫体后部近末端；粗短型长 $15 \sim 25 \, \mu m$，宽 $2.5 \, \mu m$，游离鞭毛短于 $1 \, \mu m$，或者鞭毛不游离，动基体位于虫体近后端；中间型形态则介于细长型和粗短型之间。

二、生活史

2 种锥虫的传播媒介为舌蝇。当锥虫在人体吸血时，锥鞭毛体随血液被雄或雌舌蝇吸入体内，先在中肠内进行繁殖，变为细长型锥鞭毛体，以二分裂法增殖。约在感染 2~3 周，锥鞭毛体从舌蝇中肠经前胃到达下咽，然后进入唾腺，附着于细胞上，转变为上鞭毛体。经过增殖最后转变为循环后期锥鞭毛体，其外形短粗，大小约 $15\,\mu\mathrm{m}\times2.5\,\mu\mathrm{m}$，无鞭毛，对人具感染性。当受染舌蝇再次刺吸人血时，循环后期锥鞭毛体便随涎液进入人体，变为细长型，经繁殖后进入血液。

三、流行病学

1. 传染源 冈比亚锥虫病的主要传染源为患者及带虫者。牛、猪、山羊、犬、马等家畜和羚羊、野牛、河马、鳄鱼等野生动物可能是保虫宿主。罗得西亚锥虫病的传染源为人，非洲羚羊、牛、狮、鬣狗等动物为其保虫宿主。

2. 传播途径 冈比亚锥虫主要传播媒介为须舌蝇。这类舌蝇在沿河流或森林稠密植物地带孳生。本病主要在人间传播。罗得西亚锥虫主要传播媒介为刺舌蝇、淡足舌蝇种团及 G. swynnertoni。这类舌蝇孳生在东非热带草原和湖岸的森林及植丛地带，嗜吸动物血，在动物中传播锥虫，人因进入此种地区而感染。另外，这 2 种虫体也可经吸血昆虫机械传播。先天性传播和性交传播的病例也有报道。

3. 易感性 人群普遍易感。多种家畜和野生动物可能是保虫宿主。

4. 流行特征 冈比亚锥虫分布在西非和中非的大部分地区，主要以农村人群为主。罗得西亚锥虫局限在东非，主要包括旅游者、野外工作人员、当地农民等，流行本病的国家有 36 个，受威胁的人群有 5 000 万，每年患者估计有 25 000 人。在媒介昆虫的后肠中分裂繁殖，并在此发育为感染性锥虫，通过粪便污染而感染宿主；唾液传播型的锥虫动通过传播媒介的叮咬而感染宿主。

四、临床表现

（一）人

2 种锥虫病的临床症状相似，但前者表现为慢性，一般在感染后 2 年才呈现中枢神经症状，病程可持续数月至数年，症状较轻；后者表现为急性，病程为 3～9 个月。患者多表现显著消瘦、高热和衰竭。有些患者在中枢神经系统未受侵犯以前，即已死亡。发病过程一般可分为 3 个阶段：

1. 初发反应期 患者被舌蝇叮咬后约 1 周，局部皮肤出现炎症反应，肿胀、面积 2～10 cm²，称为锥虫下疳。约持续 3 周后，局部皮肤病变即可消退。

2. 血淋巴期 锥虫进入血液和组织间淋巴液后，虫体在此繁殖，出现锥虫血症，引起血管和淋巴周围炎症以及巨噬细胞增生和坏死。锥虫血症高峰可持续 2～3 d，伴有发热、头痛、关节痛、肢体痛等症状。此期可出现全身淋巴结肿大，尤以颈后、颌下、腹股沟等处者明显。颈后三角部淋巴结肿大为冈比亚锥虫病的特征。其他体征有深部感觉过敏和肿大等。此外还可发生心肌炎、心外膜炎及心包积液等。

3. 脑膜脑炎期 在发病数月或数年后，锥虫可侵入中枢神经系统，产生脑组织病变和退化，引起弥漫性软脑膜炎、脑皮质充血和水肿、神经元变性、胶质细胞增生。主要临床症状为个性改变、表情冷漠、严重头痛、思维迟钝、语言不清，后期则出现深部感觉过敏、共济失调、震颤、痉挛、嗜睡、昏睡等。

（二）动物

动物感染后呈现发热、黄疸、贫血、浮肿、消瘦及运动失调等症状。

五、诊断

1. 病原检查 可采用涂片检查法，取患者血液涂片染色镜检。当血中锥虫数量多时，以细长型锥鞭毛体居多；当血中锥虫数量少时，以粗短型锥鞭毛体居多。也可取淋巴液、脑脊液、骨髓穿刺液、淋巴结穿刺物等作涂片检查。

2. 血清学方法　常用酶联免疫吸附试验、间接荧光抗体试验和间接血凝试验等方法。

3. 分子生物学方法　可用 PCR 及 DNA 探针技术来诊断锥虫病，特异性和敏感性都较高。

此外，动物接种也是一种有用的病原检查方法。

注意锥虫性"下疳"应与其他昆虫叮咬、蜂窝织炎或焦痂作鉴别。淋巴血液期应与疟疾、伤寒、回归热、病毒性出血热等发热疾病相鉴别。

六、治疗

苏拉明对本病早期疗效良好。其他药物有喷他脒、美拉肿醇（麦拉硫砷醇）、依氟鸟氨酸和拜耳 205 等。对已累及中枢神经系统的病例，须采用有机砷剂进行治疗。

七、防控措施

防控锥虫病的主要措施包括发现、隔离、治疗患者和消灭舌蝇。消灭舌蝇和防止舌蝇叮咬是防控本病的关键。改变媒介昆虫孳生环境，如清除灌木林，喷洒杀虫剂等措施。进入未经处理的舌蝇滋生地区时，应加强个人防护。包括穿长袖上衣和长腿裤，穿着明亮色彩的衣服，睡眠时用蚊帐，使用驱虫剂等措施。

第二节　隐孢子虫病

隐孢子虫病（cryptos poridiosis）是由病原性-原虫隐孢子虫引起的一种人兽共患的传染病。隐孢子虫广泛存在于哺乳动物、鸟类、爬行类、鱼类等脊椎动物体内，可引起各种动物的隐孢子虫病。寄生于人体和其他哺乳动物的主要是微小隐孢子虫，此虫是一种重要的引起人和动物腹泻的机会性致病原虫，被列为世界最常见的 6 种腹泻病之列。

1976 年 Nime 和 Meisel 首次报告两例人的隐孢子球虫病，是旅游者腹泻的常见病原，迄今已有 74 个国家，至少 300 个地区有报道。美国每年大约 15 万名腹泻患者中，有 3 万名感染隐孢子虫。我国的首例患者是 1987 年在南京发现和报道的。随后安徽、内蒙古、福建等 19 个省区也相继报道了一些病例，截止到 1998 年，据不完全统计已超过千例。在腹泻患者中的检出率为 0.9%～13.3%。艾滋病患者并发本病甚多，逐渐引起人们的注意。WHO 于 1986 年将人隐孢子虫病定为艾滋病怀疑指标之一。

一、病原学

隐孢子虫属于孢子虫纲、球虫目、隐孢子虫科、隐孢子虫属。Clark（1895）在小鼠胃黏膜上皮细胞发现的游动孢子可能是最早发现的隐孢子虫内生发育阶段的虫体。目前，已记录的隐孢子虫有 20 多种，我国已报道的主要有 4 个种，即小鼠隐孢子虫、小隐孢子虫、贝氏隐孢子虫和火鸡隐孢子虫。其中小鼠隐孢子虫、小隐孢子虫寄生于哺乳动物体内，贝氏隐孢子虫和火鸡隐孢子虫寄生于禽类。卵囊是隐孢子虫的唯一感染阶段，呈圆形或椭圆形，直径 4～6 μm，卵囊壁光滑无色、无卵膜孔。成熟的卵囊内有 4 个裸露的香蕉样子孢子和由颗粒物组成的圆形的残留体（图 7-3）。

卵囊对外界的抵抗力强，常用的消毒剂不能将其杀死，用 10% 甲醛盐水、5% 氨溶液、对卵囊冷冻干燥可使其失去感染作用，在冰点以下或 65℃ 以上加热 30 min 可杀死卵囊。

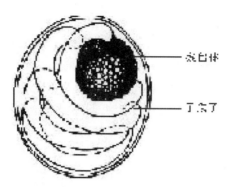

图 7-1　隐孢子虫卵囊

二、生活史

　　隐孢子虫生活史简单，繁殖方式包括无性的裂体增殖和孢子生殖及有性的配子生殖，2 种方式在同一宿主体内完成。卵囊随宿主粪便排出后即具有感染性，被人和易感动物吞食后，在消化液的作用下，子孢子逸出，侵入肠上皮细胞，发育为滋养体，经 3 次核分裂发育为含有 8 个裂殖子的 Ⅰ 型裂殖体。裂殖子释出后侵入肠上皮细胞发育为第 2 代滋养体，经 2 次核分裂发育为 Ⅱ 型裂殖体。成熟的 Ⅱ 型裂殖体内含 4 个裂殖子，此裂殖子释出后再侵入上皮细胞发育为雌、雄配子体，进一步发育为雌、雄配子，两者结合后形成合子，合子发育成卵囊。成熟的卵囊含 4 个裸露的子孢子，卵囊有薄壁和厚壁两种类型。薄壁卵囊内子孢子逸出后直接侵入肠上皮细胞，进行裂体增殖，形成自体感染；厚壁卵囊（约占 80%）在肠上皮细胞或肠腔内经孢子化（形成子孢子），在囊内形成 4 个子孢子后，随宿主粪便排出体外。完成整个生活史需 5～11 d（图 7-2）。

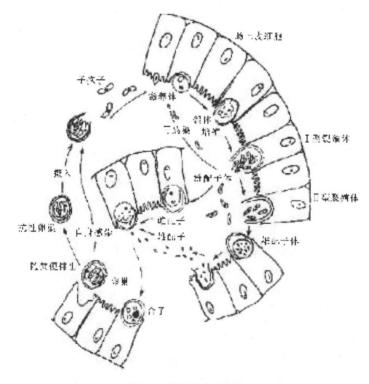

图 7-2　隐孢子虫生活史

三、流行病学

1. 传染源　隐孢子虫患者的粪便和呕吐物中含大量卵囊，多数患者在症状消退后仍有排出，可持续数天至 5 周，是主要的传染源，而健康带虫者和恢复期带虫者也是重要的传染源。交叉试验证实，牛、羊、猫、犬和兔等动物的隐孢子虫卵囊亦可感染人，成为畜牧地区和农村要动物源性传染源。

2. 传播途径　主要是由粪便中的卵囊污染食物和饮水，经消化道而发生感染；禽类隐孢子虫可经呼吸道感染；人际的相互接触也是重要的传播途径。

3. 易感性　人普遍易感。婴幼儿、艾滋病患者、接受免疫抑制剂治疗的以及免疫功能低下者更易感染。大量应用多种抗生素、患水痘、麻疹和经常感冒者等均易感染本虫。易感动物有牛、猪、羊、马、狗、猫、兔、小鼠、松鼠、鹿、火鸡、鸡、孔雀、鹦鹉、蛇、鱼等。

4. 流行特征　呈世界性分布，流行有一定的季节性，每年的春夏和初秋为流行的主要季节。农村比城市多，沿海港口城市比内地多，经济落后、卫生状况差的地区比发达地区多，畜牧地区比非牧区多。流行病学调查，各地的感染率报道不一，在 0.6%～10.2%，在寄生虫性腹泻中占首位或第二位。我国畜禽的隐孢子虫感染也很严重。本病能独立发病，也能与轮状病毒、冠状病毒、大肠杆菌混合感染。在禽类中以贝氏隐孢子虫流行最为广泛，尤其在肉用仔鸡群中流行更为严重。据报道，鸡在自然感染的情况下，其感染率为 6.4%～88.0%。

四、临床表现

(一) 人

本病的临床症状和严重程度取决于宿主的免疫功能与营养状况。免疫功能正常的人感染后，主要表现为急性水样腹泻，一般无脓血，日排便 2～20 次，严重感染的幼儿可出现喷射性水样泻，排便量多。腹痛、腹胀、恶心、呕吐、食欲减退或厌食、口渴和发热亦较常见。病程长短不一，短者 1～2 d，长者数年，20 d 至 2 个月占多数，由急性转为慢性而反复发作者并不少见。

免疫功能受损者感染本虫后，通常症状明显而病情重，持续性霍乱样水泻最为常见，一日数次至数十次。也有同时并发肠外器官寄生如呼吸道等症状，其病情更为严重复杂。有人统计 57 例艾滋病患者感染者，42 例死于本病，为艾滋病患者主要致死病因之一。故国外艾滋病患者检查隐孢子虫已被列为常规项目。

免疫缺陷者感染后症状严重，表明细胞免疫和体液免疫对消除本虫的感染是必不可少的。不论免疫功能是否正常，感染本虫后血中均可检出特异抗体，但因本虫寄生于肠黏膜表面，体液中的抗体可能不起保护作用，但能降低再感染的严重性。

(二) 动物

正常机体，常呈自限性或亚临床感染或无症状感染，但在免疫功能低下或受损者，本病原体可迅速繁殖，使病情恶化，成为死因。动物感染后突然引起黄乳油状、灰白色、灰褐色、褐色或黄褐色急性痢，一般持续 5～10 d。拉痢后期呈透明水样便，并混有脱落的肠黏膜。患犊活动逐渐停止，食欲减退，如饮水不足或不及时补液，易出现脱水症状。体温大部无变化，个别到 39.5～40℃，投予抗生素及磺胺药无效。经过 10 d 左右水样拉痢后缓慢变为泥状便、软便，逐渐趋于正常。粪便变为泥状、软便状是卵囊消失及趋于正常的迹象标志。禽类主要是鸡、鸭，表现为精神沉郁、张口呼吸、伸颈、胸腹起伏明显，气喘、咳嗽、腹泻、重者饮食废绝，发病后 2～3d 内死亡。

隐孢子虫病单独感染时死亡率较低，但与大肠杆菌、轮状病毒、冠状病毒等混合感染时，视其感染程度死亡率有所上升。

五、诊断

对本病的诊断主要是从粪便和肠黏膜刮取物中找到虫体。粪便（水样或糊状便为好）直接涂片染色，检出卵囊即可确诊。水样泻的临床症状可做参考。

1. 金胺-酚染色法 染色后在荧光显微镜下可见卵囊为圆形，发出乳白色略带绿色的荧光，中央淡染，似环状。

2. 改良抗酸染色法 染色后背景为蓝绿色，卵囊呈玫瑰红色，内部结构清晰。

3. 金胺酚-改良抗酸染色法 上述方法染色后，标本中多存在非特异的红色抗酸颗粒，貌似卵囊，难以鉴别。本法先用金胺-酚染色后，再用改良抗酸染色法复染，染后用光学显微镜检查，其卵囊同抗酸染色，而非特异性颗粒呈蓝黑色，颜色与卵囊不同有利于卵囊的检查，并提高了检出率和准确性。

国外已有几种免疫诊断方法，其中单克隆荧光抗体法较敏感、特异强。PCR检测等分子生物学方法，并可应用于虫种的鉴定。

六、治疗

隐孢子虫病至今尚无特效治疗药。治疗主要包括对症治疗、抗虫治疗和免疫治疗等方法。一般认为对免疫功能正常患者，采用对症和支持疗法，纠正水、电解质紊乱即可取得良好果。对免疫功能受损者，恢复其免疫功能、及时停用免疫抑制剂则是主要措施，否则治疗大多无效。硝唑尼特是美国批准上市的唯一可以用于治疗婴儿隐孢子虫感染的药物，但不适合免疫缺陷患者感染的治疗。螺旋霉素、巴龙霉素、阿奇霉素、红霉素等抗感染药物可以减轻腹泻症状。用人工高免疫牛初乳（HBC）、牛乳球蛋白、牛转移因子治疗也获得疗效。国内用大蒜素治疗，有一定效果。

七、防控措施

（1）应防止患者、病畜的粪便污染食物和饮水，注意粪便管理和个人卫生，保护免疫功能缺陷或低下的人，增强其免疫力，避免与患者及病畜接触。凡接触患者、病畜者，应及时洗手消毒。患者用过的便盆等必须在3％漂白粉中浸泡30 min后，再用甲醛溶液和5％氨水将卵囊杀灭。

（2）万一幼儿发生本病时，有效的预防控疗方法是饲喂充足的初乳，并立即隔离，防止传染并对症治疗。防止因拉痢脱水衰竭死亡，最重要的是进行补液或输水。同时，必须确诊有无其他消化和呼吸器官疾病并做出相应处理。

（3）本病一经确诊，绝对不准采取绝食疗法、限制摄取营养和水分，必须继续哺乳并输液，否则只能加快脱水衰竭死亡。

第三节　卡氏肺孢子虫病

肺孢子虫病（pneumocystosis）又称卡氏肺孢子虫肺炎，是由寄生于人和其他哺乳动物的肺组织内卡氏肺孢子虫或称肺孢子虫引起的一种威胁人类健康的人兽共患寄生虫疾病。此虫为机会性致病原虫，它除感染人外，还能感染多种动物如大鼠、小鼠、豚鼠、兔、马、牛、羊、猪、猫、犬和灵长类等，并且大鼠、小鼠和兔可作为研究人类卡氏肺孢子虫病的模型。

卡氏肺孢子虫是 1909 年由 Chagas 首先在豚鼠肺涂片中发现。1921 年 Delanoe 夫妇在大鼠肺中发现而命名。由其引起的感染世界各地均有报道，但各国及各地区的感染率和发病率不一。肺孢子虫常与 HIV 合并感染，也是造成 AIDS 患者死亡的主要原因。

一、病原学

卡氏肺孢子虫为单细胞真核生物，其分类地位尚未明确。根据目前通常的分类方法，肺孢子虫暂时划归顶端复合体门、孢子虫纲、球虫亚纲。

卡氏肺孢子虫生活史中主要有滋养体和包囊 2 种形态。滋养体呈多态形，在姬氏染色标本中，大小为 2～5 μm，胞核 1 个，呈深紫色，胞质为浅蓝色。包囊呈圆形或椭圆形，直径约为 6 μm，囊壁较厚，姬氏染色的标本中，囊壁不着色，透明似晕圈状或环状。成熟包囊内含有 8 个囊内小体（又称子孢子），呈玫瑰花状或不规则排列，每个小体都呈香蕉形，横径 1.0～1.5 μm，各有 1 个核。囊内小体的胞质浅蓝色，核 1 个，呈紫红色。

二、生活史

卡氏肺孢子虫在人和动物肺组织内的发育过程已基本清楚，但在宿主体外的发育阶段尚未完全明了。一般认为，感染期为成熟包囊，感染方式是成熟包囊经空气或飞沫传播而进入肺内，也有人认为虫体可经血流从母体传给胎儿。动物实验证实，其在肺泡内发育的阶段有滋养体、囊前期和包囊期 3 个时期。小滋养体从包囊逸出，逐渐发育为大滋养体，经二分裂、内出芽和接合生殖等进行繁殖。继而滋养体细胞膜渐增厚形成囊壁，进入囊前期；随后囊内核进行分裂，每个核围以一团胞质，形成囊内小体。发育成熟的包囊含 8 个囊内小体，以后脱囊而出形成滋养体（图 7-3）。

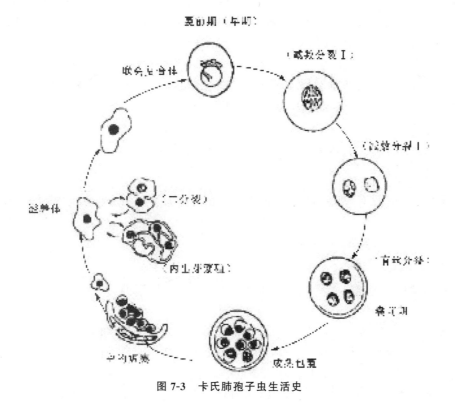

图 7-3　卡氏肺孢子虫生活史

三、流行病学

1. 传染源　患者是重要的传染源。患者的肺组织、支气管和气管分泌物内含有大量肺孢子虫包囊，包囊随患者痰液咳出后，污染空气而感染周围人群。由于虫株具有很强的宿主特异性，故动物宿主作为传染源的意义不大。

2. 传播途径　传播途径尚未完全明了。推测可能由人-人间的飞沫传播引起。极少数情况下胎盘传播也可能存在。

3. 易感性　人群普遍易感。免疫功能正常的人感染后并不发病，发病者主要是艾滋病患者。多种动物易感。

4. 流行特征　卡氏肺孢子虫呈世界性分布，正常人群中隐性感染率为1‰～10‰，但发病率很低。二战后本病先在欧洲流行，病例报告达数千例，以后美洲、亚洲、大洋洲、非洲均有报告。研究发现卡氏肺孢子虫病的地理和人群分布与艾滋病相一致。其次为营养不良、体质虚弱的婴幼儿，先天性免疫功能缺陷者，以及白血病、恶性肿瘤，接受化学和放射治疗或因器官移植长期接受免疫抑制剂的患者。散发病例多见于儿童或成人。传播途径不甚清楚，可能与咳痰飞沫直接传染有关。我国于1959年报道首例病例后，至今病例数已超过100例。

四、临床表现

（一）人

潜伏期多数为1～2个月。卡氏肺孢子虫肺炎临床表现可分为2种类型：

1. 婴儿型　或称流行型（间质性浆细胞性肺炎）。主要发生于早产儿及营养不良的虚弱婴儿，高发于出生后6个月内。患儿干咳突然发烧、呼吸、脉搏增快，严重时呼吸困难和发绀，X线胸检可见双肺弥漫性浸润灶。数周内症状逐渐加重，出现呼吸困难、心动过速、鼻翼翕动、发绀等，若不及时治疗，可因呼吸衰竭而死亡。

2. 成人型　称散发型或免疫抑制型（低反应性肺孢子虫病）。先天性免疫功能不全，大量的免疫抑制剂，抗肿瘤药物及放射线照射等的应用易诱发本病。症状为干咳、呼吸困难、发绀、精神不安，咳嗽几乎无痰，肺部无明显的啰音。X线显示两肺弥漫性阴影或斑点状阴影。急性期时，血沉快，原发病加重，如诊断不及时，2～6周内死亡，国内已有诊断病例的报道。

（二）动物

兔的感染常呈隐性，没有明显的症状和病变，但在使用大量的免疫抑制剂如可的松之后，可出现临床症状。

五、诊断

对高危人群结合临床表现和X线检查可考虑诊断，支气管肺泡灌洗法或肺穿刺活检查找虫体是诊断的主要方法。

1. 病原学检查　可收集痰液或支气管分泌物涂片镜检，但阳性率很低，应用支气管冲洗术可提高检出率。痰液涂片方法有姬氏染色法、GMS法和TBO法。也可进行经皮穿刺肺活检、支气管镜肺活检或开胸肺活检，这些方法虽可靠，但损伤大。近年来主张以胸腔镜活检取代剖胸活检。

2. 免疫学检测　常用方法为IFA、ELISA或补体结合试验。但由于大多数正常人都曾有过肺孢子虫隐性感染，血清中都有特异性抗体存在，故检测血清抗体的方法一般仅用于肺孢子虫病的辅助诊断。

近年来，DNA 探针、rDNA 探针和 PCR 技术等已用于肺孢子虫病诊断，检测患者的痰液、血液、肺活检组织和漱口液，显示有较高的敏感性和特异性。

六、治疗

本病如得不到及时治疗，死亡率很高，如及早治疗则可有 60％～80％的生存率。

1. 一般治疗　对有低氧血症和呼吸功能不全者，氧气治疗和辅助通气治疗是重要措施。以持续低流量吸氧为好。在病原治疗开始后的 72 h 内，应用肾上腺皮质激素，可改善肺功能，降低病死率。

2. 病原治疗　治疗药物有喷他脒、复方新诺明（TMP-SMZ）、甲氧苄啶（TMP）和磺胺甲基异噁唑（SMZ）。不能用 TMP-SMZ 的患者可用氨苯砜替代。克林霉素和伯氨喹联合应用也有较好的疗效。其他可选用氨苯砜加甲氧苄啶（TMP）、二氟甲基鸟氨酸等药。近年国内学者试用双氢青蒿素和青蒿琥脂，体外试验表明对肺孢子虫表膜有损伤作用，对大鼠 PCP 有治疗，有抗虫作用。

七、防控措施

迄今，还缺乏有效的预防措施。卡氏肺孢子虫肺炎患者应进行呼吸道隔离，尤其是在儿童集的中场所或医院内进行有效的空气消毒可能是防止传染的可行手段。对本病的易感患者，应密切注意观察，如进行放疗和接受免疫抑制剂治疗的患者或人类免疫缺陷病毒携带者，可采用药物预防。TMP 5 mg/（kg·d），SMZ 25 mg/（kg·d），分 2 次口服，每周 3 d。氨苯砜每周 100 mg。

第四节　环孢子虫病

环孢子虫病（cyclospora）是由一种罕见的单细胞寄生虫引发的肠胃疾病。这是一种可引起的腹泻的贝氏等孢子球虫或环孢子虫（*cyclospora cayetanensis*）感染。会因食用受环孢子虫污染的食物或水而感染这种疾病，其症状包括腹泻、呕吐、高烧等，如不及时治疗，病症会持续数天甚至一个月，对婴幼儿可能危及生命。环孢子虫病是一种新出现的人兽共患寄生性原虫病，本病可能通过食物或水传播而引起暴发流行。

早在 1870 年，人们就从鼹鼠的肠道中发现过环孢子虫，但并不知道它与人类疾病的关系。1979年，阿什福德医生首次发现环孢子虫引起了巴布亚-新几内亚的 2 名儿童和 1 名妇女腹泻。曾经认为是发展中国家的地方性疾病，也可引起旅游者腹泻，但 1996～1999 年间美国和加拿大相继暴发了大规模的食源性环孢子虫病，因此引起发达国家公共卫生机构的重视。2013 年 6 月以来，美国多地暴发罕见的环孢子虫病疫情以来，并迅速扩散至 19 个州和纽约市，造成 596 人感染，至少 36 人住院。我国也报道了多起环孢子虫感染的病例。

一、病原学

环孢子虫（*C. cayetanensis*）分类地位一直存在争议。目前一般认为环孢子虫属于顶复亚门、孢子虫纲、球虫亚纲、真球虫目、艾美球虫科、环孢子虫属。

环孢子虫卵囊随粪便排出体外，新鲜粪便标本涂片可见卵囊圆形，直径 8～10 μm，内含成团的可反光的包在膜内的小体，卵囊囊壁由内外 2 层组成，外壁较粗糙，内壁较平滑。孢子化的卵囊有 2 个孢子囊，且每个孢子囊有 2 个子孢子，子孢子呈新月形。

本虫易与隐孢子虫混淆，但它约为后者的 2 倍大。经抗酸染色后，卵囊色调多变，呈暗淡的浅粉红或深红色，有的不着色，内部结构不清晰；经金胺-酚染色，发出暗淡荧光，沙黄-亚甲蓝染色后则呈橘红色。环孢子虫在波长 365 nm 的激光照射下可见外壁呈现强烈的蓝色环状或致密的自发性荧光，为本虫所特有，也是与隐孢子虫鉴别的重要标志。

对环孢子虫的研究显示，卵囊的抵抗力较强，常用蔬菜、水果消毒剂不能将其杀灭；在 −20℃ 24 h 或在 60℃ 1 h 即使其失去活力。

二、生活史

环孢子虫的生活史类似其他孢子虫。卵囊在小肠（特别是空肠）内脱囊，释放出月牙型的子孢子并入侵肠黏膜上皮细胞。Ortega 等在肠上皮细胞中发现有两种裂殖体（Ⅰ型和Ⅱ型裂殖体），Ⅰ型裂殖体分裂成 8～12 个裂殖子并入侵相邻组织上皮细胞；Ⅱ型裂殖体形成较晚，较晚形成的Ⅱ型裂殖体也入侵相邻组织上皮细胞。与隐孢子虫一样，部分裂殖体形成大配子体，部分形成小配子体（前端带有游离鞭毛）。大小配子体受精后形成合子，合子外壁增厚，成为卵囊，卵囊从肠黏膜脱落，随粪便排出体外。刚排出体外的是未孢子化卵囊，不具感染力。卵囊孢子化所需的外界环境条件尚不是很清楚。

三、流行病学

1. 传染源　患者是重要的传染源。环孢子虫主要寄生在人的小肠，特别是空肠部位，卵囊可随大便排出体外，污染水源和食物而感染周围人群。

2. 传播途径　主要是经水源或水果、蔬菜等食物途径传播。不大可能出现人际传播。

3. 易感性　人普遍易感。感染主要集中在旅游者、艾滋患者和呈地方性流行地区的居民。

4. 流行特征　本病呈世界性分布，1996 年以前报道的病患者大多来自发展中国家或者到过这些国家的旅游者。近年来美国、海地、墨西哥、英国、尼泊尔、巴基斯坦、波多黎各、秘鲁、古巴、委内瑞拉等均有环孢子虫性腹泻病例报告，除个别为暴发流行外，大多是散发病例。多数患者是免疫功能健全者。孢子虫的流行有明显的季节性和流行区域。在潮湿、炎热的夏季多发，热带和亚热带地区发病率较高。随着世界范围内食品贸易往来和国际旅游的增加，使得环孢子虫病更易于在全球传播。在夏秋季，我国多地易发生洪涝灾害，天气炎热，要注意预防水或食物污染造成的环孢子虫病流行。

四、临床表现

环孢子虫引起的腹泻起病较急，约 70％ 为急性发病。主要临床特征是水样便或稀便，每天 1～7 次，可持续 1～9 周，也可自愈。有时伴厌食、乏力、恶心、呕吐、体重下降等。此外，腹部绞痛、肠胀气、发热也很常见。一般可在数日或数周内自愈，但也有持续数月至数年的。长期患病可引起营养吸收不良和体重减轻。

在免疫缺陷的患者，可引起与隐孢子虫病相似的难治性大量腹泻。肠外感染也曾有报告，包括胆管炎和弥散性感染。

五、诊断

目前诊断环孢子虫感染主要依靠显微镜检查粪便中环孢子虫卵囊。

1. 直接涂片法　多采用新鲜粪便直接涂片镜检。通常需要间隔 2～3 d 留 3 个以上标本进行检验。

2. 染色法　目前最常用，效果较好的是改良抗酸染色法，经该方法染色后，卵囊多呈深红色，带有斑点，根据染色程度的不同，卵囊颜色从亮粉红色到深紫红色不等。

3. 孢子化实验　室温下，环孢子虫卵囊于 2.5％ 重铬酸钾溶液中，经 7～13 d 可完成孢子化。镜检可见 2 个孢子囊，每个孢子囊含 2 个子孢子。

4. 分子生物学技术　Rdman 等利用环孢子虫的 18SrDNA 基因序列设计引物，成功地建立巢式 PCR 检测技术。

六、治疗

环孢子虫对古老的磺胺类抗菌药物敏感，对于免疫功能正常的患者，每次服用 160 mg 甲氧苄啶和 800 mg 磺胺甲基异噁唑，每天 2 次，连用 7 d；对于免疫功能缺陷的患者，建议采用同样剂量，连用 10 d，以后一周 3 次，一直服用。对磺胺类过敏的患者，建议单用甲氧苄啶。也有人用环丙沙星取得良好效果。我国也有用大蒜素治疗的报道。

七、防控措施

1. 提高防范意识　由于环孢子虫病主要经水源和食物传播，因此加强水源的卫生监控，减少环境污染非常重要。生活中要养成良好的卫生习惯，蔬菜、水果吃前应该彻底清洗或去皮；饭前便后、食品加工、接触宠物和家畜后要洗手，可减少感染的机会。

2. 采取预防措施　1997 年，美国 FDA 和 CDC 只允许安全的木莓进口，到 1998 年春完全禁止从危地马拉进口鲜木莓，使得美国病例数大幅度下降。而加拿大未采取有效措施，环孢子虫病感染仍未明显下降。

研制能杀灭污染水果、蔬菜表面环孢子虫的洗洁剂，对消除污染具有重要意义。

第五节　纤 毛 虫 病

已知的纤毛虫种类约 7 000 余种，多数营自生生活，少数可寄生于无脊椎动物和脊椎动物的消化道内，仅结肠小袋纤毛虫可寄生于人体，并引起人兽共患寄生虫性疾病。此虫主要感染人和猪，有时也可感染牛和羊以及鼠类，寄生于动物的大结肠。轻度感染不显症状，严重感染时有肠炎症状。

Malmsten 于 1857 年由 2 名痢疾患者的粪便中发现了此虫，当时定名为结肠草履虫。Stein 于 1862 年将此虫种归于小袋属（Balantidium），更名为结肠小袋纤毛虫。

纤毛虫病（balantidiasis）呈世界性分布，尤其多发于热带和亚热带地区。我国吉林、山西、河南、山东、湖北、四川、云南、福建、广东、广西以及台湾等地均有报告。

一、病原学

结肠小袋纤毛虫属小袋科、动基裂纲，是人体最大的寄生原虫。生活史中有滋养体和包囊 2 个发育阶段。滋养体能运动，一般呈椭圆形或卵圆形，无色透明或淡灰略带绿色，大小为 30～180 μm×25～120 μm。虫体表膜上有许多斜纵向的纤毛，活的滋养体可借助纤毛的摆动作快速旋转式运动。虫体也可依靠纤毛的逆向摆动而改变运动方向，向后移动。虫体富弹性，极易变形。滋养体前端略尖，其腹面有一凹陷的胞口，下接漏斗状胞咽，后端有一个较小的胞肛，颗粒状食物借胞口纤毛的运动进入虫体。胞质内含食物泡，消化后的残渣经胞肛排出体外。虫体中、后部各有一伸缩泡，具有调节渗透压的功能。

苏木素染色后可见一个肾形的大核和一个圆形的小核，小核位于大核的凹陷处，前者采取无丝分裂，后者为有丝分裂，偶尔也可见到几个小核，以二分裂法增殖或接合生殖。滋养体在人的大肠中很少形成包囊，而在猪的大肠中可形成大量包囊。包囊圆形或卵圆形，直径为 40～60 μm，淡黄或淡绿色，囊壁厚而透明，有两层囊膜，囊内包藏着 1 个虫体，染色后可见胞核。

滋养体对外界环境有一定的抵抗力，如在厌氧环境和室温条件下能生活至 10 d，但在胃酸中很快被杀死。包囊的抵抗力较强，在室温下可活 2 周至 2 个月，在潮湿环境里能生活 2 个月，在干燥而阴暗的环境里能活 1～2 周，在直射阳光下经 3 h 后才死亡，对于化学药物也有较强的抵抗力，在 10％福尔马林中能活 4 h。

二、生活史

大多数纤毛虫在生活史的各个阶段都有纤毛，以纤毛作为运动细胞器。

人和猪或其他动物因吞食了被包囊污染的食物、饮水而感染，在胃肠道脱囊逸出滋养体并在大肠定居。滋养体在结肠内以淀粉颗粒、细菌、细胞、碳水化合物、红细胞和白细胞为食，以横二分裂法增殖，在分裂早期虫体变长，中部形成横缢并收缩，后面的个体另长出胞口，小核首先分裂，大核延长并在中部收缩形成两个核，然后从横缢处分开。前面的收缩泡进入前面子体，后端的收缩泡则进入另一子体。刚形成的子体较母体小，通过接合生殖逐渐恢复原来大小。在不利环境和繁殖过程中，部分滋养体变圆，并分泌囊壁形成包囊，包囊随粪便排出体外，包囊在外界无囊内增殖。滋养体若随粪便排出，也有可能在外界成囊。包囊在外界不再进行分裂增殖；人体内的滋养体较少形成包囊（图 7-4）。

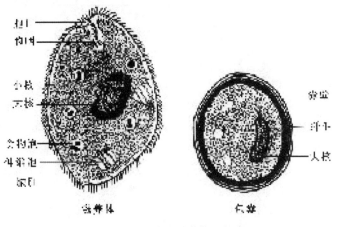

图 7-4　纤毛虫的滋养体、包囊

三、流行病学

1. 传染源　猪的感染较普遍，是最重要的传染源，感染率可达 60％～70％。

2. 传播途径　人主要是通过吞食被包囊污染的食物或饮水感染。尚可通过家蝇或蟑螂等昆虫携带传播，在卫生条件不良的情况下，人与人的接触也能造成传播。

3. 易感性　人普遍易感，已知 30 多种动物能感染此虫。猪、牛和羊以及鼠类易感。

4. 流行特征　结肠小袋纤毛虫病呈世界性分布，主要流行于热带和亚热带地区，以菲律宾、新几内亚、中美洲地区为多见。我国人群的感染率普遍较低，平均为 0.04％，部分地区可达 2.9％～8.1％。但猪的感染率较高，如福建莆田地区猪的感染率达 32.8％，辽宁地区猪的感染率达 61.02％，吉林地区猪的感染率达 80％。一般认为人体的大肠环境对结肠小袋纤毛虫不甚适合，因此人体的感染较少见，呈散在发生。

四、临床表现

（一）人

临床表现可分为无症状型、急性型和慢性型。多数感染者为无症状型，但粪便中可有虫体排出；慢性型为最常见的类型，患者表现为周期性腹泻，大便呈粥样或水样，常伴有黏液，但无脓血，有胃肠功能紊乱的症状，回盲部及乙状结肠部有压痛，因病程的迁延导致营养不良和体质衰弱；急性型患者突然发病，每日腹泻数次，大便带黏液和脓血，并伴有里急后重、恶心、呕吐，有的出现脱水、营养不良及消瘦。

（二）动物

本病可因宿主的种类、年龄、饲养管理条件、季节及其他因素而有很大的差异。

猪有急性和慢性两种，急性型多突然发病，可于 2～3 d 内死亡；慢性型可持续数周至数月。患猪表现精神沉郁，食欲减退或废绝，喜躺卧，有颤抖现象，腹泻首先表现为半干，后水泻，带有黏膜碎片和血液，并有恶臭。

五、诊断

用生理盐水直接涂片检查粪便中滋养体和包囊为本虫常用的诊断方法。

由于虫体较大，一般不易漏检。由于滋养体排出后易死亡，且其排出呈间歇性，因此检查时标本应新鲜。采用新鲜粪便并反复送检可提高检出率。对虫体鉴定有疑问时可做苏木素染色。必要时亦可采用乙状结肠镜进行活组织检查或用阿米巴培养基进行人工培养。

六、治疗

治疗本病的首选药物为甲硝唑，亦可用小檗碱等。甲硝唑的用药剂量为每日 30 mg/kg，分 3 次餐后口服，疗程 8～10 d。

七、防控措施

结肠小袋纤毛虫病的发病率不高，重点在于预防。应加强卫生宣传教育，注意个人卫生和饮食卫生，管好人粪、猪粪，避免虫体污染食物和水源。

第六节　利什曼病

利什曼病（leishmaniasis）是由利什曼属原虫（leishmania）引起、经白蛉传播的慢性地方性传染病。原虫主要寄生在脾脏，其次为肝脏、骨髓、淋巴结等细胞中，患者往往会出现原因不明的脾脏进行性肿大，质地变硬，伴有脾功能亢进，白细胞、红细胞和血小板普遍减少，患者抵抗力减弱，易得其他感染，并有贫血，且以儿童为多，易被误诊，若得不到及时有效治疗，死亡率较高。

全世界有 88 个国家报告过利什曼原虫症的病例，感染人数达 1 200 万人。本病是严重危害人体健康的寄生虫病，在 2000 年，被 WHO 列为重点防控的 10 种热带病之一。1997—1998 年，我国仅新疆喀什地区的患者已达 269 例，甘肃陇南市年发病患者数也回升至 130 例。我国的黑热病是由杜氏利什曼原虫引起的。

一、病原学

对人和哺乳动物致病的利什曼原虫有 21～30 种，分属于不同的种团：①杜氏利什曼种团（*L. donovani complex*）3 种；②墨西哥利什曼种团（*L. mexicana complex*）3 种；③热带利什曼原虫（*L. tropica*）；④硕大利什曼原虫（*L. major*）；⑤埃塞俄比亚利什曼原虫（*L. aethiopica*）；⑥*Viannia* 亚属主要有 4 种。

利什曼原虫（*Leishmania spp.*）的生活史有前鞭毛体（promastigote）和无鞭毛体（amastigote）2 个时期。前者寄生于节肢动物（白蛉）的消化道内，后者寄生于哺乳动物或爬行动物的细胞内，通过白蛉传播。

利什曼原虫的种类虽多，但其形态构造在不同种间并无明显不同。整个虫体由一个细胞组成。寄生于人和其他哺乳动物巨噬细胞内的无鞭毛体又称利什曼型或利杜体，虫体很小，卵圆形虫体，大小为（2.9～5.7）μm×（1.8～4.0）μm；圆形虫体直径为（2.4～5.2）μm。经瑞氏染液染色后原虫细胞质呈淡蓝色或深蓝色，内有一个较大的圆形核，呈红色或淡紫色。动基体位于核旁，着色较深，细小、杆状（图 7-5）。在 1 000 倍的镜下有时可见虫体从前端颗粒状的基体发出一条根丝体。基体靠近动基体，在光镜下不易区分开。在媒介白蛉体内或培养基内为前鞭毛体或称鞭毛体，前鞭毛体要比无鞭毛体大而长，动基体位于前端，鞭毛就从其前方伸出，核位于虫体的中部。在初期前鞭毛体呈卵圆形，有一短鞭毛。随着虫体的发育，鞭毛亦变长，长度约为体长的 2～3 倍，并可作波状运动。尔后虫体变成狭长，成熟的虫体状如柳树叶，大小为（12～16）μm×（4～5）μm，鞭毛的长度与体长相近或稍长，非常活泼，可自由活动，常扭集成菊花团状。晚期的虫体似球形，胞质内多空泡，鞭毛虽长但活动颇差（图 7-8）。

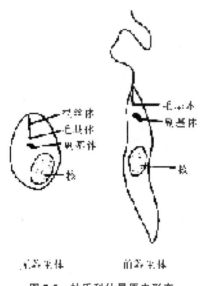

图 7-5　杜氏利什曼原虫形态

二、生活史

杜氏利什曼原虫的生活史发育过程中需要 2 个宿主即白蛉和人或哺乳动物。

1. 在白蛉体内发育　当雌性白蛉（传播媒介）叮刺患者或被感染的动物时，血液或皮肤内含无鞭毛体的巨噬细胞被吸入胃内，48 h 可见到许多鞭毛较短的前鞭毛体，到吸血后第 3 天，可有接近成熟的前鞭毛体出现，并可见到正处于分裂的十分活跃的虫体。第 4 天原虫不仅大量繁殖，并向消化道前部进展，密集于前胃褶皱处，甚至将胃腔阻塞。以后持续向前发展，第 5 天有的到达食道，甚或咽喉，至第 7 天达口腔及喙部，发育成熟的前鞭毛体。

2. 在人体内发育　感染有前鞭毛体的雌性白蛉叮吸人体或哺乳动物时，前鞭毛体即可随白蛉分泌的唾液进入其体内。一部分前鞭毛体被多形核白细胞吞噬消灭，一部分则进入巨噬细胞。前鞭毛体进入巨噬细胞后逐渐变圆，失去其鞭毛的体外部分，向无鞭毛体期转化。同时巨噬细胞内形成纳虫空泡。此时巨噬细胞的溶酶体与之融合，使虫体处于溶酶体的包围之中。无鞭毛体在巨噬细胞的纳虫空泡内不但可以存活，而且进行分裂繁殖，最终导致巨噬细胞破裂。游离的无鞭毛体又进入其他巨噬细胞，重复上述增殖过程（图 7-6）。

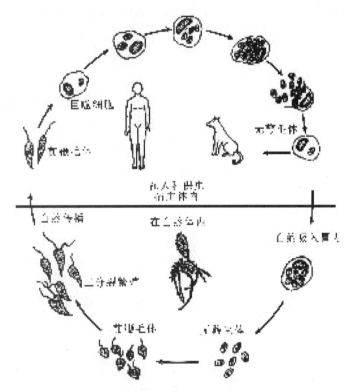

图 7-6　杜氏利什曼原虫生活史

三、流行病学

1. 传染源　我国黑热病的传染源在平原疫区本病患者及带虫者，在山丘疫区以病犬（癞皮狗）为主要传染源；自然疫源地疫区，传染源可能是野生动物。

2. 传播途径　哺乳动物宿主被白蛉叮咬，成熟的前鞭毛体随白蛉唾液注入宿主体内，是最主要的传播途径。有通过输血途径和从母体传播给婴儿的可能性。

我国传播本病的媒介为白蛉属，主要有中华白蛉（*Ph. Lebotomus chinensis*）、长管白蛉（*Ph. Longiductus*）、吴氏白蛉（*Ph. wui*）和亚历山大白蛉（*Ph. Alexandria*）。现已证实吴氏白蛉为荒漠疫区的唯一传播媒介，世界各流行区确定传播媒介的白蛉有 20 余种。

3. 易感性　婴幼儿以及从外地新进入疫区的成年人均易易感。黑热病主要是儿童和青少年的疾病。

许多脊椎动物易感，常见的感染对象包括蹄兔目、啮齿目、犬科等。

4. 流行特征 在不同地形的疫区中患者的年龄分布、流行情况、媒介白蛉的生态习性、犬与人内脏利什曼病的关系以及防控效果等方面都有明显的差别。大体可分为平原疫区、山丘疫区和荒漠疫区。由于地理分布不同，蛉种也各异。本病的流行发生与气候环境关系密切。如在亚洲的一些地区、中东、地中海盆地以及南美洲，利什曼病主要发生在海拔不低于 2 000 英尺（约 609.6 m），平均年相对湿度不低于 70%，气温在 7.2～37.2℃ 的热带和亚热带地区。这些地区的气候和植被适于利什曼原虫传播媒介的繁殖。

利什曼病广泛分布于热带和亚热带地区的 88 个国家，90% 的内脏利什曼病在中国、印度及地中海沿岸等国家。我国的利什曼病分布广泛。大多数皮肤/黏膜利什曼病分布于中东的阿富汗、沙特阿拉伯等国家。20 世纪 90 年代以来亚、非洲一些国家和地区，黑热病的流行正处于上升的局势，引起大量人群死亡。近年来，HIV 感染者感染利什曼病，互为加重病情已成为一类新出现的棘手问题。

四、临床表现

(一) 人

潜伏期长短不一，平均 3～6 个月（10 d 至 9 年）。利什曼病的症状大都是逐渐发生的。初起时一般有不规则发热，脾脏随之肿大，并伴有咳嗽及腹泻。恐惧和失眠亦为利什曼病早期常见的症状。婴幼儿除有发热和腹泻等症状外，尚可有夜啼、烦躁等现象。妇女患者出现月经过多或停经。发热的复发与间歇相交替，可持续 1 年以上。发热时可伴畏寒、盗汗、咳嗽、食欲不振和消化不良、乏力、头昏等症状。

1. 典型临床表现

（1）原发损害。即感染白蛉、叮咬引起的原发皮肤损害，为一淡红色丘疹，内有原虫，经数月始消退。有的在症状出现时仅留有丘疹痕迹，但在多数患者均难发现。

（2）早期典型症状。主要是长期不规则的发热和脾脏的明显肿大。患者的体温可因不同时间出现连续、间歇和弛张等热型，并伴有齿龈出血和鼻衄、全身无力、胃纳差、夜间盗汗。随着病情的发展，脾脏亦逐渐变大，由轻度而成为中度甚至极度肿大，发展较快，半年内脾肿可至脐与左肋缘之间，随后肿至平脐、超过脐部，甚至可达耻骨上缘。但脾肿的大小与病程的长短未必一致。

症状缓解为黑热病的一个临床特征。表现在一个时期内体温恢复正常，食欲恢复，精神变佳，甚至脾肿亦有所缩小，使人产生病已痊愈的印象。但过一些日子，症状又重出现。如此反复发作，病情逐渐加重，脾肿又有发展，到此病的晚期则不再出现缓解。

（3）晚期症状。晚期患者大都面色苍黄、消瘦、精神萎靡不振，头发的光泽消失和脱落以至变稀。额部、颞部出现色素沉着，颈动脉及心脏跳动明显，血压偏低。胸腹部出现静脉曲张，腹部因肝、脾肿大而突出，四肢显得更加瘦细，下肢出现浮肿。儿童发育常常受到阻碍，妇女出现闭经。咳嗽亦为此病的常见症状，尤以幼儿为甚，呼吸音粗糙或有少许干性啰音。有少数患者也可出现腹水和黄疸。

（4）并发症。由于病程长及贫血以至抵抗力下降，极易并发继发感染和各种传染病。其中以肺炎最为常见，患者可因继发肺炎、走马疳或败血症而死亡。

2. 特殊临床表现 包括皮肤型及淋巴结型黑热病 2 种，分别以无溃烂的皮肤损害和淋巴结肿大为主要症状。

（1）皮肤型黑热病。皮肤损害为红色斑疹和结节组成，也有的出现褪色斑，分布于面和颈部、躯干、四肢、外生殖器，口和鼻腔黏膜也可发生。患者一般情况良好，病程缓慢，即或伴有内脏感染，症状也极轻微。此型黑热病易与瘤型麻风诊断混淆。常见于印度、苏丹。

（2）淋巴结型黑热病。此型患者的特征是无黑热病病史，局部淋巴结肿大，大小不一，位较表浅，无压痛，无红肿，嗜酸性粒细胞增多。淋巴结活检可在类上皮细胞内查见无鞭毛体。患者一般情况良好，少数可有低热和乏力，肝脾很少触及。如伴有内脏感染，则其症状与一般黑热病相似。

（二）动物

病畜头部尤其是耳、鼻、脸面、眼睛周围及趾部脱毛，局部溃烂，渗出物结痂，痂皮剥落后出血。伴有食欲不振、精神萎靡、消瘦、贫血、发热、鼻衄等症状，重者死亡。

五、诊断

根据流行病学、临床表现，再进行骨髓、脾脏或淋巴结穿刺作涂片检查找到原虫，即可确诊。

1. 病原学检查　一般是穿刺患者骨髓或淋巴结抽取少许组织进行培养或制成涂片，姬氏染色后检查。如在骨髓或淋巴结中查不到原虫，可再作脾或肝穿刺。对皮肤型黑热病则可在有损害的局部进行活检，并涂片检查原虫。

2. 血清学检查　检测血清抗体，如酶联免疫吸附试验、间接凝血试验、对流免疫电泳、间接荧光试验、直接凝集试验、补体结合试验、免疫印迹试验、乳胶凝集试验等方法。检测血清循环抗原，常用的有单克隆抗体-酶联免疫印迹技术或斑点酶联吸附实验（McAb-AST）。还有其他简易方法，如利什曼素皮内试验、Dipstick 法、K39 试纸试验等。

3. 分子生物学方法　建立 DNA 探针杂交和聚合酶链反应 PCR 试验检测，敏感性、特异性高。DNA 探针有 KDNA 种特异性探针和 Lmet2 探针 2 类。

注意早期应与流感、结核病、伤寒等相区别。当症状明显后应与各种脾肿疾病相鉴别。皮肤型黑热病有时误认为瘤型麻风。淋巴结型黑热病应与传染性单核细胞增多症、结核病、各种淋巴瘤和其他肿瘤等区别。与白血病、荚膜组织胞浆菌病、班替氏综合征相鉴别。

六、治疗

通常要求充分休息与加强营养，实施一般对症治疗，以及针对并发症给予输血或输注粒细胞、抗感染等。同时进行病原治疗。

首选药物为葡萄糖酸锑钠，国产制剂为葡萄糖酸锑钠，系水溶液，每毫升含五价锑约 100 mg，总剂量成人＞90～130 mg/kg，儿童 150～200 mg/kg，分 6 次，1 次/d，静脉或肌肉注射。疗效迅速而显著，可达 97.4%，副作用少。对于复发病例采用双疗程：第一疗程用药量为 240 mg/kg，7 d 后进行第二疗程，药量为 260～280 mg/kg。病情重危或有心肝疾患者慎用或改用 3 周疗法。对锑剂无效或禁忌者可选下列非锑剂药物：

1. 喷他脒　剂量为 4 mg/（kg·次），新鲜配制成 10% 溶液肌肉注射，每日或间日 1 次，10～15 次为一疗程。治愈率为 70% 左右；

2. 两性霉素 B　锑剂和喷他脒疗效不佳时可加用，每日剂量自 0.1 mg/kg 开始，逐渐递增至 1.0 mg/kg，或间日静脉缓滴，成人总剂量为 2.0 g，20 d 为一疗程，治愈率达 99%。本品对肾脏等脏器毒性大，宜并用肾上腺皮质激素，若出现蛋白尿即应停药。WHO 推荐治疗的总剂量是 1～3 g。

3. 戊烷脒　总剂量 60 mg/kg，1 次/d，肌内注射，每次 4 mg/kg，15 d 为一疗程。疗效达 94.5%～97.1%。此药毒性大，治后复发率高。

巨脾或伴脾功亢进，或多种治疗无效时应考虑脾切除。术后再给予病原治疗，治疗 1 年后无复发者视为治愈。

七、防控措施

1. 健康教育　在流行区进行黑热病及防控的宣传，提高居民自我保护意识与能力。

2. 治疗患者　及时发现患者，普遍加以治疗，对清除传染源具有特别重要的意义。

3. 控制病犬　对病犬进行捕杀。在疾病流行区及时使用病原检查或血清学方法查出病犬，加以杀灭。在病犬较多的地区，应动员群众少养或不养犬。

4. 灭蛉、防蛉　在平原地区采用杀虫剂室内和畜舍滞留喷洒杀灭中华白蛉，并使用蚊帐，安装纱门、纱窗来进行防蛉。在山区、丘陵及荒漠地区对野栖型或偏野栖型白蛉，采取防蛉、驱蛉措施，以减少或避免白蛉的叮刺。

第七节　阿米巴性痢疾

阿米巴性痢疾（amoebiasis），又称阿米巴原虫病，是由溶组织内阿米巴（*entamoeba histolytica*）侵入结肠引起的肠道传染病，易复发成为慢性，也可发生肠内外并发症，尤其可引起肝、肺等脏器脓肿。

本病呈世界性分布，全球约有4.8亿人感染病原，3 400万～5 000万人发病，主要为阿米巴性痢疾和肝脓肿，每年的死亡人数高达10万人，其死亡率在原虫病中仅次于疟疾。另外，口-肛性行为的人群，粪便中的包囊可直接经口侵入，阿米巴病在欧美日等国家被列为性传播疾病（STD）。

我国的溶组织内阿米巴感染仍是重要的公共卫生问题。

一、病原学

通过同工酶与抗原特异性分析、基因DNA和核糖体RNA差异的研究以及流行病学调查证明，溶组织内阿米巴存在两种形态相同而致病力显著不同的种：一为溶组织内阿米巴，可引起侵袭性肠道和肠外阿米巴病；另一为迪斯帕内阿米巴（E.dispar），不引起发病。虫种鉴别在流行病学调查中具有重要价值。此外，已鉴定出与毒力有关的几种蛋白，包括植物血凝素，成孔肽以及虫体分泌的可溶解宿主组织的几种蛋白酶，这些毒性蛋白和虫体表面的其他独特抗原均可能成为抗阿米巴疫苗的靶。

包囊抵抗力很强，在潮湿低温的环境中，可存活12 d以上，在水内可活9～30 d。但包囊对干燥、高温和化学药物的抵抗力较弱，如50℃时，短时即死亡，干燥环境中的生存时间仅数分钟，在0.2％盐酸、10％～20％食盐水以及酱油、醋等调味品中均不能长时间存活。50％酒精能迅速杀死之。

二、生活史

人为溶组织内阿米巴的适宜宿主，猫、狗和鼠等也可作为偶尔的宿主。其生活史包括包囊期和滋养体期，其感染期为含4核的成熟包囊。被粪便污染的食品、饮水中的感染性包囊经口摄入通过胃和小肠，在回肠末端或结肠中性或碱性环境中，由于包囊中的虫体运动和肠道内酶的作用，包囊壁在某一点变薄，囊内虫体多次伸长，伪足伸缩，虫体脱囊而出。4核的虫体经3次胞质分裂和1次核分裂发展成8个滋养体，随即在结肠上端摄食细菌并进行二分裂增殖。虫体在肠腔内下移的过程中，随着肠内容物的脱水和环境变化等因素的刺激，而形成圆形的前包囊，分泌出厚的囊壁，经二次有丝分裂形成4核包囊，随粪便排出。

滋养体可侵入肠黏膜，吞噬红细胞，破坏肠壁，引起肠壁溃疡，也可随血流进入其他组织或器官，引起肠外阿米巴病。随坏死组织脱落进入肠腔的滋养体，可通过肠蠕动随粪便排出体外，滋养体在外界自然环境中只能短时间存活，即使被吞食也会在通过上消化道时被消化液所杀灭。

三、流行病学

1. 传染源　慢性患者、恢复期患者及健康的带虫者为本病的传染源。由于滋养体抵抗力弱，急性患者不起传染源作用。在国内猪也可作为传染源值得重视。

2. 传播途径　经口传染是主要的传播途径。包囊污染水源是酿成地区性暴发流行和高感染率的主要原因；其次是污染的手、食物或用具；苍蝇、蟑螂等可携带包囊传播疾病；男性同性恋者肛-口接触或性行为的传播方式在欧美国家很重要。

3. 易感性　人群普遍易感。发病率男多于女，成年多于儿童，这可能与吞食含包囊的食物或年龄免疫有关。猫、狗和鼠等也可作为偶尔的宿主。

4. 流行特征　本病流行于全世界，以热带和亚热带地区多见，与文化水平低、卫生状况差密切有关。在温带地区可时有流行，而在热带及亚热带地区，其流行情况则尤为严重。其发病情况以秋季为多，夏季次之。在发达国家的高发人群主要为男性同性恋者、旅游者和移民。据估计全世界约有 10% 的人受染，有的地方感染率可高达 50%。在我国的分布一般农村高于城市，对全国 30 个省（市）、自治区的调查，溶组织内阿米巴感染呈全国性分布，平均感染率为 0.95%。西南 5 个省的感染率在 2% 以上，12 个县感染率超过 10%，感染呈明显的家庭聚集性。

四、临床表现

（一）人

潜伏期长短不一，自 1～2 周至数月以上不等。虽然患者早已受到包囊感染，仅以共栖生存，成为无症状带虫者，当宿主抵抗力减弱以及肠道内感染等临床上才出现症状。分为以下类型：

1. 普通型　起病多缓慢。常以腹痛、腹泻开始。腹泻日数次至十余次，里急后重，程度不一，大便量中等，常有脓血或黏液，典型粪便呈果酱样，有腐败腥臭，也可表现为单纯性腹泻。右下腹压痛明显。病程数日或数周可自行缓解，若不治疗，易复发。

2. 暴发型　少见。起病急，高热，恶寒，腹泻日十余次，便前剧烈腹绞痛，里急后重明显。大便呈黏液血性或血水样，奇臭。并有呕吐、失水、迅速虚脱。体检见腹胀明显，腹部弥漫性压痛，肝大。不及时抢救，并发肠出血、肠穿孔，可致死亡。

3. 慢性型　症状持续存在或反复发作。常为腹痛、腹胀，腹泻与便秘交替出现。因长期肠功能紊乱，患者可有消瘦、贫血、营养不良或神经衰弱症状。因结肠肠壁增厚偶可触及块物，有压痛。

（二）动物

动物感染后症状与人相似。犬多为隐性感染，但不排出包囊。猴以隐性感染为主。猪、猫和鼠感染率较低。

五、诊断

除根据患者的主诉、病史和临床表现作为诊断依据外，重要的是病原学诊断。

1. 临床特点　起病缓慢，中毒症状较轻，腹痛、腹泻、果酱样便有反复发作倾向，甚至表现为含

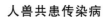

糊不清的腹部症状，经抗生素治疗无效，应考虑本病，应反复进行病原学检查。

2. 粪便检查 除肉眼所见外，镜下可见红细胞、白细胞、夏科雷登结晶。找到吞噬红细胞的阿米巴滋养体有确诊价值。

慢性患者可查获包囊。粪样取未渗混尿液的新鲜粪便，挑选血、黏液部分，反复多次检查。采用浓集法可提高阳性率。

3. 免疫诊断 用于辅助诊断。以酶联免疫吸附试验的各种改良法，特异循环抗体检出率可达85%以上，无症状的带虫者仅10%～40%。

近年已开展应用单克隆抗体和DNA探针及PCR扩增技术检测血液和/或粪便中的抗原、鉴定虫种等研究，有参考诊断价值。

4. 乙状结肠镜或纤维结肠镜检查 可见大小不等的散在溃疡，边缘整齐，溃疡间黏膜正常，溃疡处刮取物或活组织检查可见滋养体。

5. 治疗性诊断 经各种检查仍不能确诊时，可考虑用特效、窄谱抗阿米巴药作诊断性治疗，如效果明显亦可确诊。

注意与细菌性痢疾、血吸虫病、肠结核、结肠癌、慢性非特异性溃疡性结肠炎等相鉴别。

六、治疗

1. 支持治疗 急性期患者应卧床休息，进流质或少渣饮食。严重腹泻者需纠正水、电解质紊乱，必要时静脉补液。慢性患者应注意维持营养。

2. 病原治疗

（1）甲硝咪唑（灭滴灵）。对滋养体有较强的杀灭作用且较安全，口服吸收良好，半衰期8h，为首选药物。但有恶心、口中有金属味和轻度神经系统反应等副作用，孕妇慎用。

（2）替硝唑。是硝基咪唑类化合物的衍生物。疗效与灭滴灵相似或更佳，副作用小。

（3）依米丁。对组织内滋养体有高的杀灭作用，但对肠腔内阿米巴无效。本药控制急性症状极有效，但根治率低，需要与卤化喹啉类药物等合量用药。本药毒性较大，幼儿、孕妇，有心血管及肾脏病者禁用。如需重复治疗，至少隔6周。

（4）卤化喹啉类。主要作用于肠腔内而不是组织内阿米巴滋养体。对轻型、排包囊者有效，对重型或慢性患者常与依米丁或甲硝唑联合应用。

此外，可用二氯尼特、巴龙霉素、泛喹酮做辅助治疗，以上3种药都作用于肠腔内阿米巴。为达到根治，应加用腔内杀虫剂如二氯尼、双碘喹啉等。中草药治疗也有一定的效果。

七、防控措施

1. 健康教育 讲究饮食卫生、个人卫生及文明的生活方式，不喝生水，不吃不洁瓜果生蔬菜，养成餐前便后或制作食品前洗手等卫生习惯，提高自我保护能力。

2. 隔离、治疗 早诊断、早治疗，按传染病管理办法实行疫情报告、消毒、隔离等处理。对家庭成员或接触者应做检查。

3. 加强管理 因地制宜做好畜圈粪便的无害化处理，改善环境卫生，严防粪便污染水源。消灭四害，大力扑灭苍蝇、蟑螂，采用防蝇罩或其他措施，避免食物被污染。食品制作及工作人员操作过程均应有卫生监督措施。

第八节　弓 形 虫 病

弓形虫病（toxoplasmosis）是由刚地弓形虫寄生所引起的一种人兽共患疾病。此病对家畜的危害很严重，许多畜禽如猪、牛、猫、犬、羊、马、骆驼、家兔、鸡、鸭等都可以感染弓形虫且出现病症。孕妇和免疫功能缺陷者感染弓形虫危害严重；先天性弓形虫感染可造成智力障碍、脑炎、脑膜炎、流产、畸胎或死胎等严重后果；对免疫功能缺陷者如器官移植、恶性肿瘤及艾滋病患者中，慢性期缓殖子的活化有致命的危险。

本病在全世界广泛存在和流行，美、英的成年人中，16%～40%发生过感染，有的调查达70%，而欧洲大陆和拉丁美洲的成年人，50%～80%发生过感染，法国人高达90%。弓形虫是孕期宫内感染导致胚胎畸形的重要病原体之一。本病与艾滋病的关系亦密切。近年来国内家庭饲养猫狗宠物增多，猫狗可引起弓形虫病，造成的胎儿畸形也逐渐增多。

一、病原学

刚地弓形虫属球虫目，弓形虫科，弓形虫属。生活周期需要2个宿主，中间宿主包括爬虫类、鱼类、昆虫类、鸟类、哺乳类等动物和人，终宿主则有猫和猫科动物。弓形虫的生活史分为5个阶段。速殖子期（滋养体）：在有核细胞内迅速分裂占据整个宿主的细胞质，称为假包囊；缓殖子期：在虫体分泌的囊壁内缓慢增殖，称为包囊，包囊内含数百个缓殖子；裂殖体期：是由缓殖子或子孢子等在猫小肠上皮细胞内裂体增殖，形成裂殖子的集合体；配子体期：大配子（雌）和小配子（雄），受精后形成合子，最后发育成卵囊；子孢子期：指卵囊内的孢子体发育繁殖，形成2个孢子囊，后每个孢子囊分化发育为4个子孢子。前3期是无性繁殖，后2期是有性繁殖。（图7-7）。

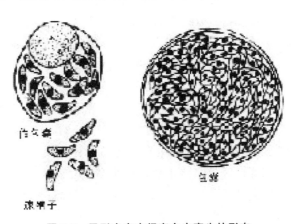

图7-7　弓形虫在中间宿主内寄生的形态

不同发育期弓形虫的抵抗力有明显差异。滋养体对温度和一般消毒剂都较敏感，加热到54℃能存活10 min；在甲酚磺酸溶液或1%盐酸溶液中1 min即死亡。包囊的抵抗力较强，4℃可存活68 d，胃液内可耐受3 h，但不耐干燥及高温，56℃10～15 min即死亡。卵囊对酸、碱等常用消毒剂的抵抗力都很强，但对热的抵抗力弱，80℃1 min即死亡。

二、生活史

弓形虫分2个阶段发育，全部发育过程需要2个宿主，在终末宿主（猫科中的猫属和山猫属）肠内进行球虫性发育，在中间宿主（哺乳类和鸟类）体内进行肠外期发育。

1. 肠黏膜外阶段 弓形虫的卵囊，包囊或假包囊被中间宿主或终宿主吞食后，在肠腔内分别释放出子孢子，缓殖子或速殖子，虫体可直接或经淋巴和血液侵入肠外组织、器官的各种有核细胞内，也可通过吞噬细胞和吞噬作用进入细胞内。虫体主要在胞质内，也可在胞核内进行分裂繁殖。在急性期、速殖子迅速裂体增殖，使受侵的细胞破裂，速殖子又侵入新的细胞增殖。随着机体特异性免疫的形成，弓形虫速殖子在细胞内的增殖减慢并最终发育成包囊。虫体进入缓殖子期。包囊可在宿主体内长期存在。宿主免疫功能低下时，包囊破裂放出大量缓殖子，形成虫血症，并可侵入新的宿主细胞迅速增殖。

2. 肠黏膜内阶段 卵囊、包囊或假包囊被终宿主吞食后进入小肠。子孢子、缓殖子或速殖子可直接侵入小肠黏膜上皮细胞内先进行无性生殖，并形成裂殖子。细胞破坏后释放出裂殖子，再侵入新的上皮细胞。经数代增殖后，部分裂殖子在上皮细胞内发育为雌、雄配子体，二者结合受精成为合子，最后发育为卵囊，卵囊成熟后从上皮细胞脱出进大肠腔，随粪便排出体外。排出的卵囊经外界2～3 d的发育而成熟，具有感染力。

三、流行病学

1. 传染源 动物是本病的主要传染源，患病和带虫动物的脏器和分泌物、粪、尿、乳汁、血液及渗出液等都是传染源。猫是本病最重要的传染源。孕妇感染弓形虫后，对于胎儿而言为感染源。

2. 传播途径 有先天性和获得性2种。先天性是指胎儿在母体经胎盘而感染；获得性主要经口、鼻、咽、呼吸道黏膜、眼结膜感染。曾有人因喝生羊奶而致急性感染的报告。经损伤的皮肤和黏膜也是一种传染途径。此外，接触被卵囊污染的土壤、水源亦为重要的途径。已有经胎盘、输血、器官移植而感染的报道。节肢动物携带卵囊也具有一定的传播意义。

3. 易感性 人群普遍易感。尤其是胎儿、婴幼儿、肿瘤和艾滋病患者等易感。长期应用免疫抑制剂及免疫缺陷者可使隐性感染复燃而出现症状。除哺乳动物外，鸟类、鱼类都可寄生。包括200余种哺乳动物、70种鸟类、5种变温动物和一些节肢动物均可感染。

4. 流行特征 本病分布于全世界五大洲的各地区，多为潜伏性感染。可食用的肉类感染相当普遍，常形成局部爆发流行，严重影响畜牧业发展，亦威胁人类健康。本虫感染与地理、自然气候条件关系不大，常与饮食习惯、生活条件、接触猫科动物、职业等因素有关。

人的感染率一般是在温暖潮湿地区较寒冷干燥地区为高。发病季节性尚无资料记载。家畜弓形虫病一年四季均可发病，但一般以夏秋季居多。但我国感染率农村高于城市，成人高于儿童。与动物相关的职业，如动物饲养员、屠宰工人、肉类及动物毛皮加工者、兽医等有较高感染率。

四、临床表现

（一）人

人患病有先天性和获得性弓形虫病2种。先天性弓形虫病只发生于初孕妇女，经胎盘血流传播。受染胎儿或婴儿多数表现为隐性感染，有的出生后数月甚至数年才出现症状；急性感染主要表现为呼吸困难，咳嗽，并伴有鼻漏、高烧、体表淋巴结肿大、腹部皮肤及耳部出现淤血斑等症状。以脑积水、大脑钙化灶、视网膜脉络膜炎和精神、运动的障碍为先天性弓形虫病典型症候。也可造成孕妇流产、早产、畸胎或死产，尤以早孕期感染，畸胎发生率高。

获得性弓形虫病可因虫体侵袭部位和机体反应性而呈现不同的临床表现。淋巴结肿大是获得性弓形虫病最常见的临床类型，多见于颌下和颈后淋巴结。其次，弓形虫常累及脑、眼部，引起中枢神经系统异常表现，在免疫功能低下者，常表现为脑炎、脑膜脑炎、癫痫和精神异常。此外，可伴有全身性表现，在新生儿期即有发热、皮疹、呕吐、腹泻、黄疸、肝脾肿大、贫血、心肌炎、癫痫等。融合性肺炎是常见的死亡原因。

（二）动物

猪弓形虫病常呈急性感染和发作，感染后经过 3～7 d 的潜伏期，体温开始升高，呈稽留热，食欲减退，常出现异嗜、精神委顿和喜卧等，症状颇似猪瘟，有的猪往往下痢和便秘交替发生。发生严重的肺水肿，表现为呼吸浅而快，严重时可见呼吸困难，吸气深，呼气浅短。怀孕母猪表现为高热、废食、精神委顿和昏睡，此种症状持续数天后可产出死胎或流产。

羊患病的临床表现主要以流产为主。在流产羊组织内可见有弓形虫速殖子，其他症状不明显。猫感染此病后，通常无明显症状，个别有体温升高、下痢、呼吸困难和肺炎等症状。

五、诊断

弓形虫病的诊断方法主要有病原学诊断、免疫学诊断及分子诊断。病原学检查具有确诊意义。

1. 涂片染色法　取急性期患者的体液、脑脊液、血液、骨髓、羊水、胸水经离心后，沉淀物作涂片，或采用活组织穿刺物涂片，经姬氏染色后，镜检弓形虫滋养体。

2. 动物接种或细胞培养法　是常用的方法。采用敏感的实验小鼠，样本接种于腹腔内，一周后剖杀取腹腔液镜检，阴性需盲传至少 3 次；样本亦可接种于离体培养的单层有核细胞。

3. 血清学试验　包括有染色试验、间接血凝试验、间接免疫荧光接体试验、酶联免疫吸附试验等，测特异性 IgM、IgG、IgA 抗体或血清循环抗原。

4. 分子生物学　PCR 及 DNA 探针技术应用于检测弓形虫感染，检测特异性核酸。

六、治疗

对弓形虫病的治疗以化学药物为主，但至今尚无理想的特效药物。乙胺嘧啶、磺胺类对增殖期弓形虫有抑制生长的作用。常用制剂为复方新诺明，亦可与乙胺嘧啶联合应用提高疗效；对孕妇则可用螺旋霉素（或克林霉素或阿奇霉素），此药的毒性小，器官分布浓度高，为目前孕妇的首选药。疗程中适当配伍用免疫增强剂，可提高抗虫功能，发挥辅佐作用。

七、防控措施

（1）喜欢养宠物的女性，做好对孕妇的孕前、孕中检查，以防止先天性弓形虫病的发生。

（2）猫要养在家里，最好用干饲料和烧煮过的食物喂养，不让在外捕食。定期清扫猫窝，接触动物排泄物后要认真洗手。但孕妇要避免接触猫及其粪便。

（3）注意饮食卫生，肉类要充分煮熟，避开生肉污染熟食。蔬菜在食用前要彻底清洗。

（4）提高医务人员和畜牧兽医人员对本病的认识及掌握本病的诊断和治疗方法，加强对家畜、家禽和可疑动物的监测和隔离。

第八章　医学蠕虫引起的人兽共患传染病

医学蠕虫病是人兽共患传染病中的一个重要组成部分，包括吸虫病、线虫病和绦虫病。

吸虫在动物分类学上隶属于扁形动物门的吸虫纲。吸虫种类繁多，迄今已发现的吸虫种类达万种以上。根据日本血吸虫的生活史特点和基本形态，可分为三大类，即单殖目、盾腹目和复殖目。前二目吸虫主要寄生于软体动物、鱼类及冷血脊椎动物；后一目吸虫主要寄生于爬行类、哺乳动物、鱼类和鸟类；复殖目种类繁多，占吸虫纲的绝大多数，且分布广泛，对人体及禽兽类动物具有重要的致病作用，严重危害着人类健康，严重影响着畜牧业的发展。

绦虫成虫寄生于宿主肠道，可大量地掠夺宿主的营养，导致宿主营养不良。但引起症状的主要原因是虫体固着器官吸盘和小钩以及微毛对宿主肠道的机械性刺激和损伤作用，以及虫体分泌的代谢产物的刺激结果。成虫引起的症状通常并不严重，常表现为腹部不适、腹痛、消化不良，腹泻或交替的腹泻与便秘等，个别种类如阔节裂头绦虫因为大量吸收宿主的维生素 B_{12} 可引起宿主贫血。

绦虫幼虫对人体造成的危害更为严重，裂头蚴和囊尾蚴可在皮下和肌肉内引起结节和游走性包块，若侵入眼、脑等重要器官则可引起严重的后果。棘球蚴在肝、肺等处亦可造成严重危害，其囊液一旦进入宿主组织便可诱发变态反应而致休克，甚至死亡。

第一节　血 吸 虫 病

血吸虫病（schistosomiasis）是由血吸虫的成虫寄生于人体或动物体所引起的地方性疾病，是一种流行很广，危害很大的人兽共患寄生虫疾病。2016 年全球十大最嗜血恐怖动物排行榜，血吸虫专吃人血居首位。

全球血吸虫病除少数国家和地区已得到一定控制外，依然有 74 个国家和地区有流行，其中亚洲 17 个、非洲 46 个、拉丁美洲 11 个。有些国家，由于水利建设的不合理以及其他种种因素，血吸虫病有蔓延扩散的趋势。据估计有 2 亿人遭受感染，受威胁的人口达 5 亿～6 亿，其中有 6 600 多万感染者为 15 岁以下的少年，每年死于本病者达百万之多。获得血吸虫病治疗的人数从 2006 年的 1 240 万人增加到 2010 年的 3 350 万人。

在我国流行的是日本血吸虫病。考古发现，长沙马王堆出土的西汉女尸和湖北江陵出土的西汉男尸体内均检出了大量血吸虫卵，这是至今世界上日本血吸虫在人体寄生最早的证据。血吸虫病是危害人民身体健康最重要的寄生虫病，解放初期统计，全国约 1 000 万余患者，1 亿人口受到感染威胁，有螺面积近 128 亿平方米，13 个省、自治区、直辖市有本病分布。新中国成立后我国对血吸虫病的防控采取了综合性措施并取得了很大的成就，防控科研有不少创新。目前已有 2/3 县（市）已经控制和消灭了血吸虫病，留下的疫区以湖区和大山区为主。

一、病原学

血吸虫是寄生在血管中的一类吸虫，人类血吸虫分为日本血吸虫（S. japonicum）、埃及血吸虫（S. haematobium）、曼氏血吸虫（S. mansoni）与间插血吸虫（S. intetcalatum）4 种。日本血吸虫病分布于中国、日本、菲律宾、印尼、泰国等亚洲地区和国家；曼氏血吸虫病分布于亚洲、中东、印度等地区；间插血吸虫分布于中非西部、扎伊尔、喀麦隆等国家。

二、生活史

血吸虫的生活史比较复杂，包括几个阶段：虫卵自宿主体内排出；在水中孵出毛蚴；毛蚴感染中间宿主钉螺；在钉螺体内发育成胞蚴；胞蚴在钉螺体内繁殖发育成尾蚴并自钉螺体内逸出；尾蚴遇到终宿主的皮肤而侵入宿主体内，寄生在肠系膜静脉和肝脏附近门脉系统的血管内。血吸虫在宿主体内产出的虫卵，一部分随血液流至肝脏，也有少数至其他部位，另一部分虫卵穿破肠壁进入肠腔，随着粪便排出体外。虫卵被排出体外后，在自然界生存的机会受环境因素的影响。温度是重要因素，在适当的温度下（15～30℃），虫卵很快孵出毛蚴。该温度也是毛蚴活动的最适温度。毛蚴孵出后，在水中游动遇到钉螺，即自钉螺外露的软体部位侵入，发育成母胞蚴，然后繁殖成子胞蚴，再繁殖成尾蚴。

尾蚴在钉螺体内发育成熟后，当钉螺与水接触时尾蚴从钉螺体内逸出。尾蚴分批成熟，因此逸出亦呈间歇性；尾蚴感染力的持续时间与温度有关，水温在15℃以下为80～96 h，17～23℃时为48～56 h，在25℃以上为30 h左右。尾蚴在水中遇到宿主的皮肤即可钻入，在20～25℃条件下，小鼠经10 s接触即也能感染成功，雌雄合抱是童虫正常发育的必要条件，单性雌虫或雄虫感染均不能正常发育。

三、流行病学

1. 传染源　排血吸虫虫卵的患者和动物宿主。患者包括急性、慢性和晚期血吸虫患者及无症状的感染者。动物宿主有家畜及野生动物，家畜中有黄牛、水牛、羊、马、猪、犬等。在野生动物中有沟鼠、黄胸鼠、姬鼠、野兔、猴、狐等。

2. 传播途径　主要通过皮肤接触疫水传播，个别情况下也可通过饮用含血吸虫尾蚴的水而经口腔黏膜感染。

3. 易感性　人和哺乳动物均普遍易感。患者以渔民、农民为多，男多于女。

4. 流行特征　中国日本血吸虫病的分布有严格的地方性，有螺区均在北纬22°43′～33°15′，东经121°45′～99°4′，钉螺分布也是有一定的聚集性。血吸虫病的地方性表现在全国有一定的分布疆界，如大陆血吸虫病流行区为长江流域及其以南的12个省、自治区、直辖市，而在同一省市区内各地有无此病以及疫情的轻重均有严格的固定界限。

血吸虫感染虽一年均能发生，但以春夏季感染机会最高，冬季感染较少。居民的感染率与当地钉螺受染率成正比。患者以渔民、农民为多，男多于女，尤以15～30岁的青壮年感染率较高。儿童与非流行区人群一旦遭受大量感染可产生一定的抵抗力，对再感染的耐受力并不完全，因而重复感染经常发生。流行类型有平原水网型、丘沟渠型、湖沼型等。

四、临床表现

（一）人

根据血吸虫侵入情况、感染机会、感染程度、病变部位的不同，而造成不同的病理变化、症状和体征。血吸虫病一般分成3期：即急性期、慢性期和晚期。

1. 急性期　急性病是在短时间内大量感染血吸虫尾蚴而出现的各种症状和体征。潜伏期平均为40 d，多数在3周至2个月。大部分患者在接触疫水后，1～4 d内，其接触疫水的皮肤上出现尾蚴性皮炎，即出现丘疹样皮炎、奇痒，几天后自行消失。而发热、肝大、腹痛、腹泻一般在接触疫水后40 d左右出现，重症患者亦可出现腹水，甚至昏迷等而危及生命。发热为本期主要的症状，发热的高低、期限和热型视感染轻重而异。可伴有神志迟钝、昏睡、谵妄、相对脉缓等毒血症症状。热程一般在 1 个月左右，重者达数月。

2. 慢性期　指多次接触疫水反复感染的患者，1～2 d 后可出现尾蚴性皮炎。一般分为 2 类：一类没有明显症状，只有少数患者有轻度的肝脏或脾脏肿大；另一类存在有症状和体征。最常见的症状为慢性腹泻、腹痛、大便中带血丝和黏液，或有不同程度的贫血和消瘦、乏力，多量患者有肝大和脾肿大等体征。

3. 晚期　在血吸虫严重流行区，有些患者反复多次感染血吸虫，没有得到及时治疗或者治疗不彻底，或机体的免疫功能不良和改变，可出现晚期血吸虫病的症状，一般将其分成 4 类：腹水型，巨脾型，侏儒型，结肠增殖型等。

（二）动物

以犊牛和犬的症状较重，绵羊、山羊较轻，马呈隐性感染。主要症状为皮肤炎症，发热、食欲减退、精神抑郁、运动呆滞、下痢且粪中带黏液或血、贫血、腹痛、肝硬化、腹水、消瘦、发育迟缓或停滞，重者站立困难，并可因极度衰竭导致死亡。慢性型表现精神萎靡，极度消瘦，贫血。母畜不孕或孕畜流产。

五、诊断

根据疫水接触史，结合发热、腹泻、肝大、肝纤维化门脉高压等主要症状及寄生虫学、血清免疫、血象检查结果等予以诊断。

1. 粪便检查　从粪便中查出血吸虫卵，就可诊断为血吸虫病。多采用的"一次全粪量（100 g 以上）作三检"，或"三粪三检"，每次是 30 g 粪便。可用沉淀孵化相结合的方法或尼龙丝绢集卵法等，在严重流行区亦可使用 Kato-Kats 法进行检查。

2. 直肠活组织检查　按医院常规进行，本法可用于医院内对疑似患者的诊断，不宜用于普查。这种方法检出率较高。

3. 肝脏及其他组织活检或手术标本病理检查　对于无病史者，肝脏及其他组织活检或手术标本病理检查发现血吸虫卵的都可确诊。

4. 血清免疫学检查　常采用 2 种方法同时进行，检测患者血清中循环抗体、循环抗原和循环免疫复合物。采用方法有间接红细胞凝集试验（IHA）、酶联免疫吸附试验（ELISA）、胶体染料试纸条法（DDIA）、斑点金免疫渗滤试验（DIGFA）等。

注意：急性血吸虫病与败血症、伤寒与副伤寒，病毒感染，其他肠道疾病相鉴别。慢性血吸虫病与慢性菌痢、阿米巴痢疾、溃疡性结肠炎、肠结核等病鉴别。晚期血吸虫病与门脉性肝硬化及其他原因所致的肝硬变相鉴别。

六、治疗

1. 支持与对症疗法　急性期持续高热患者，可先用肾上腺皮质激素或解热剂缓解中毒症状和降温处理。对慢性和晚期患者，应加强营养给予高蛋白饮食和多种维生素，并注意对贫血的治疗，肝硬化有门脉高压时，应加强肝治疗，以及外科手术治疗。患有其他肠道寄生虫病者应驱虫治疗。

2. 病原治疗　吡喹酮为首选药物，具有高效、低毒、副作用轻、口服、疗程短等优点。对幼虫、童虫及成虫均有杀灭作用。对急性血吸虫病临床治疗治愈率很高。蒿甲醚和青蒿琥酯也可用于治疗血吸虫病。

3. 群体化疗　在流行区，宜进行粪检或血清免疫反应检查，有疫水接触史而无禁忌证的人群给予吡喹酮 40 mg/kg 普治。中、重度流行区的家畜（黄牛、水牛为主）每年化疗 1 次，宜与人群化疗同步进行。

4. 吡喹酮的适应证与禁忌证　对伴有严重心律失常或心力衰竭未能控制，晚期血吸虫病腹水肝代偿功能极差，肾功能严重障碍等症的病例，一般不宜治疗。对各种类型精神病及癫痫患者，用吡喹酮治疗亦应极其慎重。囊虫病患者有血吸虫感染时，治疗须谨慎。

七、防控措施

血吸虫病流行环节复杂，当前流行地区多半是属于较难控制的地区，因此任何单一措施很难适合如此复杂的情况。因此应针对不同的地区，根据当地的流行病学、生态学、社会现象、经济等特点，拟订切实可行的对策。血吸虫疫苗现还处于研究阶段。

1. 避免接触疫水　在流行季节，人不要到有螺的河，堰，沟渠，池，塘等处洗衣物，中、小学生特别要注意不要到这些地方戏水、洗澡。因生产生活不可避免接触疫水者，应采取一定的防护措施，如穿胶靴、戴手套或在身上涂抹防蚴霜（氯硝柳胺）等，避免皮肤与水接触。

2. 积极消灭钉螺　消灭钉螺是预防感染最根本的措施。消灭钉螺，一是药物杀灭；二是结合农田水利基本建设，开新沟，填有螺旧沟。

3. 管理用水　用物理或化学方法杀死水中尾蚴可以防止血吸虫感染。加强粪便管理，防止粪便入水。在流行区疫水应插牌标记，大力提倡用井水和自来水。

4. 积极检查和治疗　加强对血吸虫病的监测工作，调查患者、调查病畜。治疗感染的人、畜，控制钉螺的孳生。世卫组织控制血吸虫病战略的重点是，用吡喹酮积极治疗血吸虫病患者，降低发病率，人兽应同步治疗。吡喹酮毒性低，疗效好，服用方便。

第二节　肺 吸 虫 病

肺吸虫病（lung fluke infection）又称并殖吸虫病（paragonimiasis），是由致病性并殖吸虫寄生于人和哺乳动物所引起的人兽共患性寄生虫病。并殖吸虫不仅可在肺脏寄生，也可在脑、肝等脏器和皮下组织中寄生引起病变。

本病在我国分布广泛、危害较严重，是重点防控的寄生虫之一。全世界报道的虫种有 50 多种，其中有些是同物异名或异物同名者。我国主要有 2 种并殖吸虫寄生于人体，即卫氏并殖吸虫和斯氏狸殖吸虫（又称四川型并殖吸虫）。卫氏并殖吸虫病又称肺型并殖吸虫病（pulmonary type paragonimiasis），所产生的疾病以呼吸道症状为主要临床表现，属人兽共患型肺吸虫病；后者对人体并不适应，不能发育成熟，而在人体内到处游窜，所产生的疾病以幼虫移行症为主要临床特征，又称肺外型肺吸虫病（extrapulmonary type paragonimiasis）。

一、病原学

卫氏并殖吸虫成虫呈长椭圆形，长 7～12 mm，宽 4～8 mm，厚 4～6 mm，活体为暗红色，两端稍窄，中间较宽，体形肥厚，背部隆起，体棘单生为主，尖细可有分叉。具有口、腹吸盘各 1 个，前者略大于后者，腹吸盘位于虫体中横线之前。卵巢与子宫并列于腹吸盘之后。卵巢分 5～6 叶，形状如指状、菜花状和海星状。睾丸分支呈树枝状或指状，左右并列于虫体后端 1/3 处。卵黄腺分布于虫体两侧，往往掩盖了卵巢和睾丸。虫卵呈卵圆形，金黄色，大小平均为 91.7 μm×50.4 μm。卵盖明显，卵壳厚薄不均匀，内含一个半透明的卵细胞及 10～20 个卵黄细胞及许多颗粒。见图 8-1。

卫氏并殖吸虫存在 2 种染色体类型，一种为二倍体，另一种为三倍体。两型的主要区别是前者贮精囊内存在精子，为基本型；后者贮精囊内无精子，也称无精子型。后者可产生典型的胸肺型症状。

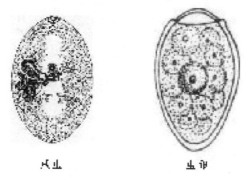

图 8-1 卫氏并殖吸虫

二、生活史

卫氏并殖吸虫主要寄生在终宿主的肺脏内，发育成熟并产卵。由于在肺内形成的虫囊往往与支气管相通，虫卵可经支气管随痰液咳出或被宿主吞入后随粪便排出体外。虫卵随雨水流入溪水中，在适宜的条件下发育成熟并孵出毛蚴，遇适宜的第一中间宿主淡水螺则侵入其体内，经胞蚴、一代及二代雷蚴及尾蚴阶段，尾蚴成熟后则从螺体逸出，侵入第二中间宿主淡水蟹或蝲蛄体内，或随螺体一起被吞食，尾蚴随即发育成后尾蚴或囊蚴。囊蚴可在淡水蟹或蝲蛄体内存活数年。当终宿主猫、犬等动物或人吞食感染有囊蚴的溪蟹或蝲蛄后，在小肠内胆汁及消化液的作用下，后尾蚴脱囊而出，穿过腹壁进入腹腔，在腹腔内游走后钻入腹壁肌肉内。约 1 周左右，幼虫又回到腹腔，然后侵入肝脏或穿过横膈进入肺脏，在肺实质内形成虫囊，发育成熟并产卵。成虫在人体内可存活 10～20 年或更久。生活史见图 8-2。

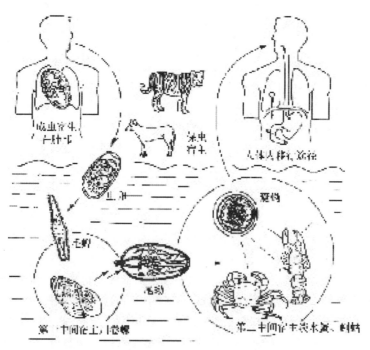

图 8-2 卫氏并殖吸虫的生活史

三、流行病学

1. 传染源　凡在痰中、粪便中能检出卫氏并殖吸虫卵的动物和人均可作为此病的传染源，包括患者和保虫宿主。保虫宿主包括家畜（如猫、犬等）和野生动物（如虎、豹、狼、狐、豹猫等）。感染的转续宿主（如猪、野猪、兔、大鼠、鸡等）在传播中也有重要意义。

2. 传播途径　主要是人们生食或半生食带有并殖吸虫囊蚴的溪蟹或蝲蛄，也可因进食生或半生的带有并殖吸虫幼虫的转续宿主的肉而感染，如浙江一带有吃"腌蟹""醉蟹"的习惯；东北三省居民吃蝲蛄的方法是生吃、烤、炒、炸及蝲蛄豆腐等。流行区儿童可因食用烤蟹而感染，有时可因饮用带囊蚴的溪水而受染。

3. 易感性　人群普遍易感。但儿童的感染率相对较高，可能与儿童接触溪蟹或蝲蛄的机会较多有关。家畜（如猫、犬等）和野生动物（如虎、豹、狼、狐、豹猫等）易感。

4. 流行特征　本病流行于亚洲，非洲和美洲。主要见于中国、朝鲜、韩国、日本、泰国、缅甸、越南、菲律宾、印度、尼泊尔、印尼等国家。在我国分布也较广泛，山东、江苏、湖北等 23 个省、自治区均有流行。凡生长在并殖吸虫病流行区或到过流行区，有进食生或半生的溪蟹或蝲蛄等，或饮过生的溪水史者，都有感染肺吸虫病的可能。

四、临床表现

（一）人

潜伏期长短不一，短者可仅数日，长者可达数年，其时间长短与感染程度密切相关。

一般以缓慢发病、慢性临床经过为特点，大量感染者也可出现急性并殖吸虫病。

1. 急性并殖吸虫病　起病急，初发症状为腹痛、腹泻、稀便或黏液便，伴食欲减退，持续数日。部分患者可出现荨麻疹、畏寒及发热。继之出现胸痛、咳嗽、气短等呼吸系统症状。外周血白细胞总数增高，嗜酸性粒细胞比例明显增高。

2. 慢性并殖吸虫病　大多数患者的早期症状不明显，发现时已进入慢性。主要症状是胸痛、胸闷、气短、咳嗽、咳铁锈色或烂桃样痰等呼吸系统症状。痰中常可找到卫氏并殖吸虫卵。也可有消瘦、盗汗、乏力等症状，也可出现肺外的症状。

3. 临床类型　根据卫氏并殖吸虫病患者的主要临床表现，可将本病分为几种临床类型：胸肺型、腹型、肝型、皮肤型、阴囊肿块型、心包型、中枢神经型和亚临床型等。临床分型不是绝对的，常有多型并存于同一患者的情况。

（二）动物

动物的症状与人相似，但一般较轻。常见症状有精神抑郁、咳嗽、咳痰、咯血，伴有气喘、发热、腹泻等。

五、诊断

有在流行区生食或半生食淡水蟹、蝲蛄史，或饮用生溪水史，出现上述临床表现，均应考虑本病，实验室检查找到虫体可确诊。

1. 实验室检查　包括有一般常规检查和病原学检查。在检查卫氏并殖吸虫病患者的痰液、粪便或脑脊液时，可找到虫卵，但检出率较低。

2. 免疫学检查　早期感染者、肺外型患者及痰、粪便未检出虫卵的可疑患者，免疫学检查有一定的价值。包括有：皮内试验、血清抗体的检测（对流免疫电泳、间接血凝试验（IHA）、后尾蚴膜试验（MHR）、间接荧光抗体技术、血清循环抗原（CAg）的检测。

3. 影像学检查　有 X 线检查、CT 扫描及 MRI 和 B 超检查等。

4. 纤维支气管镜检查　是近年诊断肺吸虫病的新方法，由于有大量虫卵在肺组织及支气管黏膜下沉积，活检压片可找到肺吸虫卵。

注意：胸肺型卫氏并殖吸虫病与肺结核、肺癌、肺脓肿等相鉴别；脑型卫氏并殖吸虫病需、与癫痫、颅内肿瘤、脑血管疾病、脑囊尾蚴病等相鉴别；肝型应与肝脓肿、肝囊肿等相鉴别。

六、治疗

1. 对症治疗　患者多见于山区，营养条件差。久病患者应加强营养，纠正水、电解质紊乱后再进行病原治疗。对咳嗽、胸痛者给予镇咳、镇痛剂；合并继发性细菌感染时应用抗生素；癫痫发作者可应用抗癫痫药物如苯妥英钠等；颅内压增高时应用甘露醇等脱水剂。

2. 病原治疗　吡喹酮为首选药物。推荐剂量为 75 mg/（kg·d），分 2 次服用，3 d 为一疗程。

硫氯酚（别丁），常用剂量为成人 3 g/d，儿童 50 mg/（kg·d），分 3 次服用，隔日服药。胸肺型患者 15～20 个治疗日为 1 个疗程，脑型患者则应延长至 25～30 个治疗日。此药的副反应主要为胃肠道反应。

3. 手术治疗　凡药物治疗未能奏效，又无明显手术禁忌证者，均有剖腹探查的指征。皮肤或肌内的结节可外科切除。

七、防控措施

养成良好的饮食习惯，禁生吃或半生的蟹、蝲蛄与动物肉，不喝生水，禁止用生蟹和蝲蛄喂养动物。不饮生水，加强粪便管理，防止污染水源。在流行区进行普查，发现患者及时治疗。对粪检虫卵阳性的家畜应及时捕杀。

第三节　姜片吸虫病

姜片吸虫病（fasciolopsiasis）是布氏姜片吸虫（*fasciolopsis buski*），简称姜片虫寄生于人和猪小肠中所致的一种常见的人兽共患寄生虫病。临床上以腹痛、慢性腹泻、消化功能紊乱、营养不良等为主要表现。此病对人的损害比猪大。

早在 1600 多年前我国的东晋时代已有本虫的记载。在 1300 多年前隋代巢元方的《诸病源候论》中有"赤虫状如生肉""片如鸡肝"的描述。1843 年 Buski 在伦敦船员医院的一位印度水手尸体的小肠内发现本虫。1873 年 Ker 在我国广州首先发现临床病例。

一、病原学

姜片虫属片形科、片形属的布氏姜片吸虫，是寄生于人体的最大吸虫。其外形似生姜片、肉红色，虫体扁平肥厚，椭圆形，可收缩蠕动。成虫体长 20～75 mm，宽为 8～20 mm，厚为 2～3 mm，前端尖窄，后端较钝圆。虫体背面光滑，腹面有细皮棘。其前端腹面和腹部吸盘发达，较口吸盘大 4～6 倍。雌雄同体，一对睾丸高度分支，前后排列，占虫体后部大半；卵巢 1 个，呈分支状，位于睾丸之前。成虫寿命一般 1～2 年，长者可达 4 年之久；虫卵呈淡黄色，椭圆形，（130～140）µm×（80～85）µm，是人体中最大的蠕虫卵。卵壳薄而均匀，一端有卵盖，近卵盖端有一个卵细胞，周围有 20～40 个卵黄细胞。

二、生活史

其生活史可分为成虫、幼虫、虫卵 3 个阶段，其中幼虫又可分为在人体外的毛蚴、胞蚴、母雷蚴、子雷蚴、尾蚴、囊蚴阶段以及进入宿主体内脱囊的后尾蚴至发育为成虫之前的阶段。

姜片虫需有 2 个宿主（螺和人或猪等）才能完成其生活史。成虫寄生在终宿主人、猪和野猪的小肠内进行有性生殖，同体或异体受精，受精卵随宿主粪便排出体外。在无重复感染情况下，猪感染后 5～8 个月产卵量最多，9 个月后排卵量减少，一年后不易查到虫卵。虫卵入水，在适宜温度（26～32℃）与湿度下，经 3～7 周发育为毛蚴。毛蚴在水中孵出，遇到适宜的中间宿主-扁卷螺则侵入螺体内，经过胞蚴、母雷蚴、子雷蚴等阶段（1～2 个月）发育成尾蚴。尾蚴从螺体逸出，在水中大多附着在附近的水生植物（菱角、藕节、茭白等）表面，发育成囊蚴。囊蚴在潮湿的环境下生活力较强，对干燥和高温的抵抗力弱。终宿主生食受感染的水生植物时，囊蚴进入宿主体内，在消化液和胆汁的作用下，脱囊成为后尾蚴，并借吸盘吸附在十二指肠或空肠上段的黏膜上吸取营养物质，约 1～3 个月后发育为成虫并开始产卵。成虫在人体内的寿命为 4～5 年，在猪体内约为 1 年左右。见图 8-3。

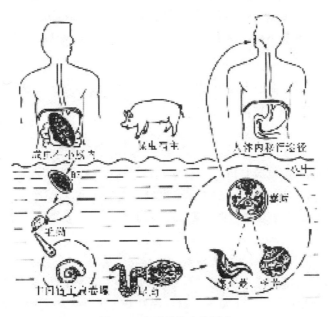

图 8-3　布氏姜片虫生活史

三、流行病学

1. 传染源　患者和受感染的猪是主要传染源。患者是终末宿主，猪是姜片虫的主要保虫宿主。野猪和猕猴也曾有过自然感染的报告，亦可作为传染源。在兔体内也能正常发育。

2. 传播途径　绝大多数水生植物都可以作为姜片吸虫囊蚴的附着媒介。生食或啃食受染的水生植物，将皮上的姜片吸虫囊蚴吞入而感染。此外，有部分尾蚴可经口使动物感染。

3. 易感性　人和猪普遍易感。人群以儿童及青少年的发病率最高。感染过的人对再感染无明显的保护性免疫。中间宿主较多，在我国有尖口圆扁螺、大圆扁螺、半球多脉肩螺等。

4. 流行特征　姜片吸虫病主要分布在亚洲的温带和亚热带的一些国家。国内除东北、内蒙古、新疆、西藏、青海、宁夏等省外，其他18个省、区都有分布。猪姜片吸虫病的流行地区比人姜片吸虫病的流行地区更广泛。人和猪的姜片吸虫病的流行区多呈小面积点状分布的地方性特点。并受季节性影响，7－9月易受到感染。

四、临床表现

(一) 人

潜伏期约为1～3个月。临床症状和体征的出现与否及严重程度取决于患者的感染程度和营养状况，本病可分为轻、中、重3型。

1. 轻型 可无症状，可表现为食欲差，偶有上腹部间歇性疼痛。粪便性状正常，粪便中虫卵数量少，一般为轻度感染。

2. 中型 以消化道症状多见。常有上腹部隐痛、食欲减退、恶心、呕吐等症状。多在早晨空腹或进食后。粪便黄绿色，常有不消化食物，量多、稀薄而奇臭，或腹泻与便秘交替出现。肠蠕动增强，肠鸣音亢进。儿童患者可出现磨牙、睡眠不安等。粪便中虫卵数量较多。

3. 重型 主要表现为营养不良和消化道功能紊乱。患者表现为全身乏力、面部及下肢浮肿、贫血、消瘦，严重时可产生胸腹水，甚至全身水肿。如寄生虫数量较多，可引起肠梗阻、胆道阻塞及继发感染等并发症表现。儿童长期重度感染可出现不同程度的生长发育障碍和智力障碍，表现为侏儒症。少数患者由于长期腹泻，导致营养不良，易继发肠道或肺部感染，可因衰竭、虚脱而致死。

(二) 动物

病猪精神不振，被毛粗乱，低头弓背，腹泻、消瘦、水肿、贫血，幼猪发育受阻，生长停滞，重者出现腹水，甚至可因肠梗阻导致死亡。

五、诊断

根据患者来自或到过姜片吸虫流行区，有生吃和啃咬水红菱、荸荠等水生植物史，出现上述临床表现，则应考虑本病的可能。实验室检查到虫卵或患者便虫、吐虫可确诊。

1. 生理盐水直接涂片法 由于姜片虫虫卵大，易于查到，一般采用一次粪检3张涂片可达90%以上。

2. 浓集法 轻度感染者，可采用沉淀法检查，以提高检出率。

3. 厚涂片透明法（改良加藤法） 根据粪检虫卵的多少可反映感染程度的轻重，每克粪便虫卵数（EPG）小于2 000者，为轻度感染；2 000～10 000者为中度感染，大于10 000者为重度感染。

注意与肝片形吸虫卵鉴别。姜片吸虫病引起的浮肿易与肾病混淆，后者尿检结果不正常，注意鉴别诊断。

六、治疗

1. 支持疗法 重症患者于驱虫治疗前，改善营养状况，纠正贫血。

2. 病原治疗 常用的药物有吡喹酮、硫氯酚（别丁）和槟榔。吡喹酮为首选药物。

植物槟榔（areca catechu）的种子内含槟榔碱，能麻痹虫体的神经系统，增进肠蠕动，是驱姜片虫的有效成分。槟榔煎剂用量，成人50 g、儿童每岁2～3 g（总量不超过30 g），切薄片，加广木香9 g、水300 mL，煎煮1 h，浓缩至100 mL，晨起空腹1或2次分服，连服3 d，治愈率可达90%以上；槟榔粉剂的用量，16岁以上30 g，11～15岁22.5 g，用温开水调成稀糊状服用，疗效比煎剂好。此药可有轻度恶心、呕吐或腹痛等副作用。

七、防控措施

1. 健康教育　在流行区开展卫生宣传教育活动，普及卫生知识，不生吃未经刷洗过或沸水烫的菱角、荸荠等水生植物，不喝河塘内生水，经常保持手的清洁。用含有囊蚴的水生植物及其壳作为猪饲料时，须经发酵、加热等方式处理后再喂猪。

2. 控制传染源　做好患者的普查工作，早发现，早治疗。有姜片吸虫病的猪应及时驱虫治疗，流行地区每年春秋两季进行预防性驱虫，减少传染源。

3. 加强粪便管理　防止人、猪粪便通过各种途径污染水体，未经无害化处理的粪便（包括猪粪）不做水生植物的肥料。

4. 消灭中间宿主　初夏季节采用药物灭螺，可起到事半功倍的效果。秋、冬季节，通过挖塘泥晒干杀灭扁卷螺。池塘养鸭、鲤鱼等均能吞食大量扁卷螺，必要时推行作物轮种。

第四节　华支睾吸虫病

华支睾吸虫病（clonorchiasis）又称肝吸虫病，是由华支睾吸虫寄生在动物和人体肝胆管内所引起的、以肝胆病变为主要损害的寄生虫病。临床表现主要为腹痛、腹泻、疲乏及肝大等，可并发胆管炎、胆囊炎、胆石症，少数严重患者可发展成肝硬化。

肝吸虫病是我国常见的食物源性人兽共患寄生虫病之一。本虫于1874年首次在加尔各答一华侨的胆管内发现，1908年才在我国证实此病存在。1975年在我国湖北江陵西汉古尸粪便中发现本虫虫卵，继之又在该县战国楚墓古尸见此虫卵，从而证明华支睾吸虫病在我国至少已有2300年以上历史。中国超过1200万人感染肝吸虫，其中大多数分布在东南、东北省份。2017年10月27日，世界卫生组织国际癌症研究机构公布的致癌物清单初步整理参考，华支睾吸虫（感染）在一类致癌物清单中。

一、病原学

华支睾吸虫在分类学上属后睾科、支睾属，为雌雄同体。其生活史包括成虫、虫卵、毛蚴、胞蚴、雷蚴、尾蚴及囊蚴等阶段。

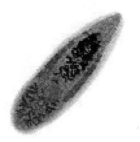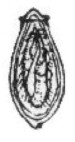

图 8-4　华支睾吸虫

华支睾吸虫的成虫外形扁平，似向日葵子仁，半透明，长为10～25 mm、宽为3～5 mm，前端较细，后端钝圆，体表无棘。虫体具有口、腹吸盘及雌雄生殖器官。虫体的后半部有两个前后排列的分支状睾丸，故为此名。卵巢较小，分三叶，位于睾丸之前。成虫主要寄生在人、猫、犬、猪等哺乳动物肝胆管内，成熟后产卵，虫卵甚小，淡黄褐色，高倍镜下似西瓜籽状，长 27～35 μm、宽 12～20 μm，壳厚，上端有一小盖，下端有一小结节，内含一成熟毛蚴。虫卵随宿主胆汁经十二指肠进入小肠，然后随宿主粪便排出体外，幼虫则在一些淡水螺、鱼、虾体内发育。

二、生活史

虫卵随雨水流入小河或池塘，为第一中间宿主淡水螺吞食后，在螺体内孵出毛蚴，毛蚴在螺内经胞蚴、雷蚴阶段而发育成许多尾蚴。国内常见的第一中间宿主有纹绍螺、长角涵螺及赤豆螺，分布范围广泛，在该病的流行中所起的作用甚为重要。大约在感染后的 100 d，成熟尾蚴开始在螺体中出现并不断逸出。尾蚴自螺体内逸出后在水中游动，当遇到第二中间宿主淡水鱼、虾时即钻入其体内，在其肌肉中发育成为囊蚴。一般认为在温度适宜的情况下，尾蚴侵入鱼体内需 20～35 d 才能发育为成熟囊蚴。作为终宿主的人或哺乳动物进食生或未经煮熟的带囊蚴的鱼或虾而感染，囊蚴在宿主的消化道内，经消化液主要是胃蛋白酶和胰蛋白酶的作用脱囊成幼虫，顺胆总管而进入肝胆管或穿过肠壁经腹腔而进入肝脏，在肝胆管内发育为成虫。从食入囊蚴到粪便中查到虫卵，不同的宿主需要 20～40 d。根据动物实验，成虫每天排卵 2 000～4 000 个，在人体内的寿命约为 20～30 年。

三、流行病学

1. 传染源 本病的传染源为患者、带虫者和保虫宿主。可作为保虫宿主的动物有 40 多种，其中猫、狗、猪、鼠类在流行及传播上起着特别重要的作用。

2. 传播途径 通过食生鱼、半生的或未经煮熟的含有囊蚴的淡水鱼/肉或虾而感染。此外，烤、煎等烹饪时间不够，未完全杀灭囊蚴，或炊具生、熟食不分也可致感染，捕鱼、饮用生水等也有受感染的可能。

3. 易感性 人群普遍易感。本病的感染呈现一定的家族聚集性，以儿童和青少年的感染率最高。动物中猫、狗、猪、鼠类等 40 多种动物易感。

4. 流行特征 本病分布在东亚和东南亚各国，但主要流行于韩国（是韩国最主要的寄生虫病）、日本、越南、菲律宾和中国等。我国的分布以东南沿海、长江流域、松花江流域及五大淡水湖泊为主，广东、广西、海南为重疫区。本病的流行受社会因素和自然因素的影响，流行呈点状分布，不同地区、不同县乡甚至同一乡内的不同村庄感染率差别也很大，除人们饮食习惯的因素外，地理和水流因素也起着重要作用。

四、临床表现

（一）人

潜伏期一般为 30 d 左右，最长可达 40 d。本病一般起病缓慢，感染越重，潜伏期越短。

1. 急性华支睾吸虫病 一次食入大量的华支睾吸虫囊蚴所致。起病较急，首发症状是右上腹疼痛和腹泻，腹痛呈持续性刺痛，进餐后加重，伴有食欲不振、厌油腻食物，类似急性胆囊炎，可伴胆道阻塞症状如黄疸等。腹泻，每日 3～4 次，为黄色稀水便。3～4 d 后出现发热，伴明显畏寒和寒战，体温最高可达 39.7℃，发热持续时间长短不一，短者 3～4 d，长者数月。热型可为低热、弛张热及不规则间歇热。多数患者出现肝大，以左叶为甚，肝区触痛明显，部分患者有脾肿大。少数患者可出现过敏反应，以荨麻疹最常见，外周血嗜酸性粒细胞增多，重者甚至出现以嗜酸性粒细胞增多为主的类白血病反应。

2. 慢性华支睾吸虫病　反复、多次、少量感染或急性期未能得到及时治疗，均可演变为慢性华支睾吸虫病，以前者引起的慢性华支睾吸虫病最常见。一般起病隐匿，症状复杂，症状的出现率与感染度有一定关系。轻者可无明显症状，或仅有胃部不适、腹胀、食欲不振等消化道症状。患者易疲劳，少数患者肝轻度肿大。仅在检查粪便时发现虫卵而诊断；中度感染者有不同程度的乏力、食欲不振、倦怠、消化不良及腹部不适，腹痛及慢性腹泻较常见。肝大，以左叶为著，伴有压痛和触痛。部分患者可伴有不同程度的贫血、营养不良和浮肿等症；重者以上症状均可出现，且症状明显加重，晚期可形成肝硬化、门脉高压、腹水、腹壁静脉曲张及脾肿大。少数患者因反复胆道感染而出现黄疸及发热，儿童可伴明显的生长发育障碍。肝功能失去代偿作用是华支睾吸虫病死亡的主要原因。

根据临床症状和体征，慢性华支睾吸虫病可分为：肝炎型、无症状型、消化不良型、胆囊胆管炎型、类神经衰弱型、肝硬化型、侏儒型等类型。

常见的并发症有急性胆囊炎、胆管炎和胆石症。本病与原发性肝细胞癌或胆管上皮癌的发生密切相关。

（二）动物

动物感染后症状与人相似，严重感染者表现消化不良、食欲减退、腹痛、腹泻、消瘦、水肿、贫血、黄疸及发育受阻等症状。

五、诊断

根据病因、病史、临床表现和实验室各项检查确诊。

1. 流行病学　患者是否来自流行区或去过流行区，有无进食生或半生淡水鱼虾的病史等。但应注意部分患者可因未自觉而否认该病史。同时结合上述临床表现。

2. 实验室检查　血液检查（血象嗜酸性粒细胞增多），血清免疫学检查和寄生虫学检查。但确诊有赖于粪便或十二指肠引流液中检出华支睾吸虫卵。病原学检查方法有：涂片法、定量透明法、集卵法、十二指肠引流胆汁检查。

3. 影像学检查　B超检查可见肝内光点粗密欠均，有小斑片或团块状回声，弥漫性中、小胆管不同程度扩张，胆管壁粗糙、增厚、回声增强。CT检查可见肝内胆管从肝门向周围均匀扩张，肝外胆管无明显扩张。少数病例胆囊内可见不规则组织块影。

注意本病与肝胆系统疾病及引起肝胆病变的其他寄生虫病等相鉴别。

六、治疗

1. 病原治疗　吡喹酮是首选药物，连服2 d。治疗后3个月粪便虫卵阴转率达90%以上。少数病例在服用时出现不良反应，24 h后可减轻或消失。阿苯达唑治疗，效果满意。分2次服，7 d为一个疗程。粪便虫卵阴转率几乎为100%。

2. 对症治疗　对重度感染并有较重营养不良或肝硬化者，应加强营养，纠正贫血，保护肝脏，以改善全身状况，并及时进行驱虫治疗。并发胆囊炎、胆管炎者，除驱虫外并加用抗菌药物。对急性胆囊炎、胆石症、胆总管梗阻时应予手术治疗。合并病毒性肝炎时，除积极保护肝脏外，应在病情改善的基础上尽早进行驱虫治疗。

影响预后的主要因素有感染的虫数、重复感染情况、治疗情况等。

七、防控措施

防止病从口入是预防本病的关键。积极治疗患者和感染者，是减少传染源的积极措施。

认真做好卫生宣传教育工作，提高群众对本病传播途径的认识，加强饮食卫生的管理，不吃未经煮熟的鱼或虾，改善烹调方法和饮食习惯，注意分开使用切生、熟食物的菜刀、砧板及器皿；不用生鱼虾喂猫犬；加强粪便管理，防止虫卵入水，禁止未经无害化处理的人粪或猫、狗、猪等粪便进入水源；在流行区对居民进行普查；治积极治疗患者和感染者；对猫、犬等感染家畜，有条件者予以驱虫。

第五节　肝片形吸虫病

肝片形吸虫病（fascioliasis hepatica）是由肝片形吸虫（*fasciola hepatica*）又称绵羊肝吸虫（*Sheep liver fluke*）寄生于动物或人体肝脏胆管内所引起的一种较常见的人兽共患传染病。肝片形吸虫寄生的宿主甚为广泛，常见于黄牛、水牛、绵羊、山羊、鹿和骆驼等反刍动物，感染率高达30%～60%，多在每年的夏秋季节流行感染。临床上急性期有发热、肝区疼痛、肝大及嗜酸性粒细胞增多和肝功能异常，慢性期可出现阻塞性黄疸，并发胆道出血，长期重复感染可导致胆汁性肝硬化。猪、马等动物也有寄生，对畜牧业的发展影响很大。

2000多年前，人们就已认识到此虫对家畜的影响。肝片形吸虫也可寄生于人体，呈世界性分布，国外个别地区有局部流行区存在。在我国人群感染率为0.002%～0.171%，散发于15个省市，其中以甘肃省的感染率为最高。估计全国感染人数为12万左右。

肝片形吸虫对终宿主的选择性不太严格，中间宿主椎实螺类在实验室内容易饲养，容易建立动物模型。而且虫较大，便于取材和进行实验观察，为科学实验提供了有利条件。

一、病原学

肝片形吸虫属扁形动物门、吸虫纲、片形科、片形亚科、片形属。成虫虫体大、叶形，活虫呈深红褐色，大小为（2.0～5.0）cm×（0.8～1.3）cm。体前端有一明显的头锥，口吸盘位于头锥的前端，腹吸盘较小，位于头锥基部，肠支呈树枝状。睾丸2个，高度分支，前后排列，位于虫体中部。卵巢1个、较小，分支较细，位于腹吸盘后右方、前睾丸之前。形态见图8-5。

虫卵甚大，类似于姜吸虫卵，椭圆形，淡黄褐色。大小为（130～150）μm×（63～90）μm，平均（140×75）μm。卵壳薄，分2层。卵的一端有一小盖，光镜下不甚明显。卵内充满许多卵黄细胞，但卵细胞常不易见到。

二、生活史

肝片形吸虫的生活史比较明确，生活史中各阶段包括卵、毛蚴、胞蚴、母雷蚴、子雷蚴、尾蚴、囊蚴、后尾蚴、童虫和成虫等。成虫寄生于牛、羊及其他哺乳动物胆道内。中间宿主为椎实螺类，在我国以截口土蜗（*galba truncatula*）为最重要。虫卵随终宿主胆汁入肠道，并随粪便排出体外。虫卵入水后，经9～12d发育为含毛蚴的虫卵，在适宜的条件下，毛蚴发育成熟并逸出；逸出的毛蚴进入中间宿主，经一代胞蚴及两代雷蚴的发育后，逸出的尾蚴在水生植物或其他物体表面结囊。囊蚴被终宿主吞食后，后尾蚴穿过肠壁，经腹腔侵入肝，也可经肠系膜静脉或淋巴管进入胆道寄生，约经4周发育为成虫。整个生活史过程约10～15周。每条雌虫每天产卵量约为2万个。成虫在绵羊体内最长可存活11年，牛体内存活期短，为9～12个月，在人体内可存活12年。

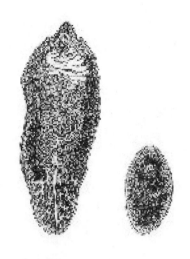

图 8-5　肝片形吸虫

三、流行病学

1. 传染源　主要是牛和羊，人偶然被感染，在传播上并不重要。

2. 传播途径　最常见的中介植物是水生植物。牛、羊等因吃带有囊蚴的牧草或水生植物而感染，人也是因为食入含有活囊蚴的水生植物（如水芹菜、菱角等）而获感染。水生植物上的囊蚴能脱落入水，尾蚴在水面也可成囊，故喝生水亦可被感染，生食或半生食含肝片形吸虫童虫的牛和羊内脏也可感染。

3. 易感性　人群普遍易感。本虫寄生于数十种哺乳动物，其宿主分布极广，草食性动物最常见，以羊和牛的感染率为最高，家猪和驴的感染率亦不断增高。

4. 流行特征　肝片吸虫病流行于全世界，多为散发。人体感染已有数千例报道，法国、英国、秘鲁、古巴等国报道的病例较多。我国所报道的 204 例病例和感染者分散在辽宁、吉林、甘肃、四川、陕西、安徽、湖南、内蒙古、山东、江西、湖北、贵州、广西、广东、河北、河南等地。

肝片吸虫病的流行与一定的气候条件有关。肝片吸虫和椎实螺的生长繁衍与气温变化、雨量分布有密切的关系。肝片吸虫病在多雨的年份广泛流行，在干旱的年份显著减少。在我国的农牧业地区，只要传播的条件适宜，当牛、羊吃了被污染的牧草后便可造成感染，或引起牛、羊肝片吸虫病局部的暴发流行。地理条件和社会生产因素也可影响肝片吸虫病的流行。

四、临床表现

（一）人

潜伏期一般在数日至 2～3 个月不等。临床表现分为急性期和慢性期，前者与幼虫在体内移行有关，后者与成虫在胆管内寄生有关。

1. 急性期（侵袭期）　主要症状为突发性高热和腹痛，体温在 38～40℃ 之间，偶可超过 40℃，常为弛张热或不规则热，持续 1～2 周，甚至长达 8 周以上。腹痛初起时为全腹痛或腹痛部位不固定，以后疼痛固定于右上腹或剑突下，常放射至腰部和肩部。患者明显乏力、腹胀、食欲不振、呕吐、腹泻及便秘等。早期可出现荨麻疹等皮肤变态反应，尚可见呼吸道症状，如咳嗽、呼吸困难、右胸膜基底部捻发音和胸膜摩擦音等，以及头痛、失眠等多种症状。体检时约 3/4 病例有肝大，1/4 病例有脾肿大。

2. 慢性期（阻塞期） 虫体在胆管内寄生时引起胆绞痛、上腹疼痛、恶心及不能耐受脂肪性食物等一系列临床表现。此期肝脏肿大，并伴有轻微压痛，脾脏有时也可肿大。感染较重或合并胆石时可发生阻塞性黄疸甚至胆汁性肝硬化，慢性期最常见的体征之一是贫血，严重者可出现小细胞低色素性贫血，患者粪便隐血试验阳性。

3. 异位寄生 肝片吸虫幼虫在腹腔移行过程中也可进入其他组织或器官，而形成异位寄生，此时虫体常不能发育成熟。常见的有右季肋部和脐区的腹壁肌肉和皮下组织的异位寄生，亦可寄生于肺部、支气管、腹膜、眼、脑及膀胱等。

（二）动物

肝片吸虫能引起急性或慢性肝炎和胆囊炎，并伴发全身性中毒现象和营养障碍。病牛表现消瘦、贫血和水肿，异位寄生有肺部症状。病羊发热、精神抑郁、腹痛、腹泻、腹水、贫血、衰竭，甚至死亡。

五、诊断

根据流行病学、临床表现应怀疑本病的可能，病原学检查找到虫卵检查可确诊。

1. 实验室检查 血常规和肝功能检查，白细胞增高尤其是嗜酸性粒细胞数显著增多，急性期最为明显，慢性期虽有下降但仍高于正常值，最为明显的是 GPT、GOT 活力升高，血沉增快，血清 ALT、AST 活性升高，出现黄疸时血清胆红素明显增多。

2. 病原检查 粪便或十二指肠引流液沉淀检查以发现虫卵为确认的依据。经外科腹部探查或进行胆管手术时若发现肝片形吸虫虫体亦可确诊。

3. 免疫学检查 方法包括皮内试验、间接血凝试验、对流免疫试验、免疫荧光抗体试验及酶联免疫吸附试验等。研究表明，循环抗原检测较抗体检测更能做出早期诊断。

4. 其他检查 腹腔镜、逆行胰胆管造影、B超、CT 等有利于本病的诊断或辅助诊断。

注意与华支睾吸虫病、后睾吸虫病、姜片虫病、并殖吸虫病、阿米巴性或细菌性肝脓肿、肝包虫病、各种原因所致的胆囊炎、胆管炎和胆石症、肝癌等肝胆疾病相鉴别。

六、治疗

治疗的首选药物为硫氯酚，成人剂量 3 g/d，儿童为 50 mg/kg.d，分 3 次口服，隔日服药，10～15 d 为一个治疗疗程，间隔 5～7 d 后可给予第二疗程。副作用有腹痛、腹泻、腹部不适及肠鸣等，但较轻微。吡喹酮对本病无明显疗效。

益康唑（又称肝蛭净），对寄生在家畜和人体内的不同发育阶段的虫体都有较好的杀灭效果，尤对幼虫效果明显，安全性高，无副作用。常用单剂 10 mg/kg，一次口服，效果接近 80%，间隔 2 周再次给药，效果可达 100%。

本病除病原治疗外，还可辅以其他手段，如选用敏感抗生素治疗合并细菌感染的急性胆道炎症，手术治疗阻塞性黄疸等。

七、防控措施

1. 健康教育 加强卫生宣教，改变不良饮食习惯，不喝或不吃可能遭受污染的生水和水生植物，饮用水宜定期消毒。对怀疑为本病的患者，应尽早去医院接受粪便检查，及时治疗。

2. 加强家畜管理 划区放牧，饮用水（包括牲畜）与一般用水分开，加强粪便管理，防止虫卵污染水源。并尽量不到沼泽、低洼地区放牧。积极检查治疗病畜，在多发地区，每年应定期应用药物对家畜进行驱虫。

3. 灭螺　有条件的可在放牧地区用灭螺药物或大量饲养水禽杀灭中间宿主螺蛳。

第六节　棘 球 蚴 病

棘球蚴病（echinococcosis）又称为包虫病（hydatidosis），是由棘球属绦虫的中绦期棘球蚴寄生于牛、绵羊、山羊、马、猪和骆驼等家畜的肝脏、肺脏等内脏组织中所引起的疾病。人和多种野生草食动物如鹿、羚羊、野牛等以及各种野生的啮齿类动物都可被其感染。细粒棘球绦虫是棘球蚴的成虫，它主要寄生于犬科食肉类动物包括狼、豺、狐和狮、虎、豹等的小肠内。

棘球蚴病是一种严重危害人类健康和畜牧业发展的人兽共患传染病，已成为全球性的公共卫生问题。我国高发流行区主要集中在高山草甸地区及气候寒冷、干旱少雨的牧区及半农半牧区，以新疆维吾尔自治区、青海、甘肃、宁夏回族自治区、西藏、内蒙古自治区、陕西、河北、山西和四川北部等地较为严重。包虫主要来源于动物的排泄物，没有什么有效的治疗方式，泡型包虫病被称为"虫癌"，是高度致死的疾病，患者不经治疗，10 年死亡率可达 90%。本病被列为我国重点防控的寄生虫病之一。

一、病原学

细粒棘球绦虫又称包生绦虫，成虫体长 2～7 mm，虫体由头节、幼节、成节、孕节各一节组成。头节略呈梨形，有突出的顶突和 4 个吸盘，顶突上有 2 圈呈放射状排列的小钩，顶端有一群梭形细胞组成的顶突腺，其分泌物具有抗原性；幼节长度大于宽度；成节长度比幼节长 1 倍，生殖孔位于节片一侧的中后部，睾丸略呈圆形，有 45～65 个；孕节最长，超过其他节的总长度，子宫呈不规则向两侧突出的袋状，内含虫卵 200～800 个。

棘球蚴又称包虫，为圆形囊状体，大小因寄生的时间、部位以及宿主的不同而异，虫体直径可由数毫米至数十厘米不等。其结构包括囊壁、囊液、原头蚴、子囊、生发囊等。在沉淀的囊液中，每毫升可含原头蚴 40 万个。虫卵对外界因素的抵抗力较强，在自然界中可存活很长时间保持感染性。

二、生活史

棘球绦虫生活史必须依赖 2 种哺乳动物宿主才能完成其生活周期。经过虫卵，棘球蚴和成虫 3 个阶段。

成虫大多寄生于犬和狼等食肉动物的小肠内。孕节离体后，可沿草地或植物蠕动爬行或裂解。虫卵被中间宿主牛、羊、猪、马、骆驼或人吞食后，进入小肠经消化液作用后六钩蚴孵出，钻入肠壁随血液循环至肝、肺等脏器，约经 3～5 个月后发育成直径为 1～3 cm 的棘球蚴，内含大量原头蚴，可有数十万甚至达百余万个。当犬、狼等终末宿主吞食了含棘球蚴的病畜内脏后，在胆汁激活下，棘球蚴的顶突翻出，附着小肠壁，每个原头蚴都可发育为 1 条成虫。由于棘球蚴中含有大量的原头蚴，故犬、狼的肠内寄生的成虫可达数千至上万余条，曾发现在 1 只家犬体内寄生 15 万条成虫。从感染至发育成熟排出虫卵和孕节约需 40～50 d，成虫寿命约 5～6 个月。

棘球蚴最常见的寄生部位为肝、肺，其次为脾、肾、卵巢、膀胱、盆腔和乳房等部位。

三、流行病学

1. 传染源 犬是细粒棘球绦虫的终末宿主，也是最主要的传染源。寄生在犬小肠中的成虫每7～14 d虫卵成熟、孕节脱落一次。在感染犬粪中有持续虫卵排出。

2. 传播途径 人体受感染的主要途径是消化道，但也有通过呼吸道或伤口感染的情况。中间宿主包括人、有蹄类动物、鼠类等。人类是偶然感染的。

3. 易感性 人群普遍易感。从事牧业生产、狩猎和皮毛加工的人群为高危人群。犬科动物和猫科动物、蹄类家畜、啮齿目和兔形目等野生动物均易感。

4. 流行特征 本病呈世界性分布，但以牧区较为多见，在澳大利亚、新西兰、阿根廷、乌拉圭、南非及亚洲都有流行。我国主要流行于西北的农牧区，以囊型包虫病为主，如新疆、宁夏、西藏、青海、内蒙古、甘肃、四川等7个省区，其次是陕西、山西、河北等地，其他地区有散发病例。牧民患病率最高，最易感染者是学龄前儿童，15岁以下者占32.1%。绵羊感染率为5.36%～62.40%，家犬感染率在7%～71%，我国已成为世界上发病最严重的国家之一，其中西部地区国的危害最严重。在人类绦虫病中，本病的危害最为严重。造成本病严重流行的因素主要有：虫卵对外界环境的污染、病畜内脏处理不当、自然地理条件、缺乏预防本病的卫生知识等。

四、临床表现

(一) 人

病程缓慢，患者多在童年感染，成年后才出现症状，潜伏期1～30年，初期表现不明显。寄生部位的占位性压迫症状以及全身毒性症状逐渐明显。大多数病例是在体检和手术中发现的，部分患者是在死后进行尸检时发现的。临床表现复杂多样，病变多见于腹腔。

1. 局部压迫和刺激症状 在肝部寄生的棘球蚴由于逐渐长大，患者可出现肝大，肝区疼痛、坠胀不适等症状，如囊肿巨大，则会使横膈抬高，导致呼吸困难。若囊肿压迫门静脉可导致腹水，压迫胆管则可引起梗阻性黄疸、胆囊炎等。在肺可引起胸痛、干咳、血痰、呼吸急促等呼吸道症状。损害颅脑则会出现癫痫和颅内压增高的症状，如头痛、恶心、呕吐、视盘水肿、抽搐甚至偏瘫等。骨棘球蚴常发生于骨盆和长骨的干骨后端，破坏骨质，易造成骨折和骨碎裂；于脊椎、骶骨等处，可引起神经压迫症状。

2. 过敏反应和中毒症状 棘球蚴在发育过程中，其抗原物质可被宿主部分吸收，因此易发生超敏反应，如皮肤出现瘙痒、荨麻疹、血管神经性水肿；胃肠道出现恶心、呕吐、腹痛、腹泻；呼吸道出现胸痛、痉挛性哮喘、咳嗽、呼吸困难；心血管系统出现心搏快、面色苍白、晕厥、虚脱、休克；神经系统出现激动、抽搐、瞳孔散大、昏迷症状等。中毒症状包括食欲减退、体重减轻、消瘦、贫血等。

3. 继发性感染的症状 如肝棘球蚴囊破裂可进入胆道，引起胆道梗阻，出现胆绞痛、寒战高热、黄疸等；进入腹腔可引起急性弥漫性腹膜炎或多发性囊肿。如肺棘球蚴囊破裂至支气管，可咳出小的生发囊、子囊和囊壁碎片等。

4. 包块 寄生表浅部位或腹腔内巨大的囊肿在体表形成包块，或腹部明显肿大。压之有弹性，叩诊可有棘球蚴震颤感。

(二) 动物

轻度或初期感染常无明显临床症状。牛、羊严重感染时营养不良，被毛逆立，易脱毛；肺受侵害则发生咳嗽，卧地不能起立，病死率较高；猪、骆驼等家畜症状不太明显，有带虫免疫现象。

五、诊断

1. 流行病学　了解患者是否来自流行区以及是否与犬、羊等动物或其皮毛有接触史，对确诊本病有一定的参考价值。可疑者可采用 X 线、B 超、CT、MR 及核素扫描等方法，特别是 CT 和 MR，不仅可早期诊断出无症状者，且能准确地检测出所在部位的形态影像。

2. 病原学检查　从患者手术取出的囊液里找到原头蚴、生发囊或子囊，或从痰、胸腔积液、腹水或尿等检出棘球蚴碎片即可确诊。但对患者进行穿刺是不妥的，因为囊液外流会导致过敏性休克或原头蚴外流，形成继发性棘球蚴囊肿。

3. 免疫学诊断　常用的方法有：皮内试验、补体结合试验、间接血凝试验、对流免疫电泳、斑点酶联免疫吸附试验、酶联免疫吸附试验、生物素-亲和素-酶复合物酶联免疫吸附试验等。免疫诊断应采取综合方法，进行 2～3 项血清学试验，以提高诊断准确率。

注意本病与血管瘤、肝癌等疾病相鉴别。

六、治疗

1. 手术治疗　外科手术为治疗本病的首选方法，应争取在出现压迫症状或并发症前进行手术。肺、脑、骨等部位的包虫病亦应行摘除手术。但摘除不完全易复发，术中应避免囊液外溢，引发过敏性休克和继发腹腔感染。

2. 药物治疗　阿苯达唑和甲苯达唑均为抗包虫的首选药物，阿苯达唑吸收较好，在治疗囊型包虫病时，30 d 为 1 个疗程，可视病情连续数个疗程，其疗程优于甲苯达唑，尤以肺包虫病为佳。对于泡型包虫病，国内有人建议长期应用较大剂量的阿苯达唑治疗，疗程 17～66 个月（平均为 36 个月）不等，但治疗过程中宜随访肝、肾功能与骨髓。孕妇忌用。

吡喹酮对绦虫成虫的作用极强，是用于驱除家犬细粒棘球绦虫感染最有效的药物，但对棘球蚴的疗效不理想。

七、防控措施

1. 健康教育　普及预防棘球蚴病知识，养成良好的个人卫生和饮食卫生习惯，饭前洗手，不喝生水、生奶，不吃生菜，人与犬接触时尤其注意个人卫生，加强个人防护和水源管理，杜绝虫卵污染。

2. 加强监管　加强屠宰场和个体屠宰点的检疫，严格处理病畜内脏，并深埋或焚烧，绝不能乱抛或喂犬。对家犬实行登记管理、严格控制无主犬，对病犬应捕杀。

3. 除虫　定期对牧犬和宠物犬驱虫。驱虫后应特别注意犬粪的无害化处理，应防止犬乱跑并散播虫卵污染周围环境。

第七节　猪囊尾蚴病

猪囊尾蚴病（cysticercosis cellulosae）俗称囊虫病，是由寄生于人体小肠内有钩绦虫的幼虫猪囊尾蚴（*cysticercus cellulosae*）寄生于猪或人的肌肉组织和其他器官所引起的寄生虫病，患此病的猪肉，俗称"豆猪肉"或"米猪肉"，因误食猪带绦虫卵而感染，也可因体内有猪带绦虫寄生而自身感染。猪囊尾蚴在人体寄生的部位很广，肌肉、皮下组织、脑、眼、心、舌、肺等处都可见到猪囊虫寄生。人是猪带绦虫的终宿主，也可成为中间宿主，而导致猪囊尾蚴病。

猪带绦虫病及囊尾蚴病广泛分布于世界各地。在欧洲、中南美洲、非洲、澳大利亚及亚洲等地都有本病发生和流行。囊尾蚴病为我国北方主要的人兽共患寄生虫病，以东北、内蒙古、华北、河南、山东、广西等省区较多。本病是我国重点防止的寄生虫病，不但影响猪的健康，更重要的是也会对人的健康造成危害，严重的人体脑囊虫病可以危及生命。

一、病原学

猪囊尾蚴的成虫为猪肉绦虫，又叫有钩绦虫、猪带绦虫、链状带绦虫，寄生于人体的小肠内。成虫扁平带状，由近千节片构成，分为头节、颈节和链体3部分。头节粟粒大，近球形，有4个吸盘和1个顶突。

猪囊尾蚴俗称囊虫，是猪带绦虫的幼虫，呈卵圆形白色半透明的囊，（8～10）mm×5 mm。囊壁内面有一小米粒大的白点，是凹入囊内的头节，其结构与成虫头节相似，头节上有吸盘、顶突和小钩，典型的吸盘数为4个，有时可为2～7个，小钩数目与成虫相似，但常有很大变化。囊内充满液体。囊尾蚴的大小、形态因寄生部位和营养条件的不同和组织反应的差异而不同，在疏松组织与脑室中多呈圆形，5～8 mm；在肌肉中略长；在脑底部可大到2.5 cm，并可分支或呈葡萄样，称葡萄状囊尾蚴。

虫卵在外界存活时间较长，4℃下能存活1年，－30℃也能存活3～4个月，37℃时能存活7 d左右。虫卵的抵抗力也强，70%乙醇、3%煤酚皂溶液以及食醋都无法将其杀死，只有2%碘酒和100℃的高温可以将其杀死。

二、生活史

人为猪带绦虫的唯一终末宿主，中间宿主为猪，但人也可以作为其中间宿主。成虫寄生于人的小肠上段，虫体后端的孕卵节片常以单节或5～6节相连由链体脱落，随粪便排出。节片自行收缩或破裂，排出大量虫卵。当虫卵或节片被猪等中间宿主吞食，虫卵在它们的小肠内经消化液作用24～72 h后，孵出六钩蚴，并借小钩的作用钻入肠壁，经血液循环到达中间宿主身体各处，其中以肌肉存留最多。在寄生部位，虫体逐渐长大，60 d后头节上出现小钩和吸盘，约经10周后，囊尾蚴发育成熟。当人误食生的或未熟透的含囊尾蚴的猪肉后，囊尾蚴在人体内受肠内胆汁刺激，头节翻出附着于小肠黏膜，经2～3个月发育为成虫，并排出孕节和虫卵。成虫在人体内可存活数年，长者可达25年之久。在人体常见的寄生部位是皮下、组织、肌肉、眼和脑，其次为心、口、舌、肝、肺等部位。每个人体寄生囊虫的数目差异很大，可自一二个至成千上万个以上。

囊尾蚴可寄生于猪体各组织中，以肌肉组织多见，亦可在脑眼内寄生，其寿命在猪体内可存活数年。

三、流行病学

1. 传染源 患者是囊尾蚴病的唯一传染源。人作为猪带绦虫的终末宿主，成虫寄生人体，使人患绦虫病；当其幼虫寄生人体时，便成为猪带绦虫的中间宿主，使人患病。患者每天向外界排出孕卵节片和虫卵，且可持续排出数年甚至20余年。中间宿主除人以外，还有猪、犬和猫。

2. 传播途径 异体感染也称外源性感染，是由于食入了被虫卵污染的食物而感染；自体感染，是因体内有猪带绦虫寄生而发生的囊尾蚴感染。异体感染为主要感染方式，所以从未吃过"米猪肉"的人也可感染。

3. 易感性 人群普遍易感。主要危害青壮年，但近年儿童患病率有上升趋势，患者以农民居多。据国内报告年龄最小的为8个月，最大的是76岁。动物中猪易感。

4. 流行特征　本病在全世界分布广泛，但主要流行于发展中国家。在我国主要分布在东北、华北、中原和西南的某些地区，北方各省较多，长江流域较少，有的地方呈局限性流行或散在发生。流行因素与人们的个人卫生、饮食及烹调习惯以及饲养猪的方式有关。如云南少数民族地区节庆日菜肴中的白族"生皮"、傣族"剁生"、哈尼族"噢嚅"等菜，均系用生猪肉制作，这样的后果是极容易直接吃入活的囊尾蚴。另外，切肉的刀、板生熟不分，共同使用，被囊尾蚴污染的刀板又去切熟食或另外的食物，人们多通过被污染的食物而受到感染。猪囊尾蚴在人体组织内可存活 3～10 年之久，甚至 15～17 年。

据报道 16％～25％猪带绦虫病患者伴有囊尾蚴病；而囊尾蚴患者中，约 55.6％伴有猪带绦虫的寄生。

四、临床表现

（一）人

潜伏期 1 个月到 5 年内者居多，最长可达 30 年。临床表现各异。

1. 皮下及肌肉囊尾蚴病　囊尾蚴位于皮下或黏膜下或肌肉内形成结节，以上肢、胸部、肋间、背部、颈部、头部皮下较为多见，四肢较少，眼睑、唇、额等部也可寄生。寄生的数量多少不一，可自一两个至数千个不等。结节在皮下呈圆形或椭圆形，直径为 0.5～2 cm，硬度近似软骨，与皮下组织无粘连，可在皮下滑动，无压痛，无炎症反应及色素沉着。结节常陆续分批出现，也可自动消失。感染轻时可无症状，若感染严重，且寄生肌肉内，可出现肌肉酸痛、发胀、无力、局部肌肉痉挛症状或假性肌肥大症。

2. 脑囊尾蚴病　表现复杂，癫痫发作、颅内压增高和精神症状是三大主要症状，有时有记忆力减退和精神症状或偏瘫、失语等神经受损症状，严重时可引起颅内压增高，导致呕吐、视力模糊、视神经盘水肿，乃至昏迷等。

脑囊尾蚴病的病程多缓慢，3～6 年甚至十几年，症状复杂，常易误诊。据临床症状，可将脑囊尾蚴病分为癫痫型、高颅压型、精神障碍型、脑膜脑炎型和脑室型。脑囊尾蚴病患者易出现脑炎症状，并加重脑部病变而致死亡，可能由于虫体破坏大脑组织，降低机体防御能力所致。

3. 眼囊尾蚴病　占囊尾蚴病 2％以下，多单眼受累。囊尾蚴在眼内多见于眼球深部、玻璃体及视网膜下。多数患者为单侧、单个虫体寄生，症状轻者表现为视力障碍。但随着虫体代谢物的刺激，周围组织炎症反应加重，视力障碍也加重。囊尾蚴一旦死亡，虫体的分解物可产生强烈刺激，由炎症演变为退行性变，导致玻璃体混浊、视网膜炎、脉络膜甚至视网膜脱落、视神经萎缩，并发白内障、青光眼，眼球萎缩而失明。

4. 其他部位囊尾蚴病　囊尾蚴还可寄生如心肌等脏器或组织，可出现相应的症状或无症状。但均较罕见。

（二）动物

猪轻度感染者一般无明显症状；重度感染时出现营养不良、生长迟缓、贫血、水肿、眼皮有结节，舌根部有半透明的小水疱囊；极严重感染的猪肩胛部增宽、后臀部隆起、身体呈葫芦形，病猪不愿走动。肺及喉头寄生囊尾蚴可出现呼吸、吞咽困难和声音嘶哑；寄生于眼睛时，视觉障碍，甚至失明；脑内寄生表现癫痫症状，发生急性脑炎而死亡。

五、诊断

询问患者的吃肉方式以及大便中是否排出过节片对猪带绦虫病的诊断有一定意义，但确诊需进行孕节和虫卵检查。

1. 孕节检查　将送检的节片用两块载玻片夹住，轻轻加压，对光观察子宫两侧的分支数以鉴定虫种。

2. 虫卵检查　粪检虫卵常用的方法有生理盐水涂片法、饱和盐水浮聚法、沉淀或透明胶纸法等。对可疑的患者应连续数天进行粪便检查，必要时还可用槟榔、南瓜子试验性驱虫。

3. 头节检查　患者服用驱虫药后，收集 24 h 的全部粪便，经水淘洗，在粪便中寻找头节或孕节，若查到头节或孕节，可观察头节的形态或孕节的子宫分支数确定虫种和明确疗效。

4. 临床诊断　发现皮下结节时，可行手术摘除后检查。眼囊尾蚴用眼底镜检查易于发现。还可用CT、核磁共振等影像检查辅助进行确诊。

5. 免疫学诊断试验　免疫诊断被检标本包括血清、脑脊液、唾液和尿液。方法有：间接血凝试验、酶联免疫吸附试验、斑点酶联免疫吸附试验、免疫酶染色试验、生物素-亲和素-酶复合物酶联免疫吸附试验等。此外还有补体结合试验、免疫荧光抗体试验、酶标抗原对流免疫电泳等方法。免疫学检查均可有假阳性或假阴性，故阴性结果也不能完全排除本病。

注意本病皮下结节需与皮下脂肪瘤相鉴别。颅内病变需与结核、肿瘤等病变相鉴别。

六、治疗

患者尽早服药，驱虫治疗，以防自体感染囊尾蚴病。

1. 病原学治疗　治疗药物主要有吡喹酮 40 mg/kg，3 次/d，连服 9 d；其次是阿苯达唑 15～20 mg/kg，连服 8 d，是目前治疗囊尾蚴病的有效药物。

驱虫药物中常用的槟榔、南瓜子合剂疗法效果良好，不良反应小。即南瓜子、槟榔各 60～80 g，清晨空腹时先服南瓜子，1 h 后口服槟榔煎剂，半小时后再口服 20～30 g 硫酸镁导泻。多数患者在 5～6 h 内即排出完整的虫体，若只有部分虫体排出，可用温水坐浴，虫体可自行慢慢排出，切勿用手拉扯，以免头节断留在消化道内。

2. 对症治疗　皮质激素类药是抗感染治疗的有效药物，适用于囊虫性脑炎和抗囊虫治疗中因虫体坏死所致炎性反应。常见于儿童和年轻女性，成人少见。治疗中也可常规应用地塞米松和甘露醇，以防止副反应的发生或加重。对有癫痫发作的患者给予抗癫痫治疗。

3. 手术治疗　皮下囊尾蚴病最常见的方法是手术摘除囊尾蚴。眼囊尾蚴唯一合理的方法是手术摘除虫体。脑囊尾蚴患者可根据颅内压增高程度行一侧或双侧颞肌下减压手术，待颅内压正常后再进行抗囊虫治疗。

七、防控措施

1. 健康教育　广泛普及预防囊尾蚴病知识，养成良好的个人卫生和饮食卫生习惯，养成饭前便后洗手的习惯。把好"病从口入"关，提高群众自我防护能力。

2. 除虫　在绦虫病发生地区以村为单位，逐户进行普查，对绦虫病患者及时驱虫治疗。以驱出完整绦虫虫体并有头节方为驱虫成功。此外，应积极开展对猪的检查和治疗。

3. 加强监管　生猪定点集中屠宰，加强市场肉食品及集贸市场检疫工作，病猪肉必须经过严格的处理或销毁，杜绝囊虫猪肉进入市场销售。在各级岗位上，各部门应密切配合，广泛宣传，综合防控。

4. 管好粪便　各地可结合爱国卫生运动，修建卫生厕所，实行猪圈养，防止猪吞食人粪中的虫卵。教育群众不随地大便，人兽粪便经厌氧或高温发酵无害化处理后再施肥，杀灭寄生虫卵，切断猪的感染途径。

第八节　牛囊尾蚴病

牛囊尾蚴病（cysticercosis bovis）是由人体的无钩绦虫（*taenia saginata*）（又称牛带绦虫或肥胖带绦虫）的幼虫（即牛囊尾蚴）寄生于牛的肌肉组织所引起的一种绦虫的幼虫病，俗称牛囊虫病或牛带绦虫病。临床表现以胃肠道症状中腹痛最为常见，见于半数病例。腹痛可在上腹部、脐周或无固定位置；可为钝痛、隐痛、刺痛、咬痛或烧灼感，少数患者可有肠绞痛。

牛带绦虫寄生于人的小肠中，孕节随人的粪便排出，污染环境后，孕节及虫卵随不洁的饲草料进入牛体内钻入肠壁，随血液进入全身肌肉，主要寄生部位是牛的咬肌、舌肌、心肌、肩胛肌、颈肌等肌肉，经10～12周时间变为牛囊尾蚴。牛囊虫在成年牛体内一般在9个月内死亡，终末宿主人吃生的或半生的含有囊虫的牛肉而受感染。牛囊虫在人的小肠内，经2～3个月发育变为牛带绦虫，其寿命可达20～30年或更长。

一、病原学

牛带绦虫和猪带绦虫在形态上很相似，但虫体大小和结构有差异，见表8-2。

牛囊尾蚴为充满液体的囊泡，从大麻子大到豌豆大，在内膜上具有一粟粒大乳白色的头节，头节上具有4个吸盘，无钩。成熟的囊尾蚴卵圆形，约（7～10）mm×（4～6）mm，乳白色、半透明，囊内充满液体。囊壁分2层，外为皮层，内为间质层。间质层有一处增厚，向囊腔凹入，是翻转的头节，肉眼隔囊壁即可见头节为白色小点。虫体外面另有由宿主结缔组织形成的外膜包绕。

囊尾蚴在不同宿主及不同组织中，其存活时间也不相同，在牛肉中的囊尾蚴最长寿命可达3年，而在肝、肺、心中的囊尾蚴在感染后20 d即退化。

二、生活史

人是牛带绦虫唯一终末宿主，中间宿主主要是牛，羊、羚羊等也可作为中间宿主。成虫寄生在人的小肠，头节通常固着在十二指肠内。孕节发育成熟后脱落并随粪便排出，当孕节沿地面蠕动时，虫卵可从子宫前端排出或由于孕节的破裂得以散播污染环境。成熟的虫卵如被中间宿主牛等所吞食，先后经过胃液和肠液的作用，六钩蚴即在其十二指肠内从胚膜中孵出，然后借助其小钩和穿刺腺溶解肠黏膜而穿过肠壁，随血循环到达身体各部，尤其是运动较多的股、肩、心、舌和颈部等肌肉内，经60～70 d发育为牛囊尾蚴。在小牛体上的实验证明，发育中的囊尾蚴在感染后第11 d可被肉眼看到，仅0.13 mm×0.1 mm，周围有3 mm×2 mm的结缔组织包绕。感染后3周出现空腔和未成熟的头节，至第5～6周，头节上的吸盘发育完成，到第10周时可见到翻转的颈部，感染后第10～12周时囊尾蚴始具感染性。

当人食入生的或未煮熟的有感染性囊尾蚴的牛肉后，囊尾蚴在小肠中受胆汁的刺激，头节翻出来固着于肠黏膜上，长出节片，形成链体，约经3个月即可发育为成虫。成虫寿命20～30年，甚至可达60年以上，直到宿主死后其生命才结束。

表 8-1　牛带绦虫和猪带绦虫的形态区别

区别点	猪带绦虫	牛带绦虫
长度	2～4 m	4～8 m
节片	700～1 000 节，节片薄、略透明	1 000～2 000 节，节片肥厚、不透明
头节	球形、直径约 1 mm，具有顶突和 2 圈小钩，约 25～50 个	略呈方形、直径 1.5～2.0 mm，无顶突及小钩
成节	卵巢分左右两叶及中央小叶，睾丸 150～200 个	卵巢只分 2 叶，子宫前端常可见短小的分支，睾丸 300～400 个
孕节	子宫分支不整齐、每侧约为 7～13 支	子宫分支较整齐、每侧约 15～30 支，支端多有分叉
囊尾蚴	头节具顶突和小钩、可寄生人体	头节无顶突及小钩，不寄生于人体

三、流行病学

1. 传染源　患者、病牛和带虫者是传染源。牛带绦虫适宜的中间宿主是牛科动物；野生动物山羊、鹿、野猪以及驯鹿、美洲驼、羚羊和角马等也可感染；在动物园中的长颈鹿、狐和猴也发现过牛囊尾蚴。

2. 传播途径　经消化道传播，人因食用生的或未煮熟的含牛囊尾蚴的牛肉而感染。有人认为可能经子宫垂直传染，这种感染在流行病学上有重要意义。

3. 易感性　人群普遍易感。患者多为青壮年人，男性稍多于女性。多种动物易感，尤其是牛科动物。人感染后可产生带虫免疫，不能消除感染，但对再感染有一定的免疫力。

4. 流行特征　本病呈世界性分布，多在喜吃牛肉，尤其有生食或半生食牛肉习惯的地区和民族中流行广泛，一般地区仅有散在感染。以亚洲和非洲较多，在北美洲和欧洲多零星发生。我国的 20 个省、自治区呈地方性流行，其中以西藏的感染率最高，可达 70% 以上。主要与居民食用生牛肉的习惯有关。内地人们受感染，多因切肉的刀板及盛肉的器皿被污染后又污染了熟食而致。

人的感染与当地牛的囊尾蚴感染率和受感染的程度有很大的关系。在流行区农牧民常在牧场及野外排便，致使人粪便污染牧草和水源，从而增加了牛群受感染的机会。广西和贵州的侗族，人兽共居一楼，牛圈即在人厕的下面，人粪污染了牛饲料，使牛受感染的机会更多。牛带绦虫虫卵在外界可活 8 周以上，因此牛很容易误食入虫卵而受感染。

四、临床表现

（一）人

潜伏期一般为 3 个月。寄生人体的牛带绦虫成虫多为 1 条，也可多达 8 条。轻重程度与体内寄生虫数有关。

1. 轻症　可毫无症状，粪便或内裤中发现白色节片为最常见的症状，患者多数因此就诊。妊娠节片多于大便时同粪便一起排出体外，而且常自动地单个或两三个节片相连地从肛门爬出，在肛门周围作短时间蠕动，并滑落到会阴或大腿部。几乎所有患者都有肛门瘙痒的症状。

2. 重症　症状明显者甚至可因并发症而死亡。胃肠道症状，以腹痛最为常见，见于半数病例。腹痛可在上腹部、脐周或无固定位置，可为钝痛、隐痛、刺痛、咬痛或烧灼感，少数患者可有肠绞痛。此外还可有恶心、呕吐、腹泻等症状。食欲减退或亢进、消化不良都较常见。全身症状为乏力、体重减轻、夜间磨牙、贫血、营养不良等。偶有引起阑尾炎、肠梗阻等并发症的报道。

（二）动物

牛感染初期症状明显，病牛体温升高、食欲不振、腹泻、呼吸急促、心跳加速和衰弱，重者死亡。幼虫移至肌肉后，症状则不明显。

五、诊断

牛囊尾蚴的生前诊断比较困难，由于牛带绦虫的孕节常自动逸出，因此询问患者有无排节片史，对牛带绦虫病的诊断具有重要意义。同时应询问患者的民族、宗教信仰，有无生食或半生食牛肉的习惯，尤其来自少数民族地区者，这有助于诊断。

1. 孕节检查 观察孕节子宫的分支数目可以确诊，将送检的节片用 2 块载玻片夹住，轻轻加压，根据子宫 2 侧分支数和头节的形态鉴别虫种。

2. 虫卵检查 孕节自行逸出肛门时，常会自断端散出虫卵，故采用透明胶纸法或肛门棉拭子法，检出虫卵的阳性率较高。

3. 头节检查 患者服用驱虫药后，收集 24 h 的全部粪便，经水淘洗，在粪便中寻找头节或孕节，若查到头节或孕节，可观察头节的形态或孕节的子宫分支数确定虫种，牛带绦虫的头节呈近四方形，较大而无顶突与小钩。

4. 其他检查 还可采用血清学方法和分子生物学检查做出诊断。尸体剖检发现牛囊尾蚴即可确诊，要求检验人员尽量多检查几处，以免造成漏检。

注意本病与猪带绦虫相鉴别。

六、治疗

目前用于治疗本病的药物较多，而且疗效显著，经驱虫治疗后大多可以痊愈，预后良好。药物治疗，驱虫常用槟榔、南瓜子合剂疗法，此法效果较好，治疗和处理方法同驱猪带绦虫。其他的驱虫药物如吡喹酮、阿苯达唑、氯硝柳胺等都有较好的效果，但服用后，会使虫体崩解，无法从粪便中淘洗出节片。

七、防控措施

1. 加强粪便管理，保持牧场清洁 教育牧民不要在牧地、草场排便，保持牧场清洁。少数民族地区应改变人粪和牛粪同栏的不良习惯，教育群众不要随地大小便，建造卫生厕所，大便要入厕。

2. 注意个人饮食卫生 改变不良的饮食习惯，改进烹调方法，不吃生肉和不熟的肉，生熟砧板刀具要分开。

3. 改进牛的饲养管理方法 改造牛圈远离人厕，减少牛群接触虫卵的机会。

4. 统一定点屠宰，加强肉类检疫 对农牧民自宰自食、商业收购和屠宰检出的囊虫病牛的头数和来源及时跟踪调查，禁止含囊尾蚴的牛肉上市出售。一般在 −10℃ 10 d，−18℃ 5 d 可完全杀死牛囊尾蚴。肉类检验是预防牛带绦虫病很重要的公共卫生措施。

第九节　弓首蛔虫病

弓首蛔虫病（toxocariasis）主要是由犬弓蛔虫、亦称犬弓首线虫的幼虫寄生于人体内所引起的寄生虫病，少数是由猫弓蛔虫引起。犬、猫是此虫的天然宿主，是其肠内最常见的寄生虫病。由于幼虫长期在人体组织器官内移行，引起各组织和器官的损害，产生明显的病变，内脏幼虫移行症（visceral larva migrans，VLM）和眼睛幼虫移行症（ocular larva migrans，OLM）是人感染犬弓首蛔虫后的 2 种主要临床表现。人弓首蛔虫病的诊断和治疗都是比较困难的，而且严重影响人类的健康，所以本病在公共卫生学方面有着重要的意义。

一、病原学

弓首蛔虫是呈世界性分布的线虫，在动物分类上属于蛔目（Ascaridldea）弓首科弓首属。包括犬弓首蛔虫（T.canis）、猫弓首蛔虫（T.cati）、犊弓首蛔虫（T.vltulorum）、马来西亚弓首蛔虫（T.malayasiensis）、山猫弓首蛔虫（T.lyncus）等。

犬弓首蛔虫虫体呈淡黄白色，头端有 3 片唇，体侧有狭长的颈翼膜，上有粗的横纹。在食道与肠管连接处有一个小胃。雄虫长 50～110 mm，尾端弯曲；雌虫长 90～180 mm，尾端直，阴门开口于前半部。虫卵呈亚球形，大小为（68～85）μm×（64～72）μm，卵壳厚，表面有许多凹陷。

猫弓首蛔虫颈翼前窄后宽，使虫体前端如箭头状。雄虫长 30～60 mm，雌虫长 40～10 mm，虫卵大小为 65 μm×70 μm 虫卵表面有点状凹陷，与犬弓首蛔虫卵相似。

犊牛弓首蛔虫的颜色、形态与犬弓首蛔虫相似，但无小胃。雄虫长 35～70 mm，雌虫长 30～100 mm，阴门开口于体前 1/3 与中 1/3 交界处，虫卵偏卵圆形，大小（49～61）μm×（74～86）μm，卵壳光滑。

二、生活史

弓首蛔虫卵随粪便排出体外，在适当的外界环境中，约经 10～15 d 发育为感染性虫卵。

数周到 3 月龄内的幼犬吞食了感染性虫卵后，在肠内孵出幼虫，经肝、肺、气管移行，冉经咽部重返肠道发育为成虫，全部过程 4～5 周。3 月龄以上的犬感染后，幼虫多经血液移行到各组织器官形成包囊，并保持活力，经肝、肺、气管的迁移较少出现。带有包囊的母犬怀孕后，幼虫被激活移行到胎儿体内，引起胎内感染。从胎内感染发育为成虫排卵，是在幼犬出生后的 23～40 d 左右。因此，在幼犬生后 3 周末，小肠内即可发现成熟的蛔虫。新生幼犬在吸吮初乳时也能感染。

猫弓首蛔虫生活史与犬弓首蛔虫相似，但通过转续宿主感染的情况比较多见，即感染性虫卵被鼠类摄食后，幼虫蛰伏在鼠的肝脏或其他器官内，当鼠被猫捕食后，幼虫即移行到猫小肠内发育为成虫。亦可经哺乳感染，但未见有经胎盘感染者。

狮弓首蛔虫感染性虫卵被宿主吞食后，其后的发育完全局限在肠壁和肠腔内，无体内移行过程。

三、流行病学

1. 传染源 犬和猫是弓首蛔虫的固定宿主，而人是中间宿主或是偶然宿主。犬弓首蛔虫寄生于犬、狼、美洲赤狐、獾、啮齿类和人；猫弓首蛔虫主要宿主为猫，也寄生于野猫、狮、豹，偶尔寄生于人体；狮弓首蛔虫寄生于猫、犬、狮、虎、美洲狮、豹等猫科及犬科的野生动物。

2. 传播途径 人（特别是儿童）常因误食感染性虫卵而受到感染。因为人类并非犬弓首蛔虫的适宜宿主，所以幼虫在人的小肠内孵化出来后，它们不能发育为成虫，而是钻入身体的各个器官和组织中移行几个月到几年。

3. 易感性 人群普遍易感。人类好发年龄是 1～2 岁的儿童。眼弓首蛔虫病被认为是儿童葡萄膜炎的 3 大原因（眼弓形虫病、巨细胞病毒感染和眼弓首蛔虫病）之一。犬、猫、啮齿类等动物易感。

4. 流行特征 这 3 种虫体均为世界性分布，美国东南地区感染发生率高。据报道不同地区犬的感染率有很大不同，在我国也十分普遍，是犬、猫及野生动物主要的寄生性线虫。世界各地犬的感染率随各地的温、湿度不同而有差异。湿度大、氧气充足时，犬弓首蛔虫卵在 25℃ 条件下，14 d 就具有感染能力（30℃，11 d）。以后在 1 年多的时间内都保持有感染力。

四、临床表现

（一）人

人感染后早期常无明显的临床症状，仅有持久性嗜酸性粒细胞增多，可能是本病的主要表现。由于肠黏膜的损害和虫体代谢产物的吸收可使患者出现变态反应和消化道、呼吸道症状。在皮肤上可出现红斑或风团，有不同程度的瘙痒感，有的患者可出现咳嗽、呼吸困难、肌肉疼痛、肝脏肿大、体重减轻、嗜酸性肉芽肿或有发热，有的可出现神经系统的症状。出现幼虫内脏移行症后，可见患者手掌及脚掌有丘疹、结节性红斑、紫斑、四肢和躯干有红斑性荨麻疹、疼痛性出血性坏死灶等各种皮炎。

幼儿患病表现为轻度贫血，可有气喘，不定期微热，或极不规则的弛张热、食欲不振，疲倦，体重增加停止。随着幼虫侵入肝脏而表现上腹部疼痛，肝大，异食，约有半数患儿脾脏肿大。另外，幼虫侵入眼，可呈斜视、弱视、白色瞳孔。通常一眼发病，极少两眼发病，在眼底可见实质性网膜溃疡、眼内炎、角膜炎、网膜脱落、网膜纤维变性、视神经乳头炎、虹膜睫状体炎等。溃疡周围色素沉着，有时玻璃体混浊。

（二）动物

犬、猫、狮弓首蛔虫病的临床症状主要是精神萎靡，消瘦，被毛松乱，行走摇摆，食欲不振，贫血，黏膜苍白，呕吐，下痢或便秘，异食，偶见有癫痫性痉挛。幼龄动物腹部膨大，发育迟缓，大量感染时可引起死亡。

五、诊断

本病的诊断一般较困难，患者通常有养犬或养猫史，一些患者有异食癖，全身表现对诊断有提示作用，典型的眼部临床表现对诊断有重要价值，实验室检查对诊断有重要帮助。结合流行病学、临床表现，可疑为本病。确诊需在粪便中检出虫卵。

1. 粪检发现虫卵　可采用饱和盐水浮集法或直接涂片法。在怀疑本病时，可做肝脏活体标本检查，直接在组织中检出幼虫对确诊十分重要。

2. 血清学诊断　如皮内试验、间接荧光抗体法、双向扩散、沉淀反应、免疫电泳、ELISA 也可试用于本病的诊断。

注意本病与热带嗜酸性细胞增多症进行鉴别。

六、治疗

人体的局部病变可用外科疗法，可根据患者的具体情况联合冷凝或光凝治疗。对于内脏幼虫移行症，必须在确诊的基础上采取相应的治疗措施。每日给予乙胺嗪，3 周内总剂量 150 mg，肿大的肝脏缩小，嗜酸性粒细胞减少，荧光抗体效价很快降低，2 个月变为阴性。药物治疗还可以选用左旋咪唑、枸橼酸哌嗪、哈乐松、丙硫苯咪唑等。

动物的驱虫可用哌嗪化合物，左旋咪唑、阿苯达唑或甲苯达唑等。盐酸左旋咪唑 10 mg/kg，1 次内服。为充分达到驱虫目的，隔 2～4 周再用药 1 次。甲苯达唑 10 mg/kg，2 次/d，连服 2 d。糖皮质激素，可局部应用，也可全身应用（多选择口服泼尼松），剂量一般不宜过大。少数患者有时亦可自然痊愈。

七、防控措施

犬、猫、犊牛应定期驱虫，尤其是出生 3～6 周的仔犬。加强动物饲养管理，对动物粪便及时清扫并堆积发酵，防止感染性虫卵污染环境。避免儿童与犬、猫接近，接触和抚摸犬猫及户外玩耍后要洗手。

第十节 丝 虫 病

丝虫病（filariasis）是指丝虫寄生在淋巴组织、皮下组织或浆膜腔所致的寄生虫病。我国只有班克鲁夫丝虫（班氏）和马来布鲁丝虫（马来丝虫）。本病由吸血昆虫传播。丝虫病的症状体征因丝虫寄生部位不同而异。早期主要表现为淋巴管炎和淋巴结炎，晚期则出现淋巴管阻塞所引起的一系列症状和体征。诊断主要靠在血液或皮肤组织内检出微丝蚴。

丝虫病在我国早有记载，如隋唐时代（公元 589～908 年）的医书中关于猰病（淋巴管炎）、蒁病（象皮肿）及膏热、热淋（乳糜尿）等的描述，以及"小便白如米汁""癩疝重坠，囊大如斗"等记载，均为丝虫病的重要的历史资料。

寄生在人体的丝虫已知有 8 种，班氏丝虫病呈世界性分布，主要流行于热带和亚热带；马来丝虫病仅限于亚洲，主要流行于东南亚。根据 1992 年世界卫生组织的估计，全世界受淋巴丝虫病威胁的逾 7 亿人，主要在亚洲与非洲。丝虫病是我国五大寄生虫病之一。我国流行的主要为班氏吴策线虫和马来布鲁线虫引起的班氏丝虫病和马来丝虫病，我国有 16 个省、自治区、直辖市有丝虫病流行，严重危害流行区居民的健康和经济发展。近年来，从回国的人员中曾发现感染罗阿丝虫和常现丝虫的少数病例。

一、病原学

丝虫是一种寄生线虫（nematode worm）。其中班氏吴策线虫（*wuchereria bancrofti*）和马来布鲁线虫（*brugia malayi*）可引起丝虫病。幼虫长约 1.4 mm 丝虫生活史丝虫生活史，随着蚊子或螨虫的唾液进入人体。幼虫在淋巴和血管中长成长可达 8 cm 的成虫，可引起肿胀和疼痛。

1. 成虫 2 种成虫的形态相似。虫体乳白色，细长如丝线，体长不到 1 cm，雌虫大于雄虫，体表光滑。头端略膨大，呈球形或椭球形，口在头顶正中，周围有 2 圈乳突。雄虫尾端向腹面卷曲成圆，泄殖腔周围有数对乳突，从中伸出长短交合刺各一根；雌虫尾端钝圆，略向腹面弯曲，生殖系统为双管型，阴门靠近头端的腹面，卵巢位于虫体后部。子宫粗大，几乎充满虫体，子宫近卵巢段含大量卵细胞，向前逐渐成为不同发育程度的虫卵，成熟虫卵壳薄而透明，内含卷曲的幼虫。在向阴门移动的过程中，幼虫伸直，卵壳随之伸展成为鞘膜而被于幼虫体表，此幼虫称为微丝蚴。

2. 微丝蚴 虫体细长，头端钝圆，尾端尖细，外被有鞘膜。体内有很多圆形或椭圆形的体核，头端无核区为头间隙，在虫体前端 1/5 处的无核区为神经环，尾逐渐变细，近尾端腹侧有肛孔。尾端有无尾核因种而异。以上结构在两种微丝蚴有所不同。见图 8-6。

3. 感染期幼虫 又称丝状蚴，寄生于蚊体内。虫体细长、活跃。班氏丝状蚴平均长 1.617 mm，马来丝状蚴平均长 1.304 mm。

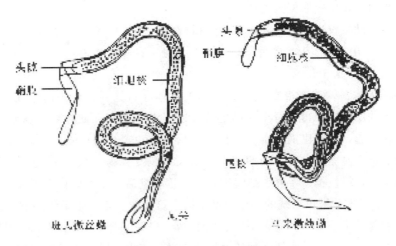

图 8-6　班氏和马来微丝蚴形态

二、生活史

人是班氏丝虫唯一的终末宿主。班氏丝虫和马来丝虫的生活史基本相似，都需要经过两个发育阶段，即幼虫在中间宿主蚊体内的发育及成虫在终末宿主人体内的发育（图 8-7）。

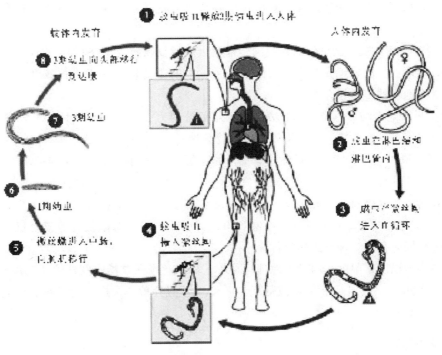

图 8-7　丝虫生活史

1. 在蚊体内的发育　当蚊叮吸带有微丝蚴的患者血液时，微丝蚴随血液进行蚊胃，约经 1～7 h，脱去鞘膜，穿过胃壁经血腔侵入胸肌，在胸肌内经 2～4 d，虫体活动减弱，缩短变粗，形似腊肠，称腊肠期幼虫。其后虫体继续发育，又变为细长，内部组织分化，其间蜕皮 2 次，发育为活跃的感染期丝状蚴。丝状蚴离开胸肌，进入蚊血腔，其中大多数到达蚊的下唇，当蚊再次叮人吸血时，幼虫自蚊下唇逸出，经吸血伤口或正常皮肤侵入人体。

在蚊体寄生阶段，幼虫仅进行发育并无增殖。微丝蚴在蚊体内发育最适合的温度为 20～30℃，相对湿度为 75%～90%。在此温、湿度条件下，班氏微丝蚴在易感蚊体内约需 10～14 d 发育成感染期丝状蚴，马来微丝蚴则需 6～6.5 d。

2. 在人体内的发育 感染期丝状蚴进入人体后的具体移行途径，至今尚未完全清楚。一般认为，幼虫可迅速侵入附近的淋巴管，再移行至大淋巴管及淋巴结，幼虫在此再经 2 次蜕皮发育为成虫。雌雄成虫常互相缠绕在一起，以淋巴液为食。成虫交配后，雌虫产出微丝蚴，微丝蚴可停留在淋巴系统内，但大多随淋巴液进入血循环。自感染期幼虫侵入人体至发育为成虫产生微丝蚴所需的时间，过去认为班氏丝虫约需 1 年，但检查患者淋巴结组织，最早于感染后 3 个月即可查到成虫。

2 种丝虫成虫寄生于人体淋巴系统的部位有所不同。班氏丝虫除寄生于浅部淋巴系统外，多寄生于深部淋巴系统中，主要见于下肢、阴囊、精索、腹股沟、腹腔、肾盂等处。马来丝虫多寄生于上、下肢浅部淋巴系统，以下肢为多见。此外 2 种丝虫均可有异位寄生，以班氏丝虫较多见。

2 种丝虫成虫的寿命一般为 4～10 年，个别可长达 40 年；微丝蚴的寿命一般为 2～3 个月，有人认为可活 2 年以上。

三、流行病学

1. 传染源 血中有微丝蚴的带虫者及患者都是丝虫病的传染源。人是班氏丝虫的唯一终末宿主和储存宿主。马来丝虫还可寄生于猴、猫、穿山甲等哺乳动物的体内，可作为主要的储存宿主，可能成为传染源。

2. 传播途径 本病由吸血昆虫传播。我国传播丝虫病的蚊媒有 10 多种。班氏丝虫的主要传播媒介为淡色库蚊和致倦库蚊，次要媒介有中华按蚊；马来丝虫的主要媒介为嗜人按蚊和中华按蚊，东乡伊蚊是我国东南沿海地区的传播媒介之一。

3. 易感性 男女老少均可感染。调查表明最小年龄分别为 8 个月和 7 个月。患病率一般以 31～40 岁为最高。可反复感染。猴、猫、穿山甲等哺乳动物易感。

4. 流行特征 班氏丝虫病流行于亚洲、非洲、拉丁美洲和大洋洲及太平洋各岛屿居民点比较集中的村庄和小城镇，这些地方房屋一般较密集适宜于媒介库蚊的孳生；马来丝虫病的流行仅限于亚洲水源丰富的山区农村，东起巴布亚新几内亚，西至印度西部沿海，北至朝鲜南部，南至印度尼西亚。我国丝虫病流行于 16 个省（市、区）的 864 个县、市。其中除山东、海南及台湾仅有班氏丝虫病外，其余各省（市、区）同时存在 2 种丝虫病流行。

自然因素主要为温度、湿度、雨量、地理环境等。如微丝蚴在蚊体内发育的适宜温度为 25～30℃，相对湿度为 70%～90%；气温高于 35℃ 或低于 10℃，微丝蚴在蚊体内即不能发育。因此，丝虫病的感染季节主要为 5—10 月。

四、临床表现

（一）人

潜伏期为感染期幼丝虫进入人体至丝虫成熟产生微丝蚴所需要的时间，马来丝虫病为 2.5～3 个月，班氏丝虫病为 5～6 个月。

1. 急性丝虫病 淋巴管炎、淋巴结炎及丹毒样皮炎等淋巴管炎的特征为逆行性，发作时可见皮下一条红线离心性地发展，俗称"流火"或"红线"。上下肢均可发生，但以下肢为多见。当炎症波及皮肤浅表微细淋巴管时，局部皮肤出现弥漫性红肿，表面光亮，有压痛及灼热感，即为丹毒样皮炎，病变部位多见于小腿中下部。

精索炎、附睾炎或睾丸炎，如果成虫寄生于阴囊内淋巴管中，可引起精索炎、附睾炎或睾丸炎。丝虫热周期性打寒战，高热，持续2天至1周消退。部分患者仅低热但无寒战，在屡次发作后，局部症状才渐渐显露。

2. 慢性丝虫病　慢性期阻塞性病变由于阻塞部位不同，患者产生的临床表现也因之而异：包括淋巴水肿和象皮肿、睾丸鞘膜积液、乳糜尿等。

除上述病变外，女性乳房的丝虫结节在流行区并不少见。此外，丝虫还偶可引起眼部丝虫病，脾、胸、背、颈、臂等部位的丝虫性肉芽肿，丝虫性心包炎、乳糜胸腔积液，乳糜血痰，以及骨髓内微丝蚴症等。

3. 隐性丝虫病　临床表现为夜间发作性哮喘或咳嗽，伴疲乏和低热。血中嗜酸性粒细胞增多。

（二）动物

猫、猴等动物感染马来丝虫后，主要表现为淋巴管曲张和淋巴结炎。犬、猫感染犬恶丝虫后，常发生慢性顽固性湿疹，沿背正中形成痂皮，甚至化脓，逐渐波及全身，严重时咳嗽、循环及呼吸障碍、胸腔和腹腔积水，全身浮肿、呼吸困难，甚至因窒息而突然死亡。

五、诊断

依据流行病史和上述临床表现者，即应考虑丝虫病。进一步的诊断包括病原诊断和免疫诊断。前者包括从外周血液、乳糜尿、抽出液中查微丝蚴和成虫；后者为检测血清中的丝虫抗体和抗原。

1. 病原诊断

（1）血检微丝蚴　由于微丝蚴具有夜现周期性，取血时间以晚上9时至次晨2时为宜。

可采取厚血膜法、新鲜血滴法、浓集法、枸橼酸乙胺嗪白天诱出法等方法。

（2）体液和尿液检查微丝蚴　微丝蚴亦可见于各种体液和尿液，故可于鞘膜积液、淋巴液、腹水、乳糜尿和尿液等查到微丝蚴。可取上列体液直接涂片，染色镜检；或采用离心浓集法、薄膜过滤浓集法等检查。

（3）成虫检查法　在尿、鞘膜积液、淋巴液、腹水、乳糜尿查见微丝蚴，在淋巴管、淋巴结内查见成虫，或在病理组织切片中查见丝虫断面。

2. 免疫诊断　可用作辅助诊断。可采取皮内试验、检测抗体、检测抗原、单克隆抗体进行ELISA双抗体法和斑点ELISA法等方法。检测班氏丝虫抗原阳性或检测丝虫特异性抗体IgG阳性。

六、治疗

微丝蚴血症和有丝虫病症状、体征者均应给予病原治疗，并结合对症治疗。

1. 病原治疗　首选药物为枸橼酸乙胺嗪，又名乙胺嗪。枸橼酸乙胺嗪对班氏及马来丝虫均有杀灭作用，对马来丝虫的作用胜于班氏丝虫，对微丝蚴的作用胜于成虫。我国研制成功的新药呋喃嘧酮，对微丝蚴与成虫均有杀灭作用，对2种丝虫均有良好效果。对班氏丝虫病的疗效优于枸橼酸乙胺嗪。还可选用伊维菌素，多西环素和阿苯达唑等药物。

2. 对症治疗　对于体征明显的患者，如纯丝虫性急性淋巴结、淋巴管炎可给服保泰松，同时需卧床休息抬高患肢。继发细菌感染时，应给予磺胺类药物、抗生素或清热解毒的中草药治疗；淋巴阴囊和阴囊象皮肿行阴囊大部切除整形术治疗。

对于晚期丝虫患者的照料方法有：卫生清洗，防止细菌感染；保持足部干燥；侵入性伤口的处理：抗霉菌及抗细菌的软膏；穿着舒适的鞋；防止损伤；合理绑扎患肢，日紧夜松，以缩小腿围。对少数巨型下肢象皮肿可施行游离全皮移植手术治疗。

七、防控措施

1. 普查普治 及早发现患者和带虫者，及时治愈，既保证人的健康，又减少和杜绝传染源。普查应以1周岁以上的全体居民为对象，要求95％以上居民接受采血。

2. 防蚊灭蚊 采用杀虫剂杀灭滞留在室内和畜舍的媒介蚊虫，并使用蚊帐，安装纱门、纱窗来进行防蚊。

3. 加强监测 对已基本消灭丝虫病指标地区的原阳性患者复查复治；对以往未检者进行补查补治；同时加强流动人口管理，发现患者，及时治疗直至转阴。加强对血检阳性户的蚊媒监测。

第十一节 异尖线虫病

异尖线虫病（anisakiasis）是指误食海鱼体内的异尖线虫的幼虫而引起的急腹症。异尖线虫属于蛔目异尖科，其成虫寄生于海栖哺乳动物，幼虫寄生于某些海栖鱼类。人因生食海鱼受感染，可引起剧烈腹痛和过敏症。

目前已知异尖线虫不少于30个属，引起人体异尖线虫病的虫种主要有简单异尖线虫、抹香鲸异尖线虫、对盲囊线虫、伪地新线虫。我国东海与黄海有25种鱼、北部湾有15种鱼有异尖线虫幼虫感染。国内市售海鱼中，发现鲐鱼、小黄鱼、带鱼等小型鱼体肌肉或器官组织内的异尖线虫幼虫感染率高达100％。2013年崔昱等报道了我国首例异尖线虫感染病例，可见在我国人群有很大的感染异尖线虫病的潜在危险性。异尖线虫由于其对人类和海洋动物的危害性，被列为我国口岸动物检疫的二类传染性寄生虫病。日本政府将其幼虫列为新增的食源性有害病原体。世界上许多国家在进出口海洋动物贸易中列为必检项目。

本病遍及全球，20世纪80年代中期，本病在欧洲曾一度引起恐慌。近年来，随着人们吃生或半生的海鱼鱼片的时尚日渐兴起，食源性寄生虫病也悄然而现。在日本、荷兰、英国、法国、德国及太平洋地区等20多个国家有本病病例报告，其中日本已报道了3万多病例。

一、病原学

异尖线虫属于蛔目异尖科，可引起人体异尖线虫病的虫种主要有5属：即异尖线虫属、海豹线虫属、钻线虫属、对盲囊线虫属和鲔蛔线虫属。我国报道的主要是异尖线虫属和鲔蛔线虫属的虫种。在人体寄生的虫体均为第三期幼虫，中肠部体宽为430～550 μm，无侧翼。雌成虫产出的虫卵大小平均为50.7 μm×53.0 μm。呈圆柱形，乳白色半透明。体长12.5～30 mm，中肠部体宽为430～550 mm，无侧翼，胃部呈白色；头部为融合的唇块，唇瓣尚未分化；腹侧有一明显的钻齿，排泄管开口与腹侧稍后两亚腹唇之间；尾部短而圆，正中有一尾突。幼虫在水中蠕动如蚯蚓状。

55℃瞬时处理（几秒钟）或深度冷冻（－20℃）3 h时即可杀死幼虫。

二、生活史

成虫寄生于海栖哺乳动物如鲸、海豚、海豹等的胃部，幼虫寄生于某些海栖鱼类的线虫。雌成虫产出的虫卵，随宿主粪便排入海水中，在卵壳内先发育成第一期幼虫；在2℃水温下，需经2个月，幼虫在卵内蜕皮1次，进而发育为带鞘的第二期幼虫，并从卵内孵出；进入海水中的第二期幼虫如被海洋甲壳类如虾等第一中间宿主吞食，第二期幼虫在第一中间宿主消化管中蜕鞘后，穿过肠壁，进入体腔内蜕皮成为非感染性的前期第三期幼虫。待其第二中间宿主即各种海鱼和某些软体动物如墨鱼（乌贼）食入带虫的第一中间宿主，在鱼或软体动物的肠管内，这些非感染性的前期第三期幼虫游离出来，转化为感染性的第三期幼虫，穿过第二中间宿主的肠壁，进入腹腔，在脏器表面和肌肉内形成囊包寄生，或呈游离状态寄生于腹腔或脏器表面。这些较大鱼体或乌贼一旦被海洋哺乳动物吞食，感染性的第三期幼虫就在海洋哺乳动物胃黏膜上逐渐发育为第四期幼虫和成虫。

人类因食入含有第三期幼虫的鱼肉或鱼内脏而受感染。被食入的第三期幼虫在人体胃或肠内游离出来，并以其头部钻入胃或肠黏膜内寄生。虽然侵入的幼虫大多在1个月左右即死亡，但这暂时寄生也可引起异尖线虫病。除极少数第三期幼虫在人体内可蜕皮1次，发育为第四期幼虫，在人体内还未见到进一步的发育。

三、流行病学

1. 传染源　异尖线虫广泛存在于各种海洋动物，终末宿主为鲸类和鳍足类，中间宿主为各种海洋鱼类和头足类，在世界范围内分布十分广泛，尤其在北太平洋和北大西洋沿岸及其岛屿的海洋动物，上百种鱼类寄生有异尖线虫，感染率较高的鱼类包括：鳕鱼、鲱鱼、岩鱼、鲑鱼、晴鱼等。人不是异尖线虫的适宜宿主，但幼虫可寄生于人体消化道各部位，引起内脏幼虫移行症。

2. 传播途径　人类由于食入未煮熟的海鱼体内的异尖线虫的活幼虫而引起感染。

3. 易感性　人群普遍易感。有上百种鱼类寄生本虫，其中镭鱼、鲱鱼、岩鱼、鲑鱼、青鱼等感染率较高。

4. 流行特征　异尖线虫病流行取决于海鱼是否带虫和居民是否有生吃海鱼的习惯。在日本、朝鲜、荷兰、丹麦、英国、法国、德国、瑞典、挪威、芬兰、美国、加拿大等20多个国家有本病病例报告，其中发病率最高的国家为日本，已报道了3万多病例。主要是由于日本人喜吃腌海鱼或生鱼片，由此获得感染。韩国和我国台湾地区未见报道。目前已查明我国的北部湾、东海、黄海、渤海、辽河、图们江及黑龙江的鱼类共有56种受到了异尖线虫幼虫感染，其中带鱼、海鳗等鱼类的感染率极高。宁波市疾控中心曾经对宁波市部分菜场和饭店出售的海鱼进行随机抽样调查，共检查海鱼63条，其中18条鱼体内能够分离到异尖线虫幼虫。

异尖线虫的中间宿主多为海洋鱼类，近年来随着人们对生食海味的兴趣日益增加和渔业、旅游业的发展，本病正在成为威胁公众健康的世界性疾病，故我国人群感染异尖线虫病潜在危险性很大。

四、临床表现

按寄生部位，本病可分为胃异尖线虫病、肠异尖线虫病和胃肠外异尖线虫病（即异位异尖线虫病）。异尖线虫幼虫又可归入内脏幼虫移行症。各型轻者仅有胃肠不适，重者表现为在进食后数小时腹部突发剧痛伴恶心、呕吐、腹泻等症状。因局部急性水肿、肿胀，若仔细触诊，可触及有硬块、压痛。末梢血象多数呈白细胞中等增加，但嗜酸性粒细胞增加不显著。

1. 胃异尖线虫病　临床表现有上腹部疼痛或绞痛，反复发作常伴恶心、呕吐；少数有下腹痛。偶有腹泻。70%患者大便隐血阳性，外周血嗜酸性粒细胞明显增高。

2. 肠异尖线虫病　常在吃生鱼片后1～5 d内突然剧烈腹痛、恶心、呕吐、腹胀、低热，继而出现腹泻、柏油样黏液便，右下腹和脐周等处有压痛有时可伴有荨麻疹等。患者常因肠穿孔、腹膜炎或局限性肠坏死而手术，在病变组织中发现本幼虫而确诊。

3. 肠外异尖线虫病　幼虫可穿透肠壁进入腹腔，再移行至肝、胰、大网膜、肠系膜、卵巢、腹壁皮下腹股沟或口腔黏膜等，引起腹膜炎嗜酸性肉芽肿和皮下肿块。

五、诊断

根据流行病学、临床表现可怀疑本病，需通过临床检查和实验室检查确诊。

1. 胃镜检查　如果患者最近有生吃海鱼史，腹痛且疼痛部位在上腹部，可做胃镜检查。从胃内检获幼虫或其残余部分可诊断。

2. X线钡餐检查　可选用纤维结肠镜检查和X线钡剂肠系造影配合应用，提高诊断率。

3. 免疫学检查　常用有皮内试验、间接血凝试验、酶联免疫吸附试验、荧光抗体试验、琼脂扩散试验和补体结合试验等方法。体外培养的幼虫分泌排泄物作抗原检测患者血清中特异性抗体，是本病的重要辅助诊断方法。

4. 分子生物学技术检查　近来研究根据简单异尖线虫、对盲囊线虫及宫脂线虫的核糖体 DNA 片段不同，建立基于聚合酶链反应的限制性酶切片段长度多态性（PCR-RFLP）和单链构型多态性（SSCP）方法可用于诊断。

六、治疗

目前尚无特效药物治疗，最近报道用阿苯达唑治疗本病有一定疗效。如果虫体仅头部钻入胃黏膜，尚可通过胃镜用钳子取出。为防死亡虫体留在组织内成为致敏原，再次感染时引起严重症状，手术治疗要取出全部虫体。若虫体钻入下或进入肠道或异位寄生时，可试用甲苯达唑、阿苯达唑及对症处理。在抗感染与抗过敏处理的同时严密观察病情，一旦发现有肠穿孔、腹膜炎或肠梗阻等并发症，立即手术治疗。

七、防控措施

避免生吃海鱼片或半熟的鱼片是首要的预防方法，鱼肉要加热熟制后食用。加强进口鱼类的卫生检验，对海产品进行严格检疫，防止受污染的产品进入市场。

海鱼体内异尖线虫幼虫对热和低温抵抗力很差，在−20℃冷冻 24 h 后可全部被杀灭。因此，将鱼烹熟后食用是预防异尖线虫病最有效的方法。

1968 年荷兰政府用法津规定鲱鱼必须在−20℃冷冻 24 h 后才准许进入市场，采取此措施后，该国患病人数明显减少。我国也应借鉴荷兰经验制定相关的法律法规，规范海鲜市场，使人们远离此类寄生虫侵害。

第九章　医学节肢动物引起的人兽共患传染病

医学节肢动物包括蚊、蝇、蜱、螨、跳蚤、虱、蜈蚣、蝎子等，由医学节肢动物传播的疾病称为虫媒病。虫媒病的种类很多，其所传播的病原体包括细菌、病毒、立克次体、螺旋体、原虫、蠕虫等。对人体的危害分为直接危害和间接危害2种类型。前几章中因侧重于传统疾病分类的考虑，已经介绍了大部分虫媒病，剩余部分的虫媒病则在本章进行详细介绍。

第一节　羊狂蝇蛆病

羊狂蝇蛆病（oestrid myiasis）又称为羊鼻蝇蛆病，是由隶属于双翅目、环裂亚目、狂蝇科、狂蝇属的羊狂蝇的幼虫寄生在羊的鼻腔及其附近的腔窦内引起的一种慢性寄生虫病。本病主要危害绵羊，对山羊危害较轻，病羊主要表现为流脓性鼻液、打喷嚏、呼吸困难等慢性鼻炎的症状。

羊狂蝇是一种以羊为中间宿主的寄生虫，为人类的偶栖寄生虫。人体眼、口腔、耳、鼻、皮肤、创口、消化器及泌尿生殖器等均可发生蝇蛆。狂蝇为全球性分布。羊鼻蝇蛆病在世界各国牧区广为流行。我国各养羊医感染严重，严重影响养羊业发展。

一、病原学

羊狂蝇外形如蜜蜂，体长10～20 mm，头大似半圆形，带黄色，翅透明，全身密生短细毛，有黑色斑纹。口器退化，因此，不采食，不叮咬。羊狂蝇为胎生，第一期幼虫（刚产出的幼虫）呈淡黄白色，长约1 mm，体表长满小刺；第二期幼虫为椭圆形，长20～25 mm，只在腹部有小刺；第三期幼虫（成熟期幼虫）呈棕褐色，长30 mm，前端尖细，有两个黑色口钩，背面隆起，腹面扁平，虫体分节，在每节背面有深棕色横带，腹面有小刺，后端截平并凹陷，有两个明显的气孔板。

二、生活史

羊狂蝇的发育是由成虫直接产下幼虫，经过蛹发育为成虫。其成虫不营寄生生活，也不叮咬羊只。雌雄蝇交配后，雄蝇不久即死亡，雌蝇栖息在较高而安静的地方，待体内幼虫发育后，开始飞翔，在有阳光的白天，飞翔更为活跃。雌蝇在飞翔时突然冲向羊鼻孔，将幼虫产在鼻孔周围（一次能产幼虫30～40个），然后又迅速飞走，一只雌蝇在几天内能产下约600个淡黄色的幼虫，雌虫于产完幼虫后死亡。刚产下的第一期幼虫活动能力很强，即爬入鼻腔，并以钩固着在鼻黏膜上，并逐渐向上爬入鼻窦、额窦内发育为第三期幼虫。幼虫在鼻腔和额窦等处寄生9～10个月，到第二年春天幼虫成熟后即向鼻孔爬出，当患羊打喷嚏时，将幼虫喷出外界，钻入表土或粪堆内化为蛹，蛹经1～2个月羽化为成蝇。成虫不采食，生命不超过3周。

人和犬也有感染，但第一期幼虫在人和犬眼内只能存活，不能发育成第二、第三期幼虫，故多于10 d左右死亡。在人体内多不侵犯组织，只能引起局部刺激症状。人感染羊狂蝇蛆病多发生于眼部，多通过"飞虫撞眼"的方式或与患羊有接触而感染。

羊狂蝇在寒冷地区一年一个世代，在温暖地区一年可有两个世代，羊狂蝇第三期幼虫多出现于 4 月和 7 月。第一期幼虫在鼻腔内生长，有 10%～20% 的幼虫可以发育到第二期幼虫；第一期幼虫的感染率和感染强度明显高于第二期和第三期幼虫。

三、流行病学

羊鼻蝇蛆病主要危害羊，偶尔会有人眼、鼻被侵袭的情况。本病具有明显的季节性，冬春季节很少发生，夏秋季节是发病高峰期，任何年龄和品种的羊都可以患病。幼龄羊比成年羊易感，绵羊比山羊易发，致死率不高，只有极少数因为感染虫体太多引起窒息或由于免疫力降低引起继发感染而死亡，对羊群的危害主要表现为畜体消瘦和生产性能减低。本病在世界上分布广泛，主要分布于蒙古、印度、美国等 18 个国家。我国西南、西北、东北及内蒙古等地普遍存在，绵羊感染率在 80% 以上。

羊狂蝇第一、第二、第三期幼虫全年均出现 2 个感染高峰，分别为 6 月和 11 月、5 月和翌年 1 月、5 月和 8 月，而且各龄期幼虫混合感染。羊狂蝇全部生活史约 10 个月，即幼虫期 9 个月，蛹期 1 个月，但天暖时其生活史可短至 4～5 个月。

四、临床表现

（一）人

人眼感染了羊狂蝇蛆病时，多表现为眼睛疼痛、异物感、流泪、奇痒、结膜充血水肿等症状。可在医生裂隙灯显微镜检查下，用器械取出幼虫虫体，再以氯霉素眼药水点眼，患者多能痊愈。

（二）动物

病羊骚动不安，拥挤在一起，频频摇头，喷鼻，以鼻孔抵于地面，或以鼻孔擦地，有的以头部掩藏于另一羊的腹下或腿间。病羊普遍消瘦，被毛粗乱。初期流稀薄的浆液性鼻液，以后变为脓性鼻液，有的鼻液带血，个别羊鼻孔堵塞，造成呼吸困难。患羊打喷嚏，甩鼻子等，食欲减退，眼睑浮肿或流泪。濒死的羔羊站立不稳，运动失调，常常作转圈运动，呻吟不止，呼吸急促达 50 次/min，心跳加快达 100 次/min 以上，最后卧地不起，口吐白沫，体温下降，极度衰竭而死。

五、诊断

根据临床表现、流行病学材料及死羊的剖检材料，在鼻腔、鼻窦、额窦或大脑中找到幼虫即可确诊。

为了建立早期诊断，可进行诊断性驱虫-用喷雾器向鼻腔内喷注药液，使幼虫排出。

患羊呈现神经症状时，应注意与羊脑多头蚴病鉴别。羊狂蝇蛆病不会出现头骨变薄、变软和皮肤隆起等现象，而且眼睛不发生视力障碍或失明，而羊脑多头蚴病则有；此外发生羊狂蝇蛆病的患羊浓鼻涕特别多，且多发生于 3～4 月，这是脑多头蚴病所没有的。

六、治疗

对羊狂蝇蛆病应早发现、早治疗。而对已出现神经症状、口吐白沫的羔羊，常常治疗无效，大多几小时或 1～2 d 内死亡。有效药物包括阿维菌素或伊维菌素、敌百虫和氯氰碘柳胺钠。综合治疗措施如下：

（1）用 5% 敌百虫溶液通过喷雾器给羊喷鼻，1 次/2 d，连用 2 次，5 d 后再用 1 次。

（2）对病羊按 0.07 mL/kg 体重肌注碘醚柳胺，1 次/2 d，连用 3 次。

（3）用阿米卡星原粉按 5 g/100 kg 水的浓度给羊饮水，防止鼻腔继发感染。

七、防控措施

消灭羊鼻蝇蛆较困难，要有"防重于治"的观念。

（1）保持羊舍清洁卫生，做好防蚊灭蝇工作。消灭羊圈墙角周围、阴暗处的蛆蛹。坚持定期消毒，可选用氢氧化钠或生石灰等。

（2）在本病流行地区，最好每年夏、秋季节进行有计划的驱虫工作。

（3）夏秋季节成蝇飞翔产幼虫时，应在早、晚放牧，中午将羊群赶到阴凉处休息，以免羊狂蝇的侵袭。对贵重羊只，在成蝇活动季节可由放牧改为舍饲。

第二节　皮蝇蛆病

皮蝇蛆病（hypodermatid myiasis）是由狂蝇科、皮蝇属的牛皮蝇和纹皮蝇的幼虫寄生于牛的皮下组织所引起的一种慢性寄生虫病。它们的成虫并不寄生，成熟幼虫除了寄生于牛科、鹿科、麝科动物的皮下组织外，还偶尔可寄生于马、山羊、绵羊及其他野生动物体内，还能致人发病。因此，本病属于一种人兽共患寄生虫病。

我国人的皮蝇蛆病病例多分布在西北、华北、东北等地。主要受侵袭对象为妇女和儿童。临床表现为疖肿型、匐行疹型2种皮肤损害。

一、病原学

皮蝇的头部具有大小复眼和3个单眼以及3节的触角，口器不发达，所以成虫不采食（依靠幼虫期积蓄的养分而生活），也不能刺螫。胸部分为3节，其上有1对翅和1对平衡棍，腹部有5节。

1. 牛皮蝇　成虫体长约15 mm，胸部前后段的绒毛为淡黄色，中段为黑色，腹部前段为白色绒毛、中段为黑色、末端为橙黄色。翅淡灰色。产卵于四肢上部、腹部、乳房和体侧的被毛上，1根毛上只产1个蝇卵，卵长约0.8 mm、宽0.29 mm，呈淡黄白色，带有光泽。

2. 纹皮蝇　成虫体长约13 mm，腹部的前部覆有淡黄色细毛，胸背部除有灰白色的绒毛外，还有4条黑色的纵纹，纹上无毛。腹部前段为灰白色、中段为黑色、后为橙黄色。翅褐色。卵多产于牛的球节部分，成排的虫卵（1~20个）黏附在1根被毛上。

二、生活史

皮蝇完成其整个生活史需要1年左右，其发育属完全变态，要经过卵、幼虫、蛹及成虫4个阶段。

皮蝇的成虫生活均不超过5~8 d。雌蝇在夏季炎热有太阳的白天产卵（400~800个）于牛的被毛上，产完卵后死亡。幼虫在牛体内共寄生9~11个月，进行3个发育阶段。虫卵经4~7 d的发育而内含幼虫，长0.5 mm。卵内逸出的第一期幼虫移向毛根而钻入皮肤。此期幼虫呈黄白色，密生多量小刺，虫体分为12节，第一节具有口孔，最后一节具有黑色圆点状的气孔。幼虫在患畜的皮下移行，增大其体积，并进行蜕皮；于感染后经2.5个月，可在咽和食道部发现第二期幼虫，幼虫在食道壁停留5个月，然后开始向背部移行。此期幼虫体积增大为3~13 mm；第三期幼虫出现于背部皮下时，虫体长达12~16 mm。幼虫寄生部的背部皮下，由于虫体刺激而形成浸润，随后在皮肤上形成直径0.1~0.2 mm的小孔，第三期幼虫以其后端朝向皮孔。寄生于皮下的幼虫随着生长而呈褐色，然后变为黑色，虫体长达20~25 mm，皮肤上的孔径也显著增大。牛皮蝇蛆在背部皮下约寄生2.5个月，纹皮蝇则为 2 个月，发育成熟经皮孔逸出，落在地上变成蛹，依据气温的高低而经 1～2 个月后羽化为皮蝇。

三、流行病学

人类感染主要由皮下蝇属引起，包括人皮蝇、人瘤蝇、牛皮下蝇、纹皮下蝇及鹿皮下蝇等。主要受侵袭对象为妇女和儿童。据统计，女性皮蝇蛆病约占总病例数的 65%。由于蝇的种类和习性不同，其感染方式可有以下几种：

（1）蝇蛆直接产卵于人体皮肤或毛发、衣物上，当卵孵化成幼虫后穿过正常皮肤而寄生于皮下组织内。

（2）蝇卵通过某种蚊虫吸吮人血时带到皮肤上，孵化后幼虫通过刺吮伤口处进入皮肤。

（3）直接产卵于皮肤创伤或皮肤溃疡中，在腐烂组织中生活（如马蝇、肉蝇），称为外伤性蝇蛆病。

因不同的气候、地理条件以及虫体种类，本病的分布和流行情况亦有差异，人皮绳主要分布在北美洲、中南美洲、非洲，我国西北、东北、华北和内蒙古普遍流行，牧区尤为严重，其他省多因引进病牛而发生。据蒋次鹏统计，1995 年至 2002 年我国 107 例本病例，其中大部分都来自牧区。主要侵袭对象为妇女和儿童，据统计，女性发病占总病例数的 65%。

纹皮蝇成蝇一般在 4 月中旬出现，5 月上旬达高峰，中旬开始减少。第一、二期幼虫在 6—12 月间达到牛背部皮下，次年 3 月初发育为成熟三期幼虫后落地化蛹，蛹期 40～56 d，蛹化成蝇再袭牛群。牛皮蝇成蝇 5 月出现，6 月达高峰，7 月后减少，幼虫次年 3 月底移至牛背部皮下，4—5 月发育为成熟三期幼虫后落地化蛹，蛹期 30 d。由于幼牛免疫力不足，老龄牛免疫力又下降，所以幼龄牛和老龄牛对本病的感染率和感染强度均高于成龄牛。

四、临床表现

（一）人

人感染后，皮蝇的卵多半产在鬓角及后头的毛发上，15～20 d 后，患者头皮奇痒，面部发痒并有爬行感，最典型症状为耳道奇痒难忍。皮损出现前患者常感全身不适，如低热、头痛、头昏、恶心、乏力、失眠、四肢麻木，局部皮肤有窜痛感，夜间加重。幼虫在皮下爬行时，患者自觉有爬行感及刺痛感，局部红肿并有变态反应，以眼眶部位尤甚，肿胀高于皮肤，直径约 3 cm，3～5 d 后，红肿可完全消失。幼虫在皮下的移行部位，多在头颈、肩、肋下、膝部、臀部和脊椎两侧。最后，幼虫在将破出的部位反复顶起皮肤，使其表面高出 2～5 mm，顶端可见一针孔大小的小孔，半小时至数小时后，幼虫可随挤压而溢出。皮损表现主要有疖肿型和匐行疹型。少数患者于蝇蛆开始钻入人体时，可发生荨麻疹样反应，亦有报道伴弛张热、全身淋巴结肿大、贫血等强烈全身变态反应者。

应指出的是，人虽能感染皮蝇幼虫，但属于非正常宿主。本病导致的过敏反应及临床症状，常被误诊为风湿病、关节炎、结核病和布氏杆菌病。

（二）动物

皮蝇幼虫在牛体内寄生长达 10～11 个月之久，通过产生毒素和掠夺营养，严重影响牛只的发育和生产性能，其成熟幼虫由背部钻出造成牛极大的痛苦，使牛皮产生大量蛀眼、蛀斑，大大降低优质牛皮的使用率。当严重感染时，可引起患畜贫血，若继发感染和脓毒血症，可造成受害家畜死亡。

当牛感染蝇蛆病时，临床表现病牛精神不振，厌食，明显消瘦，用手触摸病牛背部时，可摸到皮下有如拇指大小般的隆起，隆起皮肤上有如火柴头大小的小孔，孔内有淡黄色的脓液流出，脓液变干后，使小孔周围的毛胶结在一起，牛的被毛显得粗乱。严重感染时，患畜严重消瘦，沉郁衰竭，或继发感染和脓毒血症，直接或间接造成受害家畜死亡。

五、诊断

根据临床表现、流行病学特点，血常规嗜酸性细胞计数显著增高、血沉加速，组织病理呈嗜酸性肉芽肿状、真皮内有局限性嗜酸性粒细胞浸润，可做出诊断。

掌握当地流行季节和病牛来源，对诊断有重要参考价值。

初期在牛背部皮下可摸到长圆形的硬节，经 1 个多月即出现肿瘤样隆起，在隆起处有小孔，周边结脓痂，孔内囊中有一个幼虫，发现这种情况即可确诊。

六、治疗

(一) 人

对于人感染的皮蝇蛆病，治疗常用直接挤压法或局部注射 40%～50% 酒精普鲁卡因致死包块内蝇蛆，以防蝇蛆移行至其他部位（尤其是内脏）造成损害。可试用氯喹或乙胺嗪（海群生）治疗。有继发感染者应用抗生素。可内服抗组胺剂止痒、止痛，减轻全身反应。局部可用消炎止痒洗剂。

(二) 动物

牛皮蝇蛆病的防控，主要是应用化学药物消灭牛体内的幼虫，注射制剂有倍硫磷、蝇毒磷、乐果等。根据幼虫的各发育阶段和寄生部位，采用不同的治疗方法。

1. 第一、二期幼虫的防控　常用倍硫磷、蝇毒磷、皮蝇磷等药物，药物治疗应在每年 11－12 月进行，对成年牛的一、二期幼虫杀虫率为 95% 以上。

2. 第二、三期幼虫的防控　常用 5% 精制敌百虫酒精溶液、50% 酒精乐果溶液药物，用药时间应在每年 2－3 月上旬进行。

3. 第三期幼虫的防控　对寄生在牛背部移行或已经移行至背部的幼虫，使用药物涂擦法，一般于 3 月中旬至 5 月底。体表杀虫用药可选择倍硫磷原液、2%～3% 敌百虫水溶液、亚胺硫磷乳油等药物，对牛体表进行涂擦或喷洒。

七、防控措施

(1) 人预防本病应搞好个人卫生，勤洗澡、勤换衣，使蝇卵不能在体表孵化（特别是有牛、羊等接触史者）。

(2) 对严重流行区，可在冬季为牛肌肉注射敌百虫水溶液；或肌肉注射倍硫磷；或口服皮蝇磷。同时对牛棚、牲畜等应做好灭蝇工作。

(3) 可采用生物学及物理学方法防控。生物学方法即利用鸟类、虫体的病原体等消灭虫体。物理学方法可采用先进的"射线不育性"方法，用 $^{60}Co\gamma$-射线破坏成虫的生殖细胞。

目前，国外已研制成功牛皮蝇疫苗，为本病的防控提供了根本措施。

第三节　舌形虫病

舌形虫病（pentastomiasis）是舌形虫寄生于终末宿主呼吸器官，及其幼虫、若虫寄生于中间宿主内脏所引起的一种罕见的人兽共患寄生虫病。它在蛇鼠间、城乡的犬鼠间、牧犬和牛羊间，或原野的狐和鼠（野兔）间循环传播。人感染幼虫、若虫及成虫后可发病，并成为终末宿主。感染此病主要是生饮新鲜蛇血、蛇胆和食未煮熟的蛇肉，或宰蛇放血时，蛇体感染性虫卵随血流入酒杯，人因喝铍污染的酒而感染。

自从 1847 年在开罗首次报道人舌形虫病以来，距今已近 160 年。舌形虫病在我国广东、山东、广西和浙江等地曾有报道。常见的是锯齿状舌形虫成虫寄生于犬、狼的鼻腔和呼吸道，偶尔也见于马、绵羊和人；幼虫和若虫寄生于马、山羊、绵羊的内脏或人。以往舌形虫病被认为是罕见的寄生虫病，近 20 年来报道的病例逐渐增多，我国是全球报告病例最多的国家，德国、瑞士、美国、巴西等国均有人感染的报道，严重危害人体健康，越来越引起人们的重视。

一、病原学

舌形虫目前有 100 余种（分 9 科 18 属），分类位置尚有争议。通常认为舌形虫属节肢动物门、五口虫纲、舌形虫科，常见的是锯齿状舌形虫。锯齿舌形虫的成虫呈半透明舌状，背面稍隆起，腹面扁平，体表约有 90 条明显的横纹。前端口孔周围有 2 对能收缩的钩。雌虫长 80～130 mm，宽 10 mm，灰黄色，沿体中线可见分布有橙红色的虫卵群。雄虫长 18～20 mm，宽 3～4 mm，白色。虫卵为卵圆形，卵壳厚，内含一个四足幼虫，虫卵被包含在一个含有透明液体的薄膜外囊内。

舌形虫的消化系统原始，直管状，口由硬化的骨干环绕。肛门开口于腹部后端。成虫体壁薄，有弹性。生殖系统发达，构成内脏体。舌形虫具早熟的交配，雌虫一生中只交配一次，可持续受精，有的种可长达 10 年。

幼虫为卵圆形，有尾和 2 对足、末端为 1～2 个可伸缩的爪。幼虫自卵中孵出后，经过反复蜕皮而成长，其第一期幼虫很小，长仅 75 μm，有肢两对；第二期幼虫具有足和钩，体表光滑；第二期幼虫（若虫或称稚虫）体长 4～6 mm，体表有 80～90 个横纹，每个横纹上均有小刺。

若虫体小，外形如成虫，白色，长 4～6 mm，宽 1 mm；体表有 80～90 条环纹，每个环纹的后缘有刺一排，前端有 2 对钩。发育至感染性若虫时，体积至少增加 1 000 倍。早期若虫头胸部无钩，后期若虫则有钩。腹部外环数较少。

卵呈卵圆形，无色或黄色，大小（80～90）μm×70 μm，卵壳由 2～4 层组成，分内膜和外膜。卵细胞发育成幼虫。幼虫能分泌湿性黏液，使大量的卵黏集在一起，导致中间宿主的大量感染（图 9-1，图 9-2）。

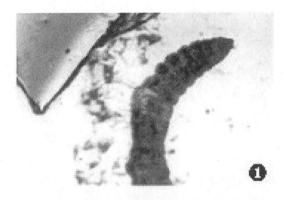

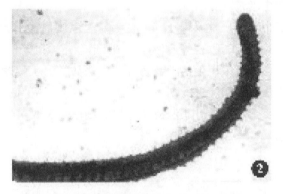

图 9-1　锯齿状舌形虫第三期幼虫前端的横纹间距略显宽大，横纹上的刺样结构分辨不清　　　　图 9-2　锯齿状舌形虫第三期幼虫的后端较细，体表的横纹及刺样结构均清晰可见

二、生活史

虫卵随终宿主鼻液排出体外或被咽下后随粪便排至体外。附着在草上的虫卵被中间宿主摄取，在肠内孵出的幼虫移行到内脏，尤其是肠系膜淋巴结中，约经 6 个月，经过 6～9 次蜕皮后发育为感染性若虫，若虫可在中间宿主体内存活 2 年以上。终末宿主吞食了含有感染性若虫的内脏而被感染，若虫可以通过鼻孔进入鼻腔中，也可以从咽腔和胃进入鼻腔。若虫到达鼻腔后，再蜕化一次变为成虫。有时动物自身肺部的若虫，也可以直接以气管移行至鼻腔内，发育为成虫。若虫变为成虫时，体表环纹上的小刺脱落。成虫在终宿主体内可存活 2 年，摄取鼻腔内的黏液、分泌物为生，偶尔采食血液。

三、流行病学

1. 传染源　舌形虫成虫寄生于爬行动物蛇、蜥蜴或犬、猫、虎等。自然界的舌形虫终末宿主为蛇、犬和狐等动物，是人类舌形虫病的贮存宿主，也是主要的传染源。

2. 传播途径　经消化道传播，多为虫卵经口感染。人主要通过食用虫体污染的生水，或感染若虫的野兔肉、蛇肉等感染。感染方式是：宰蛇时喝了被卵污染的新鲜蛇胆蛇血（酒），吞食蛇肉和蜥蜴等；含卵的蛇鼻腔分泌物和蛇粪污染水体、蔬菜和草丛等而被食入；在捕蛇、宰蛇或玩蛇时与虫卵紧密接触，卵污染手指后食入；感染锯齿舌形虫的犬，卵经喷嚏或粪排出，也可接触污染手指并食入。

3. 易感性　人群普遍易感。成虫寄生于终宿主如蛇和犬、猫、狼、狐狸等肉食动物的呼吸器官，幼虫和若虫寄生于中间宿主啮齿类动物、人或其他哺乳动物（牛、羊、马等）。

4. 流行特征　人类舌形虫病呈世界分布，主要在热带、亚热带地区流行，在非洲、中东和东南亚报道较多，在美洲和欧洲则较少。蛇舌状虫属的感染以非洲最高，腕带舌状虫病多见于非洲的尼日利亚和阿拉伯半岛；大蛇舌状虫病多见于非洲的刚果；串珠蛇舌状虫病多见于东南亚；尖吻蝮蛇舌状虫病多见于中国。舌形虫属中的锯齿舌形虫呈世界分布，多见于中东和北非。

锯齿舌形虫犬和牛感染率较高，此外，尚有狐、浣熊和野兔等感染。舌形虫病的流行，还与舌形虫雌虫产卵量大、产卵期长、卵在水中能长期存活、耐酸和防腐剂等有关。卵在泥土中至少可存活 3 个月，在 0℃水中能存活半年，耐干旱至少 2 周。

四、临床表现

（一）人

轻度感染的病例多数无症状或有轻微的症状，当重度感染大量虫体包括活若虫或一条若虫成囊于要害部位时，可产生严重症状。常表现为咳嗽、突发头痛、发热数月，急性胃肠炎、恶心呕吐，剧烈、持续腹泻或腹痛，甚至出现腹水与腹膜炎、败血症、心包炎、虹膜炎、继发性青光眼和视力下降等症状，病情恶化可致死。

临床表现的特点是一种急性非传染性鼻咽炎，最主要症状是咽喉刺激与疼痛。开始是咽喉深处的不适和痒，后可逐渐蔓延至耳。可有显著的颊咽黏膜、扁桃体、喉、咽鼓管、鼻道、结膜和嘴唇的淤血、水肿。常有鼻腔、泪腺分泌物。颌下、颈淋巴结有时肿大，颈可变粗。呼吸、吞咽、发音困难，前额头痛常见，无全身症状。发作性喷嚏咳嗽，呕吐经常。并发症包括咽鼓管脓肿及因面神经继发化脓性感染而致面部瘫痪。已有内脏感染者因超敏反应导致上呼吸道显著充血、水肿和上皮脱落，而引起一些严重症状如呼吸困难等。

（二）动物

被锯齿舌形虫寄生的犬，一般不显现症状，但部分产生严重的卡他性或化脓性鼻炎；有时表现不安、打喷嚏，呼吸困难，往往还引起嗅觉的敏感性减退或消失。

五、诊断

舌形虫病常根据放射检查中钙化若虫的特征做出诊断。为典型的呈不透明、直径 1 cm 的 C 形或新月形的病变，但钙化的若虫一般无症状。放射不能查证末钙化的若虫。在手术、活检、尸检、服驱虫药后所得标本，或从鼻腔分泌物、痰和呕吐物中检出的活虫，可根据眼观及镜下形态鉴别，并与囊尾蚴和裂头蚴等相区别。

流行病学调查可用鼻腔拭子、粪便查卵。血清学方法检测抗舌形虫抗体，如间接免疫荧光、凝胶扩散和免疫电泳。血清试验结果比尸检低而较放射检查为高。

确诊本病可参考临床表现及鼻汁或粪中检出虫卵。具体方法为，取 5% 的苛性钠溶液 50 mL 加 5 g 粪便，放置 3～6 h 后滤过，然后检查。

六、治疗

可作外科手术取出若虫或幼虫，也可服用噻苯达唑、甲苯达唑等驱虫药。若虫排出后症状消退，一般 1～7 d 痊愈，最快的仅 30 min。继发化脓性的并发症，可用抗生素或外科治疗，具有过敏者可用抗组胺和皮质激素类治疗。

七、防控措施

舌形虫病的控制和预防，应注意加强水和食物的卫生监测力度；加强卫生宣传教育，注意个人卫生，不食生的或半生不熟的蛇肉和羊、牛、骆驼等内脏，对含虫的内脏必须销毁；不吃生菜、不喝新鲜的生蛇胆蛇血（酒）和生水；避免与终末宿主蛇的亲密接触，也不要和犬、猫等过分亲密；及时治疗病犬等。

第四节　疥　　疮

疥疮（scabies）即疥螨病，是由一种永久性体表寄生螨类寄生于人和哺乳动物的皮肤表皮层内所引起的以皮肤柔嫩之处有丘疹、水疱及隧道，阴囊瘙痒性结节，夜间瘙痒加剧为特征的人兽共患寄生虫疾病。可在家庭及接触者之间传播流行。

疥疮是一个很古老的疾病，在希腊、埃及、罗马、中世纪欧洲就有类似的描述；文献上有详细记载是在十七世纪左右，由意大利医师与药剂师所报告。疥疮大多为流行性的案例，少数为偶发性的感染，较常发生在较为拥挤的环境如：学校、精神医疗机构、安养院、监狱、军队、战争、饥荒、免疫不全的患者，或部分饲养宠物的饲主身上。冬天较夏天有较多的疥疮案例发生，主要因为冬天人们彼此有较多较频繁的接触。疥疮常见的原因症于诊断困难、治疗不完全与环境控制措施不适当。

一、病原学

疥螨属真螨目，疥螨科（Sarcoptidae）。目前有记录疥螨有 28 个种和 8 个亚种；宿主有 7 目、17

科、40 种哺乳动物。各种动物疥螨都是人疥螨的亚种。疥螨成虫体近圆形或椭圆形，背面隆起，腹面扁平，乳白或浅黄色。躯体背面有波状横纹和成列的鳞片状皮棘，躯体后半部有刚毛和长鬃，背部前端有盾板。腹面光滑，仅有少数刚毛和 4 对足，足短粗，分 5 节，呈圆锥形。前 2 对足与后 2 对足之间的距离较大，足的基部有角质内突。

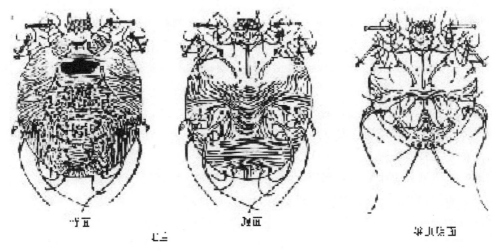

图 9-3　疥螨成虫

雌雄螨前 2 对足的末端均有具长柄的爪垫，称为吸垫，为感觉灵敏部分；后 2 对足的末端雌雄不同，雌虫均为长刚毛，而雄虫的第 4 对足末端具吸垫。雌螨的产卵孔位于后 2 对足之前的中央，呈横裂缝状。雄螨的外生殖器位于第 4 对足之间略后处。两者的肛门都位于躯体后缘正中（图 9-3）。若虫和幼虫似成螨，但形体小。疥螨卵长椭圆形，淡黄色，壳薄大小为 $180\,\mu m \times 80\,\mu m$，初产的卵未发育，后期的卵可见其中的幼虫。

二、生活史

疥螨生活史分为卵、幼虫、若虫和成虫 4 个阶段。其中雄螨为 1 个若虫期，雌螨为 2 个若虫期。

疥螨的口器为咀嚼式，寄生在人体皮肤表皮角质层间，啮食角质组织，并以其螯肢和足跗节末端的爪在皮下开凿一条与体表平行而迂曲的隧道，雌虫就在此隧道产卵，每 2～3 d 产卵 1 次，一生可产 40～50 个卵（图 9-4）。卵产出后经 3～5 d 孵化为幼虫。幼虫仍生活在原隧道中，或另凿隧道，经 3～4 d 蜕皮为若虫。若虫有大小 2 种：小型的是雄螨的若虫，只有 1 期，约经 3 d 退化为雄螨；大型的是雌螨的若虫，分为 2 期。疥螨完成一代生活史需时 8～22 d，平均为 15 d。疥螨一般是晚间在人体皮肤表面交配，雄虫多在交配后不久即死亡；雌虫寿命约 5～6 周。大疥螨挖掘隧道最长可达 10～15 mm。以雌螨所挖的隧道最长，每隔一段距离有小纵向通道通至表皮。雄螨与若虫亦可单独挖掘，但极短。雌螨每天能挖 0.5～5 mm，一般不深入到角质层的下面。交配受精后的雌螨，最为活跃，每分钟可爬行 2.5 cm，此时也是最易感染

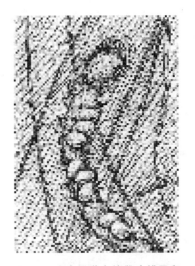

图 9-4　皮内隧道中的雌疥螨及卵

新宿主的时期。

三、流行病学

1. 传染源 疥疮患者是主要传染源。

2. 传播途径 其感染方式主要是通过接触传播，包括直接接触和间接接触。直接接触：如与患者握手、同床睡眠等，特别是在夜间睡眠时，疥螨在宿主皮肤上爬行和交配，传播机会更多。间接接触：接触被患者污染的衣服、被褥、床单、毛巾、枕巾、枕头等也可感染。

3. 易感性 人群普遍易感。许多哺乳动物易感，动物体上的疥螨，偶然也可感染人体，但症状较轻。

4. 流行特征 人疥螨分布广泛，遍及世界各地。疥疮较多发生于学龄前儿童及青年集体中，但亦可发生在其他年龄组。动物螨病主要发生在冬季和秋末春初。但夏季带虫较为普遍。公共浴室的休息更衣间是重要的社会传播场所。

疥螨常寄生于皮肤较薄而柔软的部位，如指缝及其两侧、腕屈面、肘窝、腋窝、脐周、腰部、下腹部、生殖器、腹股沟及股上部内侧。但儿童则全身皮肤均可侵犯。雌性成虫离开宿主后的活动、寿命及感染能力与所处环境的温度和相对湿度有关。低温高湿时寿命较长；而高温低湿则对其生存不利。雌螨最适扩散的温度为 15～31℃，有效扩散时限为 1～6.95 d，在此时限内活动正常并具感染能力，但一般仅能活 3 周左右。

四、临床表现

(一) 人

人感染初期，局部皮肤出现针尖大的丘疹小疱，以后皮内出现灰白色或浅黑色弧形或波折线状隧道。疥疮丘疹淡红色、针头大小、可稀疏分布，中间皮肤正常；亦可密集成群，但不融合。疥螨最突出的症状是剧烈瘙痒，尤其是夜间睡眠时虫体活动增强，以致奇痒难忍，引起发痒的原因是雌螨挖掘隧道时的机械性刺激及生活中产生的排泄物、分泌物的作用，引起的过敏反应所致。白天搔痒较轻，夜晚加剧，睡后更甚。可能是由于疥螨夜间在温暖的被褥内活动较强所致，故可影响睡眠。患者常搔破皮肤而继发细菌感染，形成脓疱疮。有一种罕见型为挪威疥疮，是一种严重的疥疮，多发生于身体虚弱或免疫功能低下者，患者皮疹广泛且有特殊臭味。

婴幼儿、儿童感染后会在全身发起疹，可类似丘疹性荨麻疹、湿疹等。婴幼儿以水疱性损害为多见，甚至有发生大疱者。常累及头面部、掌跖等，而这些部位成人不易受累。

(二) 动物

剧痒是动物疥螨病的主要症状，随后出现结痂、脱毛和皮肤肥厚。患疥螨病的动物最后常消瘦。严重时可因继发感染而死亡。

五、诊断

根据接触史和好发部位，尤以指间有丘疹、丘疱疹和隧道，夜间剧痒，家中或集体单位常有同样患者，不难做出诊断。若能找出疥螨，则可确诊。

检出疥螨的方法过去常用消毒针尖挑破隧道的尽端，取出疥螨；或用消毒的矿物油滴于皮肤患处，再用刀片轻刮局部，将刮取物镜检。

采用解剖镜直接检查皮损部位，发现有隧道和其盲端的疥螨轮廓，即用手术刀尖端挑出疥端，即可确诊，阳性率可达 97.5%。

注意与虱病、湿疹、寻常痒疹、皮肤瘙痒症、丘疹性荨麻疹等相鉴别。

六、治疗

1. 一般治疗 以外用杀疥虫的制剂为主。凡集体发生或家庭成员患者应同时治疗。涂药时应从颈部以下行全身涂抹药物，皮疹集中的部位应反复涂药并加压摩擦。治疗期间患者的内衣、内裤是必须每天换洗，并且必须开水煮烫。个人的生活用品如毛巾、浴巾、面盆等每次用都需开水煮烫。床单、被罩如果被污染也需要煮烫或者熨斗熨烫。

2. 药物治疗 治疗的常用药物有 10% 硫黄软膏、10% 苯甲酸苄酯搽剂、复方敌百虫霜剂、10% 优力肤霜及伊维菌素等。患者治疗前均需用热水洗净患部，待干后用药涂搽，每晚 1 次，效果较好。治疗后观察 1 周左右，如无新皮损出现，方能认为痊愈。

疥疮结节的治疗，可采用冷冻治疗或焦油凝胶每晚涂搽 2~3 周。皮损内注射糖皮质激素（曲安奈德）。瘙痒严重者酌情选用抗组胺药，继发感染者加用抗生素。

七、防控措施

1. 健康教育 加强卫生宣教，搞好环境卫生。注意个人卫生，勤洗澡、勤换衣、勤晒衣被等。不与他人共用脸盆、水桶、毛巾等。多了解皮肤病防范知识。

2. 隔离治疗 疥疮患者要早隔离，及时治疗，避免相互感染。凡是与患者密切接触的家人与朋友应同时就诊治疗。避免与患者接触及使用患者的衣被。疥疮患者所用的物品要天天消毒，患者的衣服需煮沸或蒸气消毒处理，或消毒粉剂等。不能煮烫物品用塑料袋包扎 1 周后，待疥螨饿死后清洗。

3. 家庭防护 如果家里条件无法做到隔离患者，没有被感染的家庭成员可以及早用疥疮药物，也可以预防被疥疮感染。

参 考 文 献

[1] Barchiesi F, Milici M E, Arzeni D, et al. In vitro and in vivo anticryptococcal activities of a new pyrazolois othiazole derivative[J]. J Antimicrob Chemother. 2003, 51 (1): 167-170.

[2] Bryant K, Marshall GS. Hepatosplenic cat-scratch disease treated with corticosteroids[J]. Arch Dis Child. 2003, 88: 345-346.

[3] Bustamante B, Campos PE. Endemic sporotrichosis[J]. Curr Opin Infest Dis. 2001, 14(2): 145-149.

[4] Cano MV, Hajjeh RA. The epidemiology of histoplasmosis: a review[J]. Semin Respir Infect. 2001, 16 (2): 109-118.

[5] Charles Henderson Lawrie, Nathalie Yumari Uzcategui, Ernest Andrew Gould, et al. Ixodid and Argasid Tick Species and West Nile Virus[J]. Research. 2004, 10(4): 653-658.

[6] Coutry of Orange, Health Care Agency. West Nile Virus-an emerging threat in 2004[EB]. Public Health Bulletin, 2004; 53(1): 1-4.

[7] DeAraujo T, Marques AC. Kerdel F. Sporotrichosis[J]. Int J Dermatol, 2001, 40(12): 737-742.

[8] De Backer MD, Ilyina T, Ma XJ, et al. Genomic profiling of the response of Candida albicans to itraconazole treatment using a DNA microarray[J]. Antimicrob Agents Chemother. 2001, 45: 1660-1670.

[9] Diaz2Valle D, Toledano Fernandez N, Arteaga Sanchez A, et al. Severe retinal phlebitis in ocular bartonellosis[J]. Arch Soc EspOftalmo. 2003, 78: 223-226.

[10] Dogasaki C, Shindo T, Furuhata K, et al. Identification of chemical structure of antibacterial components against Legionella pne mophila in a coffee beverage [J]. Yakugaku Zasshi. 2002, 122(7): 487-494.

[11] Fleischmann, R.D., Alland, D., Eisen, J.A. et al. Recombinant Semliki Forest virus particles expressing louping ill virus antigens induce [J]. J Bacterio. 2002, 184: 5479-5490.

[12] Fournier PE, Robson J, Zeaiter Z, et al. Improved culture from lymph nodes of patients with cat scratch disease and genotypic characterization of Bartonella henselae isolates in Australia[J]. J ClinMicrobio. 2002, 40: 3620-3624.

[13] Garnier, T., Eiglmeier, K., Camus, J.C., et al. The complete genome sequence of Mycobacterium bovis[J]. Proc Natl Acad Sci USA. 2003, 100, 7877-7882.

[14] Gup ta AK, Tomas E. New antifungal agents[J]. Dermatol Clin. 2003, 21(3): 565-576.

[15] Handman E. Leishmaniasis: Current status of vaccine development[J]. Clin Microbiol Rev. 2001, 14(2): 229.

[16] Jain P, Khan ZK, Bhattacharya E. Variation in random amplified polymorphic DNA (RA PD) profiles specific to fluconazole-resistant and sensitive strains of Candida albicans. Diagn M icrobio[J]. Infect Dis. 2001: 41 (3): 113.

[17] Kleinschmidt, DeMasters BK. Central nervous system aspergillosis: a 20 year retrospective series [J]. Hum Pathol. 2002, 33(1): 116.

[18] Kobayashi K, Koga T, Oki T, et al. Cat scratch disease with posterior segment involvement[J]. Nippon Ganka Gakkai Zasshi. 2003, 107: 99-104.

[19] LeTallec V, Abgueguen P, Pichard E, et al. Hepatospleniclocalization of cat scratch disease in immunocompetent adults[J]. Twocases1 Gastroenterol Clin Biol. 2003, 27: 225-229.

[20] Li YL, Leaw SN, Chen JH, et al. Rapid identification of yeasts commonly found in positive blood cultures by amplification of the internal transcribed spacer regions 1 and 2[J]. Eur J Clin Microbiol Infect Dis. 2003, 22 (11): 693-895.

[21] Maeda Y, Gidoh M, Ishii N. Assessment of cell mediated immunogenicity of Mycobacterium leprae derived antigens [J]. Cellular Immunology, 2003, 222: 69-77.

[22] Mansueto P, Di Lorenzo G, Rizzo M, et al. Bartonellosis[J]. RecentProg Med, 2003, 94: 177-185.

［23］ Miller J L,SchellWA,Wills EA,et al.In vitro and in vivo efficacies of the new triazole albaconazole against cryptococcus neoformans［J］.An timicrob Agents Chemother.2004,48（2）:384-387.

［24］ Mira MT,Alcais A,Van Thuc N,et al.Chromosome 6q25is linked to susceptibility to leprosy in a Vietnamese population［J］.Nature genetics.2003,33:412-415.

［25］ Mocherla S,Wheat LJ.Treatment of histoplasmosis［J］.Semin Respir Infect.2001,16(2):141-148.

［26］ Morris-Jones R.Sporotrichosis［J］.Clin Exp Dermatal.2002,27(6):427-431.

［27］ Petersen L R,A AMarfin.Ann.West Nile Virus:a primer for clinician［J］.Intern.Med.,2002,137:173-179.

［28］ Prybis BG,Eady JL,Kotchmar GS Jr.Chronic Osteomyelitis associated with cat-scratch disease［J］.J South Orthop Assoc.2002,11:119-123.

［29］ Robert C Read.Nocardiosis and Actinomycosis［J］.Medicine.2001,29(2):101-102.

［30］ Schweyer S,Fayyazi A.Activation and apoptosis of macrophages incat scratch disease［J］.J Pathol.2002,198:534-540.

［31］ Seah AB,Azran MS,Rucker JC,et al.Magnetic resonance imaging abnormalities in cat-scratch disease encephalopathy［J］.J Neuroophthalmol.2003,23:16-21.

［32］ Washington State of Department Health.West Nile Virus Activity in the United States(reported to CDC as of June 8 2004)［R］.West Nile Virus Newsletter,2004,2(3):1-4.

［33］ Washington State of Department Health.West Nile Virus Disease.Tuly 2004［R］.Reporting and Surveillance Guidelines.2004:1-5.

［34］ 蔡宝祥.家畜传染病学［M］.4 版.北京:中国农业出版社,2001.

［35］ 陈洪晓,李中伟.孢子丝菌病的研究进展［J］.国外医学皮肤性病学分册.2003,29(6):388-390.

［36］ 陈会良.土拉杆菌病的综合防控［J］.河北农业科技.2002,(6):37.

［37］ 陈名刚.世界血吸虫病流行情况及防控进展［J］.嘉兴医学.2003,19(5):258.

［38］ 代玉林.沙门氏菌的综合控制措施［J］.肉类工业.2003,(11):35-37.

［39］ 丁洪基.猫抓病研究进展［J］.中华病理学杂志.2004,33(5):475-477.

［40］ 方美玉,林立辉.登革病毒的研究进展［J］.中华传染病杂志,2000,18:138-141.

［41］ 费恩阁,李德昌,丁壮主编.动物疫病学［M］.北京:中国农业出版社,2004.

［42］ 高琨,宋桂云,邱明.乳房班氏丝虫结节 2 例［J］.中国热带医学,2003,3(3):349.

［43］ 桂希恩,温顺妮,高世成,等.播散型组织胞浆菌病误诊为黑热病的原因分析［J］.中华医学杂志.1999,79(11):836.

［44］ 胡森,步志高.布氏杆菌病概况及其研究进展［J］.畜牧兽医科技信息.2003,12(9):9-11.

［45］ 贾杰.现代真菌病学［M］.郑州:郑州大学出版社,2001.

［46］ 姜玲,左辉.西尼罗病毒的感染、蔓延及其警示.中国人兽共患传染病杂志［J］.2005,21(2):179 -181.

［47］ 蒋次鹏,焦郭堂,D.P.McManus.肝胆寄生虫病学［M］.天津:天津科技翻译出版公司,2001.

［48］ 蒋启荣.山羊产气荚膜梭菌病的诊治［J］.畜牧与兽医.2003,35(8):45.

［49］ 金建敏,张沪生.军团菌肺炎研究进展［J］.北京医学.2000,22(6):369-371.

［50］ 赖国军,陆尚志.华支睾吸虫病 52 例的 CT 表现［J］.中华现代临床医学杂志.2004,2(4):441.

［51］ 黎伟明,王丽娜,张未寒,等.类鼻疽研究近况［J］.中国热带医学.2005,5(2):388-389.

［52］ 李朝品,朱玉霞,王健,等.眼前房发现马来丝虫微丝蚴一例.中国眼科研究.2003,21(3):74-75.

［53］ 梁卫平,金永平,王雯丽,等.入境海鱼中截获简单异尖线虫［J］.中国兽医杂志.2000,26(5):55.

［54］ 林玫,董柏青.O₁₃₉血清群霍乱研究概况［J］.广西预防医学.2004,10(3):182-184.

［55］ 刘桂荣,韩宇,王艳如,等.犬复孔绦虫病调查与研究［J］.经济动物学报.2000,4(2):37-39.

［56］ 桑林主编.瘟疫:文明的代价［M］.北京:人民卫生出版社,2002.

［57］ 刘克洲,陈智主编.人类病毒性疾病［M］.北京:人民卫生出版社,2002.

［58］ 刘振才,张贵军,张雁冰.中国鼠疫现状及防控对策［J］.中国地方病防控杂志,2000,15(5):281-283.

［59］ 卢洪洲,石尧忠.鼠咬热［J］.世界感染杂志.2004,4(5):439-441.

［60］ 卢宁,赵小东,刘玉峰.炭疽病［J］.国外医学,皮肤性病学分册.2002,28(4):221-222.

［61］ 陆承平.兽医微生物学［M］.3 版.北京：中国农业出版社，2001.

［62］ 骆学农，曹晓瑜，才学鹏.李氏杆菌研究进展［J］.动物医学进展，2004，25（1）：28-31.

［63］ 孟庆华主编.中国蚊虫检索表［M］.北京：科学出版社，1955.

［64］ 莫成锦，王旭明，符惠群，等.人的类鼻疽：我们必须警惕的感染性疾病［J］.中国热带医学，2002，2（1）：59，63.

［65］ 裴福全，方悦怡，崔惠儿，等.ABC-ELISA 法检测华支睾吸虫特异性 IgG 及其亚类［J］.中国寄生虫病纺织杂志，2004，17（2）：100-101.

［66］ 彭建国，郭斌，陈方良，等.犬群暴发犬等孢球虫病［J］.中国兽医杂志，2002，38（1）：39.

［67］ 孙淑娟，娄红祥，苏乐群，等.真菌感染与抗真菌药物［J］.食品与药品，2005，7（2A）：1-4.

［68］ 孙锡斌，程国富，徐有生.动物检疫检验彩色图谱［M］.北京：中国农业出版社，2004.

［69］ 汪昭贤，谢毓芬，李国勤，等.国内藻菌病病原种类及污染情况调查［J］.西北农业学报，2000，9（2）：5-10.

［70］ 王宝东，纪国权，徐亚玲.牛皮蝇蛆病的药物防控［J］.吉林畜牧兽医，2002，12（9）：58-60.

［71］ 王法弟，胡进华，俞最钰.4000 例丝虫病象皮腿治疗效果评价［J］.中国寄生虫病防控杂志，2002，15（2）：90-91.

［72］ 王季午.传染病学［M］.3 版.上海：上海科学技术出版社，1998.

［73］ 吴德.华支睾吸虫病的流行概况［J］.热带医学杂志，2002，2（3）：277-279.

［74］ 夏艳勋，李国清.环孢子虫病的研究进展［J］.中国人兽共患传染病杂志，2004，20（11）：1001.

［75］ 许隆祺，余森海，徐淑惠主编.中国人体寄生虫分布与危害［M］.北京：人民卫生出版社，2000.

［76］ 殷国荣.医学寄生虫学［M］.北京：科学出版社，2004.

［77］ 于恩庶，徐秉锟主编.中国人兽共患传染病学［M］.福州：福建科学技术出版社，1988.

［78］ 俞永新.近年来西尼罗热的流行现状及其流行毒株的表型和基因型特性.国外医学：流行病学传染病学分册，2005，32（3）：129-134.

［79］ 张河战.沙门氏菌的分类、命名及中国沙门氏菌菌型分布［J］.微生物学免疫学进展，2002，30（2）：74-76.

［80］ 张涛.鼠疫菌研究进展［J］.中国人兽共患传染病杂志，2004，20（9）：30-31.

［81］ 张伟天，岁丰军.犊牛弓首蛔虫病的诊断与控制［J］.河南农业科学，2004，9：83-84.

［82］ 赵荣乐，郑光宇.西尼罗病毒与西尼罗热［J］.生物学通报，2005，40（1）：1-3.

［83］ 郑继易，李治深.旋毛虫血清学诊断研究进展［J］.中国兽医寄生虫病，2003，11（4）：38-43.

［84］ 周世明，贾杰.登革热的多器官损害与临床表现［J］.中国热带医学，2003，3（2）：169-170.

［85］ 周正任.医学微生物学［M］.6 版.北京：人民卫生出版社，2005.

［86］ 张彦明.兽医公共卫生学［M］.北京：中国农业出版社，2003.

［87］ 陈为民，唐利军，高忠明.人兽共患传染病［M］.武汉：湖北科学技术出版社，2006.

［88］ 陈为民.图说病毒［M］.武汉：湖北科学技术出版社，2017.

［89］ 国家卫生健康委和中医药局.新型冠状病毒肺炎诊疗方案（试行第八版修订版）［J］.2021.

［90］ 周旺.新型冠状病毒肺炎预防手册［M］.武汉：湖北科学技术出版社，2020.